AF643559

Dianne Bondy
Kat Heagberg

EVERY BODY'S YOGA

Bibliografische Information der Deutschen Nationalbibliothek
Die Deutsche Nationalbibliothek verzeichnet diese Publikation in der Deutschen Nationalbibliografie.
Detaillierte bibliografische Daten sind im Internet über http://dnb.d-nb.de abrufbar.

Für Fragen und Anregungen
info@rivaverlag.de

Wichtige Hinweise
Dieses Buch ist für Lernzwecke gedacht. Es stellt keinen Ersatz für eine individuelle medizinische Beratung dar und sollte auch nicht als solcher benutzt werden. Wenn Sie medizinischen Rat einholen wollen, konsultieren Sie bitte einen qualifizierten Arzt. Der Verlag und die Autorinnen haften für keine nachteiligen Auswirkungen, die in einem direkten oder indirekten Zusammenhang mit den Informationen stehen, die in diesem Buch enthalten sind.

Ausschließlich zum Zweck der besseren Lesbarkeit wurde auf eine genderspezifische Schreibweise sowie eine Mehrfachbezeichnung verzichtet. Alle personenbezogenen Bezeichnungen sind somit geschlechtsneutral zu verstehen.

1. Auflage 2022

Türkenstraße 89
80799 München
Tel.: 089 651285-0
Fax: 089 652096

Die englischsprachige Originalausgabe erschien 2020 bei Shambhala Publications Inc., Boulder unter dem Titel *Yoga Where You Are: Customize Your Practice for Your Body and Your Life*.

Übersetzung: Max Limper
Redaktion: Melanie Schölzke
Umschlaggestaltung: Manuela Amode
Bildnachweis: alle Fotos von Andrea Killam
Layout und Satz: Daniel Förster, in Anlehnung an das Original von Laura Shaw Design
Druck: Firmengruppe APPL, aprinta Druck, Wemding
Printed in Germany

ISBN Print 978-3-7423-2075-9
ISBN E-Book (PDF) 978-3-7453-1844-9
ISBN E-Book (EPUB, Mobi) 978-3-7453-1845-6

Dianne Bondy
Kat Heagberg

EVERY BODY'S YOGA

Dein Körper, dein Level, dein Flow – finde die Asanas, die am besten zu dir passen

riva

Inhalt

Vorwort von Jes Baker

Als eine Frau, die in einem dicken Körper lebt, bin ich überzeugt: Jedem Menschen steht es zu, den eigenen Körper so bewegen zu dürfen, wie es ihm gefällt. Doch tatsächlich erlebe ich immer wieder, dass es vielen Menschen schwerfällt, ihr körperliches Selbst für sich zu beanspruchen, nachdem die Gesellschaft diesem das Stigma »anders« aufgedrückt hat. Als Aktivistin, die dem Körperfett gegenüber positiv eingestellt ist, setzte ich mich für eine Befreiung ein. Ich sehe es als meine Mission, das geläufige Paradigma des Selbsthasses in eines der Selbstakzeptanz und letztlich der umfassenden Freiheit zu verwandeln. In meinen beiden Büchern *Things No One Will Tell Fat Girls* und *Landwhale* spreche ich darüber, was dicke Körper alles tun können, wenn sie wollen. Dazu gehört unter anderem, Bewegung zu genießen, Liebe kennenzulernen und intime Beziehungen zu erleben. Meine Hoffnung ist, dass wir durch solche Diskurse, die auch andere unglaubliche Weltverändererinnen und Weltveränderer seit Jahrzehnten führen, einen Wandel bewirken können. Einen Wandel in Bezug auf das Narrativ unseres Körpers, das wir auf ermächtigende Weise neu schreiben können. Und ein Wandel, bei dem wir herausfinden, was wir persönlich auf unserem Heilungsweg brauchen.

Ich sehe und erlebe, dass es Menschen mit unkonventionellen Körpern manchmal schwerfällt, Freude an Bewegung zu finden. Lange Zeit standen die Fitnesskultur, die Wellnessbranche (die eigentlich nur umetikettiert für Diätwahn steht) und besonders auch Yoga unter dem Einfluss der gesellschaftlich akzeptierten Schönheitsnorm und der Schlankheitskultur. Aber Schönheitsnormen und Schlankheitskultur erzählen nur die eine Geschichte: Die nämlich, dass dünne, weiße, körperlich tüchtige und herkömmlich attraktive Menschen die wenigen Glücklichen sind, die über ihr Wohlbefinden und ihre Zufriedenheit bestimmen und diese genießen dürfen.

Genau dieses kulturelle Ideal hat beim Yoga akrobatische Haltungen, teure Sportkleidung und andere elitäre Ziele in den Mittelpunkt gerückt. In Wirklichkeit ist zwar niemand (wirklich niemand) verpflichtet, körperlich aktiv zu sein. Aber Bewegung kann ein wirkungsvolles Mittel sein, das Nervensystem zu heilen und Körper und Geist so wieder in Einklang zu bringen. Und das hat jeder Körper verdient. Besonders wichtig scheint mir, dass es Menschen, die aufgrund von kultureller Unterdrückung traumatische Situationen erlebt haben, möglich wird, durch mitfühlende Bewegung zu physischen Beziehungen zurückzufinden. Alle haben ein Recht auf Heilung.

Die Yoga- und Wellnessbranche hat sich ein Image zugelegt, das nur in seltenen Fällen die Vielfalt an Körpergrößen, Fähigkeiten, Herkünften, Altersstufen und sonstigen Aspekten der Diversität feiert, wie wir sie im wirklichen Leben um uns herum erleben. Dianne und Kat gehen diesen Punkt direkt an. Dieses Buch hat das Anliegen, mehr Menschen auf der Matte zu repräsentieren. Es will Klarheit darüber schaffen, was Yoga ist, und es will Asanas für mehr und für verschiedenere Körper möglich machen. *Every Body's Yoga* feiert die Vielfalt des Yoga in all seinen Haltungen, Atemübungen und philosophischen Ansätzen. Das Buch erkundet Yoga in der kollektiven Praxis über die individuellen Erfahrungen. Aber es hält auch Tipps für Lehrende bereit, wie sie für die Übenden sicherere, integrativere Lernumgebungen und Übungsfolgen schaffen können. *Every Body's Yoga* hilft dabei, an Selbstvertrauen zu gewinnen, seinem Körper zu glauben und seinen Platz auf der Matte zu finden.

Ein dreifaches – nein, vierfaches – Hoch auf Dianne und Kat, die ihre jahrelange Erfahrung in der Yogawelt in diesen phänomenalen Leitfaden eingebracht haben. Ihre Erkundung des Yoga lässt uns tiefer in unsere Praxis eintauchen und holt uns gleichzeitig dort ab, wo wir uns gerade auf unserem Heilungsweg und in der Verbindung zu unserem Körper befinden! Das zu schaffen, ist alles andere als eine kleine Leistung – und wir brauchen mehr davon in unserer Welt.

WARUM EVERY BODY'S YOGA?

Dieses Buch ist für dich und deinen Körper gedacht, ganz egal wie du bist und wo du stehst. Es ist das Yogabuch, nach dem wir uns auch selbst gesehnt haben!

Es entwickelt sich mit deiner Erfahrung

Wir hoffen, dass dieses Buch dich dort abholt, wo du dich auf deinem Yogaweg gerade befindest – egal ob du Anfängerin oder Anfänger, Fortgeschrittene oder Fortgeschrittener bist. Wir wünschen uns zudem, dass es deine Kreativität und deine Fortentwicklung inspiriert, sowohl auf der Matte als auch im Leben! Als Lehrende, Ausbildende und seit vielen Jahren Lernende waren wir beide frustriert angesichts des Mangels an umfassenden und gleichzeitig verständlichen Yogabüchern. Verstehe uns jetzt nicht falsch: Es gibt viele Yogabücher, aber wir finden sehr viele davon für unsere Bedürfnisse entweder zu simpel oder zu esoterisch. Wir haben uns ein Buch gewünscht, das mitwächst, das ein Begleiter auf der Matte ist – ein Begleiter, an den man sich auch nach Jahren noch wenden kann. Wir wollten dabei kein starres Handbuch, das den »richtigen« Weg zum Üben von Haltungen weist. Wir wollten ein Buch, das die Kreativität entfacht und die Praxis und den Unterricht auch dann noch inspiriert, wenn sich Körper und Leben weiterentwickeln.

Es feiert die Vielfalt

Yoga wird von Menschen aller Altersstufen, Herkünfte und Ethnien, Geschlechter, Körpertypen und Erfahrungsstufen praktiziert. Wir möchten, dass in unserem Buch eine größere Vielfalt an Menschen vertreten ist, als man sie normalerweise im Mainstream der Yogapublikationen zu sehen bekommt. In den letzten Jahren sind zunehmend auch Yogabücher von und für Menschen mit größerem Körper geschrieben worden, aber diese Bücher richteten sich oft speziell an Anfängerinnen und Anfänger (oder wurden als Anfängerbuch vermarktet). Wir freuen uns zudem über immer mehr Bücher von nicht-weißen Yogalehrenden.

Die Bücher für Lehrende und Personen, die erfahrener im Yoga sind, zeigen jedoch überwiegend Fotomodelle, die in das von den Medien gern generell propagierte Image des Yoga passen: jung, weiß, schlank, heteronormativ. Dabei wissen wir, dass Millionen von Menschen mit Essstörungen leben (über 30 Millionen allein in den USA, laut der National Association of Anorexia Nervosa and Associated Disorders). Wir beide haben dies am eigenen Leib erlebt. Und wir sehen eine Gefahr in einem Yogaunterricht, der mit Botschaften über Reinigung, Entgiftung und Gewichtsverlust gespickt ist. Solche Botschaften halten wir vom Wesen her für schädlich. Deshalb haben wir ein Handbuch erarbeitet, das wir unseren Schülerinnen und Schülern ebenso wie unseren Yogalehrerinnen und Yogalehrern in Ausbildung empfehlen – ein Handbuch, das alle Körper feiert und in dem Yoga eine Ermächtigung für alle ist.

Es sieht Barrierefreiheit als Chance

Yoga zu praktizieren (in Form von Asanas, Meditation und mehr), das hat unser Leben auf tiefer Ebene bereichert. Und wir möchten unsere Praxis daher auf eine Weise teilen, die für viele Körper zugänglich ist. Wenn wir eine Haltungsvariante zeigen, so stellt diese keine minderwertige Modifikation dar. Vielmehr ist sie ein Weg, der einer Vielzahl von Lernenden wunderbare Möglichkeiten eröffnet – Möglichkeiten, eine Haltung zu erkunden. Wir verwenden Formulierungen, die die Lernenden dafür feiert, dass sie weise Entscheidungen für ihren Körper und ihr Leben treffen. Wir hoffen, dass sich mehr Lernende und Lehrende solche Formulierungen in ihrem Sprechen aneignen. Barrierefreiheit ist eine Stärke.

Es bietet Möglichkeiten für unterschiedliche Körper

Dieses Buch ist weder voller »so« und »so nicht«, noch voller »immer« und »nie« oder sonstigen willkürlichen Regeln darüber, wie eine Haltung aussehen oder sich anfühlen »sollte«. In Wirklichkeit dienen diese Regeln beim Yoga häufig nicht der Sicherheit, sondern basieren auf ästhetischen Vorlieben. Zwar wird die richtige Ausführung einer Haltung oft als universell betrachtet, aber im Laufe unserer gesammelten Lern- und Lehrjahre haben wir festgestellt, dass dies nicht der Realität entspricht. Was eine »gute« Haltung ist oder nicht, hängt von den Schülern ab: von ihrer einzigartigen Körperstruktur, von ihrem Hintergrund und ihren Erfahrungen sowie von ihren Zielen und Absichten. Zwei Beispiele aus unserem eigenen Leben:

Kat: Die Stockhaltung (Seite 157) besteht im Wesentlichen darin, mit nach vorn gestreckten Beinen aufrecht auf dem Boden zu sitzen, wobei sich die Arme seitlich am Körper befinden und die Hände neben den Hüften auf dem Boden liegen. Der Zweck der Stockhaltung besteht normalerweise darin, dass man eine lange, neutrale Haltung der Wirbelsäule findet und aufrecht sitzen lernt, ohne zusammenzusacken. Weil ich einen langen Oberkörper und kurze Arme habe, krümmt sich mein Rücken, sobald ich in dieser Haltung die Hände neben den Hüften flach auf den Boden lege – was dem Zweck der Übung zuwiderläuft. Um meine Wirbelsäule lang zu halten, drücke ich deshalb normalerweise meine Fingerspitzen (nicht meine Handflächen) gegen den Boden oder lege mir eine Stütze (zum Beispiel Yogablöcke) unter die Hände. Auf diese Weise kann ich die guten Wirkungen der Stockhaltung erleben. Aber in meiner ganzen Yogazeit hatte ich viele Lehrende – und nicht nur unerfahrene –, die meine Ausrichtung in dieser Haltung »korrigierten« und mich anwiesen, die Hände flach auf den Boden zu legen, weil »die Haltung so ausgeführt wird« (auch wenn das meine Wirbelsäule krümmte). Mir wurde versichert, dass ich meine Hände bestimmt dann flach auflegen könnte, wenn ich »gelenkiger werde«. Das finde ich schon lustig, denn egal wie gelenkig ich werde, meine Armknochen wachsen nicht mehr!

Dianne: Als nicht-weiße Frau mit einem kräftigeren Körper fühle ich mich oft von der Yogakultur ausgeschlossen – von eine Yogakultur, die hauptsächlich auf schlankere, athletischere Körper ausgerichtet ist. Wenn ich in Kursen Schwierigkeiten mit einer bestimmten Haltung habe, sind die Lehrenden oft nicht in der Lage, mir Hilfe anzubieten. Die meisten Yogalehrenden kennen sich mit größeren Körpern nicht aus. Für Körper mit Behinderungen gilt dies ebenfalls. Manchmal hängen Lehrende so sehr an ihrer Tradition oder an ihren Ausrichtungsprinzipien, dass sie gar keine Chance haben, auf Lernende einzugehen und ihnen bei den Asanas zu helfen. Um sich zum Wohle der Lernenden hilfreiche Haltungsvarianten ausdenken zu können, braucht man Einfallsreichtum und eine Offenheit für Denkansätze jenseits von Überlieferung und Schulmeinung. Ich sage immer: Kartoffeln kann man auf vielerlei Art zubereiten und Asanas kann man auf vielerlei Art üben. Wir sollten untersuchen, wie sich unterschiedliche Körper bewegen, und diese Bewegungsarten ins Gesamtbild des Yoga integrieren. Als beleibtere Frau musste ich Yogahaltungen an meinen Körper anpassen. Diese Anpassungen kann ich dann mit anderen teilen. Es ist zu meiner Mission geworden, das Üben des Yoga so niedrigschwellig zu gestalten, wie es nur möglich ist.

Yoga für alle

Zu unserer Enttäuschung (aber nicht Überraschung) haben uns schon viele Menschen gesagt: »Ich habe ein Buch über Yoga zur Hand genommen und festgestellt, dass es nichts für mich ist.« Wir glauben aber, dass Yoga wirklich etwas für alle ist. Und wir möchten, dass daraus mehr wird als nur ein Slogan.

Zusammengenommen verfügen wir über mehr als 30 Jahre Unterrichtserfahrung. Wir haben das große Privileg gehabt, mit Menschen mit Behinderungen oder größeren Körpern zu arbeiten, ebenso mit älteren Personen und mit Anfängerinnen und Anfängern. Aus diesen Erfahrungen ziehen wir Wissen und die Gewissheit, dass wir einem größeren Kreis von Menschen den Zugang zum Yoga erschließen können.

Wir haben auf der ganzen Welt unterrichtet und dabei viel neu gelernt, umgelernt und verlernt. Vor allem haben wir gelernt, Fragen zu stellen, neugierig zu sein und offen für neue Herangehensweisen beim Praktizieren des Yoga. Unsere leidenschaftliche Entschlossenheit, einen vielfältigen und inklusiven Erfahrungsraum innerhalb der Yogakultur zu erschaffen, hat uns verschiedenste Asana-Varianten erfinden lassen. Wir freuen uns, dir viele dieser Varianten hier vorstellen zu können – nicht damit dein Yogaprogramm so aussieht wie unseres, sondern damit du dir Yoga wirklich zu eigen machst. Du sollst es so praktizieren können, dass es deinen individuellen Bedürfnissen und Zielen entspricht. Und wenn du Lehrerin oder Lehrer bist, sollst du den Bedürfnissen und Zielen der Lernenden besser gerecht werden können.

Der erste Teil des Buches liefert nützliche Informationen über Yoga, feiert seine vielfältigen Wurzeln, ergründet seine Beziehung zum Körperbild und stellt die Grundlagen des Yogaübens vor. Wir danken Colin Hall, Professor für Religionswissenschaft und Kinesiologie an der University of Regina in Saskatchewan, Kanada, für seine Unterstützung beim Abschnitt über die Geschichte des Yoga.

Im zweiten Teil des Buches stellen wir dir eine riesige Auswahl an Haltungen und Haltungsvarianten vor. Egal, ob du erfahrener Yogi oder beginnende Yogini bist, wir hoffen, dass dieser Abschnitt deinen Yogaweg bereichert und dich Neues ausprobieren lässt.

Der dritte Teil des Buches hilft bei der Gestaltung und Anpassung deines Yogaprogramms und regt zur thematischen Zusammenstellung von Übungen an.

Am Ende des Buches geben wir dir einige Hinweise auf hilfreiche Medien und Tipps für Kurse und stellen dir unsere wunderbaren Fotomodelle vor.

Wie man dieses Buch benutzt

Egal, ob du beginnend oder fortgeschritten bist oder Yoga unterrichtest – wir haben dieses Buch für dich geschrieben. Es soll dir in jeder Phase deines Yogawegs als Nachschlagewerk dienen.

Wenn du gerade anfängst

Herzlichen Glückwunsch zu deinem neuen Vorhaben! Wenn du mehr darüber erfahren möchtest, was es mit dem Yoga auf sich hat, findest du die wichtigsten Informationen in Teil 1, unter anderem in den Kapiteln »Yoga damals und heute« und »Yoga, Barrierefreiheit und Körperbild«. In Kapitel 3, »Grundlagen des Yogaübens«, stehen unsere Top-Ten-Tipps für den Einstieg in Yoga. Diese helfen dir bei den ersten Schritten zu deiner individuellen Yogapraxis, die deinen Bedürfnissen und Zielen entspricht. Das Kapitel 4, »Atemarbeit und Fokussierung«, zeigt dir, wie du dich durch Atmung und Konzentration zentrieren und dich ausgeglichener fühlen kannst. Kapitel 5 erläutert, welche Hilfsmittel am nützlichsten sind, und nennt dir auch gebräuchliche Haushaltsgegenstände, die du anstelle von speziellem Zubehör verwenden kannst.

Teil 2 des Buches behandelt die verschiedenen Arten von Haltungen und deren Varianten, von grundlegenden Haltungen in Kapitel 6 bis hin zu Varianten der Entspannungslage *(Savasana)* in Kapitel 14. In Kapitel 15 geht es um Meditation.

Teil 3 befasst sich damit, wie du deine eigenen Übungen und Übungsfolgen gestalten kannst (Kapitel 16). Eine Reihe von vollständigen Übungsfolgen wird beispielhaft in Kapitel 17 vorgestellt. (Wir empfehlen, mit den Übungsfolgen »Grundhaltungen« oder »Alles auf dem Stuhl« zu beginnen.) Alle Haltungen werden im Abschnitt »Haltungen« ausführlich beschrieben – mit vielen Varianten und allerlei Tipps und Tricks, damit du sie dir aneignen kannst.

Wirf ebenfalls einen Blick auf die »Empfehlungen und Ressourcen« am Ende des Buches. Dort schlagen wir dir einige Videokurse vor, an denen du online teilnehmen kannst (darunter auch Kurse, die von uns beiden unterrichtet werden!).

Wenn du schon Erfahrung hast

Wenn du wissen willst, wie du schwierige Haltungen meistern kannst, oder wenn du Lust auf witzige neue Varianten hast, kannst du zu Teil 2 vorblättern. Damit du dort besser findest, was du suchst, fassen die Kapitel immer Übungen bestimmter Kategorien zusammen (Stehhaltungen, Armbalancen, Haltungen in Rückenlage und so weiter). Brauchst du dagegen Inspiration oder Übungsfolgen für die Yogapraxis zu Hause, dann schau mal in die Beispielabläufe des Kapitels 17. Oder hol dir frische Ideen im Abschnitt »Übungsfolgen und Vinyasas kreativ gestalten« in Kapitel 16.

Wenn du unterrichtest

Wir hoffen, dass dir dieses Buch bei der Unterrichtsplanung dienlich ist. Vor allem wünschen wir uns aber, dass es deinen Lernenden hilft, angenehme, ermächtigende und zugängliche Haltungsvarianten kennenzulernen, die für sie funktionieren. Schau mal in den Übungsteil, der mit dem Kapitel 6 in Teil 2 beginnt, dort findest du unzählige Anpassungsmöglichkeiten.

Auch bei der Unterrichtsplanung stehen wir dir zur Seite, indem wir dir vielfältige Anregungen liefern. So kommst du aus dem Alltagstrott heraus und kannst Neues ausprobieren. In Teil 3, »Yogastunden gestalten«, haben wir dir viele hilfreiche Materialien zusammengestellt – von einer ausfüllbaren Vorlage für Übungsabläufe über Tipps zur Unterrichtsgestaltung bis hin zu kreativen Ideen für mehr Abwechslung im Programm. Du kannst dich übrigens auch von den Übungsfolgen in Kapitel 16 inspirieren lassen.

Ebenfalls in Kapitel 16 stehen unsere vielleicht noch wichtigeren »Zehn Maßnahmen, um einen geschützten Raum zu schaffen«, die wir dir sehr ans Herz legen. Mehr als alles andere fragen uns Lehrende tatsächlich, wie sie ihren Unterricht einladender und inklusiver für alle Körpertypen und Leistungsstufen gestalten können. Diese Frage beantworten wir und geben dazu umsetzbare Tipps, die deinen Unterricht verbessern und dafür sorgen, dass sich die Übenden durch Yoga sicherer und gestärkt fühlen.

Wenn du ausbildest

Wir wissen, dass es nicht leicht ist, Ausbildungsgänge und Weiterbildungen zu leiten! Wir haben es beide schon gemacht. Und wir waren oft frustriert – vom Umgang mit Hausaufgaben, von den Fragen nach der »richtigen« Ausführung oder Anleitung einer Haltung. Was wir auch bedrückend fanden, war die Mühe, den Auszubildenden das wahre Unterrichten beizubringen: nämlich Fragen zu stellen, Neues zu erfinden und zu improvisieren statt Anleitungen auswendig zu lernen oder nach einem Skript zu unterrichten. Das ist ein wichtiger Grund, warum wir dieses Buch verfasst haben: Wir wollen dir und deinen zukünftigen Auszubildenden wirklich brauchbares Unterrichtsmaterial zur Verfügung stellen.

Deine Auszubildenden können alle Varianten in den Haltungskapiteln durcharbeiten und die Grundlagen der Körperausrichtung begreifen (und auch lernen, wann, warum und wie man die »Regeln« bricht). Sie bekommen Anregungen und Informationen darüber, wie man die »typische« Form einer Haltung so verändert, dass sie ihren Kursteilnehmerinnen und Kursteilnehmern mehr Nutzen bringt. Wir hoffen, dass deine Auszubildenden nicht nur die im Buch aufgeführten Varianten erproben, sondern sich auch ermutigt fühlen, bei Bedarf eigene Varianten zu entwickeln.

Auszubildende haben oft haufenweise Fragen zum Ablauf von Kursen (und das aus gutem Grund). Von daher haben wir Arbeitsmaterialien angehängt, die deine Auszubildenden beim Erstellen sicherer, unterhaltsamer und wirkungsvoller Unterrichtspläne unterstützen. Dazu gehören ebenfalls Tipps zur Gestaltung von Übungsabläufen und themenbezogener Kurse sowie Beispielsequenzen und noch vieles mehr – alles ist in Kapitel 16 und 17 zusammengefasst. Das Kapitel 16 enthält auch eine Vorlage für Übungsabläufe, die angehende Lehrende ausfüllen können, wenn sie ihre ersten eigenen Kurse zusammenstellen.

Wir wünschen dir alles Gute auf deinem Yogaweg, ganz gleich auf welcher Stufe du dich gerade befindest. Und wir hoffen, dass dir dieses Buch im Hier und Jetzt und in den kommenden Jahren als Informationsquelle und Ratgeber dient. Du schaffst das.

Dianne und Kat

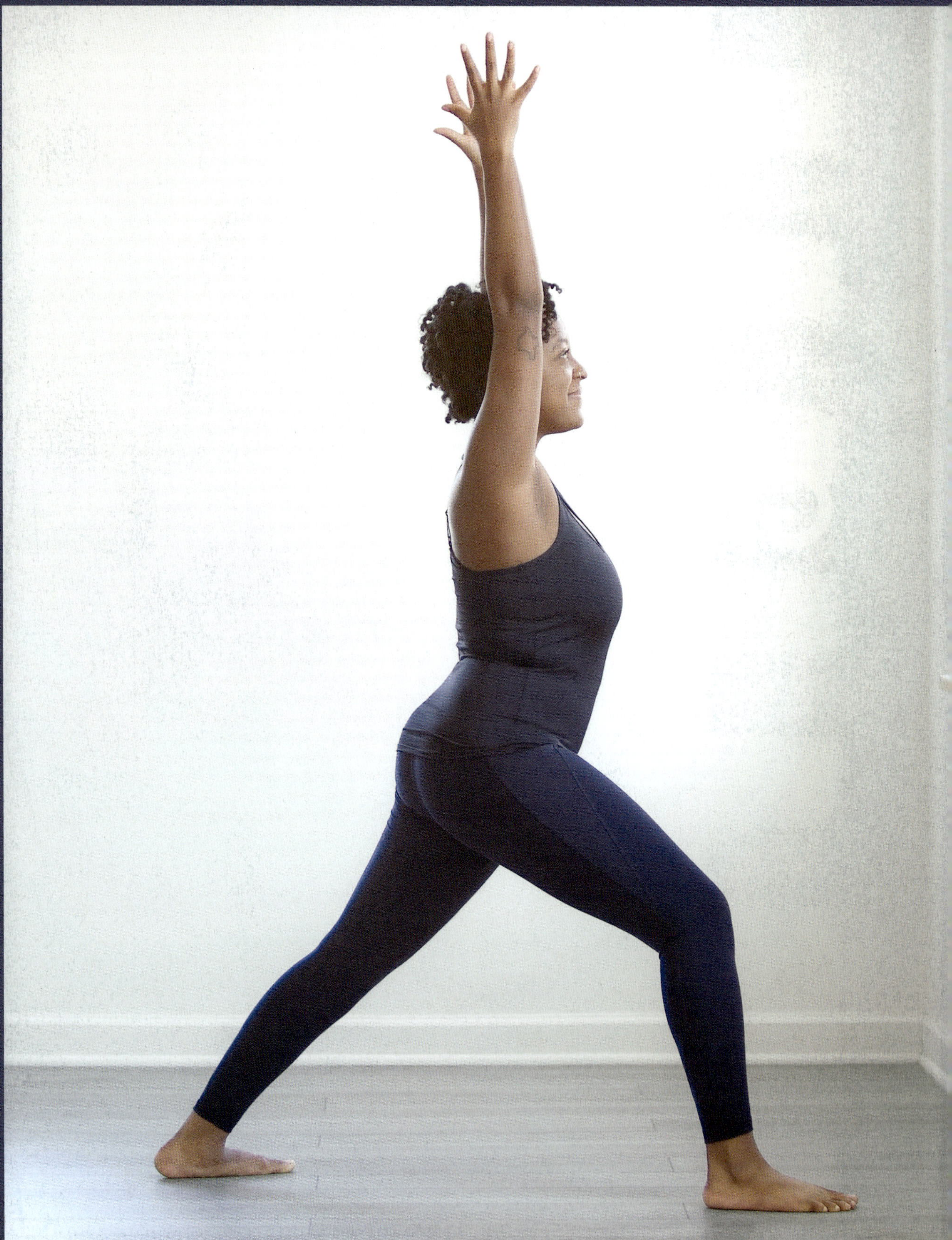

Teil 1

GRUNDLAGEN

Kapitel 1

Yoga damals und heute

In vielen Teilen der Welt ist Yoga zu einer Ware geworden. Yoga ist ein milliardenschwerer Teil der Fitness-, Wellness- und Selbsthilfebranche. Es wird als Möglichkeit vermarktet, durch kontinuierliche, nie endende Selbstverbesserung zu einer Verwandlung des Selbst zu finden – eine Aussicht, die seltsamerweise oft den Konsum antreibt und ein gewisses Maß an Unzufriedenheit fördert.

Da auch wir unseren Lebensunterhalt in der Yogabranche verdienen, wissen wir um die Komplexität des Problems. Laut einer aktuellen Studie der Yoga Alliance gibt es in den Vereinigten Staaten schätzungsweise 37 Millionen Menschen, die Yoga betreiben. Und es gibt wahrscheinlich weitere Millionen, die Yoga gern ausprobieren würden, sich aber nicht willkommen fühlen. Um zu wissen, wo wir stehen, wie wir hierhergekommen sind und wohin wir gehen, müssen wir zunächst einen Schritt zurücktreten. Wir müssen die Wurzeln des Yoga verstehen und würdigen, aber auch nachvollziehen können, wie Yoga in den Westen kam und zur Ware wurde. Erst wenn wir diese Geschichte kennen, können wir das tiefgreifende Veränderungspotenzial des Yoga wirklich nutzen – sowohl für uns selbst als auch für die Gesellschaft.

Das Wort Yoga bedeutet »Joch«, was man als »Anschirren« verstehen kann, also als ein Zusammenführen und Vereinen. Sobald wir sehen, dass wir alle zusammenhängen, können wir den Raum für Veränderungen schaffen. Yoga kann der Katalysator für großen Wandel in unserem eigenen Leben und in der Welt sein.

Yoga entstand vor Tausenden von Jahren als Mittel für spirituelle Befreiung, Selbstverwirklichung und Seelenwachstum. Heute wird es dagegen oft als Werkzeug für Schönheit, Fitness oder Erfolg eingesetzt. Wir möchten die Geschichte des Yoga aus einer neuen Perspektive erzählen – aus einer, die die vielfältigen Wurzeln würdigt und die betont, dass auch wir am Rande Stehende dazugehören.

Die Geschichte des Yoga reicht viel tiefer, als wir in diesem kurzen Kapitel vermitteln können, aber wir möchten dir einen Vorgeschmack geben. Indem wir den Wurzeln des Yoga Ehre erweisen und die Bedeutung des »Vereinens« hervorheben, geben wir dir hoffentlich auf vielfältige Weise neue Anknüpfungspunkte für die Yogapraxis in deinem Leben. Yoga hat sich entwickelt und wird sich – genau wie die Menschheit – immer weiterentwickeln. Dabei hat Yoga vielen Achtsamkeits- und Bewegungsmethoden den Weg geebnet, die ihre Ursprünge in diesem uralten Übungsweg haben.

Yoga und bewusste Bewegung – Ursprünge und Entwicklungsweg

Yogaforscher haben Belege dafür gefunden, dass Yoga nicht nur aus Indien stammt, sondern dass seine Spuren auch in Teile Afrikas führen, insbesondere nach Ägypten. Die Yogapraxis wurde von People of Color (PoC) als Mittel des spirituellen Wachstums gesehen, als Weg zur Vereinigung geistiger und körperlicher Erfahrungen. Im Laufe der Zeit hat sich dies zu vielen verschiedenen Formen weiterentwickelt – manche davon sind zugänglicher als andere. Heutzutage haben viele Menschen eine bestimmte Vorstellung davon, wie Yoga »aussehen« sollte – eine Erwartungshaltung, die mit den Wurzeln des Yoga oft wenig oder gar nichts zu tun hat. Wenn wir modernes Yoga als eine Sammlung von achtsamen Bewegungen betrachten, sehen wir, dass auch andere Kulturen einen Einfluss auf die Geschichte und Entwicklung des Yoga gehabt haben. Zum Beispiel erkennen wir den westlichen Einfluss in vielen niederschwelligen Yogarichtungen, aber ebenfalls in der Herausbildung von fitnessorientiertem Yoga.

Viele verschiedene Kulturen haben spirituelle Praktiken hervorgebracht, die Bewegung und Atem verbinden, sei es in Form von Tanz, Asanas (Haltungen) oder Übungen. Ein solches Beispiel ist das kemetische Yoga.

Kemetisches Yoga

Kemetisches Yoga hat seinen Ursprung in Ägypten. Dieses Yoga konzentriert sich auf den Energiefluss durch den Körper, um sich mit dem eigenen höheren Selbst und mit dem Göttlichen zu verbinden. Man praktiziert kemetisches Yoga in einem viel langsameren Tempo, als man gewöhnlich im Yoga Asanas ausführt, und legt den Schwerpunkt stärker auf Meditation und die Chakren (Energiezentren). Die Körperhaltungen des kemetischen Yoga sind antiken Darstellungen ägyptischer Göttinnen und Götter entnommen. Diese Yogatradition mit afrikanischen Wurzeln ist in der weithin verbreiteten Yogakultur kaum aufzufinden. Angesichts der historischen und gegenwärtigen Unterdrückung von Menschen afrikanischer Abstammung in Nordamerika ist das nicht überraschend. Die Beiträge nicht-weißer Menschen zur modernen Gesellschaft gelangen selten in die Geschichtsbücher, obwohl sie eine große Rolle bei der Entwicklung der Weltkultur spielen.

Mehrere herausragende Erforscher der kemetischen Kultur – vor allem Sehu Khepera Ankh, St. Clair Drake und Yirser Ra Hotep – haben sich dafür eingesetzt, kemetisches Yoga und damit den afrikanischen Einfluss auf zeitgenössische spirituelle Praktiken bekannter zu machen. Berichte über Verbindungen zwischen Afrika und Yoga haben Dianne in ihrem Gefühl bestätigt, dass diese Praxis ihr im Blut liegt und dass sie in diese Kultur hineinpasst.

Kemet – oder KMT – war zu Zeiten der Pharaonen ein antiker Name für Ägypten. Untersuchungen legen nahe, dass die Urbevölkerung Ägyptens schwarzhäutig war und aus dem Sudan, Äthiopien und Südarabien sowie aus Babylon stammte.[1] Die Kemeter entwarfen und bauten Pyramiden und leisteten wichtige Beiträge auf vielen Gebieten, darunter Mathematik, Architektur, Chemie und Medizin. Sie drückten ihre Vorstellungen in heiligen Symbolen aus, wie man sie in den Pyramiden und im Grab Tutanchamuns vorfindet.

Yirser Ra Hotep (auch bekannt als Elvrid Lawrence) ist mit über 30 Jahren Erfahrung im Praktizieren und Lehren der ranghöchste Lehrer für kemetisches Yoga in den Vereinigten Staaten. Er hat ausführlich über die kemetischen Symbole und ihre Verbindungen zum Yoga geschrieben. Er erklärt: »Was diese Menschen des Altertums mit ihren symbolischen Zeichnungen und Reliefs sagen wollten, erscheint in modernen Augen dunkel und rätselhaft. Mit den Augen eines ihrer Weltanschauung Teilhaftigen sind ihre klaren und großartigen Botschaften leicht zu verstehen.«[2]

Ein Beispiel, das Yirser Ra Hotep aufführt, ist das einer Schnitzerei an der Rückenlehne eines Stuhls, der in König Tutanchamuns Grab gefunden wurde. Abgebildet ist ein Mann namens Shu. Hotep beschreibt, was Shu repräsentiert:

> Sein langer, gewellter Bart weist darauf hin, dass die alten Ägypter oder Kemeter ihn als einen Gott oder als eine Naturgewalt ansahen. In der altkemetischen Kosmologie repräsentiert Shu das Konzept des Atems, der in uns ein- und ausströmt und der unserem physischen Körper so Leben verleiht. Zudem ist er auch die Atmosphäre, die die Erde umgibt, und eines der vier Elemente der Schöpfung, die da sind: Erde, Luft, Feuer und Wasser.
>
> Ägyptologen, die die altägyptische Zivilisation studiert haben, kennen dieses Abbild seit Tausenden von Jahren, doch niemand hat Shu jemals mit Yoga in Verbindung gebracht. Aber man braucht nur seine Position zu untersuchen und die in den Stuhl geritzten Symbole, zu denen die Sonnenscheibe auf seinem Kopf und zwei Kobras gehören, und schon

wird die Verbindung zum Yoga offensichtlich. Die Sonnenscheibe auf seinem Kopf entspricht dem Kronenchakra, dem Energiezentrum, das für das höhere Selbst und die Erleuchtung steht. Die Kobras stehen für zwei der drei Haupt-Nadis, die dem yogischen Wissen nach Kanäle sind, durch die Energie oder Lebenskraft fließt. Der menschliche Körper wird so genährt und belebt.

Die Haltung des Shu und die unzähligen anderen Yogahaltungen, die in der altägyptischen Kunst und Literatur vorkommen, gehören nicht ausschließlich zu dieser Kultur. Sie finden sich auch in anderen Teilen Afrikas und in der westlichen Hemisphäre, wohin afrikanische Menschen schon Tausende Jahre vor Kolumbus reisten.[3]

Hotep und andere Gelehrte haben überzeugende Nachweise für einen Zusammenhang zwischen Yoga und altafrikanischen Überlieferungen erbracht. Dies macht den Gedanken realistisch, dass an verschiedenen geografischen Orten aus achtsamen Bewegungsübungen eigene Yogatraditionen entstanden sind – es also mehrere kulturelle Quellen für Yoga gibt. Eine Verbindung von Bewegung und spiritueller Erfahrung zeigt sich in den ostasiatischen Kampfkünsten ebenso wie bei der indigenen Bevölkerung Nordamerikas in ihren Traditionen des Trommelns und Tanzens. Letztendlich trägt die Erforschung der vielfältigen Ursprünge des achtsamen Übens nur dazu bei, die Yogakultur weiter zu bereichern.

Als Lehrende und Praktizierende des höheren Bewusstseins müssen wir offen sein für die Erkenntnis, dass Yoga viel größer ist, als wir es zu glauben meinen oder zu glauben gelernt haben. Dazu kommt, dass seine Ursprünge wahrscheinlich viel reicher und komplexer sind, als wir denken und als es die heutige Yogakultur vermuten lässt. Für Schwarze und andere nicht-weiße Menschen ist es wichtig zu wissen, dass ihre Geschichte Bedeutung hat. Auch ihnen gehört die Welt. Und ihre Erfahrungen und Beiträge sind wichtig. Schwarze und nicht-weiße Leben zählen und spielen eine maßgebliche Rolle bei der Gestaltung unserer heutigen Welt. Das muss anerkannt werden. Lässt man zu, dass eine Kultur ihre Wurzeln kennt, stolz auf ihren gesellschaftlichen Anteil ist und ihr Erbe und ihre Traditionen würdigt, dann nimmt das nichts von der vorherrschenden Kultur weg. Solches unterdrückt die vorherrschende Kultur nicht, sondern bereichert unser aller Leben. Wenn nicht-weiße Menschen für ihre Leistungen gefeiert und in der Gesellschaft als gleichwertig angesehen werden, können wir endlich die weiße Vormachtstellung abbauen und mit der Heilung unserer Gesellschaft und unserer Welt beginnen.

Yoga in Südasien

Wie bereits erwähnt, ist das Yoga, das viele von uns heute praktizieren, eine Kombination aus Körperübungen und spirituellen Praktiken aus der ganzen Welt, Asien, Afrika und der Westen eingeschlossen.

In Indien liegen die Ursprünge des Yoga Tausende von Jahren zurück. Aber eine der wichtigsten Einflüsse auf das moderne Yoga bildet die Traditionslinie von Swami Vivekananda, einem indischen Hindu-Mönch, der als Narendranath Datta geboren wurde – Ende des 19. Jahrhunderts führte er die indischen Philosophien des *Vedanta* und des Yoga in den Westen ein.[4] Ein weiterer großer indischer Gelehrter und Yogameister war Tirumalai Krishnamacharya, der in Tibet studierte und im 20. Jahrhundert einflussreich war. Er kombinierte die Techniken des Hatha Yoga mit Turnen, Gymnastik und Ringen. Viele seiner Schüler – B. K. S. Iyengar, K. Pattabhi Jois, Indra Devi und T. K. V. Desikachar – haben seine Techniken angepasst und prägten so nachhaltig die inzwischen auf der Welt verbreiteten Yogahaltungen. Die prominenten Lehrenden von heute stehen größtenteils in Traditionslinien, die sie mit diesen Urvätern verbinden.[5]

Wichtige yogische Schriften

Nichts auf dieser Welt ist statisch. Und so entwickelt sich auch unser Wissen über die Geschichte des Yoga weiter und wächst. Dieser Abschnitt bietet einen kurzen Einblick in Geschichte und Entwicklung des Yoga und behandelt einige der wichtigsten Schriften – Bücher, auf die deine Lehrerin oder dein Lehrer im Unterricht möglicherweise oft Bezug nimmt.

Die Veden

Der *Rigveda* – das Sanskrit-Wort *Rig* bedeutet »Lob« und *Veda* bedeutet »Kenntnis« – enthält eine der ersten bekannten schriftlichen Erwähnungen des Yoga. Es ist auch einer der ältesten publizierten Texte in einer indogermanischen Sprache. Untersuchungen haben ergeben, dass zumindest einige der 1028 Hymnen im dritten oder sogar vierten Jahrtausend vor unserer Zeitrechnung entstanden sind. Das *Gayatri-Mantra*, das noch heute in vielen Yogakursen gesungen oder im Hintergrund gespielt wird, findet sich im *Rigveda*. Die anderen drei vedischen Hymnentexte sind der *Yajurveda* (»Kenntnis vom Opfer«), *Samaveda* (»Kenntnis der Gesänge«) und *Atharvaveda* (»Kenntnis von Atharvan«, einem berühmten Feuerpriester).

Die Bhagavadgita

Auch die *Bhagavadgita* (»Gesang des Erhabenen« in Sanskrit) wird von vielen als wertvolle Yogaschrift angesehen. Sie enthält über 700 Verse, die in ihrer zentralen Botschaft die Leser dazu ermutigen, sich dem Bösen tatkräftig entgegenzustellen – wahres Leben heißt zu handeln, das eigene Ego zu überwinden und den Schwierigkeiten des Lebens nicht länger auszuweichen. Es gibt Hinweise darauf, dass die *Bhagavadgita* um 500 vor unserer Zeitrechnung geschrieben wurde. Sie gehört zum *Mahabharata* – einem der großen Nationalepen Indiens (ein anderes ist das *Ramayana*).

Die Yogasutras von Patanjali

Über das Leben von Patanjali, dem Autor (oder den Autoren) der *Yogasutras* (die man als Yogaleitfäden verstehen kann), weiß man kaum etwas. Aber sein Text wird von vielen Lehrenden und Lernenden als entscheidend für die Yogapraxis angesehen.

Gelehrte datieren die *Yogasutras* auf das vierte Jahrhundert vor unserer Zeitrechnung. Der Text umfasst 196 (in manchen Übersetzungen 195) Merksprüche zum Yoga. Interessanterweise beziehen sich lediglich drei dieser *Sutras* auf Yogahaltungen – und zwar wahrscheinlich nur auf eine sitzende Meditationshaltung, nicht auf die große Vielfalt an Asanas, die wir aus dem zeitgenössischen Unterricht kennen. Die *Yogasutras* sind in vier Kapitel oder *Padas* unterteilt. Das zweite Kapitel, »Sadhana Pada«, befasst sich mit dem Üben (*Sadhana* bedeutet »Üben«), und dort finden sich die acht Glieder des Yoga, ein achtfacher Weg zur Befreiung:

1. Yama – Zurückhaltung, moralische Disziplin, Gelübde

Yama ist das erste Glied und bezieht sich auf Prinzipien, die unserem Handeln in der Welt eine Richtung verleihen. Es gibt fünf *Yamas*: *Ahimsa* (Gewaltlosigkeit), *Satya* (Wahrhaftigkeit), *Asteya* (Nicht-Stehlen), *Brahmacharya* (richtiger Umgang mit Energie) und *Aparigraha* (Nicht-Gier oder Nicht-Horten).

2. Niyama – Befolgung

Das zweite Glied, *Niyama*, bezieht sich auf unseren Charakter und darauf, wie wir unsere Sicht auf die Welt verbessern können. Es gibt auch fünf *Niyamas*, die dazu beitragen sollen, dass wir durch Wahrnehmung und Handeln der Erleuchtung näherkommen. Die fünf *Niyamas* sind *Saucha* (Sauberkeit), *Santosha* (Zufriedenheit), *Tapas* (Disziplin oder brennendes Verlangen oder umgekehrt: das Verbrennen des Verlangens), *Svadhyaya* (Selbststudium oder Selbstreflexion und Studium spiritueller Texte) und *Ishvara Pranidhana* (Unterwerfung unter eine höhere Macht).

3. Asana – Körperhaltung

Das Wort *Asana* bedeutet auf Sanskrit wörtlich »Sitz«. Hier dreht es sich nicht um die Fähigkeit, den perfekten Krieger oder eine komplizierte Balancehaltung zu schaffen. Es geht um das Vermögen, sich zur Meditation niederzulassen und das eigene Leben wahrzunehmen. Patanjali fordert für die Ausführung der Asanas: *Sthira Sukham Asanam* – »Die Haltung sollte fest und entspannt sein.«

4. Pranayama – Atemarbeit, Atemtechnik

Das Wort *Prana* bedeutet »Lebenskraft«. Es bezieht sich auf die Essenz oder die Energie, die uns am Leben erhält. Unter *Pranayama* kann man »Atemarbeit« verstehen, also Atemübungen und -techniken, die den Geist beruhigen und dazu beitragen, dass wir vollständiger mit dem gegenwärtigen Moment in Verbindung treten. Wir können damit auch besser mit dem Körper in Kontakt kommen und Stress abbauen.

5. Pratyahara – Rückzug der Sinne

Das Wort *Pratya* bedeutet »zurückziehen« oder »einziehen«, und *Ahara* bezieht sich auf alles, was wir »aufnehmen«, also Ideen, Berührungen, visuelle Eindrücke, Geräusche und Gerüche. Beim Üben von *Pratyahara* geht es darum, sich zu zentrieren und sich die Sinneseindrücke bewusst zu machen, die einen von der Meditation abbringen können. Ziel ist, im gegenwärtigen Augenblick präsent zu sein, damit Dinge wie Empfindungen und Geräusche den Geist nicht allzu leicht ablenken.

6. Dharana – Konzentration

Der Begriff *Dhar* bedeutet »halten« oder »erhalten« und *Ana* bedeutet »anderes«. *Dharana* und *Pratyahara* gehören zusammen. Um sich aufmerksam auf etwas zu konzentrieren, müssen die Sinne zurückgezogen werden, damit alle Aufmerksamkeit auf diesen einen Konzentrationspunkt gerichtet wird.

7. Dhyana – Meditative Versenkung

Wir erreichen *Dhyana*, wenn wir uns ohne Ablenkung voll und ganz auf unsere Meditation einlassen. Es ist der eigentliche Meditationszustand.

8. Samadhi – Erleuchtung

Das Wort *Samadhi* kommt von *Sama*, was »gleich« oder »gleichwertig« bedeutet, und *Dhi* für »sehen«. *Samadhi* ist die Fähigkeit, gleich oder wahrhaftig zu sehen und sich der Umwelt voll bewusst zu werden, Frieden zu schließen und all das, was man durch die acht Glieder lernt, noch klarer zu verstehen.

Die Hatha Yoga Pradipika

Hatha Yoga Pradipika – der Titel dieser Schrift bedeutet »Licht auf Hatha Yoga«, wobei eine beliebte Übersetzung auch »Sonne und Mond« ist – gemeint ist ein Gegensatzpaar. Ganz allgemein werden mit Hatha Yoga die Leibesübungen des Yoga bezeichnet. Die *Pradipika* stammt aus dem 15. Jahrhundert vor unserer Zeitrechnung und wird einem Autor namens Svatmarama zugeschrieben. Sie befasst sich mit Asanas (hier bezogen auf bestimmte Haltungen), *Pranayama*, *Shatkriya* (was man »Reinigungstechniken« nennen könnte) und *Samadhi*. Der Asanas-Teil beschreibt 15 Haltungen und ihre mutmaßlichen Wirkungen. Obwohl es sich in erster Linie um Sitzhaltungen handelt, sind sie heutigen Übenden größtenteils bekannt (einige kommen sogar in diesem Buch vor).

Yoga im 20. Jahrhundert

Viele Yogakundige sehen die Rede von Swami Vivekananda vor dem Weltparlament der Religionen im Jahr 1893 in Chicago als Beginn des modernen Yoga an. Damals wurden ihm vom amerikanischen Publikum stehende Ovationen zuteil. Zwar waren schon vor seinem Besuch andere Yogalehrer in den Westen gekommen, aber Swami Vivekananda hatte den unmittelbarsten und nachhaltigsten Einfluss. Sein Lehrer Ramakrishna hatte ihn ermutigt, die Lehren des Yoga in Übersee zu verbreiten. Und tatsächlich hatte sein Wissen über Yoga eine tiefe Wirkung auf zahlreiche Menschen dort. Auf seinen Reisen durch Nordamerika begeisterte er viele für die Macht des Yoga und gewann sie als Schüler.

Ein weiterer prominenter Yogi, der das Yoga im Westen bekannter gemacht hat, war Paramahansa Yogananda, der 1920 nach Boston kam. Paramahansa Yogananda war der Gründer der Self-Realization Fellowship, der Gemeinschaft der Selbstverwirklichung, und Verfasser des bekannten Buches *Autobiographie eines Yogi*, das noch heute viel gelesen wird.

Sowohl Swami Vivekananda als auch Paramahansa Yogananda standen für eine Yogarichtung, die die Menschen im Westen verstehen konnten, denn sie basierte auf Selbstentwicklung und spiritueller Erleuchtung. Bevor Yoga in den Westen kam, begriff man Hatha Yoga (die Körperübungen) in Indien oft als etwas, das Straßenkünstler gegen Geld darboten. Oder man sah es als ein Bündel streng ritualisierter Praktiken geheimer Sekten an. Als Yoga jedoch im Westen das Interesse an körperlicher und spiritueller Ertüchtigung erweckte, begann sich die Wahrnehmung von Hatha Yoga auch innerhalb der indischen und hinduistischen Kultur zu verändern. In den 1920er-Jahren gewann Yoga im Westen immer mehr an Popularität. Ein bemerkenswerter Yogi namens Shri Yogendra kam 1919 nach Long Island und beeindruckte die Amerikaner mit der Kraft und Energie des Hatha Yoga. Im Westen liebte man an seiner Variante des spirituellen Weges besonders die Körperlichkeit. Shri Yogendra gründete den amerikanischen Zweig von Kaivalyadhama, einer indischen Organisation, die der verstorbene Swami Kuvalayananda geformt hatte. In den letzten Jahrzehnten hat diese Organisation maßgeblich zur wissenschaftlichen Erforschung des Yoga beigetragen.

Durch den Einfluss vieler Lehrender entwickelte sich Yoga im Laufe des 20. Jahrhunderts weiter – von seiner ursprünglich vielfältigen spirituellen Praxis wurde es zu einer körperlicheren, aber dennoch achtsamen Bewegungserfahrung. Einer der bekanntesten Lehrer ist Tirumalai Krishnamacharya. Krishnamacharya wird oft als »Vater des modernen Yoga« bezeichnet. Er entwickelte das Vinyasa Yoga – heute eine der beliebtesten Yogaformen. Vinyasa Yoga kombiniert Atmung mit Bewegung und betont, wie wichtig es ist, nur das zu lehren, was für den einzelnen Schüler angemessen ist. Viele moderne Yogakurse setzen auf Bewegungen im Vinyasa-Stil, bei denen die Lernenden – ähnlich wie beim Tanzen oder Turnen – in freudvoller körperlicher Aktivität aufgehen können.

Bemerkenswerterweise hatten viele der indischen Yogis, die eine herausragende Stellung in der westlichen Yogakultur innehatten, eine westliche Schulbildung genossen. Erwähnenswert ist auch, dass fast alle der in diesem Kapitel erwähnten einflussreichen Lehrer Cis-Männer waren, also Männer, die sich mit ihrem Geburtsgeschlecht identifizierten. Das bedeutet keineswegs, dass Menschen mit anderem Geschlecht oder Bildunghintergrund nicht Yoga praktizierten. Und es hat auch keine dahingehende Aussagekraft, dass sie keine großen Lehren zu bieten hätten. Es ist vielmehr ein Spiegelbild gesellschaftlicher Normen und Werte. Man muss auch erwähnen, dass die Geschichte des Yoga keineswegs frei von Skandalen oder Missständen ist. So erschienen in der Zeit, als wir dieses Buch geschrieben haben, Berichte zu sexuellen Übergriffen von Pattabhi Jois auf Schülerinnen – Pattabhi Jois ist der Gründer des *Ashtanga Yoga*. Auf dieses Thema einzugehen, würde den Rahmen dieses Buches sprengen. Aber uns ist es wichtig, dass du davon weißt und dass Lehrende und Lernende darüber nachdenken, wie sie in ihren Kursen für Sicherheit sorgen, wie sie Opfer sexueller Gewalt unterstützen und wie sie Täter zur Rechenschaft ziehen können – und dies unabhängig davon, wie »berühmt« oder »weise« sie auch sein mögen. Wenn wir auf die Geschichte zurückblicken, müssen wir uns fragen: Was wurde ausgelassen? Wessen Geschichte wird nicht erzählt und warum? Und dann: Wer wird heute vom Diskurs ausgeschlossen? Und was können wir tun, um das zu ändern?

Yoga heute

Im Westen drehte es sich beim Yoga bisher vor allem um individuelle Übungen zur persönlichen, körperlichen und spirituellen Entwicklung. Allerdings verlagert sich der Schwerpunkt aktuell. In abnehmendem Maß wird Yoga als Körperertüchtigung verstanden, die auf Selbstverwirklichung abzielt;

zunehmend wird Yoga als etwas gesehen, das im Kampf gegen Unterdrückung helfen und zur Veränderung des Bewusstseins beitragen kann. Yoga bedeutet Einheit und Einheit umfasst uns alle. Deshalb liegt es nahe, dass dies schon immer der Weg des Yoga war – Ungerechtigkeit beenden, Frieden schaffen und die Welt retten. Langsam verstehen wir, dass Yoga ein Mittel zur Befreiung von Körper, Geist und Seele sein kann, und zwar in einem sehr großen Maßstab. Yoga ist ein Werkzeug, um kritisches Bewusstsein auszubilden. Yoga vermittelt uns die Idee einer göttlichen Quelle, die in uns allen wohnt. Dass in uns allen ein Licht ist. An der Wurzel unseres Seins wissen wir, dass das Unrecht in der Welt aufhören muss. Die Frage ist nur: Was tun?

Ein Weg der Spiritualität oder Selbstreflexion, wie Yoga einer ist, kann dazu führen, dass wir die drängendsten Fragen unserer Zeit in neuem Licht sehen. Zum Beispiel das soziale Konstrukt der »Rasse«. Es gibt viele verschiedene Blumenarten. Aber wir diskriminieren Gänseblümchen nicht, weil sie keine Rosen sind. Wir erkennen die Schönheit beider Blumen. Wir erkennen die Schönheit in der Vielfalt der Natur. Warum ist das bei Menschen so anders? Warum lassen wir immer noch Rassismus, Sexismus und andere Formen der Diskriminierung zu? Warum sehen wir das Leiden in der Welt um uns herum und nehmen es nach wie vor hin? Wie können wir Yoga so praktizieren, dass wir Leiden lindern und mehr Gleichberechtigung schaffen?

Das Yogaüben kann unseren Horizont erweitern und uns die Vorstellung nahebringen, dass wir alle Teil eines größeren Bewusstseins, einer größeren Energie oder eines größeren Wesens sind. Wenn wir uns darauf einigen, dann, und nur dann, können wir die unfairen und ungerechten Strukturen unserer Welt abschaffen.

Yoga kann ein Werkzeug für globalen Wandel sein. Organisationen wie Amplify and Activate, Yoga Service Council, Skill in Action, Accessible Yoga, Mind Body Solutions, Sanctuary in the City und die Yoga and Body Image Coalition treten dafür ein, dass wir Aktivismus, Selbstreflexion und die spirituellen Lehren des Yoga nutzen, um in der Welt Veränderungen zu bewirken. Sie machen Ungleichheiten sichtbar und zeigen, wie man Raum für Verständigung schaffen kann. Ihre Arbeit ist durch Präsenzveranstaltungen, soziale Medien und Online-Kurse zugänglich. Gerechtigkeit ist Mitgefühl, Gleichheit und universelle Liebe. Yoga gibt uns das Gefühl, dass wir in diesem Kampf vereint sind. Es ist wichtig, mehr Bewusstsein für die kollektiven Herausforderungen zu haben.

Die Menschen erkennen langsam, dass die Kraft zur Veränderung von innen kommt. In unserem gegenwärtigen Bewusstseinszustand glauben wir an das, was in der Yogaphilosophie *Asmita* heißt und oft mit »Ego « übersetzt wird. Wir glauben häufig, dass wir die Herrscher über all das sind, was wir sehen. Wir sind egoistisch geworden und nehmen die Welt um uns herum gar nicht wirklich, als eigenständigen Kosmos, wahr, sondern nur in Bezug auf uns. Wir haben vergessen, dass unsere Worte und Taten einen Einfluss auf das Leben anderer haben. Schlimmer noch: Wir haben vergessen, dass

Untätigkeit und Apathie das Verhängnis der Gerechtigkeit sind. Wie es uns der große Aktivist Martin Luther King Jr. sagte: »Wir mögen alle auf verschiedenen Schiffen gekommen sein, aber jetzt sitzen wir im selben Boot.«

Im menschlichen Körper kann kein Organ oder Glied abgetrennt vom Gesamtsystem leben. Alle Teile des Körpers müssen zusammenwirken, damit er funktioniert. Das Herz kann nicht unabhängig von der Lunge arbeiten und der Magen nicht unabhängig vom restlichen Verdauungssystem. Gleiches gilt für das Dasein der Menschen. Wir vergessen oft, dass wir alle gemeinsam für dasselbe Ziel arbeiten: für Glück, Liebe und Erfüllung in dieser Welt. Wir müssen erkennen, dass wir aufeinander angewiesen sind und dass wir der Menschheit mit Rassismus, Ausgrenzung und Hass nur schaden. Wir müssen Raum für Veränderung schaffen. Solange wir eine Wir-gegen-sie-Mentalität pflegen, wird es keine Verbesserung geben. Wir können als Volk, Gesellschaft oder Kultur nicht wirklich frei sein, wenn wir nicht allen Menschen ihre Freiheit zugestehen. Um uns voll und ganz dem Yoga zu widmen, dürfen wir seine Wortbedeutung – Vereinigung – nicht vergessen und müssen seine reiche und komplexe Geschichte würdigen.

Kapitel 2

Yoga, Barrierefreiheit und Körperbild

Der Körper ist politisch. Unser Körper ist das einzige Medium, über das wir Zugang zur Welt haben. Das Aussehen unseres Körpers bestimmt oft, wie wir behandelt werden und wo wir Zutritt erhalten. In der westlichen Kultur bekommen nicht behinderte Körper, weiße Körper und dünne Körper mehr Möglichkeiten als Körper, die diese Eigenschaften nicht haben. Körper, die konventionell als attraktiv gelten, besitzen etwas, das man »Schönheitswährung« nennen könnte.

Ein Äußeres, das die Gesellschaft für »schön« erachtet, öffnet unabhängig vom Geschlecht viele Türen und gewährt eine bessere Teilhabe. Ob es nun das Recht ist, die Gerechtigkeit, die Gesundheitsversorgung oder das Vermögen – die Ressourcen und Chancen sind nicht gleichmäßig unter uns verteilt. Unsere Körper haben ihren Preis. In einer von Weißen dominierten Kultur sind Nicht-Weiße ständig gezwungen, ihren Wert unter Beweis zu stellen. Menschen am Rande dessen, was konventionell als schön gilt, müssen darum kämpfen, wegen ihrer Menschlichkeit, Erfahrung und Expertise geschätzt zu werden. Hautfarbe, Behinderung, Alter und Konfektionsgröße haben allesamt einen großen Einfluss darauf, wie die Gesellschaft jeden von uns wahrnimmt.

Selbstzweifel sind größtenteils eine Nebenwirkung der kulturellen Konditionierung. People of Color und Menschen, die sich nicht an gesellschaftliche und kulturelle Normen halten, verinnerlichen Selbstzweifel und das Gefühl von Unzulänglichkeit. Diese vermittelte Herabminderung, die wir uns nach und nach selbst zuführen, wird als »verinnerlichte Unterdrückung« bezeichnet. Der Mainstream legt die Leitplanken dessen fest, was »normal« oder »begehrenswert« ist, und das hindert Menschen in Randgruppen daran, ihr wahres Potenzial auszuschöpfen. Es gibt strukturelle Barrieren, die bestimmte Bevölkerungsgruppen benachteiligen. Dass Rassismus, Sexismus, Altersdiskriminierung, Ableismus, die Diskriminierung behinderter Menschen, Fettphobie, Homophobie und Transphobie in der Gesellschaft Nordamerikas strukturell sind, lässt sich heutzutage nicht mehr verleugnen. Je nachdem, in welchem Körper du dich befindest, kann durch ihn deine Teilhabe an einem sicheren und erfolgreichen Leben gefährdet sein. Warum entsteht aus den Unterschieden zwischen unseren Körpern eine soziale Kluft?

> **Dianne:** Aus eigener Erfahrung kann ich sagen, dass mein dicker schwarzer Körper einige Herausforderungen mit sich bringt. Als Körper einer nicht-weißen Frau wird mein Körper erheblich politisiert und kritisiert. Meine Hautfarbe und die Länge und Beschaffenheit meines Haares bestimmen sehr stark die Art, wie ich in der Welt wahrgenommen werde. Je dunkler meine Haut, desto weniger begehrenswert, gebildet oder konventionell schön findet man mich. Und das bedeutet auch: desto weniger ökonomische Macht habe ich in der Welt. Mir hat einmal ein Chef gesagt, er finde mich wegen meiner angeblich eher kaukasischen Gesichtszüge attraktiv. Ich habe am nächsten Tag gekündigt. Die Gesellschaft hat mir immer eingeredet, mein Körper wäre weniger wert als der meiner weißen Mitmenschen. Diese Vorstellung durchdringt alle Bereiche. Ich erhalte nicht den gleichen Zugang zum Justiz- oder Gesundheitssystem wie meine weißen Mitmenschen. Polizeigewalt gegenüber nicht-weißen Körpern wird oft nicht angemessen benannt oder bestraft, wie wir an den Fällen von Trayvon Martin, Eric Garner und Sandra Bland gesehen haben. Nicht-weiße und vor allem Schwarze Frauen sterben unabhängig von ihrem Bildungsstand und sozioökonomischen Status mit höherer Wahrscheinlichkeit im Kindbett, das wurde durch Forschungen in Harvard[6] belegt und durch die Nahtoderfahrung von Serena Williams nach der Geburt ihrer Tochter veranschaulicht.

Hier kommen einige Fragen zur Selbstreflexion und Selbstergründung, mit denen wir uns als Mensch besser verstehen können: Warum wird weißen Körpern mehr Wert zugeschrieben als nicht-weißen Körpern, weißen männlichen Körpern mehr als weiblichen Körpern, dünnen Körpern mehr als dicken Körpern? Warum sind nicht behinderte Körper mehr wert als Körper mit Behinderung? Warum sind konforme Körper mehr wert als nicht konforme Körper? Solche Fragen können uns helfen, unser Menschsein besser zu verstehen. All diese Dichotomien schaffen ein Wir-gegen-sie-Paradigma. Was bewirken sie und wem dienen diese Polaritäten?

Es wäre erfreulich, wenn alle Körper in unserer Gesellschaft von Natur aus gleichberechtigt wären, aber das ist einfach nicht der Fall. Wir glauben, dass alle Körper schön sind. Alle Körper sind würdig. Alle Körper verdienen unsere Liebe, unseren Respekt und unsere Fürsorge, unabhängig von ihrer Hautfarbe, Größe, Tüchtigkeit oder Geschlechtszugehörigkeit. Wir müssen uns endlich von den kulturellen Definitionen von Schönheit und Vollkommenheit lösen. Und wir müssen wirklich alle unsere Körper so wertschätzen und begrüßen, wie sie sind. Das yogische Prinzip von *Ahimsa* oder »Nicht-Verletzung« sollte uns dazu inspirieren, unseren Hass gegen andersartige Körper – auch gegen unseren eigenen – aufzugeben. Unsere Feindseligkeit uns selbst gegenüber erzeugt ebenfalls Feindseligkeit untereinander. Wenn wir an unser Ego gebunden bleiben und unser Selbstbild nach den vorherrschenden sozialen und kulturellen Paradigmen ausrichten, werden wir nichts über unsere wahren Neigungen und Abneigungen erfahren.

Ein negatives Körperbild hat einen direkten Einfluss darauf, wie wir in der Welt auftreten. Wenn wir von Selbsthass zerfressen sind, können wir die Welt nicht als Einheit wahrnehmen. Wir können nicht für uns selbst oder andere eintreten, wenn wir zu sehr damit beschäftigt sind, den eigenen Körper zu hassen. Der Kapitalismus profitiert von diesem inneren Konflikt. Es schürt unsere Unzufriedenheit und nennt es Selbstverbesserung: Lebe besser, werde besser und kaufe dazu dies und jenes.

Aber umgekehrt gilt auch: Wer sich selbst akzeptiert, kann andere besser akzeptieren. Ein positives Körperbild beeinflusst unser Auftreten in der Welt ebenfalls unmittelbar. Wir müssen uns nicht nach Schönheitsstandards richten, die den Konsum antreiben. Lieber feiern wir unsere eigene Schönheit und die Schönheit des Lebens, das uns umgibt.

Körperbild

Der Begriff »Körperbild« bezieht sich auf die Art und Weise, wie wir den eigenen Körper wahrnehmen und wie ihn unserer Vermutung nach andere Menschen wahrnehmen. Das Körperbild ist eine Ansammlung von Vorstellungen, die darauf basieren, wie wir uns selbst in Beziehung zur Außenwelt sehen. Sehen wir uns als attraktiv, feminin oder maskulin, nicht binär und nicht behindert, in einem Körper mit Behinderung, in einem älteren oder jüngeren Körper, in einem großen oder kleinen Körper? Unser Körperbild wird durch Einflüsse von Freunden und Familie, Religion und Kultur, Medien und Gesellschaft geprägt. Das Körperbild basiert im Allgemeinen nicht auf Tatsachen und kann positiv oder negativ sein.

Im zweiten Kapitel der *Yogasutras* erfahren wir, dass die Besänftigung des Geistes die Feindseligkeiten zum Schweigen bringt. Zuerst stellen wir die Feindseligkeit gegen uns selbst ein, dann beenden wir auch die Feindseligkeiten gegen andere. Wenn wir zulassen, dass der Geist zur Ruhe kommt, lösen wir uns nach und nach aus dem Kreislauf der Unsicherheiten, die in unser bewusstes und unbewusstes Leben eingedrungen sind. Wenn wir allmählich von dem Irrglauben ablassen, unser Selbstwert hänge vom Äußeren, von der Oberfläche ab, merken wir, dass unser Festhalten am Konventionellen gar nicht nötig ist.

Das Körperbild ist größtenteils ein Produkt erlernter Konditionierung und hängt oft von einem Trend ab, der gerade in einer Gesellschaft vorherrscht und diesen prägt. Hier sind einige Fakten zum Körperbild:

- Dass die Unzufriedenheit mit dem eigenen Körper durch Marketing andauernd in den Mittelpunkt gerückt wird, sichert der Kosmetik- und Diätindustrie ihre Profitabilität. Indem sie ein Körperideal präsentieren, das sowohl schwer zu erreichen als auch aufrechtzuerhalten ist, sichern sich diese Branchen langfristig Wachstum und Gewinn. Das Blog *Market Research* vermerkt: »Der gesamte US-amerikanische Abnehmmarkt wuchs 2018 um schätzungsweise 4,1 Prozent von 69,8 Milliarden Dollar auf 72,7 Milliarden Dollar. Bis 2023 wird der Gesamtmarkt jedes Jahr voraussichtlich um 2,6 Prozent zunehmen.«[7]
- Die Washington State University hat festgestellt, dass die durchschnittliche Konfektionsgröße der Amerikanerinnen heute zwischen 46 und 48 liegt, am unteren Ende der Übergrößen.[8] Die durchschnittliche Kleidergröße eines Models beträgt 30 bis 34.[9]
- Das Schlankheitsideal ist für die meisten Frauen unerreichbar und führt mit einiger Wahrscheinlichkeit zu Selbstabwertung, Dysphorie (Depression) und Hilflosigkeit.[10]
- Mario Palmer stellt fest: »Etwa 91 Prozent der Frauen sind mit ihrem Körper unzufrieden und versuchen ihre ideale Körperform mit Diäten zu erreichen. Leider besitzen nur 5 Prozent der Frauen von Natur aus den Körpertyp, der in den amerikanischen Medien häufig dargestellt wird.«[11]
- In einer Umfrage stimmten mehr als 40 Prozent der Frauen und etwa 20 Prozent der Männer der Aussage zu, dass sie kosmetische Chirurgie in Betracht ziehen würden. Das Ergebnis bleibt unabhängig von Geschlecht, Alter, Familienstand und Ethnie hinweg relativ konstant.[12]
- Studenten und (vor allem) Studentinnen, die in höherem Maße gängige Medien konsumieren, legen mehr Wert auf Sexiness und ihre Gesamterscheinung als diejenigen mit geringerem Medienkonsum.«[13]

Das Körperbild im Yoga

In der Praxis überschneidet sich Yoga heutzutage deutlich mit der Diät- und Fitnesskultur. Die beliebtesten Yogalehrerinnen und -lehrer sind schlank, jung, nicht behindert und weiß. Das sind die Gurus und Experten, die in den Promistatus erhoben werden. Warum das so ist? Ob es wohl daran liegt, dass diese Personen dem Ideal der Schönheits-, Diät- und Fitnesskultur entsprechen, das uns als normal und erstrebenswert eingetrichtert wurde? Die Frage, warum wir eine Person, die Yoga lehrt, überhaupt verehren, kann ein wirksames Werkzeug sowohl für die Selbstreflexion als auch für die kulturelle Auseinandersetzung sein.

Vom Wesen her ist das Praktizieren der Asanas – die Körperertüchtigung also – darauf ausgerichtet, ganzheitliches Wohlbefinden zu fördern und die Verbindung von Geist und Körper zu pflegen. Gesundes, regelmäßiges Yogaüben sollte als Mittel der Selbstfürsorge betrachtet werden, als sicheres und komfortables Werkzeug für ein einfühlsames Selbststudium. So gesehen ist ein direkter Zusammenhang zwischen der Ausübung von Yoga und der Weiterentwicklung des eigenen Körperbildes nicht zu verleugnen.

Alle, die Yoga praktizieren, sollten unbedingt darauf achten, wie sich Yoga auf das Körperbild auswirkt. Das gilt besonders für erfahrene und angehende Lehrende und für alle, die für Yogamagazine und andere Yogamedien arbeiten. Lehrkräfte und Yogamedien können einen starken Einfluss auf das Körperbild der Lernenden haben und entweder ein positives Selbstwertgefühl fördern oder ein negatives Körperbild verstärken. Als Lehrende und Fachleute müssen wir auf die Sprache achten, mit der wir über uns selbst reden und die wir auch auf andere übertragen.

Seit Jahren entwerfen Mainstream-Yoga-Publikationen, Websites und Bekleidungsunternehmen sorgfältig sehr spezifische Bilder, wie »Yoga« auszusehen hat. In der Werbung für und in der Darstellung von Yoga werden überproportional viele Abbildungen von schlanken, fast ausschließlich weißen Frauen gezeigt. Sehr selten sehen wir eine »durchschnittliche« oder »normale« Person, die eine einfache Yogahaltung ausführt. Noch seltener sehen wir jemanden mit einer Behinderung, Männer, nicht-binäre Menschen, übende Ältere oder andere Repräsentanten der Diversität.

Schlanke, gelenkige, hellhäutige Frauen sorgen für eine hohe Anzahl sich verkaufender Yogamagazine. Diese Marketing- Ästhetik wurde sehr sorgfältig entwickelt und soll »aufstiegsorientiert« sein, also ein Wunschbild darstellen. Die Gesellschaft erschafft dieses Bild, damit Unternehmen dauerhaft Geld mit unserer Unsicherheit verdienen können – der Unsicherheit uns selbst und unserem Körper gegenüber. Die Vorstellung, ein »Yogakörper« müsse jung, schlank und biegsam sein, zeigt, wie sehr Schönheitsideale unsere Ansichten vom Yoga durchdringen. Viele Yogalehrende bringen von Haus aus Gelenkigkeit und das Privileg eines leistungsfähigen Körpers mit auf die Matte. Manchmal schränkt dieses Privileg jedoch unbeabsichtigt unsere Fähigkeit ein, Lernenden mit einem anderen Körperbau als dem unseren zu begegnen. Aus reinem Unverständnis sind wir womöglich nicht sicher, wie wir die Haltungen für Lernende ändern sollen, die mit anderen Körpertypen und Fertigkeiten in unsere Kurse kommen. Dennoch erwarten Lernende, dass wir sie anleiten, wenn sie mit sich selbst nicht zurechtkommen und Übungen an ihren Körper anpassen.

Es ist gewiss nicht unsere Absicht, aus mangelndem Verständnis oder Einfühlungsvermögen Lernende auszuschließen, aber genau das passiert! Solange wir in unserem Unterricht keine Atmosphäre des Verständnisses und der Wertschätzung für verschiedene Körpertypen und Fähigkeiten schaffen, sorgen wir dafür, dass sich Lernende marginalisiert und vom Üben der Asanas ausgegrenzt fühlen.

Dadurch geben wir den Lernenden das Gefühl, sie seien nicht in der Lage, eine bestimmte Haltung auszuführen oder auszuprobieren. Oder – schlimmer noch – wir geben ihnen das Gefühl, dass das Praktizieren der Asanas mit all seinen guten Wirkungen für sie komplett unerreichbar ist. Leider erzeugt dies bei den Lernenden dann die innere Botschaft, dass mit dem eigenen Körper etwas »nicht stimmt«, und verfestigt dadurch negative Eindrücke, Gedanken, Gefühle und Meinungen.

Wir glauben fest daran, dass alle Körper Yogakörper sind.

In Wirklichkeit ist es nicht der Körper der Lernenden, der an die Haltung angepasst werden muss, sondern die Yogahaltung selbst verlangt nach einer Adaption. Eventuell ist es auch sinnvoll, dass ein stützendes Hilfsmittel verwendet wird. Indem wir die Körperhaltungen auf die Körper der Schülerinnen und Schüler abstimmen, statt die Körper der Schülerinnen und Schüler in die Haltung zu verformen, schaffen wir als Lehrende eine Atmosphäre des Verständnisses in unserem Unterricht und der Wertschätzung für alle. Infolgedessen können wir allen unseren Lernenden dabei helfen, sich zu verbessern und zu einem positiven und gesunden Lebensstil zu finden – einen, in dem es um das eigene Wohlbefinden und den persönlichen Fortschritt geht anstatt um Konkurrenzdenken und das Messen mit anderen –, unabhängig von der individuellen Körpergröße oder Tüchtigkeit.

Die Vorstellung, dass alle Körper Yogakörper sind, lässt sich auch auf unseren persönlichen Yogaweg anwenden. Die Worte, mit denen wir zu uns selbst sprechen, haben Macht. Wir sollten nicht denken, dass wir uns erst ändern müssen, um einer Haltung, einem Kurs oder einem vermeintlichen Yogalebensstil zu entsprechen. Stattdessen können wir eine Haltung, einen Kurs oder einen Lebensstil so verändern, dass sie perfekt zu uns passen. Wir können unsere einzigartigen Körper mit all ihren Erfahrungen feiern und unsere Yogapraxis so gestalten, dass sie unserem unverwechselbaren Körper, unserem Geist und unserer Seele zugutekommt.

Den eigenen Körper wertschätzen

Der allerwichtigste Schritt, den eigenen Körper wertzuschätzen, besteht darin, sich selbst dort abzuholen, wo man gerade im Leben steht. Das ist bei jedem Menschen individuell und manchmal für einen selbst gar nicht so einfach zu erkennen.

Als Yogalehrende schaffen wir einen wirklich inklusiven Yogaunterricht, indem wir die Vielfalt an Körpertypen und Bewegungsfähigkeiten erkennen, verstehen und schätzen lernen. Und entscheidend ist ebenfalls, dass wir Haltungen und Übungen an die jeweiligen Körpertypen anpassen. Wir können Inspirationen von ganz unterschiedlichen Lehrenden weiterverbreiten und so deren

Arbeit fördern. Wir können die Lernenden ermutigen, auf der Matte zu akzeptieren, dass sie auf ihrem Yogaweg gerade an einer bestimmten Stelle sind. Wir können anerkennen, dass manche Lernende mit einem genetischen Privileg auf die Matte kommen. Und wir können die Tatsache feiern, dass alle Körper Yogakörper sind.

Viele dieser Ideen betreffen auch unser eigenes Üben. Wir können die Geschichten herausarbeiten, die von unserem Wert, unserer Kraft oder unserer Schönheit handeln – diese können wir uns auf und jenseits der Yogamatte erzählen. Wir können anfangen, die negativen Geschichten zu hinterfragen. Und wir können beginnen, das zu feiern, was wir in unserem Leben und Üben hier und jetzt haben – egal, wie es aussieht. Wir können nach Lehrenden und Medien suchen, die Wert auf Barrierefreiheit und Akzeptanz legen. Wir können uns ganz auf unsere Zeit auf der Matte konzentrieren und sicher sein, dass wir uns nicht ändern müssen, um sie zu genießen.

Die Bewegung Health at Every Size (HAES, zu Deutsch »Gesundheit bei jeder Körpergröße«) erhebt den Anspruch, dass wir gesunde Menschen sein können, unabhängig davon, wie unser Körper aussieht. Ihre Website (www.haescommunity.com) ist ein wunderbarer Ort. Man kann dort lernen, wie man jeden Körper respektiert und wie man Annahmen hinterfragt. Man findet einfühlsame Selbstfürsorgeübungen und erfährt, wie man sich für Gerechtigkeit einsetzt. Andere Gruppen, wie die Yoga and Body Image Coalition, versuchen aktiv, das vorherrschende Paradigma rund um Yoga und Gesundheit zu ändern, und bieten auch hervorragende Inhalte an.

Wir müssen unseren Körper nicht überwinden – wir müssen unsere Abhängigkeit überwinden. Wie wäre es, wenn wir von der Diätkultur, von der Schönheitsindustrie und vom Starkult unabhängig würden? Was könnten wir alles schaffen, wenn wir unsere Körper mit Zufriedenheit betrachten würden statt mit Argwohn?

Im Kern basiert Abhängigkeit auf Angst und Unsicherheit. Wenn du dein wahres Selbst vergisst – das nach den Lehren des Yoga reines Bewusstsein ist, reine Potenzialität –, dann glaubst du immer mehr, dass du etwas Äußeres brauchst, um glücklich zu werden.

> Aber das brauchst du nicht. Du bist wertvoll, so wie du bist.

In diesem Buch findest du Ideen, wie du Yogahaltungen an Körper aller Arten anpassen kannst, um deinen Lernenden maßgeschneidert Übungen bieten zu können. Es gibt dir auch hilfreiche Formulierungen in Bezug auf Haltungen und Körperausrichtungen an die Hand. Das kann die Art und Weise verändern, wie du mit dir selbst oder deinen Lernenden sprichst. Wir hoffen, dass dieses Buch dich dabei unterstützt, alle Körper zu akzeptieren – deinen eigenen und den anderer Menschen.

Folgende Fragen können dich auf deinem Yogaweg begleiten:

- » Wenn wir unseren Körper akzeptieren wollen, müssen wir uns im ersten Schritt von unserer Fixierung auf kulturell definierte Schönheit und Perfektion lösen. Wie wäre es, wenn wir alle Körper unabhängig von Farbe, Größe und Geschlecht als gleich erachten würden?
- » Betrachten wir Yoga als individuelles Unterfangen oder als etwas, das das Zwischenmenschliche fördert?
- » Können wir unsere persönlichen Yoga- und Achtsamkeitsübungen in das kollektive Streben nach sozialer Gerechtigkeit integrieren?
- » Können wir im Selbststudium unsere eigenen Vorurteile sehen lernen und erkennen, wie sie unser Leben und die Welt um uns herum beeinflussen?
- » Wie interagieren wir mit denen, die anders sind als wir?
- » Wenn wir Yoga als Einheit verstehen, wie können wir dann der Gemeinschaft dienen – entweder durch Zusammenarbeit mit Organisationen vor Ort oder mit größeren Verbänden?

Kapitel 3

Grundlagen des Yogaübens

Hey, Anfängerinnen und Anfänger, dieses Kapitel ist speziell für euch! Hier sind unsere Top-Ten-Tipps für den Einstieg ins Yoga.

Lehrende und erfahrene Yoginis, ihr könnt diese Tipps weitergeben, wenn euch das nächste Mal jemand fragt: »Ich möchte Yoga ausprobieren, wie fange ich an?«

1. Alles Nötige besorgen

Du musst nicht viel Geld für schicke Sachen ausgeben, um mit dem Üben zu beginnen – tatsächlich muss man niemals viel Geld für schicke Yogasachen ausgeben. Das ist ein Grund, warum Yoga so niedrigschwellig ist. Er erfordert nicht viel Platz und Ausrüstung – man kann gleich zu Hause damit anfangen. Allerdings solltest du ein paar Sachen zur Hand haben, bevor du loslegst:

» **Bequeme Kleidung:** Wir reden hier nicht von einer Yogahose für 200 Euro. Du brauchst nur etwas, in dem du dich uneingeschränkt bewegen kannst (wir üben sogar manchmal zu Hause in Stretchjeans, um ein paar Minuten Yoga dazwischenzuschieben). Zu weite oder »fließende« Oberteile solltest du ebenfalls vermeiden, da sie in Umkehrhaltungen – wie dem herabschauenden Hund – gern ins Gesicht fallen. Dann sieht man nicht mehr, was man tut und wo die Beine und Füße sind. Falls du eine Person mit (großer) Oberweite bist, solltest du einen stützenden Sport-BH tragen. Und auch wenn viele Yogis barfuß üben, raten wir allen, die nicht gern barfuß unterwegs sind, sich ein Paar rutschfeste Socken zu besorgen, die das Weggleiten verhindern (wenn du online nach »Yogasocken« oder »Ballerina-Socken« suchst, findest du jede Menge). Manche Menschen motiviert es, wenn sie sich Yogakleidung besorgen, die sie schön finden, aber das Wichtigste ist, dass sie bequem ist und du dich wohlfühlst.

» **Eine Matte:** Es mag ketzerisch klingen, aber du brauchst gar keine Matte, um Yoga zu üben! Allerdings musst du womöglich eine benutzen, wenn du in eine Yogaschule gehst (dort gibt es oft Matten zum Ausleihen oder Mieten). Zu Hause ist das Üben auf einer Matte meist bequemer als auf Teppich oder Parkett. Yogamatten können zwar teuer sein, aber in Geschäften wie auch online gibt es viele erschwingliche Modelle.

» **Hilfsmittel:** Wenn du in einer Yogaschule übst, stehen dir wahrscheinlich Hilfsmittel zur Verfügung. Für die Yogapraxis zu Hause kann es hilfreich sein, die gebräuchlichsten Hilfsmittel zur Hand zu haben. Das Kapitel 5 behandelt einige gängige Yogahilfsmittel. Dort schlagen wir auch Haushaltsgegenstände vor, die du als Ersatz verwenden kannst.

2. Suche dir einen Kurs für Anfängerinnen und Anfänger

Lernende wie Lehrende sollten immer daran denken, dass »Anfängerin« und »Anfänger« nicht unbedingt »einfach« bedeutet. Eine Anfängerin oder ein Anfänger ist schlicht jemand, der neu im Yoga ist und die Ziele eines Beginnenden hat. Die Bedürfnisse können sich hier von Person zu Person stark unterscheiden. Man sollte auch bedenken, dass es viele verschiedene Arten von Yoga gibt. Wenn du einen Kurs ausprobierst und er dir nicht gefällt, heißt das nicht unbedingt, dass du Yoga nicht magst und nie mögen wirst. Es heißt nur, dass dies nicht der richtige Kurs für dich war. Hier ein paar Tipps, um den passenden Kurs zu finden:

» Wenn du eine Yogaschule oder ein Fitnessstudio kennenlernen willst, dann sag per Telefon oder E-Mail Bescheid, dass du mit Yoga erst beginnst. Sage auch, was du vom Yogakurs erwartest (zum Beispiel Entspannung oder körperliche Herausforderung).

» Falls du mit einer Verletzung oder mit bestimmten körperlichen Einschränkungen zu tun hast, dann suche nach Kursen mit der Bezeichnung »Barrierefreies Yoga« oder »Adaptives Yoga«. Auch der Begriff »Stuhl-Yoga« könnte passen. Bedenke, dass manche Stuhl-Yoga-Kurse vollständig im Sitzen durchgeführt werden, während bei anderen auch gestanden und gelegen wird – ein Stuhl wird hier als Stütze oder Balancehilfe verwendet. Wenn du einen Stuhl-Yoga-Kurs vor Ort ausprobieren möchtest und das eine oder andere bevorzugst, frage am besten im Voraus, ob der Kurs ganz im Sitzen stattfindet oder nicht. Wenn du online mitmachen willst, dann suche bei Bedarf oder Wunsch nach »Yoga auf dem Stuhl« oder »Yoga im Sitzen«.

- Wenn du dir eher entspannende und bedächtiger ausgeführte Übungen wünschst, dann suche nach sanften oder erholsamen Yogakursen, die meist auch anfängerfreundlicher sind. Yin Yoga (siehe auch den nächsten Punkt) ist ebenfalls langsamer und eher meditativer Natur, auch wenn nicht alle Kurse für alle geeignet sind, die mit dem Yoga beginnen. Suche also online nach »Yin-Yoga-Anfängerinnen und -Anfänger«. Oder sage in der Schule Bescheid, dass du erst anfängst, ehe du dort einen Kurs besuchst.

- Wenn du deine Flexibilität oder deine Mobilität erhöhen möchtest, könntest du einen Yin-Yoga-Kurs ausprobieren, bei dem du die Haltungen, die hauptsächlich in sitzender oder liegender Position ausgeführt werden, eine bestimmte Zeit lang – normalerweise ein paar Minuten pro Haltung – hältst. Du arbeitest so ganz gezielt auf deine »Grenze« hin – dorthin, wo du ein Dehnungsgefühl verspürst. Aber du gehst nicht so weit, dass du Schmerzen hast oder nicht mehr richtig atmen kannst. Du könntest auch einen Kurs testen, der Yoga und Myofascial Release (MFR) kombiniert. Dabei werden Hilfsmittel wie Massagebälle und Schaumstoffrollen zur Selbstmassage eingesetzt.

- Falls du Yoga im Rahmen von Crosstraining oder als Erholung nach sportlicher Anstrengung betreiben möchtest, kannst du dich nach Kursen umschauen, die auf deine spezielle Sportart oder Aktivität ausgerichtet sind (zum Beispiel »Yoga für Läuferinnen und Läufer« oder »Yoga für Radfahrerinnen und Radfahrer«). Oft richten sich diese Kurse an Sportlerinnen und Sportler, die auch Neulinge im Yoga sind. Bedenke, dass solche Kurse manchmal stärker auf Erholung und Regeneration ausgerichtet sind und mehr Wert auf Dehnung, myofasziale Entspannung und Lockerung legen. Es gibt auch Kurse, bei denen es vor allem darum geht, bestimmte Fähigkeiten (etwa Ausdauer) zu trainieren. Wieder andere konzentrieren sich im Sinne des Crosstrainings auf Körperregionen, die der jeweilige Sport möglicherweise vernachlässigt. Achte auf deine Bedürfnisse und Ziele und erkundige dich bei den Studios oder bei den Lehrenden, was dich erwartet. Oder lies bei einem Online-Kurs die Kursbeschreibung genau, damit du weißt, was dir hier geboten wird.

- Wenn du nach einem Kurs suchst, der dich körperlich mehr fordert und/oder der mehr Tempo hat, dann probiere Vinyasa Yoga oder Power Yoga. In der Yogaschule schaust du am besten nach einem Kurs »für alle«, dort sind in der Regel auch Anfängerinnen und Anfänger gut aufgehoben (aber lasse sie wissen, dass du Neuling bist, damit die oder der Lehrende rechtzeitig die Fachbegriffe erklärt). Manche Schulen bieten auch Vinyasa-Grundkurse an. Online kannst du speziell nach solch einem Kurs suchen. Wenn du wirklich trainieren möchtest, kannst du HIIT-Yoga (hochintensives Intervalltraining) ausprobieren. Solche Kurse beinhalten meist einfache, aber anstrengende Bewegungen wie Liegestützen, Burpees und Kniebeugen, gemischt mit Yogahaltungen.

- » Wenn es dir wichtig ist, dass Haltungen Schritt für Schritt erklärt werden, dann suche nach dem Begriff *Alignment* oder »Ausrichtung« oder lerne einen Stil wie Iyengar Yoga kennen, bei dem die richtige Ausrichtung im Mittelpunkt steht. Die meisten Iyengar-Yogaschulen bieten Anfängerkurse an. Und auch online sind Iyengar-Kurse für Anfänger zu finden.
- » Wenn du nicht genau weißt, was du willst, und einfach nur Yoga ausprobieren möchtest, ist ein Vor-Ort- oder Online-Kurs mit einem Titel wie »Yoga für Einsteigerinnen und Einsteiger« ein guter Start. Dann kannst du herausfinden, was dir gefällt und was nicht, um deine Suche anschließend ein wenig zu verfeinern.

3. Übe nur so lange, wie es zu dir und deinem Leben passt

Sollen wir dir eines der bestgehüteten Geheimnisse des Yoga verraten? Yoga muss nicht lange dauern! Gewiss erzählen dir manche Leute, dass eine Yogastunde »eigentlich 90 Minuten dauern sollte«, aber ehrlich gesagt sind wir anderer Meinung. Viel wichtiger, als Yoga besonders lang zu üben, ist, es regelmäßig oder überhaupt zu tun. Und sehr wahrscheinlich hast du von einem bisschen Yoga an jedem Tag (oder den meisten Tagen) mehr als von ganz viel Yoga alle Jubeljahre. Wenn du wenig Zeit hast, kann ein Online-Kurs besonders vorteilhaft sein, denn neben längeren Kursen findet man auch viele Kurse in allen möglichen Stilen, die jeweils nur 10 bis 45 Minuten dauern. In der Yogaschule sind die Stunden traditionell länger, aber immer mehr Schulen und Fitnessstudios bieten auch 60- und sogar 45-minütige Kurse an. Manche haben auch kürzere Kurse für die Mittagspause, die sich mitsamt Hin- und Rückweg in den Arbeitstag einfügen lassen. Klein anzufangen ist der beste Weg, um Yoga zu einer festen Gewohnheit zu machen!

4. Verschaffe dir Raum für Yoga

Wenn du dir deinen Raum für Yoga schaffst, kann dich das motivieren, dich zu Hause regelmäßig auf der Matte einzufinden. Lege deine Matte und alle deine Hilfsmittel dort bereit, damit du jederzeit einfach anhalten, dich niederlegen und mit Yoga loslegen kannst. Gute Orte sind möglicherweise direkt neben deinem Bett, in einer Wohnzimmerecke oder überall, wo genug Platz für eine Yogamatte ist. Hilfreich ist es, wenn du deinen Raum so gestaltest, dass du möglichst keine Möbel für das Yoga umstellen musst. Dann gibt es nämlich ein Hindernis weniger zwischen dir und Yoga!

5. Verabrede dich mit dir selbst zum Yoga

Trage deine Yogastunde in den Kalender ein, stelle einen Wecker und mache diese »Zeit für dich« unverhandelbar. Denke daran, das Üben muss nicht lange dauern. Und ein wenig Praxis kann schon viel bewirken. Entscheide dich zum Beispiel dafür, dass du montags, mittwochs und freitags um 7 Uhr eine Viertelstunde Yoga machst. Trage diesen Termin in deinen Smartphone-Kalender ein (am besten gleich mit einem Link zum Kurs, damit du leichter darauf zugreifen kannst!). Oder schreibe dir deine Yogaverabredung auf. Wähle eine Zeit, die für dich realistisch ist: Wenn du kein Morgenmensch bist, dann mache mit dir selbst einen Yoga-Lunch aus oder übe am Abend. Die beste Zeit für Yoga ist die Zeit, zu der du tatsächlich Yoga übst!

6. Finde eine Yogabegleitung

Mit etwas Neuem anzufangen kann angenehmer beziehungsweise weniger abschreckend sein, wenn man es nicht allein tut. Falls du niemanden persönlich kennst, der mit dir Yoga machen würde, besuchst du am besten eine auf Yoga bezogene Facebook-Gruppe und andere Online-Foren, um Kontakt zu anderen Anfangenden zu finden. Solche Websites bieten auch großartige Unterstützung und sind der richtige Ort, um Fragen zu stellen. Du musst gewiss nicht lange suchen, bis du eine Gruppe findest, die zu dir und deinen Zielen passt.

7. Wähle deine Lieblingsübungsfolge

Egal, ob aus dem Online-Kurs oder aus den Übungsfolgen dieses Buches (Kapitel 17 enthält viele Auswahlmöglichkeiten) – suche dir eine kurze Yogaübungsfolge aus, die dir Spaß macht, und ernenne sie zu deiner Lieblingsübungsfolge. Wenn du dann zu Hause die Matte ausrollst, musst du nicht überlegen, was du tun sollst, denn du weißt es bereits und kannst direkt loslegen!

8. Setze dir ein Ziel

In Bezug auf Yoga ein Ziel zu haben macht es dir leichter, mit dem Üben zu beginnen und dranzubleiben. Auch wenn du dir natürlich die Beherrschung einer bestimmten Haltung zum Ziel setzen kannst, empfehlen wir dir, mit etwas leichter Erreichbarem zu starten. Nimm dir also beispielsweise vor, »einen Monat lang jeden Tag mindestens zehn Minuten Yoga zu üben« oder »diese Woche dreimal zum Yoga zu gehen«. Wenn du dir ein Ziel setzt, sollte es SMART sein: spezifisch, messbar, absolut erreichbar, relevant und terminbasiert. Vermeide sehr vage Vorhaben wie »mit Yoga anfangen« (lieber eindeutig: »vor der Arbeit eine Viertelstunde Yoga, Freundchen!«); wähle etwas leicht Bewertbares (entweder du hast am jeweiligen Tag geübt oder nicht); achte darauf, dass es etwas ist, das du auch schaffen kannst (nimm dir zum Beispiel nicht vor, jeden Morgen um 3 Uhr eine Stunde lang zu praktizieren, es sei denn, du bist wirklich sicher, dass du das kannst); lasse es deinen Bedürfnissen entsprechend relevant sein (du machst hoffentlich Yoga, weil du es willst); und setze dir ein Zeitlimit (plane für einen selbst festgelegten Zeitraum, beispielsweise für einen Monat oder eine Woche, statt dich für die Ewigkeit festzulegen). Am Ende des Zeitrahmens kannst du prüfen, was funktioniert hat und was nicht, und entscheiden, ob du in Zukunft etwas mehr oder weniger tun möchtest. Basierend auf dem, was du gelernt hast, setzt du dir dann ein nagelneues Ziel.

9. Atme

Möchtest du noch ein Yogageheimnis erfahren? Es geht nicht nur um die Haltungen. Yoga bedeutet »Vereinigung« oder »Joch«. Sobald du also in dir selbst präsent bist und Geist, Körper und Atem miteinander vereinst, praktizierst du Yoga. Nimm dir einen Moment Zeit, um einfach nur deinen Atem wahrzunehmen: das Einatmen, das Ausatmen. Welche Körperstellen bewegen sich beim Atmen? Kannst du überhaupt durch die Nase ein- und ausatmen? (Es ist in Ordnung, wenn du es nicht kannst; atme so, wie es bequem ist.) Kannst du das Ein- und Ausatmen gleich lang durchführen? Zähle doch mal das Ein- und Ausatmen (drei Zählzeiten ein, drei aus – oder kürzer oder länger, je nachdem, was sich für dich natürlich anfühlt). Kannst du das fünf Atemzüge lang? Weißt du was? Du machst gerade Yoga!

10. Spaß muss sein!

Um etwas Neues anzufangen und auch durchzuhalten, sollte man es möglichst genießen! Denke daran, dass es beim Yoga nicht das Ziel ist, etwas perfekt zu machen. Es geht darum, sich selbst näher kennenzulernen. Und wie in jeder Beziehung ist Spaß hier ebenfalls unerlässlich. Lasse auch Albernheit zu. Mach dir beim Üben zu Hause deine Lieblingsplaylist an und gestatte dir zu lachen und sogar Quatsch zu machen. Tanze in den Pausen zwischen den Übungen und erfinde deine eigenen lustigen Haltungen. Und hab keine Angst vor Fehlern! (Noch ein Yogageheimnis: Beim Yoga kann man eigentlich gar keine »Fehler« machen!)

Kapitel 4

Atemarbeit und Fokussierung des Blicks

Atemarbeit und Fokussierung des Blicks – *Drishti* – sind zwei Elemente der Yogapraxis, die die Einswerdung mit dem eigenen Körper ermöglichen und das individuell angepasste Üben fördern – ob in der Yogaschule oder zu Hause. In diesem Kapitel erhältst du einen Überblick dazu, damit du besser verstehst, worum es sich handelt und wie es in der Praxis aussieht. So kannst du entscheiden, ob du Atemarbeit und Fokussierung des Blickes verwenden möchtest (oder nicht).

Yoga und Atmung

Oft hört man die Behauptung, was Yoga von anderen Bewegungsformen unterscheide, sei, dass »es beim Yoga ausschließlich ums Atmen geht«. Das ist nicht falsch (auch wenn es neben Yoga noch andere atembezogene Bewegungsmethoden gibt, zum Beispiel Pilates). Aber was bedeutet das genau? Welche Rolle spielt der Atem beim Yoga?

Welche Antwort du erhältst, hängt davon ab, wen du fragst und welchen Yogastil die Person praktiziert oder unterrichtet. Jede Yogarichtung hebt unterschiedliche Aspekte des Atmens hervor und wendet jeweils eigene Atemtechniken an, aber im Allgemeinen haben alle Yogastile eines gemeinsam: Beim Yoga achtet man auf die Atmung.

Weil die Atmung eine Funktion des autonomen Nervensystems ist, ist dies wichtig. Das bedeutet, dass man größtenteils nicht über das Atmen nachdenken muss. Auch wenn dies im Großen und

Ganzen vorteilhaft ist, kann es durchaus nützlich sein, gelegentlich die Art und Weise seines Atmens zu reflektieren und diese bewusst zu beeinflussen. Zum Beispiel können wir das Atmen nutzen, um gezielt Stress abzubauen. Wir können herausfinden, wie unsere Atemgewohnheiten mit unserem Gefühlsleben zusammenhängen. Wir können uns mithilfe des Atems besser konzentrieren. Und wir können ihn auch so einsetzen, dass sich unsere Bewegungen auf der Matte leichter und geschmeidiger anfühlen. Im Folgenden besprechen wir die wichtigsten atemspezifischen Begriffe, die im Yogaunterricht vorkommen, und wir erkunden einige *Pranayama*-Übungen (Atemübungen).

Zwerchfellatmung für den Vagusnerv

Im Allgemeinen benutzen wir zum Atmen immer das Zwerchfell. Das liegt daran, dass das Zwerchfell der Muskel ist, der die Lunge bewegt. Das Zwerchfell, das sich unterhalb der mittleren bis unteren Rippen befindet, zieht sich beim Einatmen zusammen und bewegt sich nach unten, wodurch sich die Lunge ausdehnt und mit Luft füllt. Es entspannt sich beim Ausatmen, wenn wir die Luft ausstoßen. Das Zwerchfell »beatmet« also gewissermaßen die Lunge. Was bedeutet es also, wenn die Yogalehrerin oder der Yogalehrer »mit dem Zwerchfell atmen« oder »aus dem Zwerchfell atmen« sagt? (Hinweis an Yogalehrende: Bitte fordert die Übenden nicht auf, »ins Zwerchfell« zu atmen. Das geht nicht wirklich!)

Wenn wir gestresst sind und das sympathische Nervensystem auf »Kampf oder Flucht« schaltet, neigen wir dazu, flacher zu atmen. Das kennst du vielleicht unter der Bezeichnung »Brustatmung«. Es bedeutet, dass zur Bewegung der Lunge auf die Atemhilfsmuskulatur (kleinere Muskeln im Brustkorb) zurückgegriffen wird. Indem wir unsere Atmung bewusst so regeln, dass die Atemhilfsmuskeln weniger tun und das Zwerchfell als »Hauptatemmuskel« mehr arbeitet, können wir den Kampf-oder-Flucht-Modus abschalten und das für Ruhe und Verdauung zuständige parasympathische Nervensystem aktivieren. Wie das? Ein wichtiger Nerv namens Vagusnerv, der das Zwerchfell mit Nervenreizen versorgt, wird stimuliert und gibt ein »Einschaltsignal« an den Parasympathikus. Cool, oder?

Aber wie können wir »mit dem Zwerchfell atmen« und das Nervensystem auf »Ruhe und Verdauung« schalten? Dazu streben wir einen weichen, gleichmäßigen und vollen Atem an. Wenn du deinen Atem zum ersten Mal beobachtest, ist er möglicherweise nicht besonders »weich«, sondern irgendwie »holprig« oder »rauh« – aber das ist normal und in Ordnung. Je mehr du auf deinen Atem achtest und mit ihm arbeitest, desto weicher wird er ganz von selbst.

Also mache dir zu Anfang einfach bewusst: Wann atmest du ein, wann atmest du aus? Kannst du durch die Nase ein- und ausatmen? Kannst du das Ein- und das Ausatmen so regeln, dass beide in Länge und Qualität gleich sind? Dass also das eine genauso wichtig ist wie das andere? Und vielleicht zählst du mit: drei Zählzeiten ein, drei Zählzeiten aus zum Beispiel (oder vier oder fünf oder sechs – es soll sich für dich natürlich und bequem anfühlen). Als Nächstes achtest du auf die Stellen, die sich beim Atmen bewegen. Was wird weiter? Was zieht sich zusammen? Die Antwort hängt ein wenig von der Körperhaltung ab.

Im Sitzen oder Stehen versuchst du am besten, den Brustkorb beim Einatmen zu dehnen, indem du in den Rücken und die Seiten des Brustkorbs atmest (lege vielleicht sogar deine Hände darauf). Wahrscheinlich wirst du auch eine Bewegung im Oberbauch bemerken. Der Unterbauch bleibt relativ ruhig, da die Rumpfmuskulatur angespannt ist, um den Oberkörper aufrecht zu halten. Probiere beim Ausatmen, ob du etwas von dieser Ausdehnung beibehalten kannst. Nutze dafür den Bauch, indem du ihn leicht einziehst, so als würdest du ein Zugband zwischen den beiden vorderen Hüftknochen haben. Kannst du beim nächsten Einatmen etwas von dieser Spannung beibehalten, während du die Flanken und die Rückseite des Brustkorbs weitest? Kannst du beim Ausatmen etwas von dieser Ausdehnung beibehalten, während du den unteren Bauch wieder anspannst? Und so weiter.

In Rückenlage wirst du beim Einatmen eine stärkere Ausdehnung des Bauches bemerken. Lass ihn sich einfach nach Belieben bewegen. Wenn sich das Zwerchfell beim Einatmen zusammenzieht und nach unten kommt, schiebt es sich gegen die darunterliegenden Organe, wodurch der Bauch nach außen gedrückt wird (man atmet also nicht buchstäblich Luft in den Bauch, aber der Bauch bewegt sich beim Atmen). Wenn das Zwerchfell beim Ausatmen wieder nach oben kommt, zieht sich der Bauch auf natürliche Weise ein.

In Bauchlage, beispielsweise in der Entspannung in Bauchlage (Seite 246) oder bei Asanas wie der Stellung des Kindes, bei denen der Bauch gegen die Oberschenkel drückt, ist die Bewegung des Bauches durch den Boden oder die darunterliegenden Beine eingeschränkt. Daher wirst du mehr Bewegung im Rücken und an den Flanken des Brustkorbs verspüren, möglicherweise auch im unteren Rücken.

Dies sind nur einige Beispiele – es kann interessant sein, die Auswirkungen verschiedener Yogahaltungen auf die Atembewegung zu untersuchen!

Vielleicht merkst du, dass der Atem ganz von selbst weicher wird, nachdem du kurze Zeit bewusst mit ihm gearbeitet hast.

Im Allgemeinen bezieht sich »Zwerchfellatmung« im Yoga auf ein bewusstes, sanftes und tiefes Atmen. Es bedeutet nicht, dass man so lange oder so tief atmet, wie man kann, sondern dass man den Atem wahrnimmt, dass man prüft, ob man irgendwelche Stellen, an denen man den Atem anhält, festhält oder einschränkt, loslassen kann. Es geht darum, dass man den Atem einfach »wehen« lässt, wie er will.

Nasenatmung für mehr Sauerstoff

Beim Yoga gilt oft die Anweisung, durch die Nase ein- und auszuatmen – anders als beispielsweise beim Pilates, bei dem man durch die Nase ein- und durch den Mund ausatmen soll. Auch bei eher in der Tradition des Aerobic stehenden Kursen wie beim Spinning oder Zumba müssen wir häufig durch den Mund atmen, um überhaupt Luft zu bekommen! Warum also wird die Nasenatmung dann empfohlen?

Okay, das Wichtigste zuerst: Hauptsache, du atmest. Wenn du eine Erkältung oder einen anderen Grund hast, weshalb das Ein- und Ausatmen durch die Nase nicht richtig funktioniert, dann gräme dich nicht, sondern atme einfach, so gut du kannst.

Das Atmen durch die Nase hat einige Vorteile. So bringt es zum Beispiel eine größere Menge Sauerstoff in die unteren Lungenlappen, die mehr parasympathische Nervenrezeptoren besitzen. Es fördert dadurch die Zwerchfellatmung und setzt mehr Stickstoffmonoxid frei, sodass die Zellen mit einer höheren Dosis Sauerstoff versorgt werden. Die Nase verfügt auch über ein effizienteres Filtersystem als der Mund, sodass Schadstoffe aus der Luft bei der Nasenatmung besser abgefangen werden und nicht in den Organismus gelangen. Atme also generell am besten durch die Nase, wenn es ohne Weiteres machbar ist, aber pass vor allem auf, dass du überhaupt atmest!

Anmerkung für Lehrende: Hilfreiche Hinweise und Tipps für die Atemarbeit sind im Unterricht zwar wichtig, aber auf keinen Fall sollten wir die Atmung der Lernenden bis ins Kleinste regeln. Es kann immer sein, dass Kursteilnehmende eine traumatische Erfahrung gemacht haben. Zwar ist Atemarbeit ein probates Mittel für die Arbeit mit Traumata, aber was nutzbringend oder angemessen ist und was nicht, kann von Mensch zu Mensch sehr unterschiedlich sein. Nicht alle Atemübungen sind für alle Menschen geeignet, und es ist nicht unsere Aufgabe, mit Atemarbeit oder sonstigen Übungen jemandes Trauma zu »heilen«. Unsere Aufgabe ist es, einen geschützten, einladenden Raum zu gestalten, in dem alle Lernenden den für sie richtigen Weg finden können.

Ujjayi-Atmung für mehr Ruhe

Vor allem in Vinyasa-Yoga-Kursen wird dir möglicherweise beigebracht, die *Ujjayi*-Atmung zu praktizieren. *Ujjayi* bedeutet wörtlich »Sieg«, aber diese Atemtechnik wird wegen ihres eigentümlichen Geräuschs manchmal auch als »Meeresrauschen« oder »Darth-Vader-Atmung« bezeichnet, auch wenn das Ziel eine zarte Atmung und kein krampfhaftes Keuchen sein sollte. Richtig ausgeführt bewirkt sie innere Ruhe und Kontrolle.

So geht's:

- Atme zuerst wie gewohnt durch die Nase ein und dann durch den Mund aus, und zwar so, als würdest du einen Spiegel anhauchen. Tu dies mehrere Male.
- Versuche dann auf die gleiche Weise zu atmen, aber beim Ausatmen mit geschlossenem Mund. Wenn du auf diese Weise atmest, spannen sich die Muskeln im hinteren Rachen leicht an, wodurch ein Geräusch entsteht, das gerade so laut ist, dass du und möglicherweise ein Nebenstehender es hören.

Du kannst es dabei belassen, mit dem Geräusch nur auszuatmen, oder versuchen, beim Einatmen die Muskeln ebenfalls zu aktivieren und diesen Flüsterton zu erzeugen. Achte dabei darauf, dass auch bei der *Ujjayi*-Atmung die Ein- und Ausatmung ruhig und gleichmäßig bleiben. Für manche ist diese Atmung ein guter Fokuspunkt für den Geist – sie hilft ihnen, beim Yogaüben präsent und achtsam zu bleiben.

Beliebte Pranayama-Übungen

Prana ist ein Wort aus dem Sanskrit und bedeutet »Lebenskraft«. Zwar ist *Prana* nicht dasselbe wie der Atem an sich, aber der Yogatradition zufolge ist es die Kraft, die den Atem bewegt und alles Leben beseelt. »Lebensenergie« ist eine weitere gängige Übersetzung von *Prana*. Das Sanskrit-Wort *Yama* bedeutet »beherrschen«. Auch wenn *Prana* nicht wirklich gleichbedeutend mit »Atem« ist, wird *Pranayama* oft mit »Atemsteuerung« übersetzt und bezeichnet Übungen und Praktiken, bei denen wir bewusst und auf verschiedene Weise mit dem Atem arbeiten. Normalerweise tun wir das, um eine Wirkung zu erzielen, beispielsweise um uns zu beruhigen oder zu energetisieren.

Ein anderer Aspekt des Wortes *Pranayama* erschließt sich, wenn man es in die Wörter *Prana* und *Ayama* zerteilt (fügt man im Sanskrit ein Wort, das wie *Prana* auf a endet, mit einem Wort zusammen, das wie *Ayama* mit a beginnt, fällt ein a weg, sodass *Pranayama* statt *Pranaayama* entsteht). Da *Ayama* »Nicht-Steuerung« bedeutet, geht es gemäß dieser Definition bei *Pranayama* weniger darum, den Atem zu steuern, als vielmehr darum, dem Atem (oder vielleicht genauer gesagt der Lebenskraft, die den Atem bewegt) seinen Lauf zu lassen. Manche Lehrende und Lernende bevorzugen diese Definition, weil sie weniger streng und starr ist und mehr das Zulassen als das Erzwingen betont.

Wie auch immer man die Etymologie aufschlüsselt, im Kontext des heutigen Yoga bezeichnet man mit dem Wort *Pranayama* im Allgemeinen die Atemübungen. Einige der gängigsten betrachten wir im Folgenden.

Wechselatmung – Nadi Shodhana

Nadi Shodhana gehört oft zu den ersten *Pranayama*-Übungen, die man im Yoga lernt. Für eine beruhigende Wirkung wird die Übung in der Regel am Beginn oder am Ende einer Yogastunde durchgeführt. Zudem ist sie auch eine schöne Einführung in die Meditation. Zu Hause kannst du sie in jeder dieser Weisen in deine Yogapraxis integrieren.

Der Name (der manchmal auch *Nadi Shodhanam* geschrieben wird) bedeutet übersetzt »Kanalreinigung« und bezieht sich auf die Nadis, die feinstofflichen Energiekanäle, die laut Yogatradition in unserem Innern verlaufen. Im wahren, physischen Wortsinn atmet man jedoch abwechselnd durch jeweils ein Nasenloch.

Nadi Shodhana kann man auf viele verschiedene Weisen praktizieren – wir erkunden eine einfache.

› Beginne in aufrechter Sitzhaltung, entweder auf dem Boden (gegebenenfalls auf einer Decke oder einem Bolster, um es bequemer zu haben) oder auf einem Stuhl. Wenn du möchtest, kannst du die Augen schließen.

› Beuge Zeige- und Mittelfinger deiner dominanten Hand auf die Handfläche, sodass nur Daumen, Ring- und kleiner Finger abstehen.

› Setze dich aufrecht hin und führe die Hand an die Nase.

› Falls die rechte Hand deine dominante Hand ist, dann lege den rechten Daumen sanft neben das rechte Nasenloch und den rechten Ringfinger sanft neben das linke Nasenloch.

› Falls die linke Hand deine dominante Hand ist, dann lege den linken Daumen sanft neben das linke Nasenloch und den linken Ringfinger sanft neben das rechte Nasenloch.

› Atme durch beide Nasenlöcher ein.

› Verschließe dann mit dem Finger sanft das linke Nasenloch und atme durch das rechte Nasenloch aus.

› Verschließe sanft das rechte Nasenloch und atme durch das linke ein.

› Wiederhole dies insgesamt dreimal: rechts ausatmen, links einatmen.

› Nach dem dritten Einatmen auf der linken Seite atmest du dann durch das linke Nasenloch aus.

› Verschließe dann sanft das linke Nasenloch und atme durch das rechte ein.

› Wiederhole dies insgesamt dreimal: links ausatmen, rechts einatmen.

› Lasse nach dem dritten Einatmen rechts die Hand los und atme durch beide Nasenlöcher aus.

› Atme zum Schluss dreimal normal durch beide Nasenlöcher ein und aus.

Dieses Muster (dreimal rechts aus- und links einatmen, dreimal links aus- und rechts einatmen) ist nur eines von vielen *Nadi-Shodhana*-Mustern, denen man in Yogakursen und -schulungen begegnet.

Tipp

Kannst oder möchtest du die Nasenlöcher nicht physisch verschließen, erreichst du eine ähnlich effektive Wirkung, indem du dir vorstellst, wie die Luft jeweils durch ein einzelnes Nasenloch ein- und ausströmt.

Feueratmung – Kapalabhati

Kapalabhati ist eine Atemübung, die oft am Anfang von Yogastunden durchgeführt wird. Oder sie wird vor anderen *Pranayama*-Übungen oder Meditationen unterrichtet, um das Atmen durch die Nase freier und leichter zu machen.

Tipp

Vorher die Nase putzen!

Kapalabhati bedeutet »Schädelglänzen« oder »Schädelstrahlen«, was sich vielleicht auf die Klarheit des Geistes und die »Helle« im Kopf bezieht, die viele Praktizierende danach verspüren. Es besteht aus schnellem, kräftigem Ausatmen gefolgt von passivem Einatmen. Manchmal wird es auch »Schnellatmung« oder »Schädelatmung« genannt. Wie *Nadi Shodhana* wird es in verschiedenen Yogastilen auf unterschiedliche Weise gelehrt. Wir werden eine dieser Weisen erkunden.

› Beginne in aufrechter Sitzhaltung, mit geschlossenen Augen, wenn du möchtest. Lege eine Hand auf den Unterbauch. Bei dieser Übung soll die Bewegung im Bauch bleiben, während der Brustkorb relativ ruhig gehalten wird. Dabei hilft manchmal eine Hand auf dem Bauch!

› Atme wie gewohnt durch die Nase ein und aus.

› Dann atme nur bis zur Hälfte deiner Kapazität ein.

› Atme kräftig durch die Nase aus, indem du den Unterbauch anspannst und mit der Nase ein »schnüffelndes« Geräusch machst.

› Lasse das Einatmen ganz von selbst geschehen.

› Fange erneut langsam an (eine schnüffelnde Ausatmung pro Sekunde) und mache zu Anfang insgesamt elf Atemzüge. Atme zum Schluss einmal kräftig aus, dann ganz natürlich ein und mache danach ein paar ruhige Atemzüge.

› Wiederhole die Übung zwei weitere Male, wenn du möchtest.

Wenn du dich an *Kapalabhati* gewöhnt hast, kannst du die Übung schneller durchführen und mehr Wiederholungen machen. Beliebte Wiederholungszahlen sind 27, 54 und 108. Die Zahl 108 hat in der Yogatradition einen hohen Stellenwert (27 und 54 sind Teiler von 108). Sie taucht oft in heiligen Texten und in traditionellen Ritualen und Praktiken auf. Um ein Beispiel zu nennen: Eine *Mala*, also eine als Meditationshilfe genutzte Gebetskette, hat üblicherweise 108 Perlen.

Merke: Kraftvolles Ausatmen, passives Einatmen.

Balgatmung – Bhastrika

Bhastrika bedeutet »Balgatmung« (man denke an einen Blasebalg, der das Kaminfeuer anfacht) und ähnelt *Kapalabhati*, beinhaltet jedoch ein kräftiges Aus- und Einatmen. Es soll eine besonders energetisierende Wirkung haben.

So geht's:

› Setzte dich aufrecht hin. Da auch hierbei die Bewegung hauptsächlich im Bauch stattfinden soll und nicht im Brustkorb, kann es hilfreich sein, eine Hand auf deinen Unterbauch zu legen.

› Atme wie gewohnt durch die Nase ein und aus.

› Dann atme nur bis zur Hälfte deiner Kapazität ein.

› Atme kräftig durch die Nase aus, ziehe den Unterbauch zusammen und mache mit der Nase ein »schniefendes« Geräusch.

› Atme danach sofort kräftig ein, ebenfalls mit einem Schniefgeräusch.

› Atme anfangs langsam, mit ungefähr einem Atemzug pro Sekunde, und mache elf Wiederholungen.

› Atme zum Schluss einmal kräftig aus und mache dann ein paar ruhige Atemzüge. Wiederhole die Übung noch zweimal, wenn du möchtest.

› Wie bei *Kapalabhati* kannst du, sobald du mit *Bhastrika* vertraut bist, das Tempo erhöhen und die Wiederholungen steigern.

Merke: Kräftig ein- und ausatmen.

Finde deinen Fokus

Im Yoga bezeichnet *Drishti* deinen Fokus oder Fixpunkt. Im Ashtanga Yoga gibt es neun sehr spezifische *Drishti*-Punkte: zur Nasenspitze, zur Stelle zwischen den Augenbrauen, zum Nabel, zur Hand, zu den Zehen, ganz nach rechts, ganz nach links, zum Daumen und zum Himmel. Alle diese Punkte gehören zu bestimmten Haltungen (so soll man in einem Ashtanga-Kurs möglicherweise im herabschauenden Hund auf den Nabel oder in der Vorwärtsbeuge im Sitzen auf die Zehen blicken).

In anderen Yogarichtungen (einschließlich der, die wir sowohl praktizieren als auch lehren) ist der *Drishti*-Begriff jedoch weiter gefasst – er kann sich auf alles beziehen, auf das man den Blick lenkt. Normalerweise fällt der Begriff im Zusammenhang mit kniffligen Balancehaltungen (wie einbeinigen Stehhaltungen) und meint eine Maßnahme, um das Gleichgewicht zu verbessern. Vielleicht hat dir zum Beispiel beim Krieger III einmal eine Yogalehrerin oder ein Yogalehrer gesagt, du solltest »dein *Drishti* finden«. Dabei kann das Fixieren eines bestimmten Punktes bei fast jeder Haltung helfen, präsent und achtsam zu bleiben. »Finde dein *Drishti*« bedeutet jedoch nicht unbedingt »Starre das an, was gerade vor dir liegt«. Es bedeutet, den Blick so zu richten, dass er deine Bedürfnisse und Ziele im Üben am besten fördert. Möchtest du dich zum Beispiel standfester und geerdeter fühlen? Möchtest du dein Gleichgewicht herausfordern? Es folgen einige hilfreiche Tipps zum Finden eines Fokuspunktes bei Balancehaltungen im Stehen:

› Suche einen Punkt aus, der nicht zu nahe bei dir liegt (zwei bis drei Meter vor dir ist für den Anfang eine ganz gute Faustregel).

› Suche dir etwas, das sich nicht bewegt (also keine andere Person, denn wenn diejenige ihre Haltung aufgibt, passiert dir das gleiche!).

› Ein Fokuspunkt, der näher am Boden liegt, hilft möglicherweise bei der Standfestigkeit. Falls du hingegen deine Balance trainieren möchtest, suchst du dir einen etwas höheren Punkt aus.

Kapitel 5

Wie man Hilfsmittel einsetzt

Hilfsmittel sind wunderbare Zubehöre, die dein Yogaüben bereichern – egal ob du Anfänger oder erfahren im Praktizieren bist. Manche Lernende (und Lehrende) sträuben sich möglicherweise gegen die Verwendung von Hilfsmitteln, weil das vermeintlich verraten könnte, dass sie eine Haltung nicht schaffen oder dass sie in irgendeiner Weise unfähig sind. Wir glauben, dass das Gegenteil der Fall ist! Hilfsmittel können das Erleben einer Haltung dramatisch verändern, können sie leichter zugänglich oder auch fordernder machen. Sie können dazu ermutigen, dass man kluge Entscheidungen für den eigenen Körper trifft, so wie er ist. Wir sehen den Einsatz von Hilfsmitteln nicht als weniger wertvolle Modifikation, sondern eher als vollwertige, maßgeschneiderte Übungsvariante.

Hier sind die Hilfsmittel, die wir bei vielen Haltungsvarianten in diesem Buch verwenden. Dabei steht, wie man sie nutzen kann, wo sie zu beziehen sind und mit welchen gängigen Haushaltsgegenständen man sie ersetzen kann. Außerdem entkräften wir einige der häufigsten Mythen über die Arbeit mit Hilfsmitteln und kontern mit der Wahrheit!

Yogablöcke

Auch bekannt als: »Yogaklötze«

Einsatzzwecke: Sie »verlängern« Arme oder Beine, indem sie den Boden näherbringen oder weiter entfernen; man drückt gegen sie, um bestimmte Muskeln zu aktivieren; man stützt mit ihnen Körperteile aus Komfortzwecken ab; sie helfen bei Armbalancen und Umkehrhaltungen.

Unterschiede: Blöcke variieren in Material und Dicke (generell zwischen fünf und zehn Zentimeter). Plastikblöcke sind leichter und oft billiger, jedoch weniger umweltfreundlich. Blöcke aus Kork, Holz oder Bambus sind die grüneren Alternativen und meist schwerer und stabiler.

Bezugsquellen: Yogablöcke bekommt man heutzutage überall! Man findet sie in Sportgeschäften und Kaufhäusern, vielleicht sogar im Supermarkt sowie in vielen Onlineshops.

Ersatz: Viele Leute empfehlen dicke Bücher als Ersatz für Blöcke, aber Yogalehrende sollten daran denken, dass manche Menschen – je nach kulturellem Hintergrund und/oder religiösen Überzeugungen – Bücher ungern auf den Boden legen. Wer etwas unter den Händen benötigt, kann auch stabile Wasserflaschen, einen umgedrehten (leeren!) Papierkorb oder einen Satz robuster Hanteln als Blockersatz nehmen. Wer etwas zum Drücken oder Pressen braucht, ist mit einem Gummiball (Spielzeug) oder mit gefalteten Decken oder Handtüchern gut bedient.

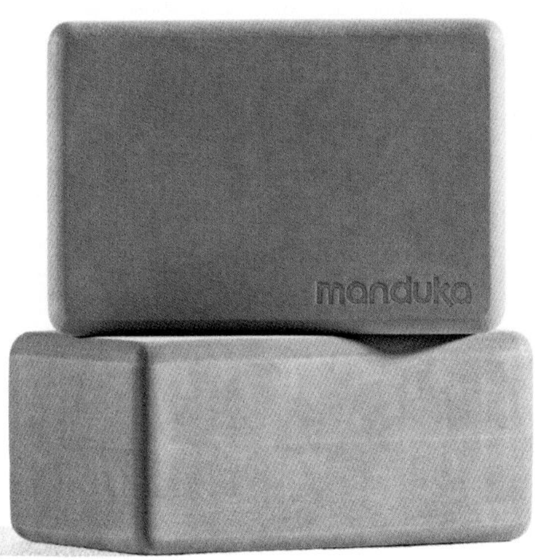

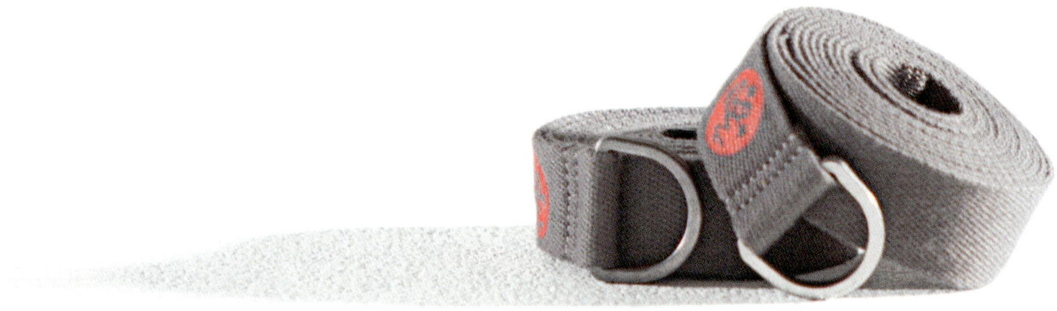

Yogagurt

Auch bekannt als: »Yogariemen«

Einsatzzwecke: Als Lasso für schwer zu erreichende Glieder; als zusätzlicher Widerstand – also um etwas zum »Auseinanderziehen« oder »Dagegenschieben« zu haben.

Unterschiede: Gurte gibt es in verschiedenen Längen (oft zwischen zweieinhalb und drei Metern) und mit unterschiedlichen Verschlüssen (meist Plastikschnallen oder »D-Ringen« aus Metall). Wir bevorzugen längere Gurte, weil sie etwas vielseitiger einsetzbar sind. D-Ringe sind oft etwas leichter zu schließen als die Plastikschnallen – und sie sind umweltfreundlicher.

Bezugsquellen: Gurte sind als gängige Hilfsmittel normalerweise dort erhältlich, wo man auch Blöcke bekommt.

Ersatz: Der Gurt eines Bademantels, eine Hundeleine, ein Springseil, ein Gürtel, eine Krawatte, ein Strumpf (wenn das Hilfsmittel nicht allzu lang sein muss).

Decke

Einsatzzwecke: Einen Körperteil (beispielsweise Po oder Fersen) anheben; für zusätzliche Dämpfung und Abstützung sorgen.

Unterschiede: Decken gibt es in verschiedenen Größen, Materialien und Dicken. Das ist wichtig, falls du auf bestimmte Materialien (wie Wolle) allergisch bist oder die Decke auf bestimmte Weise

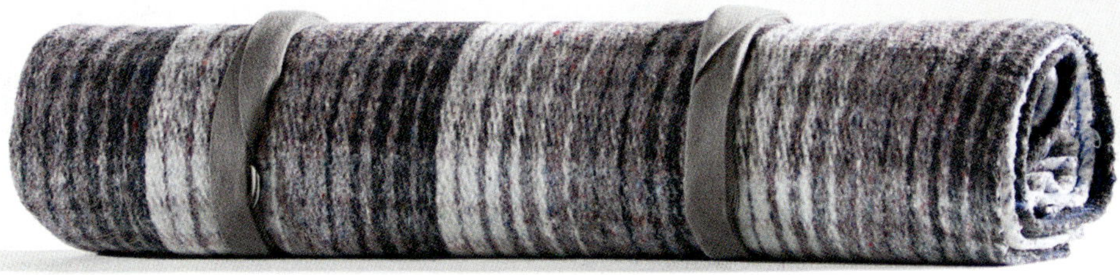

falten möchtest. Decken, die auf Yoga-Websites oder in Yogaschulen verkauft werden, lassen sich generell gut für gängige Yogazwecke falten.

Bezugsquellen: Online, in der Yogaschule, im örtlichen Kunstgewerbe oder sogar vom eigenen Sofa!

Ersatz: Große Handtücher, sonstige Decken, Tücher, Überwürfe oder dünne Schlafsäcke, die zur Hand sind. Eine zusammengerollte Yogamatte ist oft ein brauchbarer Ersatz für eine zusammengerollte Decke.

Yogabolster

Auch bekannt als: »Yogapolster« oder »Yogarolle«

Einsatzzwecke: Zwischenräume füllen, für Dämpfung oder Stütze sorgen, wobei »Stütze« auf fast jede erdenkliche Weise zu verstehen ist!

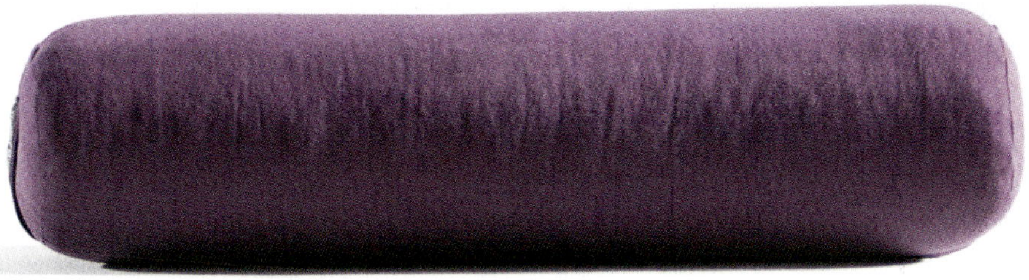

Unterschiede: Bolster gibt es in allen möglichen Formen, Größen, Festigkeiten und Höhen.

Bezugsquellen: Yogaschulen, online, Geschäfte, die auch andere Yogahilfsmittel verkaufen (wie Kaufhäuser und Sportartikelgeschäfte).

Ersatz: Dicke Kopf- oder Sofakissen, dick zusammengerollte Decken. Ein besonders dickes, festes und gemütliches Behelfs-Bolster lässt sich herstellen, indem man ein paar Decken zusammenrollt (oder sogar ein oder zwei Decken um eine dicke, aufgerollte Yogamatte herum) und sie dann mit Yogagurten oder Riemen zusammenzurrt.

Wand

Einsatzzwecke: Man stellt sich davor oder daneben, stützt sich daran ab, drückt dagegen, um Widerstand zu erhalten, zieht sich daran hoch oder lehnt sich in einer Umkehrhaltung dagegen.

Bezugsquellen: Zu Hause, in der Yogaschule und in jedem Innenraum, in dem man übt.

Ersatz: Beim Üben im Freien bieten sich stabile Bäume als Wandersatz an!

Stuhl

Einsatzzwecke: Ein Stuhl hilft, das Gleichgewicht zu halten, »hebt« den Boden und/oder die Hände oder Füße an, verändert die Symmetrie einer Haltung, sodass andere Muskelgruppen gedehnt und gekräftigt werden; er dient als stabile Plattform beim ersten Erproben von Armbalancen. Wird der Stuhl als Stütze eingesetzt, sollten alle vier Stuhlbeine auf der Matte stehen, um ein Verrutschen zu verhindern.

Unterschiede: Man kann spezielle »Yogastühle« ohne Lehne kaufen, mit denen es sich sehr vielseitig arbeiten lässt. Aber meistens reicht ein einfacher Klappstuhl oder sogar ein gewöhnlicher Küchenstuhl aus.

Bezugsquellen: Yogastühle ohne Lehne findet man online (auch unter *Iyengar*-Stuhl). Gewöhnliche Klappstühle sind in Onlineshops und in vielen Kaufhäusern und Supermärkten erhältlich.

Ersatz: In den meisten Fällen taugt jeder stabile Stuhl zum Yogaüben. Je nach Haltungsvariante kann man stattdessen auch ein Sofa, eine Chaiselongue, einen Couchtisch, ein Bett oder ein anderes Möbelstück verwenden.

Yogamatte

Einsatzzwecke: Als Stütze unter die Knie legen und/oder dagegendrücken, um bestimmte Muskelgruppen zu aktivieren; Zehen oder Fersen höher legen, um die Intensität einer Haltung zu steigern oder zu vermindern; die hintere Ferse bei Stehhaltungen stützen.

Unterschiede: Man kann sich die Mattenrolle so individuell gestalten, wie man möchte. Eine sehr dicke Yogamatte rollt man eher nicht ganz auf, eine dünnere Matte dagegen schon.

Bezugsquellen: Yogamatten bekommt man vielerorts, in der Yogaschule, aber auch im Supermarkt. Und natürlich gibt es online unzählige Quellen.

Ersatz: Bei vielen Varianten kann eine zusammengerollte Decke die Mattenrolle ersetzen – vor allem, wenn man auf der Matte übt und keine zweite zur Hand hat.

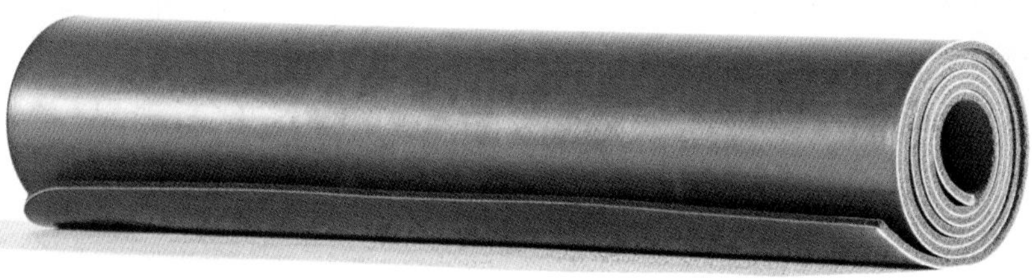

Verbreitete Mythen über Hilfsmittel

Mythos 1: Hilfsmittel sind nur was für Anfänger.

Nö! Hilfsmittel sind Utensilien, die in einer Haltung ein bestimmtes Erlebnis ermöglichen sollen – und das gilt für Yogis aller Klassen. Ein Hilfsmittel kann zum Beispiel verwendet werden, um eine Bewegung zu verstärken (wenn man etwa einen Block zwischen die Knie klemmt, um die Muskeln der Oberschenkelinnenseite zu aktivieren), Körperproportionen auszugleichen (wenn die Arme nicht wachsen wollen, egal wie gut man im Yoga ist), um eine Haltung erholsamer zu machen (wir alle müssen uns manchmal zurücklehnen und entspannen) oder um eine Haltung schwieriger zu gestalten (siehe Mythos 2).

Mythos 2: Hilfsmittel machen Haltungen nur leichter.

Klar, Hilfsmittel können eingesetzt werden, um Haltungen leichter zu machen. Und das ist super.

Nimm zum Beispiel den Handstand. Langsam in den Handstand zu kommen ist knifflig: Erst legt man die Hände auf den Boden, dann geht man auf die Zehenspitzen, hebt das Becken über die Schultern und presst die Hände gegen den Boden, um sich ohne Schwung in den Handstand zu stemmen.

Da es schwierig sein kann, das Becken über die Schultern zu bekommen, stellt man sich anfangs oft auf Yogablöcke, um dem Becken erst mal einen Höhenvorsprung zu geben. Nachdem man eine Weile auf diese Weise die Mechanik eingeübt hat, kann man die Blöcke entfernen und versuchen, sich ohne aufgebockte Füße in den Handstand zu stemmen. Und nehmen wir an, es klappt! Nach einer Weile ist man dann bereit für eine neue Herausforderung. Nun kann man sich Blöcke unter die Hände legen, was mehr Kraft im Oberkörper erfordert und das Stemmen erschwert!

Ein weiteres Beispiel: Mach einen Sonnengruß und klemme dir dabei die ganze Zeit einen Yogablock zwischen die Oberschenkel – nicht fallen lassen! Wir gehen jede Wette ein, dass das den Sonnengruß nicht vereinfacht. In diesem Buch stellen wir alle möglichen Verwendungen von Hilfsmitteln vor. Manche machen eine Haltung leichter, andere machen sie schwieriger und wieder andere machen sie einfach interessanter.

Mythos 3: Wenn man ein Hilfsmittel verwendet, führt man nicht die »vollständige« oder »echte« Haltung aus.

Um es laut und deutlich zu sagen: NEIN, NEIN, NEIN, NEIN, NEIN! Die »echte« Version einer Haltung ist die Version, die du gerade ausführst – jetzt und hier und im wirklichen Leben. Die »vollständige« Form einer Haltung ist die Form, in der du sie am besten erfüllst und sie dir voll und ganz zu eigen machst. Und die beste Form einer Haltung ist diejenige, die dir den meisten Nutzen bringt.

Mythos 4: Um sich eine Haltung zugänglich zu machen, verwendet man am besten so viele Hilfsmittel wie möglich.

Wie du vielleicht erraten hast, lieben wir Hilfsmittel! Hilfsmittel sind auch wunderbar geeignet, um Haltungen zugänglicher zu gestalten. Aber mehr ist nicht immer besser. Eine Masse von Hilfsmitteln kann auch überfordernd wirken und dabei unnötig sein. Stattdessen sollte man die Hilfsmittel aussuchen, die die Haltung erlebbar machen und ihre gute Wirkung ermöglichen. Manchmal bedeutet dies, dass man unterschiedliche Hilfsmittel einsetzt, manchmal reicht es aber auch, dass man die Hände gegen die Wand stützt oder eine zusammengerollte Decke unter die Knie legt. Wir kennen zwar Lehrende, die gern mit vielen Hilfsmitteln arbeiten (was gewiss toll ist für die, die es mögen), aber wir beide sehen uns eher als Hilfsmittel-Minimalisten. Auch wenn wir Hilfsmittel aller Art zu schätzen wissen, macht uns die Arbeit mit vielen verschiedenen Hilfsmitteln etwas nervös. Daher schauen wir lieber, was wir mit ein oder zwei von ihnen erreichen können.

Mythos 5: Gute Hilfsmittel sind teuer.

Zugegeben, Yogahilfsmittel können teuer sein – sie müssen es aber nicht. Letzten Endes ist eine Decke doch nur eine Decke und ein Gurt nur ein Gurt. Wenn du dir das luxuriöseste Produkt anschaffst, wird dein Yoga dadurch wahrscheinlich nicht erfüllender. Und tatsächlich lassen sich, wie bereits erwähnt, viele Yogahilfsmittel durch gewöhnliche Haushaltsgegenstände ersetzen. Du musst also nicht deine Ersparnisse aufbrauchen, um besser Yoga üben zu können.

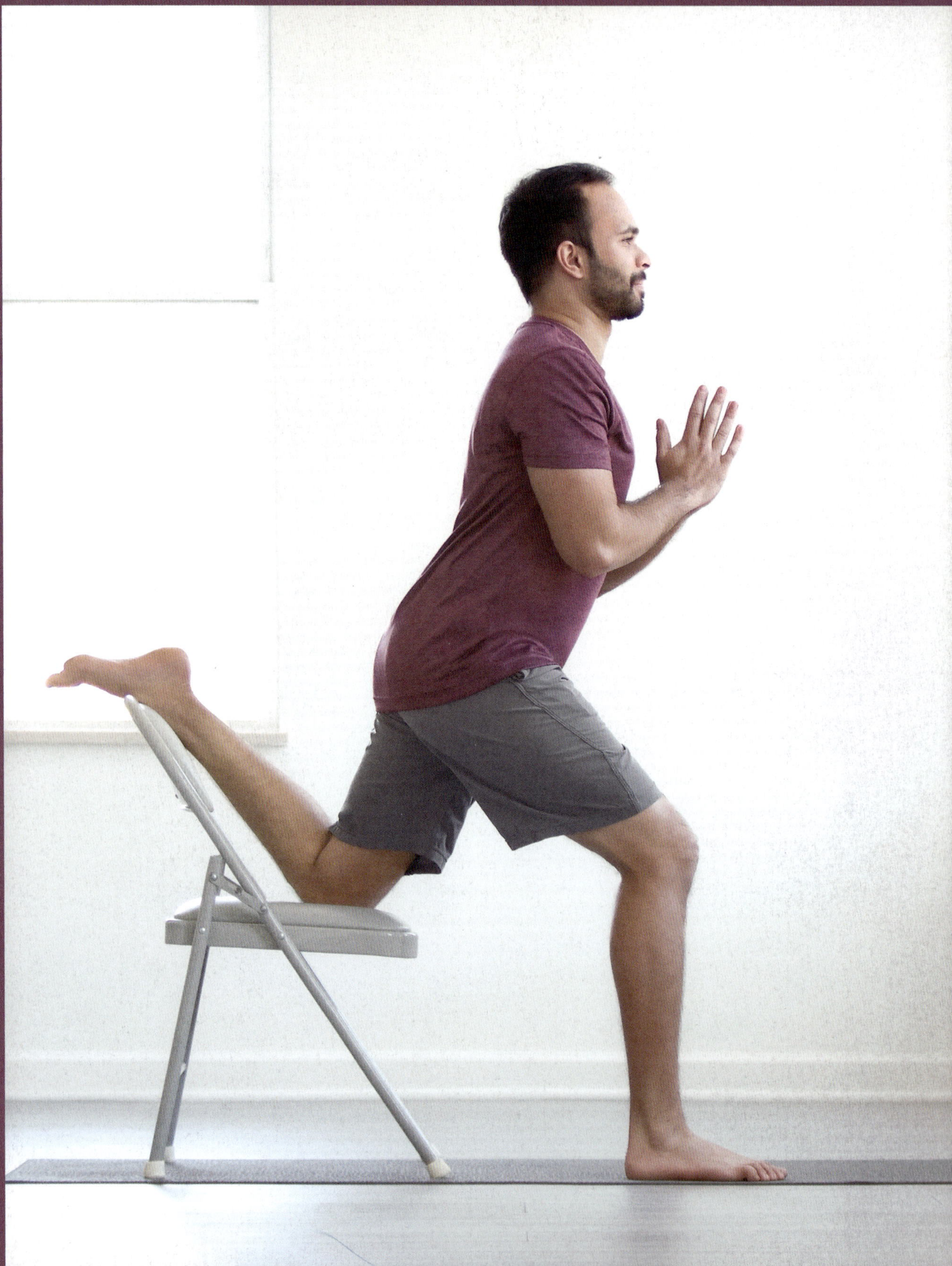

Teil 2

DIE ASANAS

Kapitel 6

Grundhaltungen

Berg – *Tadasana*

Der Berg ist die Grundlage für alle Stehhaltungen, aber auch für viele Sitz-, Rückenlage- und Umkehrhaltungen.

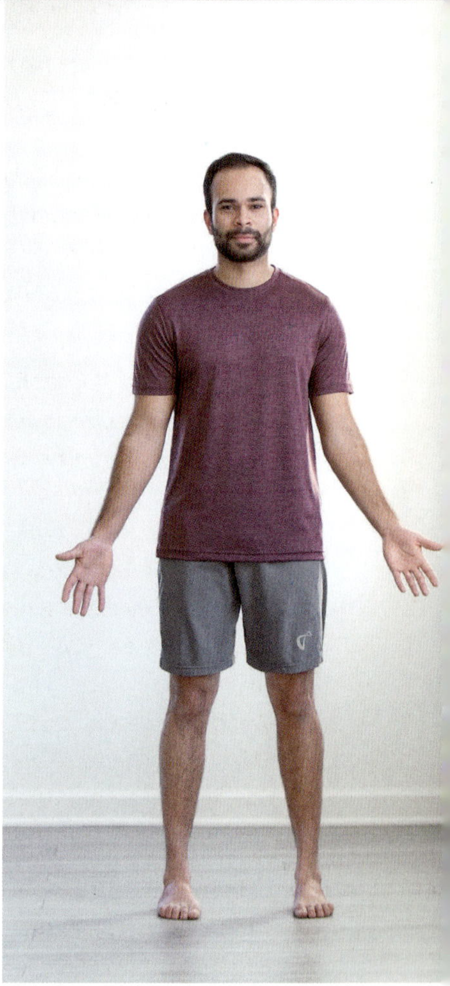

Wirkung

Einer der wesentlichen Vorteile der Berghaltung ist, dass sie eine sichere Verbindung zwischen den Füßen und der Erde und damit ein Fundament für weitere Übungen herstellt. Mit der Berghaltung, *Tadasana*, kann man den gesamten Körper aktivieren und ins Bewusstsein bringen. Sie kann die Körperhaltung verbessern, wenn sie gezielt praktiziert wird.

Ausführung

› Stell dich so hin, dass die Füße einen bequemen Abstand haben. Das Gewicht ist gleichmäßig auf beide Füße verteilt, der Schwerpunkt befindet sich mittig über den Fußgewölben. Probiere, die Füße hüftgelenkbreit oder im Abstand deiner beiden Fäuste aufzustellen, aber du kannst die Füße gern auch weiter auseinander- oder näher zusammenbringen, wenn das für dich standfester ist. Die Füße können parallel stehen oder leicht nach außen gedreht sein, je nachdem, was sich in deinem Körper am besten anfühlt. Achte jedoch darauf, dass Knie und Zehen in die gleiche Richtung zeigen und dass die Kniescheiben an den Fußgelenken ausgerichtet sind.

› Halte die Arme entspannt an den Seiten. Die Handflächen sind geöffnet und entweder nach vorn oder zum Körper gerichtet.

› Atme ein und mache deine Wirbelsäule lang, von unten bis zum Scheitel. Stell dir vor, ein Faden, der in der Mitte der Schädeldecke befestigt ist, würde dich sanft nach oben ziehen. Behalte diese Länge beim Ausatmen bei. Halte den Blick nach vorn gerichtet, der Atem bleibt ruhig und gleichmäßig.

Variante 1: Berg an der Wand

Eine Wand kann hervorragend dabei helfen, zu einer stabilen Berghaltung zu finden.

› Stelle dich mit dem Rücken zur Wand, die Fersen ein paar Zentimeter davon entfernt. Richte deine Füße, Knie und Knöchel so aus, wie du es in der frei stehenden Berghaltung tun würdest.

› Nimm mit dem Po, der Rückseite des Brustkorbs, dem oberen Rücken, der Schulterrückseite und dem Hinterkopf Kontakt zur Wand auf. Möglicherweise merkst du jetzt, dass du dazu mit den Füßen ein bisschen nach vorn gehen musst. Vielleicht ist es auch bequemer, die Knie ein wenig zu beugen. Bedenke, dass es sich zunächst unangenehm anfühlen kann, sich mit dem Rücken an die Wand zu lehnen, denn der Kopf bewegt sich den größten Teil des Tages vor unseren Schultern, da wir auf Bildschirme, Bücher, die Straße und anderes schauen.

› Drehe die Handflächen nach vorn. Presse die Füße in den Boden und strecke dich durch die Schädeldecke nach oben.

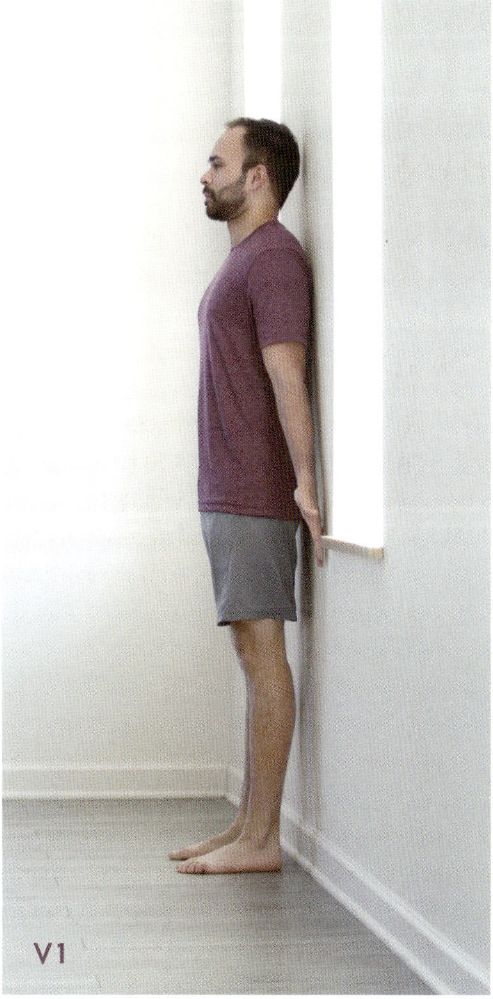

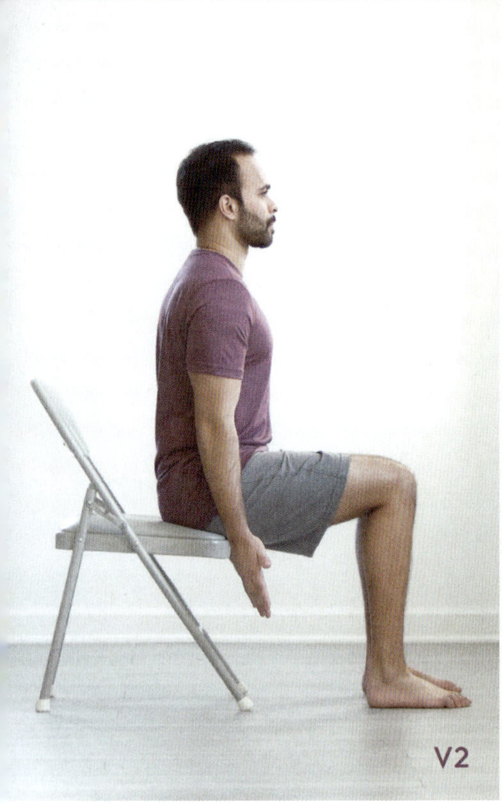

Variante 2: Berghaltung im Sitzen

Die Definition von Asana im engeren Sinn lautet »Sitz«. Auch im Sitzen kannst du also ein Berg sein.

- Nimm bequem auf einem Stuhl Platz, die Fersen stehen ungefähr unterhalb der Knie, die Füße sind fest gegen den Boden gedrückt, die Wirbelsäule ist lang.
- Lasse die Arme gestreckt an den Seiten hängen, die Handflächen nach vorn oder zum Körper gekehrt. Mache deine Flanken lang und ziehe die Schulterblätter auf dem Rücken zueinander.
- Achte darauf, dass sich Ohren, Schultern und Hüften übereinander befinden. Schiebe die Sitzbeinhöcker und die Füße nach unten und strecke dich durch die Schädeldecke nach oben.
- Versuche, beim Einatmen etwas größer zu werden. Behalte diese Längung beim Ausatmen bei.

Tipp

Falls du mit den Füßen nicht auf den Boden kommst, kannst du Blöcke oder ein Bolster darunterlegen. Solltest du mit den Beinen oder Füßen nicht arbeiten können, dann konzentriere dich darauf, durch die Sitzbeinhöcker Wurzeln zu schlagen.

Variante 3: Berghaltung im Liegen – *Supta Tadasana*

Ebenso wie die Wand kann dir auch der Boden hervorragendes Feedback bei deiner Bergpose geben. Diese Variante lässt die Schwerkraft außen vor und erleichtert es, zu einer langen, neutralen Wirbelsäule zu kommen. Die Variante ist auch ein hervorragender Ausgangspunkt für alle Liegehaltungen (siehe Kapitel 13).

- Lege dich auf den Rücken, die Fußsohlen an der Wand, die Füße etwa hüftbreit auseinander. Drehe die Handflächen nach oben (damit du Brustkorb und Schultervorderseite besser weiten kannst).
- Prüfe, ob die unteren Rippen nach vorn ragen. Ziehe sie gegebenenfalls leicht ein und mache dich auf der Rückseite des Brustkorbs noch etwas länger.

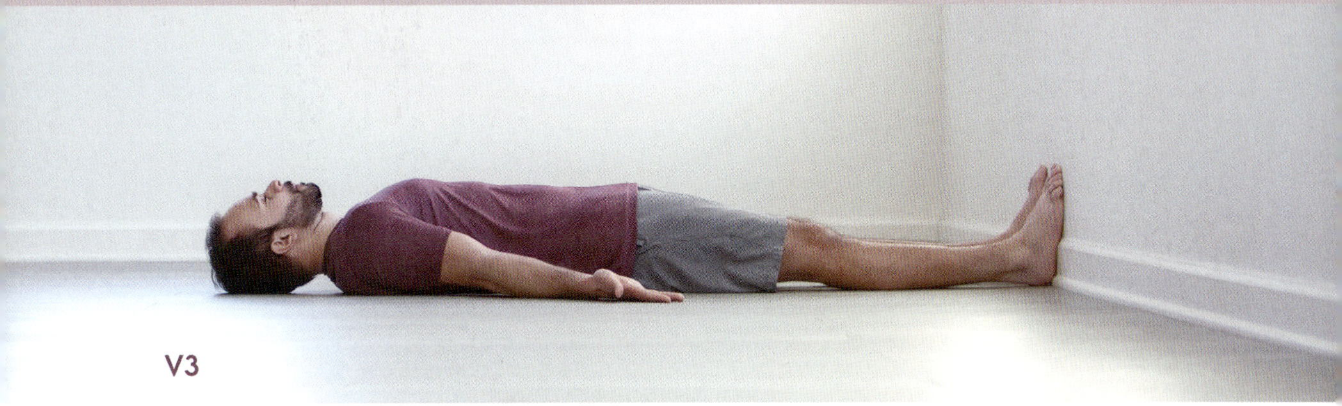

V3

- Drücke die Füße gegen die Wand und strecke dich durch die Schädeldecke hindurch.
- Halte das Kinn – genau wie in der Berghaltung im Stehen – gerade. Bei Enge oder Druck im Nacken kann es hilfreich sein, eine gefaltete Decke oder ein kleines Kissen unter den Kopf zu legen.

Variante 4: Gestreckte Berghaltung – *Urdhva Hastasana*

In vielen Vinyasa-Übungsfolgen (darunter auch Sonnengruß-Varianten) nehmen wir die gestreckte Berghaltung – *Urdhva Hastasana* – ein, bevor wir in die Vorbeuge im Stehen *(Uttanasana)* gehen und nachdem wir uns aus der Vorbeuge im Stehen wieder aufgerichtet haben.

- Strecke die Arme aus der Berghaltung zur Seite und neben dem Kopf nach oben. Drehe die Handflächen zueinander. Bewege deine kleinen Finger aufeinander zu (dies kann Verspannungen in Nacken und Schultern lösen).
- Halte den Hinterkopf in einer Linie mit der Rückseite des Beckens.
- Im Nacken und in den Schultern fühlt es sich möglicherweise besser an, wenn du die Arme mehr oder weniger nach vorn bringst. Probiere auch aus, die Hände näher zusammen- oder weiter auseinanderzuführen. Finde so heraus, welche Position sich im Körper am besten anfühlt.

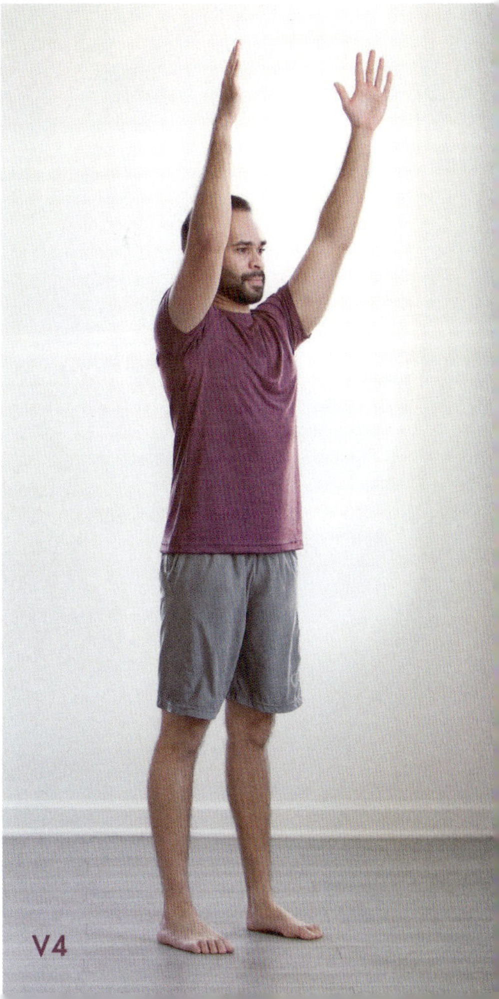

V4

Stuhl – *Utkatasana*

Die Stuhlhaltung oder *Utkatasana* wird auch als »intensive Haltung« bezeichnet (*Utka* bedeutet im Sanskrit so etwas wie »intensiv« oder »grimmig«). Bei Sonnengrüßen und Vinyasa-Flows stellt die Stuhlhaltung oft ein wichtiges Element dar, da sie den ganzen Körper wunderbar aufwärmt und sich gut als Übergangshaltung eignet.

Wirkung

Die Stuhlhaltung kann eine Asana-Folge intensivieren und Ausdauer aufbauen.

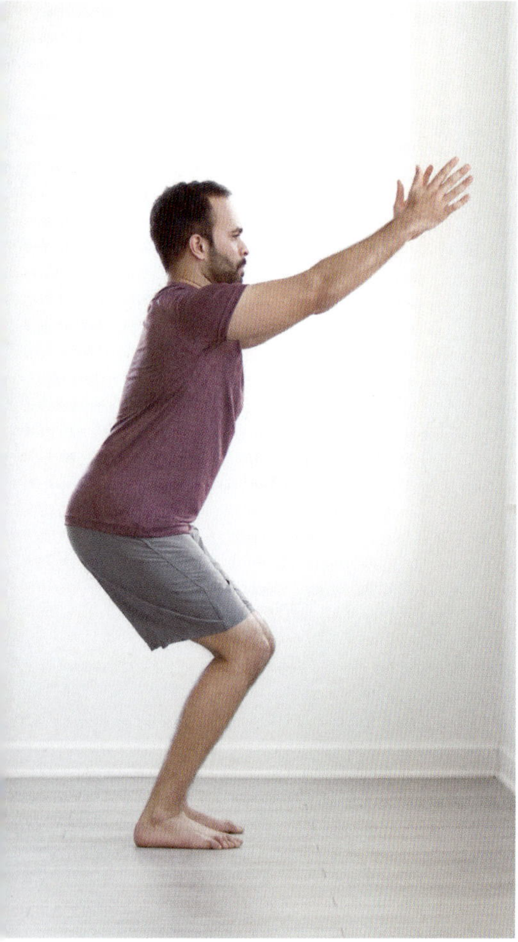

Ausführung

- Beginne in der Berghaltung und verteile dein Gewicht gleichmäßig auf beide Füße. Wenn die Füße so zusammenstehen, dass sich die großen Zehen berühren, solltest du ein bisschen Platz zwischen den Fersen lassen. Knie und Zehen zeigen in eine Richtung, die Kniescheiben sind an den Fußgelenken ausgerichtet.
- Schiebe aus dieser Haltung das Becken (mehr oder weniger) zurück, so als würdest du auf einem Stuhl Platz nehmen. Wichtig bei der Stuhlhaltung ist, dass du das Becken nicht nur nach unten bewegst, sondern auch nach hinten.
- Schau nach unten und vergewissere dich, dass die Knie nicht über die Zehen hinausragen; falls dem so ist, dann verlagere das Gewicht etwas mehr auf die Fersen und schiebe die Knie zusammen mit den Hüften nach hinten.
- Bringe den Kopf wieder in die neutrale Position, also in eine Linie mit der Wirbelsäule, und hebe den unteren Bauch an.
- Die Hände kannst du aufs Herz legen, nach vorn oder neben den Ohren in die Höhe strecken. Oder halte sie auf eine beliebige Weise, die sich gut anfühlt.
- Bleibe drei bis fünf Atemzüge lang in der Haltung, richte dich dann auf und entspanne dich.

Variante 1: Stuhl mit Block an der Wand

Eine Wand bietet dir in der Stuhlhaltung Stütze und Feedback. Das Festklemmen des Blocks hält die Oberschenkelinnenseite, die Beckenmuskeln und die tiefe Rumpfmuskulatur aktiv und kann verhindern, dass die Knie nach innen einsacken.

› Beginne in der Berghaltung mit dem Rücken zur Wand. Stelle die Fersen zu Anfang etwa eine Fußlänge von der Wand weg, um die Position später nach Bedarf anzupassen.

› Klemme dir einen Block zwischen die Oberschenkel. Drücke den Block zusammen und lehne dich zurück, bis der Po die Wand berührt.

› Lege die Hände aufs Herz oder strecke sie nach vorn oder oben aus.

› Bleibe drei bis fünf Atemzüge lang in der Haltung und entspanne dich anschließend.

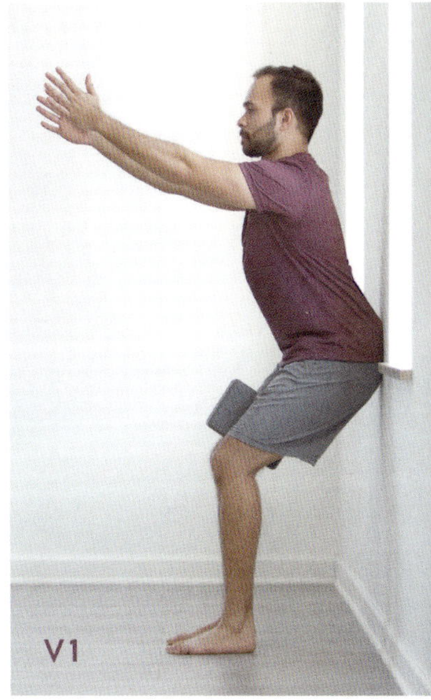

Variante 2: Stuhl mit erhöhten Fersen

Falls du beim Zurücklehnen in der Stuhlhaltung einen starken Widerstand in den Fußgelenken verspürst oder die Haltung einfach neu kennenlernen möchtest, kannst du dich mit den Fersen auf eine zusammengerollte Yogamatte stellen. Dies reduziert die von den Fußgelenken benötigte Dorsalflexion, was sich unserer Meinung nach recht angenehm anfühlt. Experimentiere mit der Dicke der Rolle. Wenn deine Matte nicht so dünn ist, kannst du sie erst einmal nur zu zwei Dritteln aufrollen und nach Bedarf anpassen. Du kannst die Fersen auch mit einer zusammengerollten Decke oder einem Handtuch anheben.

› Stelle dich mit den Fersen auf die Rolle, die Fußballen bleiben auf dem Boden. Nimm dann die Stuhlhaltung ein.

› Spüre, wie sich die Stellung im Körper anfühlt. Manche Leute finden, dass diese Variante für ihre Fußgelenke angenehmer ist und dass sie das Becken etwas weiter nach hinten schieben können, als sie es mit den Füßen flach auf dem Boden können.

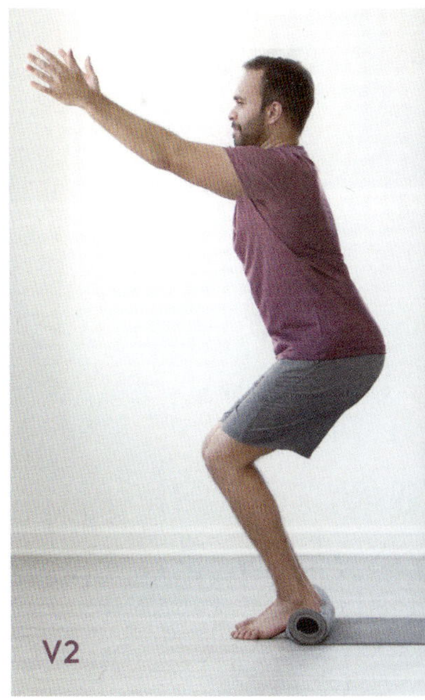

Variante 3: Stuhlhaltung im Sitzen

- Setze dich auf die Stuhlkante und stelle die Füße in einem angenehmen Abstand flach auf den Boden. Presse die Füße gegen den Boden, damit du dich geerdet fühlst.
- Verwurzele dich mit der Sitzfläche, mache die Wirbelsäule lang und strecke die Arme nach vorn oder oben aus. Bleibe so oder neige dich nach vorn und weg vom Stuhl – vielleicht gehst du hier sogar so weit, dass der Oberkörper einen Winkel von etwa 45 Grad zur Sitzfläche einnimmt.
- Wende die Oberarminnenseiten einander zu und bleibe drei bis fünf Atemzüge lang in der Haltung. Kehre in die hoch aufgerichtete Sitzhaltung zurück und lasse die Arme entspannt sinken.

Tipp

Du kannst die Intensität steigern, indem du die Sitzbeinhöcker ein oder zwei Atemzüge lang über der Sitzfläche schweben und dann entspannt sinken lässt.

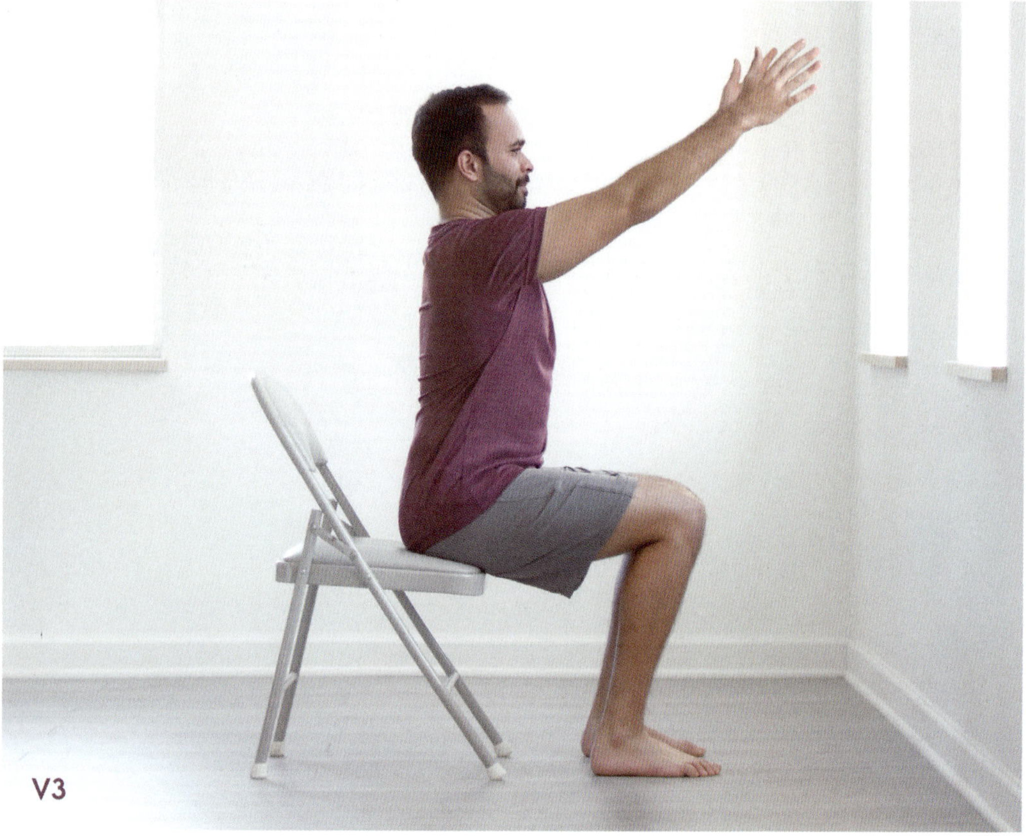

V3

Vorbeuge – *Uttanasana*

Die Vorbeuge im Stehen oder *Uttanasana* ist nicht nur eine Yogahaltung, sondern auch eine funktionale Bewegung. Viele von uns führen sie jeden Tag aus, ohne darüber nachzudenken: Wir bücken uns, um Gegenstände vom Boden aufzuheben oder die Schuhe zu binden. Aus diesem Grund leistet man durch bewusstes Üben der Vorwärtsbeuge einen großen Beitrag, seine Rückengesundheit zu erhalten.

Wirkung

Viele Yogapraktizierende empfinden die Vorbeuge im Stehen als beruhigend. Zudem kann die Vorwärtsbeuge auch eine großartige Dehnung für Oberschenkel, Po und Rücken sein.

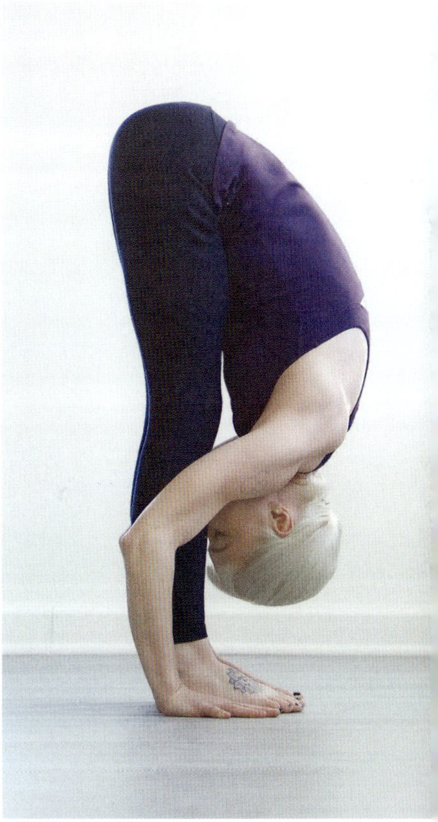

Ausführung

› Beginne in der Berghaltung, deine Füße haben einen angenehmen Abstand. Presse die Füße gegen den Boden und drücke sie voneinander weg und tu dabei so, als klebten sie an der Matte (damit sie sich nicht wirklich bewegen): Du versuchst sie nur weiter auseinanderzuziehen. Behalte diese Ausrichtung bei. Diese isometrische Anspannung aktiviert die äußeren Beinmuskeln und hilft beim Vorwärtsbeugen.

› Strecke beim Einatmen die Hände zum Himmel und beim Ausatmen seitwärts, während du dich aus der Hüfte heraus langsam nach vorn neigst, dabei die Knie leicht bis stark beugst und den Brustkorb an die Oberschenkel ziehst. Halte die Wirbelsäule so lang wie möglich, während du dich nach vorn und unten bewegst.

› Lege die Fingerspitzen oder Hände auf den Boden oder auf Blöcke vor oder neben den Füßen.

› Wenn zwischen Oberkörper und Oberschenkeln Platz ist (ein Zeichen dafür, dass du hauptsächlich den oberen Rücken rundest), dann beuge die Knie mehr, bis der Bauch die Oberschenkel berührt. Entspanne Kopf und Nacken.

› Das Gewicht liegt über den Fußgewölben. Prüfe, ob sich dein Gewicht mehr auf die Fersen verlagert (was häufig vorkommt). Wie fühlt es sich an, das Gewicht mehr auf die Fußballen zu verlagern? Ändert das etwas am Dehnungsgefühl an der Rückseite der Beine? Presse die Füße weiterhin in den Boden und schiebe sie weiterhin voneinander weg.

› Bleibe ein paar Atemzüge in der Haltung. Strecke dann die Arme zur Seite und richte dich mit langer Wirbelsäule in den Stand auf (die Knie zu beugen kann dabei helfen). Strecke die Arme beim Hochkommen nach oben, und lasse sie wieder neben dir sinken.

Tipp

Wenn du dich in der Taille oder am Bauch beengt fühlst, stelle die Füße weiter auseinander – das verschafft deinem Körper mehr Platz. Solltest du ein Ziehen im unteren oder mittleren Rücken verspüren, kannst du die Knie stärker beugen und die Sitzbeinhöcker nach hinten schieben (den Po rausstrecken), um den Brustkorb entspannt nach vorn sinken zu lassen. Dann erst legst du die Hände auf den Boden oder die Blöcke.

Variante 1: hängende Vorbeuge

Diese Wohlfühlvariante ist wunderbar, wenn sich die Oberschenkelrückseite verspannt anfühlt. Sie tut besonders zu Beginn oder am Ende der Yogastunde gut – oder immer dann, wenn du dich »hängen lassen« möchtest. Wichtig ist, dass der Oberkörper an den Oberschenkeln bleibt und dass du eine gleichmäßige Rundung der gesamten Wirbelsäule beibehältst (um zu vermeiden, dass die Krümmung größtenteils auf den oberen Rücken ausfällt).

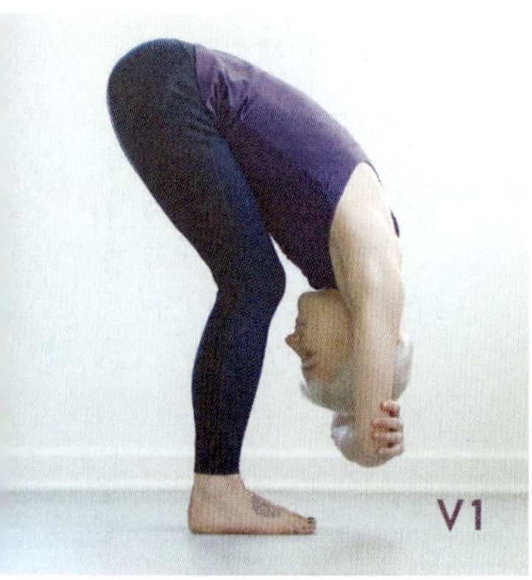

› Beuge für die Vorwärtsbeuge die Knie – leicht oder stark, je nachdem, was sich im Körper am besten anfühlt. Hierbei kommt es in der Vorbeuge auch darauf an, dass der Oberkörper an die Beine gelangt, falls dies nicht bereits der Fall ist.

› Umfasse mit den Händen die gegenüberliegenden Ellbogen.

› Verteile dein Gewicht möglichst gleichmäßig auf beide Füße.

› Mache den Nacken lang und lasse den Kopf hängen.

› Bleibe mehrere Atemzüge lang in der Haltung, wenn du möchtest. Lege dann die Hände auf die Hüften und richte dich mit geradem Rücken in den Stand auf.

Variante 2: Vorbeuge auf dem Stuhl und mit Blöcken

Für diese Variante benötigst du zwei Blöcke und einen Stuhl.

› Beginne in der sitzenden Berghaltung (Seite 64). Stelle die Blöcke beidseitig neben den Stuhl direkt vor die beiden vorderen Stuhlbeine, und zwar anfangs hochkant.

- Setze dich aufrecht nah an die Stuhlkante, damit du dich nach vorn beugen kannst. Stelle die Füße so weit auseinander, wie es dir angenehm vorkommt. Du kannst die Füße auch an den Stuhlbeinen ausrichten.
- Strecke die Arme mit dem Ausatmen zum Himmel und führe sie mit dem Ausatmen zur Seite, während du dich aus der Hüfte heraus nach vorn neigst und die Hände auf die Blöcke legst. Falls sich die Blöcke zu hoch anfühlen, stellst du sie niedriger auf.
- Versuche der Wirbelsäule so viel Länge wie möglich zu gestatten. Mache die Schultern weich und lasse Kopf und Nacken in Richtung Boden sinken.
- Bleibe ein paar Atemzüge in der Haltung. Richte dich dann mit geradem Rücken in die aufrechte Sitzhaltung auf.

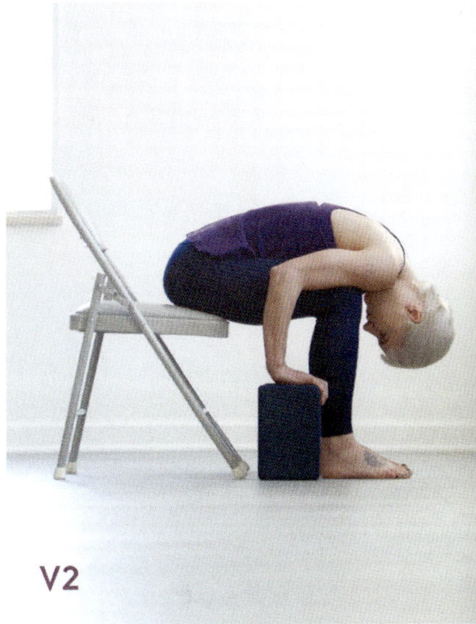

V2

Variante 3: Vorbeuge an der Wand

Eine Wand bietet dir in der Vorwärtsbeuge wunderbar Stütze und Feedback. Zudem intensiviert sie dein Erleben der Haltung.

- Stelle dich mit etwas Abstand mit dem Gesicht zur Wand auf und begib dich mit leicht oder stark gebeugten Knien in die Vorbeuge. Gehe von dort auf Händen und Füßen zur Wand hin, bis du sie mit dem oberen Rücken und dem Hinterkopf berührst.
- Lehne den oberen Rücken leicht gegen die Wand und prüfe, ob du so etwas mehr Länge in der Wirbelsäule erhältst. Der sanfte Druck kann dazu beitragen, etwas Rundung aus dem oberen Rücken zu entfernen und sie gleichmäßiger über den gesamten Rücken zu verteilen.
- Strecke die Beine ein wenig, wenn sich das gut anfühlt. Erkunde die Haltung und passe bei Bedarf die Stellung von Händen und Füßen an (die Füße können weiter auseinanderstehen oder näher zusammengehen, Hände und Füße können näher an die Wand oder weiter von ihr weg kommen).
- Um die Haltung zu verlassen, trittst du von der Wand weg, damit du Platz zum Aufrichten hast, legst die Hände an die Hüften und richtest dich in den Stand auf.

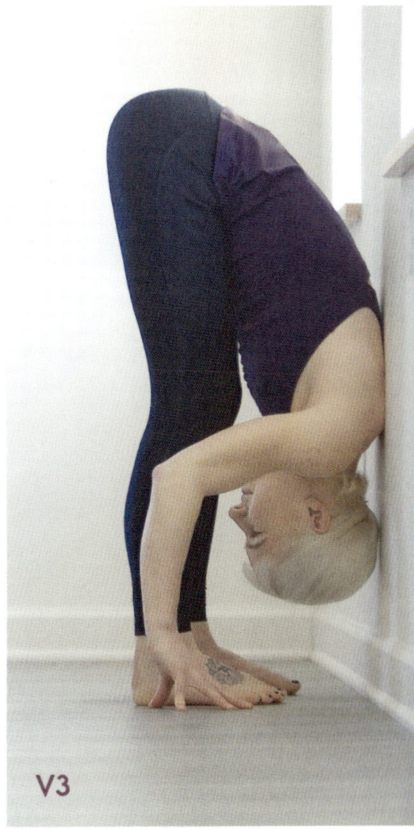

V3

Hoher Ausfallschritt

Vor allem im Vinyasa Yoga ist der hohe und halbmondförmige Ausfallschritt eine beliebte Haltung, die in Sonnengrüßen und anderen Haltungsfolgen vorkommt und als Übergang zwischen dem herabschauenden Hund und Stehhaltungen dient.

Wirkung

Der hohe Ausfallschritt trainiert das Gleichgewicht (weil es eben schwierig sein kann, darin das Gleichgewicht zu finden). Darüber hinaus dehnt er die Hüftbeuger des hinteren Beins und kräftigt die Gesäßmuskeln und die Oberschenkelrückseite des hinteren Beins. Auch der Quadrizeps des vorderen Beins wird beansprucht, das Emporstrecken der Arme fordert zudem die Schultern.

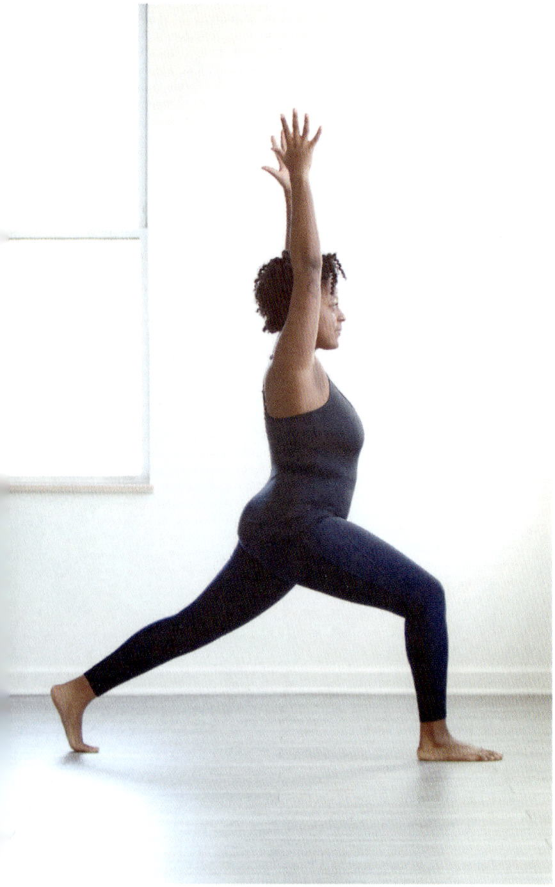

Ausführung

› Stelle dich an das vordere Ende der Matte und beginne in der Vorbeuge im Stehen. Winkle die Knie etwas an, falls sie noch durchgestreckt sind, und mache dann mit dem linken Fuß einen Schritt nach hinten in den Ausfallschritt.

› Lasse den rechten Fuß flach auf dem Boden und halte das rechte Knie über der rechten Ferse. Halte die linke Ferse angehoben und richte sie über dem linken Fußballen aus.

› Gehe mit der Wirbelsäule in die Länge.

› Beuge dann das hintere Knie ein wenig (das stabilisiert das Becken und lässt beim Hochkommen die Rumpfmuskulatur aktiver werden). Entferne die Fingerspitzen vom Boden und richte den Oberkörper auf, wobei sich beide Knie beugen und die Hände an die Hüften kommen.

› Sobald du aufgerichtet bist, spannst du den unteren Bauch an. Stelle dir vor, dass du ihn leicht einziehst, als würdest du ein Zugband zwischen die beiden vorderen Hüftknochen spannen. Denke zudem, du würdest zwischen Schambein und Nabel einen Reißverschluss zuziehen. Halte diese Spannung.

- Strecke mit weiterhin gebeugtem rechten Knie das linke Bein aus, indem du die Rückseite des linken Oberschenkels zur Decke schiebst.
- Wenn du magst, kannst du die Arme an den Ohren vorbei nach oben strecken oder in eine beliebige Position bringen, die sich für deinen Körper gut anfühlt.
- Bleibe drei bis fünf Atemzüge lang in der Haltung, senke dann die Hände auf den Boden und wechsle die Seite.

Tipp

Falls dir der hohe Ausfallschritt oder eine seiner Varianten wackelig vorkommt, kannst du den vorderen Fuß etwas mehr zur Seite stellen, die Fußstellung insgesamt oder nach rechts beziehungsweise links verbreitern. Vielleicht hilft es dir auch, die Hände bei der Übung auf die Hüften oder aufs Herz zu legen.

Wenn du deine Vorderseite weiter öffnen möchtest, bringst du die Arme nach oben und dann in eine U-Form. Du ziehst die Schulterblätter dabei zueinander, um dein Herz nach vorn anzuheben.

Variante 1: Ausfallschritt mit dem Block gegen die Wand

Der hohe Ausfallschritt kann für die Bein- und Gesäßmuskeln eine Herausforderung sein. Das birgt die Gefahr, dass man das vordere Knie über die Fußgelenke hinaus beugt, was manchmal zu Kniebeschwerden führen kann. Indem man einen Block und eine Wand als Stütze und Widerstand einsetzt, kann man es den Knien ermöglichen, sich in der Haltung gut anzufühlen.

- Beginne in Berghaltung mit dem Gesicht zur Wand und halte den Block in der rechten Hand.
- Mache mit dem linken Bein einen Schritt nach hinten in den Ausfallschritt.
- Platziere den Block zwischen rechtem Schienbein und Wand, sodass er an der Wand anliegt. Drücke das Schienbein gegen den Block und stelle das hintere Bein in eine bequeme Position.
- Richte den Oberkörper über den Hüften aus und gehe mit der Wirbelsäule in die Länge.
- Strecke die Arme in Richtung Himmel und entspanne dabei die Oberseiten der Schultern.
- Bleibe drei bis fünf Atemzüge in der Haltung, dann wechsle die Seite.

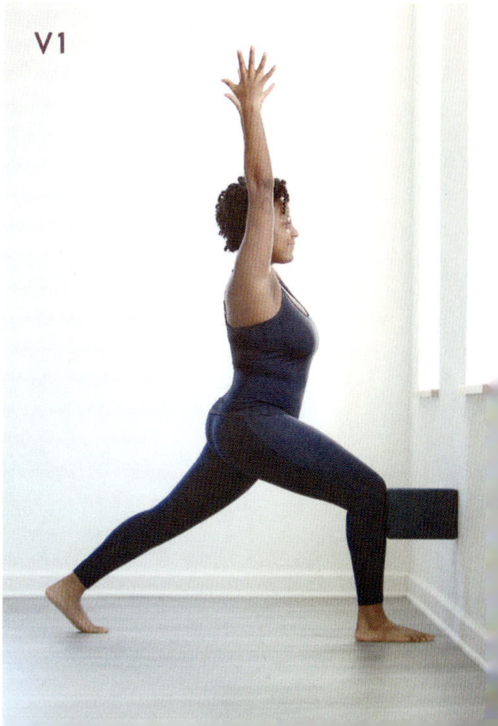

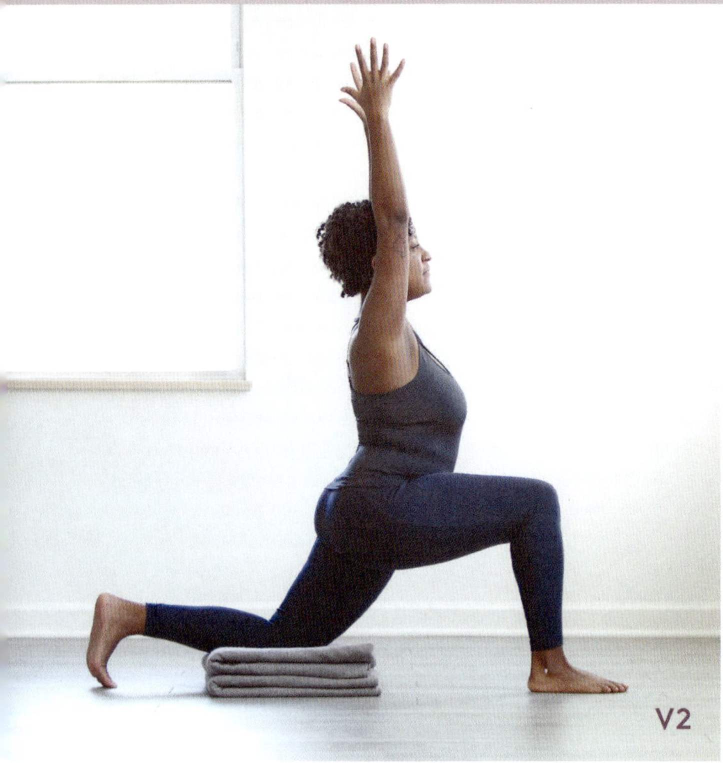

V2

Variante 2: Ausfallschritt mit Knie auf dem Boden – *Anjaneyasana*

Der mythische Affengott Hanuman, dem diese Haltung gewidmet ist, trägt den Beinamen Anjaneya, »Sohn der Anjana«. Wenn du aus dem hohen Ausfallschritt heraus das hintere Knie auf den Boden senkst, kann sich die Haltung für dich stabiler anfühlen.

› Nehme dir ein oder zwei Decken, falte sie auf die gewünschte Dicke und lege sie auf das hintere Drittel der Matte. Du stellst dich in die Vorbeuge im Stehen, in *Uttanasana*, vorn auf die Matte. Die Knie sind gebeugt, Hände oder Fingerspitzen ruhen auf dem Boden oder auf Blöcken in der Nähe der Füße.

› Mache mit dem linken Bein einen Schritt nach hinten in einen tiefen Ausfallschritt, setze das linke Knie auf der Decke ab und verrücke dazu die Decke bei Bedarf. Strecke das linke Knie so weit nach hinten, dass es hinter der linken Hüfte liegt und nicht darunter – so entlastest du die Kniescheibe. Der Fuß hinten kann angewinkelt oder ausgestreckt sein – je nachdem, was für das Knie besser ist.

› Es ist in Ordnung, wenn das vordere Knie über die Fußgelenke hinausragt, wenn sich das in deinem Körper gut anfühlt. Aber du kannst das rechte Knie auch direkt über dem Fußgelenk halten. Achte darauf, dass der gesamte rechte Fuß auf dem Boden bleibt.

› Presse die Fingerspitzen gegen den Boden oder die Blöcke, um die Wirbelsäule zu längen.

› Lege dann die Hände auf den rechten Oberschenkel und richte den Oberkörper auf. Du kannst die Hände anschließend auf dem Oberschenkel lassen, sie an die Hüften legen, nach oben strecken oder in jede beliebige Position bringen.

› Bleibe drei bis fünf Atemzüge in der Haltung, kehre dann in die Vorbeuge im Stehen zurück und wechsle die Seite.

V3

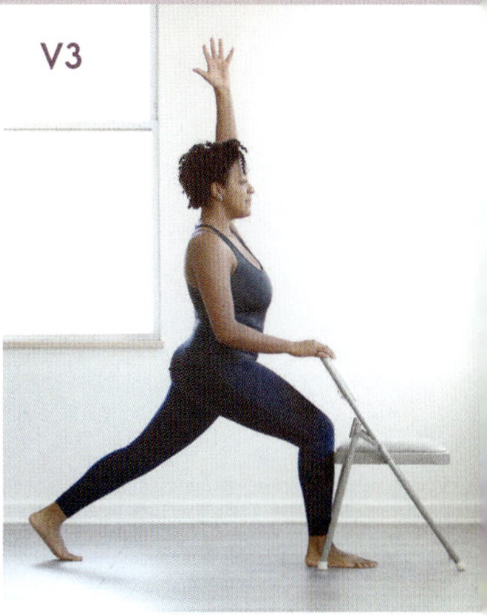

Variante 3: Ausfallschritt mit Stuhl

› Stelle dich zu Anfang hinter die Stuhllehne. Lege beide Hände auf die Stuhllehne und mache mit dem linken Fuß einen Schritt nach hinten in den Ausfallschritt, wobei du das rechte Knie beugst. Zum weiteren Abstützen kannst du dein Schienbein gegen die Sitzfläche des Stuhls drücken.

› Gehe mit der Wirbelsäule in die Länge und strecke den linken Arm in die Höhe, während du die rechte Hand auf der Stuhllehne lässt, um das Gleichgewicht zu halten.

› Bleibe drei bis fünf Atemzüge in der Haltung und wechsle dann die Seite.

Aus dem herabschauenden Hund in den Ausfallschritt

Aus dem herabschauenden Hund in einen Ausfallschritt zu gehen ist zwar ein beliebter Ablauf in Yogakursen, aber vielen von uns fällt die Bewegung nach vorn nicht leicht. Die folgenden Tipps sind eine Hilfe, um diesen schwierigen Übergang besser zu beherrschen:

» Stelle dir im herabschauenden Hund Blöcke (in der flachsten Stellung) unter die Hände. Dadurch wird deine Haltung etwas raumgreifender und du hast mehr Platz für den Schritt nach vorn.

» Wenn du das Bein zum Vorwärtsschritt anhebst, solltest du das Becken hoch erhoben lassen. Wenn du den rechten Fuß nach vorn holst, gehst du mit der rechten Hand auf die Fingerspitzen (beim linken Fuß auf die linken Fingerspitzen). Auch dadurch verschaffst du dir mehr Raum.

» Wenn du mit dem rechten Fuß nach vorn gehst, kannst du während des Schrittes auch die rechte Hand vom Boden heben (die linke Hand, wenn du den linken Fuß nach vorn setzt). Das schafft ebenfalls Platz und gibt dir zusätzlichen Schwung, um den Fuß zum vorderen Teil der Matte zu bringen.

» Oft ist es einfacher, in einen breiteren Ausfallschritt zu gehen. Anstatt den Fuß zwischen die Hände zu setzen, kannst du ihn auch daneben platzieren. (Den rechten Fuß setzt du außerhalb der rechten Hand auf, den linken außerhalb der linken Hand.) Nun kannst du im breiten Ausfallschritt bleiben oder den vorderen Fuß zwischen die Hände bringen.

» Mache so viele Schritte, wie du brauchst, um deinen Fuß zwischen die Hände zu bekommen – es gibt keine Regel, der zufolge du dies mit einem Mal tun musst! Du darfst auch durchaus deine Hand zur Wade oder zum Fußgelenk zu führen, um den Fuß hochzuheben und nach vorn zu ziehen, wenn das hilft.

Krieger I – *Virabhadrasana I*

Virabhadrasana I ist die erste der drei Kriegerhaltungen, aber deshalb ist sie noch lange nicht die einfachste! Gleichgewichts- und Ausrichtungsprobleme können diese weitverbreitete Asana zu einer Herausforderung für Übende aller Klassen machen.

Wirkung

Als echte »Ganzkörperhaltung« dehnt der Krieger I die Hüftbeuger des hinteren Beins und beansprucht die Oberschenkelrückseiten und Gesäßmuskeln sowie den Quadrizeps des Vorderbeins. Die Haltung aktiviert auch die Schultermuskulatur, wenn man die Arme hochhebt.

Ausführung

Auch wenn es viele Möglichkeiten gibt, in die Kriegerhaltung I zu kommen, wird sie im Unterricht anfangs oft aus der Berghaltung angegangen. Also schauen wir uns zunächst diese Version an.

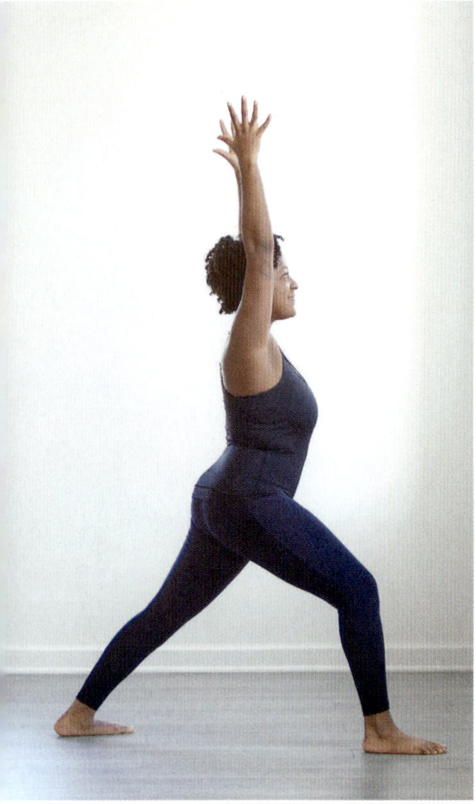

- Beginne in der Berghaltung, mit hüftbreit oder noch etwas weiter aufgestellten Füßen.
- Mache mit dem linken Bein einen Schritt zurück, etwa eine Beinlänge weit, und stelle den linken Fuß flach auf den Boden. Die Zehen sind dabei leicht nach außen gedreht, sodass sie zur vorderen linken Ecke der Matte zeigen.
- Falls du dich instabil fühlst, dann versetzt du den rechten Fuß ein wenig nach rechts, sodass sich deine Beinstellung zur Seite hin verbreitert.
- Lasse den linken Fuß fest auf dem Boden und beuge das rechte Knie, bis es sich über dem rechten Fußgelenk befindet. Die Kniescheibe zeigt in die gleiche Richtung wie die Mitte des Fußgelenks.
- Presse beide Füße gleichmäßig in den Boden. Sollte sich die hintere Ferse vom Boden lösen, kannst du eine aufgerollte Decke oder Matte darunter legen oder den linken Fuß ein Stück nach vorn bringen, um die Fußstellung in Längsrichtung zu verkürzen. Schließlich kannst du auch die hinteren Zehen stärker nach außen drehen. Probiere aus, was sich im Körper am besten anfühlt.

- Der vordere Oberschenkel muss nicht »perfekt« waagerecht sein. Aber wenn du dem vorderen Bein einen höheren Krafteinsatz abverlangen möchtest, kannst du den linken Fuß etwas mehr nach hinten schieben. So verlängert sich deine Fußstellung in Längsrichtung und das vordere Knie wird tiefer gebeugt.
- Kümmere dich nicht darum, ob das Becken parallel zur vorderen Mattenkante ausgerichtet ist – das Streben danach führt oft dazu, dass man das hintere Knie verdreht, was möglicherweise nicht angenehm ist. Es ist in Ordnung, wenn sich dein Becken ein wenig nach links öffnet – bei den meisten von uns wird das der Fall sein!
- Sobald du deine ideale Position im Krieger I gefunden hast, streckst du die Arme an den Ohren vorbei in die Höhe (oder neigst sie weiter nach vorn, wenn sich das besser anfühlt). Wende die kleinen Finger einander zu, um Verspannungen in Nacken und Schultern zu lösen.
- Bleibe drei bis fünf Atemzüge in der Haltung und wechsle dann die Seite.

Variante 1: Krieger I auf dem Stuhl

Bei dieser Stuhlvariante des Kriegers I benutzen wir eine Matte, um die hintere Ferse abzustützen. Du brauchst dafür einen Stuhl ohne Armlehnen.

- Lege zuerst das rechte Bein so über den Stuhl, dass der Oberschenkel auf seiner Sitzfläche ruht. Achte darauf, dass sich der Oberschenkel vollständig getragen anfühlt. Beuge dann das Knie so, dass die Stuhlkante der Kniekehle Halt gibt.
- Strecke das linke Bein nach hinten. Stütze den linken Oberschenkel mit der Sitzfläche des Stuhls ab und drehe den linken Fuß leicht nach links. Achte darauf, dass sich die Stellung des hinteren Beins für das Knie gut anfühlt.
- Da es bei dieser Variante schwierig sein kann, den hinteren Fuß flach auf den Boden zu stellen (weil die Füße weiter auseinanderstehen als bei einem Krieger I ohne Stuhl), kannst du die linke Ferse mit einer aufgerollten Matte (wie abgebildet), einer aufgerollten oder gefalteten Decke oder einem Yogablock abstützen.
- Sobald du einen festen Stand gefunden hast, presst du die Beine gegen den Sitz, schiebst die Füße nach außen und streckst die Arme nach oben, mit geradeaus gerichteten Schultern.
- Bleibe drei bis fünf Atemzüge lang in der Haltung und wechsle dann die Seite.

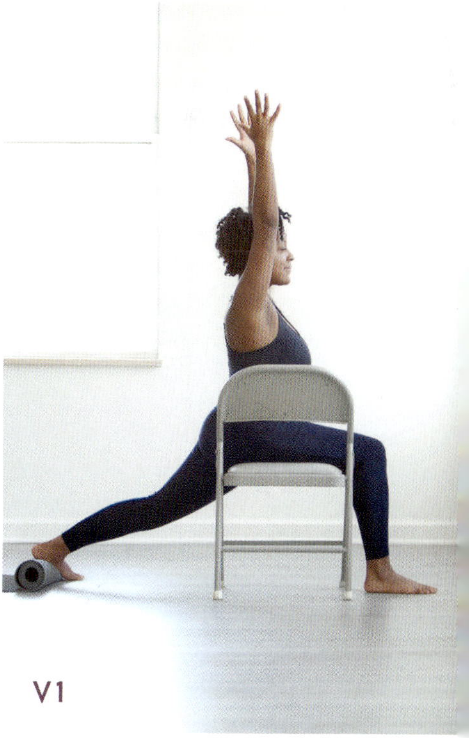

V1

Kobra – *Bhujangasana*

Die Kobra ist oft eine der ersten Rückbeugen, die man im Yoga lernt. Die Haltung heißt so, weil sie an eine Kobra erinnert, die ihren flachen Kopf emporreckt, bevor sie zubeißt. Sie spielt eine wichtige Rolle beim Sonnengruß, da sie oft zur Vorbereitung oder als Ersatz für den aufschauenden Hund (Seite 80) ausgeführt wird.

Wirkung

Die Kobra dehnt Schultern, Brustregion und Bauch. Sie ist eine hervorragende Vorbereitung für tiefere Rückbeugen und bewährt sich beim Aufwärmen und nach dem Bauchmuskeltraining.

Ausführung

› Beginne in Bauchlage mit ausgestreckten Beinen, die Fußspitzen drückst du gegen den Boden. Du kannst die Füße auch anwinkeln, wenn sich das besser anfühlt.

› Beuge die Ellbogen und stütze die Hände beidseits neben dem Brustkorb auf. Presse die Ellbogen seitlich an den Körper (aber nicht so sehr, dass sich die Schultern nach vorn drehen).

› Presse die Fußrücken und das Schambein gegen den Boden.

› Schiebe die Handballen in Richtung unteres Mattenende und hebe mit dem Einatmen Brustkorb und Kopf vom Boden. Die unteren Rippen bleiben auf dem Boden.

› Drücke die Schulterblätter zusammen, weite die Brust und recke dich durch den Scheitel hindurch empor. Blicke nach vorn, als würdest du über den Rand eines Abgrunds schauen.

› Halte dich möglichst mit der Rückenmuskulatur (nicht mit den Armen). Du kannst sogar die Hände vom Boden heben, um zu sehen, ob du dich ohne sie halten kannst.

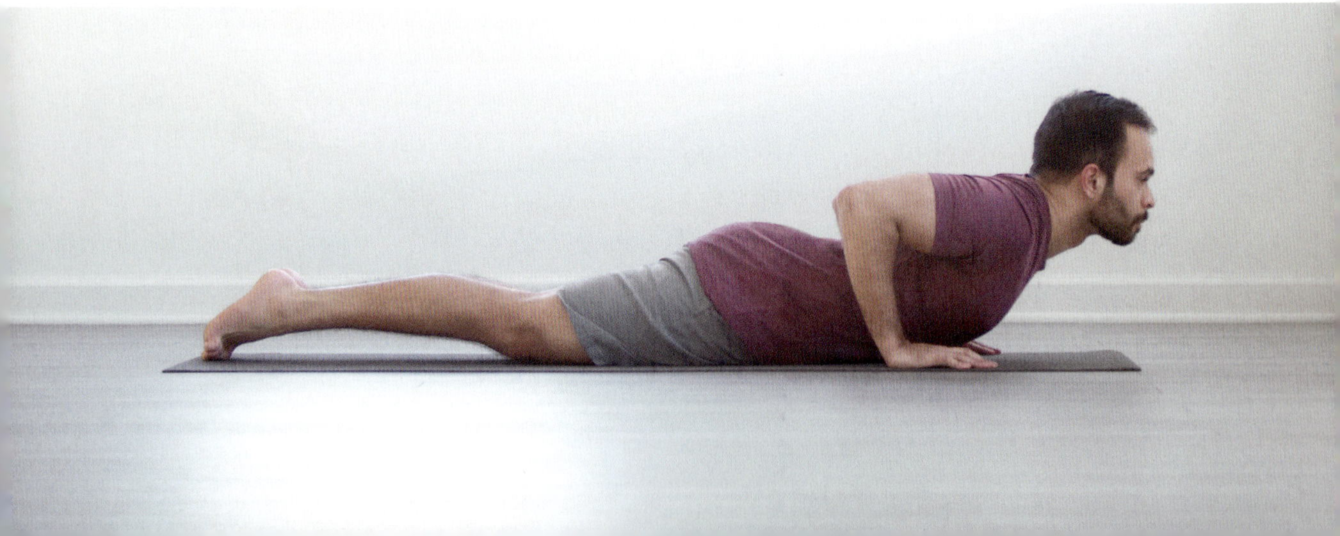

- Bleibe so oder gehe noch stärker in die Rückbeuge. Lege dazu die Hände wieder ab, schiebe die Handballen erneut in Richtung unteres Mattenende und versuche, dich etwas höher zu heben, sodass sich vielleicht die unteren Rippen vom Boden lösen. Becken und Oberschenkel bleiben aber auf dem Boden.
- Bleibe drei bis fünf Atemzüge in der Haltung und lasse dann mit dem Ausatmen Brustkorb und Kopf wieder auf die Matte sinken.

Variante 1: Kobra mit Block

Damit der untere Rücken nicht zu viel Arbeit übernimmt und die tiefe Rumpfmuskulatur besser aktiviert wird, klemmst du dir einen Block zwischen die Oberschenkel. Presse den Block, während du den Rumpf hoch drückst.

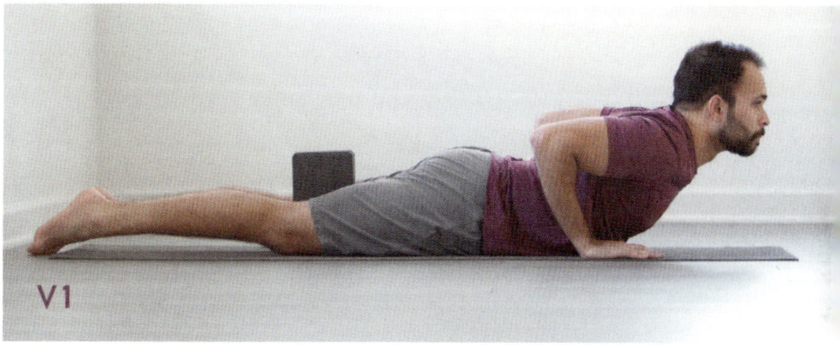
V1

Variante 2: Kobra an der Wand

Diese Variante eignet sich dann hervorragend, wenn die Bauchlage für dich kontraindiziert oder unangenehm ist.

- Beginne im Stehen mit dem Gesicht zur Wand und lasse deine Zehen die Fußleiste berühren. Becken, Brust und Hände berühren die Wand.
- Lege die Hände auf Brusthöhe an die Wand. Verwurzele dich mit den Füßen, lehne das Becken gegen die Wand und biege mit dem Einatmen die Schultern nach hinten und die Brust von der Wand weg, um in eine Kobraform zu gelangen.
- Spanne den oberen Rücken an, indem du die Schulterblätter zusammenziehst und die Brust weitest.
- Blicke auf die Kante zwischen Wand und Decke.
- Bleibe drei bis fünf Atemzüge lang in der Haltung und kehre dann in die Ausgangsposition zurück.

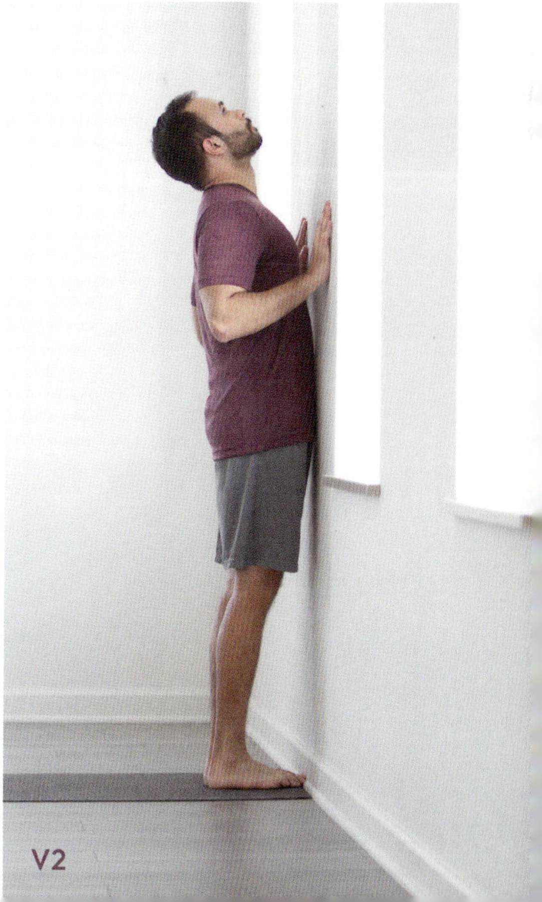
V2

Heraufschauender Hund – *Urdhva Mukha Svanasana*

Den aufschauenden Hund kennen viele aus dem Sonnengruß, aber es lohnt sich auch, diese Rückbeuge als eigenständige Haltung zu erkunden. Sie unterscheidet sich von der Kobra (siehe vorherige Haltung) dadurch, dass die Arme gestreckt werden und sich die Oberschenkel vom Boden lösen.

Wirkung

Der aufschauende Hund beansprucht die Körperrückseite und öffnet die Vorderseite, wodurch eine schöne Dehnung in Bauch, Brust und Schultern entsteht. Besonders wohltuend wirkt er nach dem Bauchmuskeltraining. Er sorgt auch für eine schöne Dehnung des Fußrückens.

Ausführung

Obwohl der aufschauende Hund oft aus der viergliedrigen Stabhaltung (Seite 92) heraus ausgeführt wird, wollen wir ihn zunächst von der Bauchlage her erkunden.

Aufschauender Hund aus der Bauchlage

› Beginne in Bauchlage. Beuge die Ellbogen und gehe mit den Händen nach hinten, bis sich die Handgelenke unter den Ellbogen befinden.

› Die Stirn kann auf dem Boden ruhen oder darüber schweben.

› Strecke die Beine nach hinten aus und presse deine Zehennägel gegen den Boden, auch den kleinen Zeh.

› Löse die Schultern vom Boden. Hebe mit dem Einatmen den Brustkorb hoch, um in die Kobra zu gelangen. Hebe dann die Oberschenkel vom Boden.

› Halte die Brust geweitet, während du langsam die Arme streckst.

› Richte den Blick geradeaus oder neige den Kopf leicht nach hinten, indem du der Bewegung der Rückbeuge folgst.

› Bleibe drei Atemzüge lang in der Haltung.

› Lasse dich nun entweder wieder in die Bauchlage sinken oder stelle die Füße auf die Ballen und stemme dich hoch in den herabschauenden Hund.

Tipp

Eine minimale Beugung der Ellbogen kann zu mehr Weite in der Brust verhelfen und den unteren Rücken entlasten. Wenn die Schultern in der aufgerichteten Haltung nicht senkrecht über den Handgelenken sind, gehe zurück in die Bauchlage und rücke die Hände etwas weiter vor oder nach hinten, je nachdem.

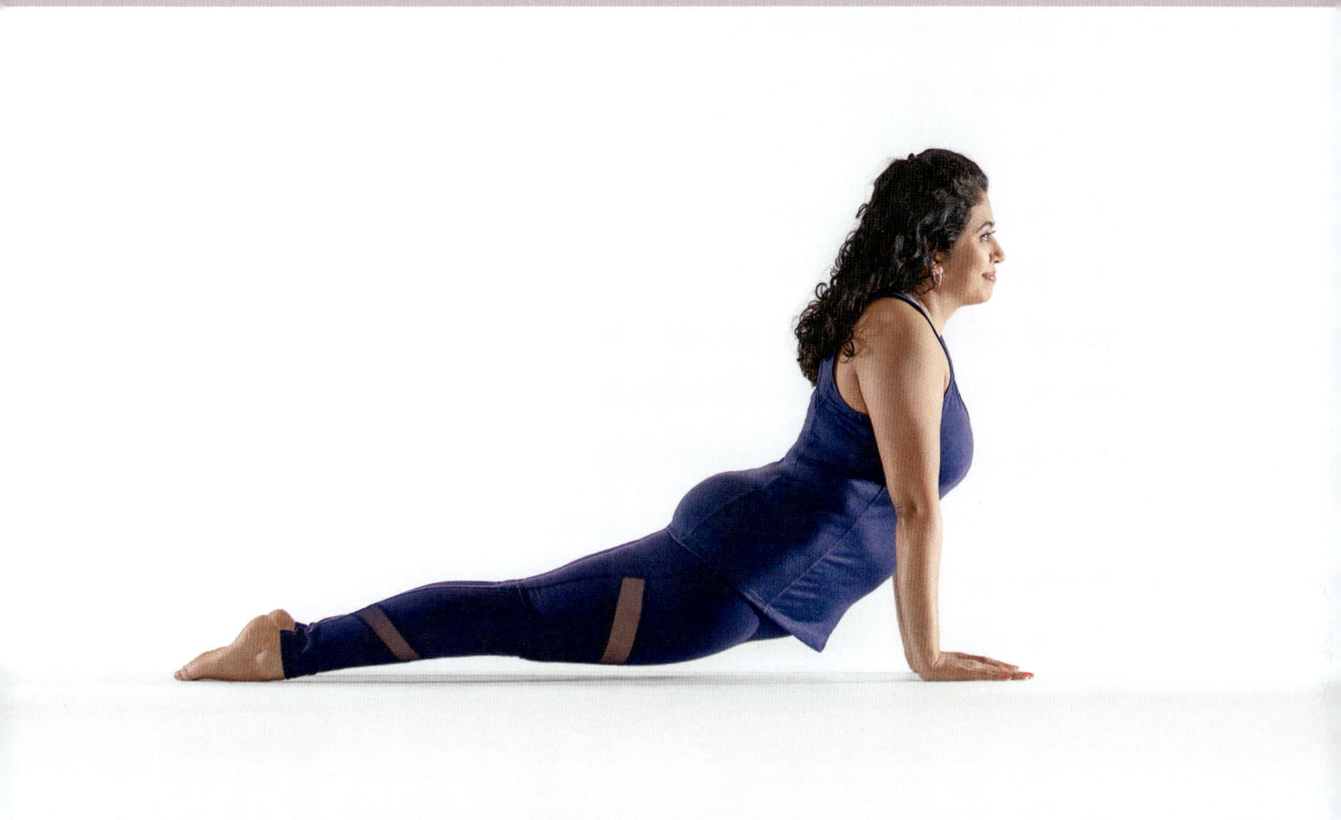

Heraufschauender Hund aus der Plank

Wusstest du, dass du beim Sonnengruß die dort oft ausgeführte viergliedrige Stabhaltung (Seite 92) überspringen und direkt aus der Plank in den aufschauenden Hund wechseln kannst? So geht's:

- Drehe in der Plank (Seite 89) erst den rechten, dann den linken Fuß vom Ballen auf den Fußrücken.
- Lasse dann das Becken sinken, ohne dass Oberschenkel oder Becken den Boden berühren. Weite und hebe den Brustkorb, um in den aufschauenden Hund zu kommen.
- Beende die Haltung, indem du die Zehen wieder nach vorn richtest (erst ein Fuß, dann der andere, oder die Füße über die Fußspitzen nach hinten rollen), um in den herabschauenden Hund zu gelangen.
- Wenn du das nächste Mal in den aufschauenden Hund gehst, wechselst du zuerst die Stellung des linken Fußes. Und wenn du auf dem Weg in den herabschauenden Hund die Zehen Fuß für Fuß nach vorn gebracht hast, dann wechsle auch hier den führenden Fuß.

Heraufschauender Hund aus der viergliedrigen Stabhaltung

- Wenn du aus der viergliedrigen Stabhaltung (Seite 92) in den aufschauenden Hund willst, dann verharre zunächst mit den Schultern oberhalb der Ellbogen und mit geweiteter Brust in der viergliedrigen Stabhaltung – du hältst an einem Punkt inne, an dem du wieder in die Plank gehen könntest, falls nötig.
- Von dort aus rollst du auf dem Weg in den aufschauenden Hund entweder die Füße über die Fußspitzen nach hinten oder du ziehst die Zehen Fuß für Fuß nach vorn.
- Die Oberschenkel bleiben vom Boden weg, das Becken sinkt Richtung Boden, die Brust ist breit.
- Bleibe ein paar Atemzüge lang so oder gehe direkt in den hinabschauenden Hund.

Tipp

Je nach deinen Proportionen kann es passieren, dass durch das Rollen über die Fußspitzen – im Übergang von der viergliedrigen Stabhaltung in den aufschauenden Hund – deine Schultern am Ende über die Handgelenke hinausragen. Das ist nicht besonders angenehm. Wenn dies der Fall ist, kannst du die Füße einfach nach hinten schieben, sodass die Schultern senkrecht über den Handgelenken liegen. Oder du kannst die Zehen Fuß für Fuß nach hinten bringen, statt über beide Füße gleichzeitig nach vorn zu rollen. Mache das, was sich im Körper am besten anfühlt.

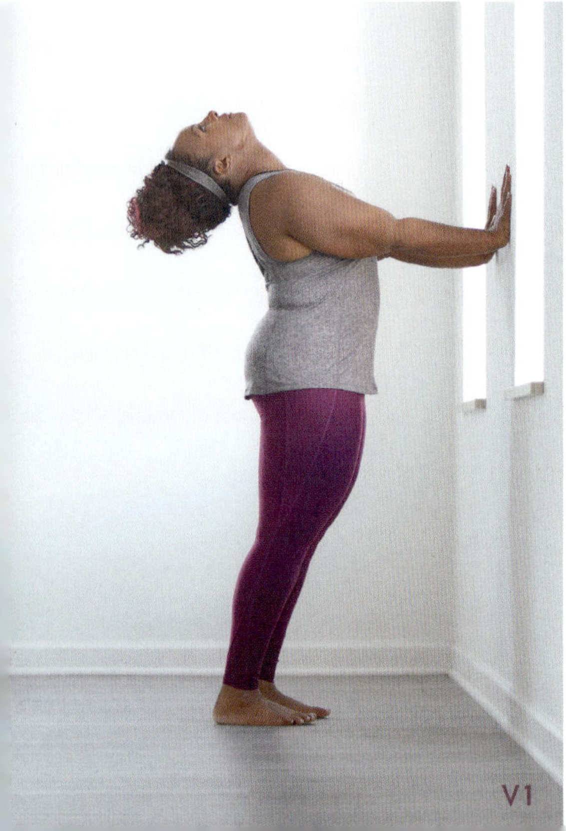

Variante 1: Heraufschauender Hund an der Wand

- Stelle dich zu Beginn mit rund einer Armlänge Abstand vor die Wand, die Füße sind etwa hüftbreit und parallel ausgerichtet. Lege die Hände knapp unterhalb der Schulterhöhe an die Wand und gehe dann mit den Füßen gut einen Schritt zurück.
- Presse die Hände gegen die Wand und mache die Arme lang und stark. Rolle die Schultern zurück, weite die Brust und hebe deinen Blick zur Decke.
- Bleibe drei bis fünf Atemzüge lang in der Haltung und kehre dann in die Ausgangsposition zurück, wobei du weiterhin gegen die Wand drückst.

Variante 2: Heraufschauender Hund auf dem Stuhl

Der aufschauende Hund kann schwierig für die Arme, die Fußspitzen und den unteren Rücken sein. Eine zugänglichere Variante kannst du ausführen, wenn du einen Stuhl nutzt. Kraft lässt sich auch mit ihr aufbauen.

› Stelle dich etwa 30 Zentimeter vor den Stuhl, dein Blick ist zur Sitzfläche gerichtet.

› Neige dich nach vorn und ergreife die Außenkanten des Sitzes. Gehe mit den Füßen zurück, bis du dich in einer Plank befindest, das bedeutet, dass du von den Fersen bis zum Scheitel kraftvoll in einer langen diagonalen Linie bist.

› Mache die Rumpfmuskulatur fest und halte die Arme gerade. Dehne das Herz durch die Arme hindurch nach vorn aus und weite die Brust.

› Schaue über die Stuhllehne hinweg. Du kannst auch leicht nach oben blicken, solange sich das im Nacken angenehm anfühlt.

› Bleibe drei bis fünf Atemzüge in der Haltung.

› Schiebe dich zum Abschluss zurück in die stuhlgestützte Plank, die auf Seite 91 vorgestellt wird (oder in einen stuhlgestützten herabschauenden Hund, Seite 86), und gehe dann mit den Füßen in Richtung Stuhl.

V2

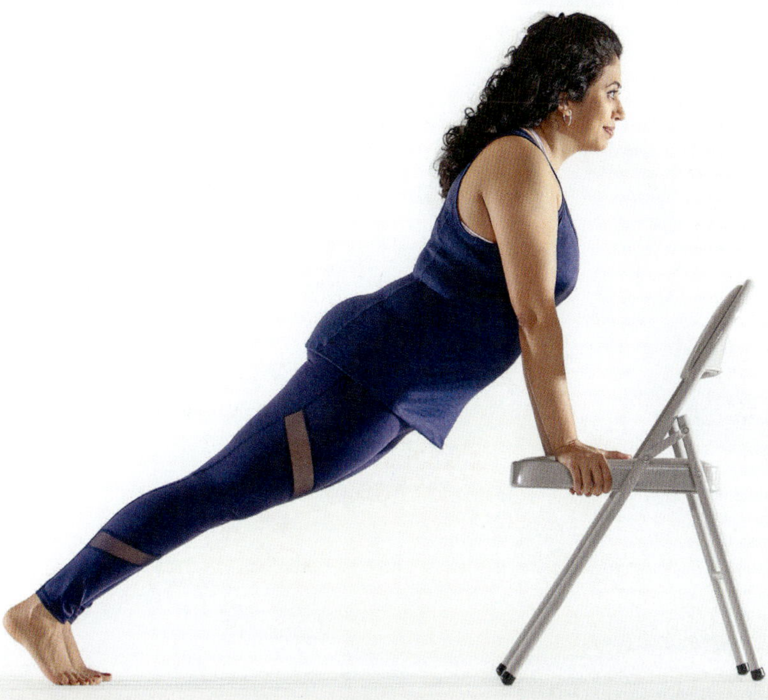

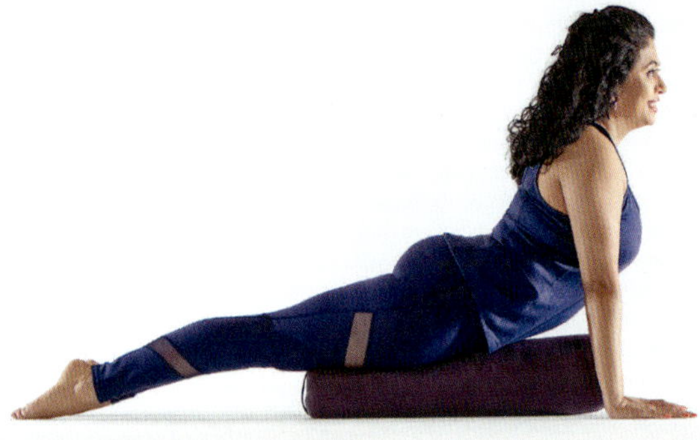

V3

Variante 3: Heraufschauender Hund auf dem Bolster

Diese schöne Variante kannst du ausprobieren, wenn deine Arme nicht so stark sind. Sie empfiehlt sich ebenfalls, wenn es dir schwerfällt, im aufschauenden Hund die Oberschenkel vom Boden zu bekommen.

- Beginne in Bauchlage auf dem Bolster. Richte die unteren Rippen an der Oberkante des Bolsters aus.
- Lege die Füße in einem schmalen, aber bequemen Abstand mit dem Fußrücken auf den Boden. (Wenn du möchtest, kannst du auch die Zehen nach vorn richten.)
- Lege die Hände auf beide Seiten des Bolsters ab und geh mit ihnen nach hinten, bis die Handgelenke unter den Ellbogen sind.
- Wende nun den Brustkorb nach vorn, während du die Arme streckst und den Oberkörper vom Bolster hebst. Becken und Oberschenkel bleiben aufgestützt.
- Blicke nach vorn oder leicht nach oben, solange sich das im Hals gut anfühlt.
- Bleibe drei bis fünf Atemzüge lang in der Haltung und lasse dich dann wieder auf das Bolster sinken.

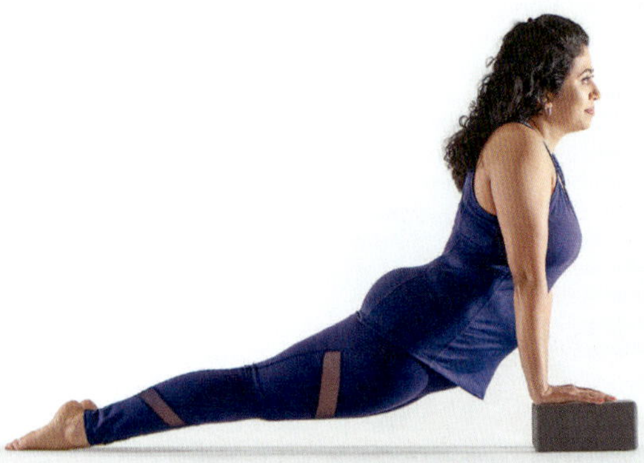

V4

Variante 4: Heraufschauender Hund auf Blöcken

Wie bei der Bolster-Variante hat man mit Blöcken unter den Händen im aufschauenden Hund mehr Raum. So wird diese Rückbeuge für dich womöglich zugänglicher.

- Gehe mit den Händen auf zwei Blöcken in der flachsten Stellung in die Plank und komme dann über die viergliedrige Stabhaltung (Seite 92) oder die Plank (Seite 89) in den aufschauenden Hund. Merkst du, wie viel mehr Platz dir zur Verfügung steht? Wenn du fertig bist, stemmst du dich nach hinten in einen herabschauenden Hund auf Blöcken (siehe Seite 86).

Herabschauender Hund – *Adho Mukha Svanasana*

Der herabschauende Hund ist eine der Yogahaltungen mit Wiedererkennungswert. Sie ist ein zentraler Bestandteil des Sonnengrußes und kommt in Yogastunden oft als Übergang zwischen zwei Haltungen vor.

Wirkung

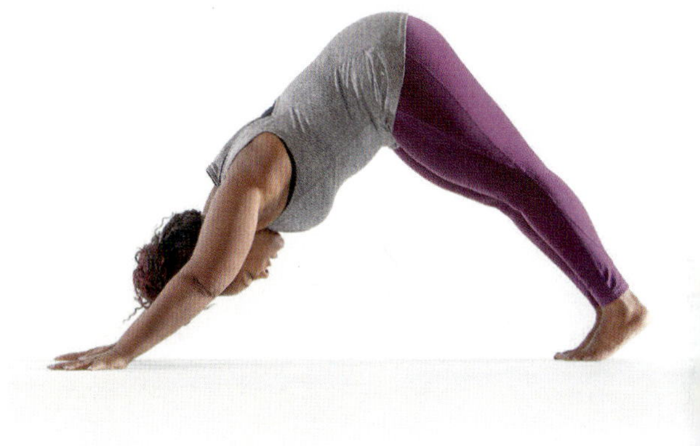

Der herabschauende Hund ist eine Last tragende, Kraft aufbauende Haltung, die Schultern und Arme beansprucht, während Gesäßmuskulatur, Oberschenkelrückseite, Waden und Rücken gedehnt werden. Da sich der Kopf unterhalb des Herzens befindet, ist der herabschauende Hund genau genommen eine Umkehrhaltung und damit eine wichtige Vorstufe anspruchsvollerer Umkehrhaltungen wie dem Handstand.

Ausführung

- Gehe zu Beginn auf Hände und Knie, deine Zehen sind aufgestellt. Stütze beide Hände eine Handlänge vor den Schultern auf. Achte darauf, dass die Hände schulterbreit (oder etwas breiter) voneinander entfernt sind. Die Falten der Handgelenke sollen parallel zur Oberkante der Matte verlaufen. Spreize die Finger in einem angenehmen Abstand.
- Atme nun ein und hebe mit dem Ausatmen die Knie an und schiebe das Becken nach oben und hinten, um die Form eines großen umgekehrten »V« anzunehmen.
- Schiebe den Boden mit den Händen von dir weg und die Oberschenkel nach hinten, um die Beine zu strecken.
- Du musst dich nicht ganz aufrichten. Wenn sich dein Rücken zu runden beginnt, heißt das, dass du die Knie mehr beugen solltest.
- Entspanne Kopf und Nacken und richte den Blick zur Mitte der Matte oder auf deine Zehen, je nachdem, was sich im Hals am besten anfühlt.
- Bleibe mehrere Atemzüge lang in der Haltung. Verlasse sie, indem du die Knie wieder auf den Boden bringst.

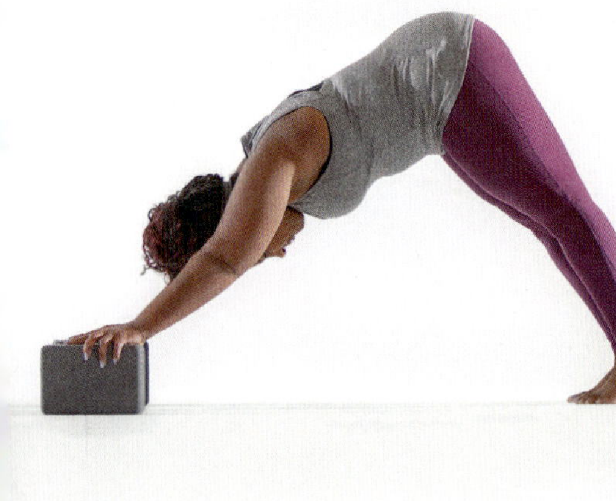
V1

Variante 1: Herabschauender Hund mit Blöcken

Bei dieser Variante verlängern Blöcke die Arme und schaffen mehr Platz, um die Brust zu weiten.

- Beginne auf Händen und Knien, die Hände auf Blöcke gestützt, die entweder in der flachsten oder mittleren Stellung stehen (probiere aus, was sich am besten anfühlt). Wenn du möchtest, kannst du die Kanten der Blöcke mit Fingern und Daumen umgreifen.
- Sobald du die Hände platziert hast, ziehst du die Zehen nach vorn, hebst die Knie an und schiebst das Becken nach hinten in den herabschauenden Hund. Gehe – falls nötig – mit den Füßen nach hinten, um die richtige Länge für deinen herabschauenden Hund zu finden.

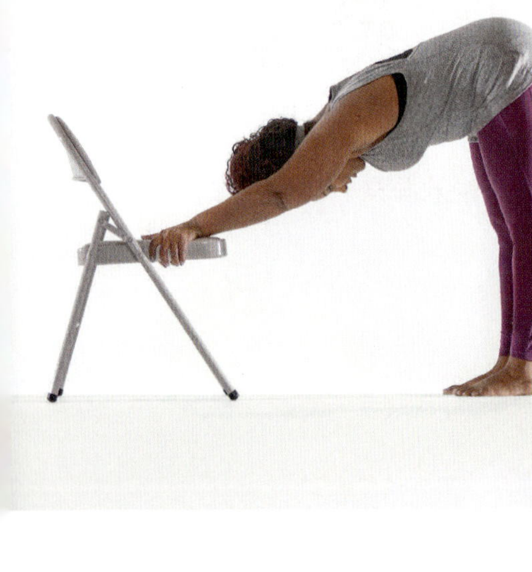
V2

Variante 2: Hände auf der Sitzfläche eines Stuhls

- Wende deinen Blick zum Stuhl. Beuge dich vor und lege die Hände auf die Sitzfläche. Wenn du möchtest, kannst du die Finger um die Kanten der Sitzfläche legen, um mehr Stabilität zu haben.
- Gehe mit den Füßen nach hinten und strecke Arme und Wirbelsäule, um in den herabschauenden Hund zu kommen.
- Der Kopf bleibt in einer Linie mit der Wirbelsäule, der Hals bleibt lang.
- Verwurzele dich durch die Fersen und drehe die Oberarme nach innen zu den Ohren hin.
- Um die Wirbelsäule lang zu halten, kannst du auch die Knie beugen.
- Bleibe mehrere Atemzüge lang in der Haltung und gehe dann mit den Füßen nach vorn, um die Haltung zu verlassen.

Variante 3: Hände auf der Stuhllehne

Manchmal braucht man etwas mehr Höhe, um den Hund am Stuhl auszuführen. Die bekommt man, indem man statt der Sitzfläche die Lehne nutzt!

- Wende deinen Blick zur Stuhllehne und halte dich daran mit beiden Händen fest. Gehe wie in der vorherigen Variante mit den Füßen nach hinten und strecke die Arme und die Wirbelsäule, um in den herabschauenden Hund zu gelangen.
- Richte den Hinterkopf an der Rückseite des Beckens aus, damit der Kopf in einer Linie mit der Wirbelsäule bleibt.
- Beuge die Knie, wenn dir das hilft, die Wirbelsäule besser zu längen.
- Gehe mit den Füßen nach vorn, um die Haltung zu verlassen, wenn du damit fertig bist.

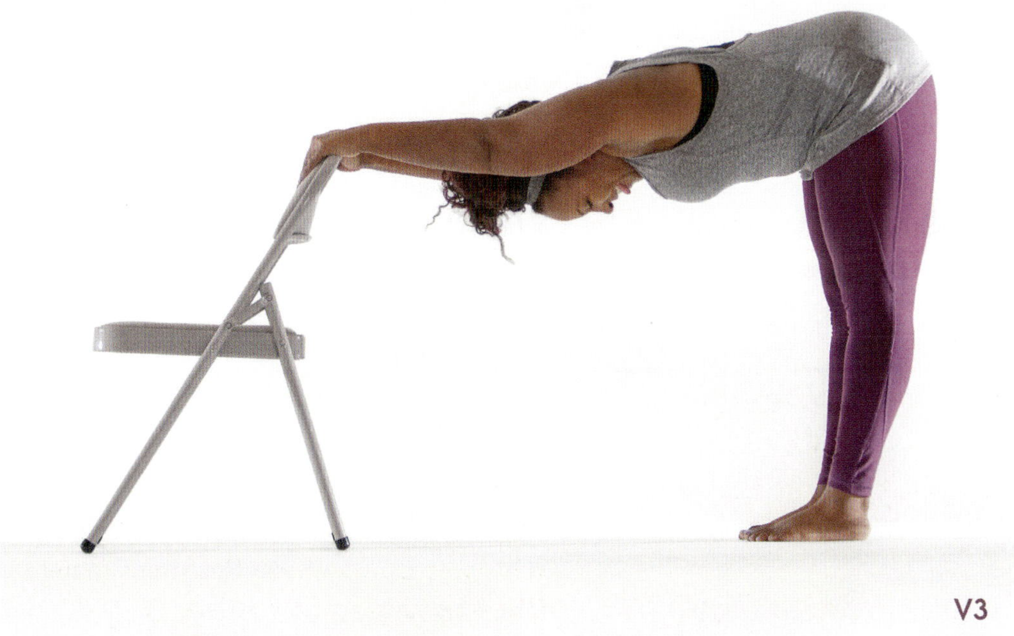

V3

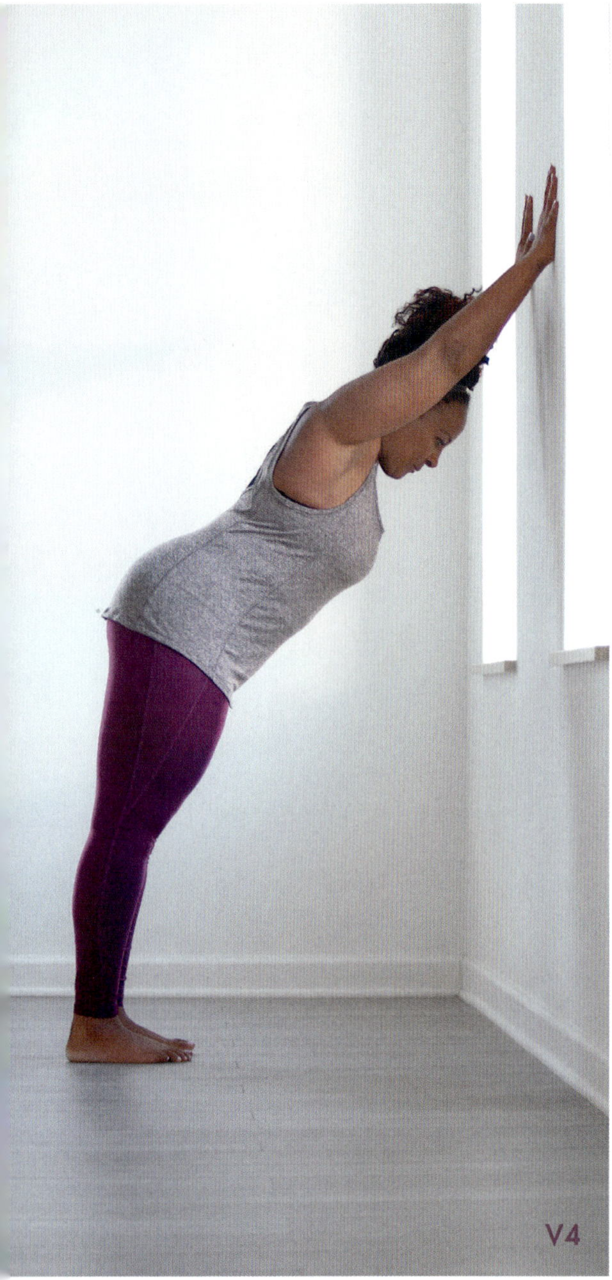

Variante 4: Herabschauender Hund an der Wand

- Lege die Hände mit ausgestreckten Armen so auf die Wand, dass sie schulterbreit auseinanderliegen, die Falten an den Handgelenken eine Linie bilden und die Finger einen angenehmen Abstand haben.
- Wenn du an der Wand eine L-Form erreichen möchtest, liegen die Handgelenkbeugen etwas unterhalb deiner Schulterhöhe. Möchtest du einen größeren Winkel bilden und dabei offener stehen, dann solltest du die Hände auf oder über Schulterhöhe platzieren – so zeigt deine Wirbelsäule schräg nach oben. Beide Versionen haben ihre Vorteile. Probiere aus, was deinen Bedürfnissen am besten entspricht.
- Gehe mit den Füßen zurück und bringe die Fersen unter die Hüften.
- Halte die Ohren ungefähr neben dem Bizeps. Vermeide es, den Kopf zu senken oder das Kinn anzuheben; halte den Hals lang und strecke dich durch den Scheitel empor. Drehe die Oberarminnenseite nach oben.
- Da es darum geht, so viel Länge wie möglich für die Wirbelsäule zu finden, kann es hilfreich sein, die Knie zu beugen.
- Presse die Hände gegen die Wand und schiebe das Becken nach hinten.
- Bleibe einige Atemzüge lang in der Haltung. Wenn du fertig bist, löst du die Haltung auf, indem du mit den Füßen zur Wand gehst und mit den Händen die Wand hinauf. Die Arme lässt du seitlich sinken.

Plank Pose

Kumbhakasana, Phalakasana oder Adho Mukha Dandasana

Die Plank ist zwar einfach, aber nicht leicht. Sie wird oft als Übergangshaltung bei Sonnengrüßen und anderen Vinyasa-Flows verwendet.

Wirkung

Die Plank baut in Armen, Schultern, Handgelenken und Händen Kraft auf. Auch die Beine, den Bauch und die Rückenmuskulatur stärkt sie. Die Plank ist eine unverzichtbare Vorbereitung für Armbalancen und eignet sich bei längerem Halten hervorragend, um die Ausdauer zu trainieren!

Ausführung

› Beginne auf Händen und Knien und spreize die Finger in einem angenehmen Abstand. Stelle zur besseren Standfestigkeit die Hände etwas breiter als die Schultern auf – die kleinen Finger richtest du an den Schulteraußenseiten aus.

› Halte den Hals lang und blicke zwischen die Hände.

› Stelle die Zehen nach vorn hin auf und gehe mit den Füßen nach hinten, sodass der Körper vom Kopf bis zu den Fersen eine gerade Linie bildet.

› Becken und Oberschenkel bleiben angehoben, während du die Innenseite der Fersen nach hinten streckst. Halte den Kopf in einer Linie mit der Wirbelsäule.

› Bleibe drei bis fünf Atemzüge in der Haltung und lasse dann die Knie auf den Boden sinken, um die Plank zu verlassen.

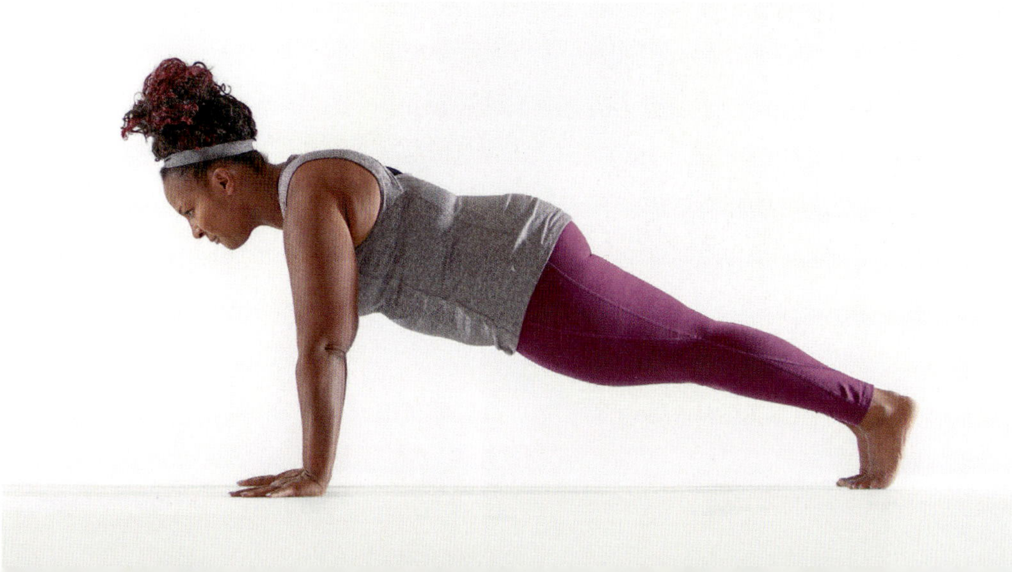

Variante 1: Plank auf den Unterarmen

Falls du Hände und Handgelenke nicht so stark belasten möchtest (oder einfach nur etwas Abwechslung brauchst!), dann probiere die Plank auf den Unterarmen.

› Auch hier bleiben die Schultern senkrecht über den Ellbogen. Du kannst die Unterarme parallel halten – das macht es dir leichter, die Brust weit zu lassen. Außerdem ist dies eine ausgezeichnete Vorbereitung für den Unterarmstand (Seite 190). Du kannst die Hände auch zur Gebetshaltung verschränken oder einen Block zwischen die Hände nehmen und damit ein Spreizen der Ellbogen verhindern.

Tipp

Damit der Geist beschäftigt bleibt – und nebenbei die Schultern mobilisiert werden –, kannst du dich vor- und zurückbewegen. Ein Beispiel: Du atmest ein und verlagerst das Gewicht nach vorn, kommst mehr auf die Zehen und lässt die Schultern über die Ellbogen hinausragen; du atmest aus und schiebst dich zurück, streckst die Fersen nach hinten und verlagerst die Schultern hinter die Ellbogen. Das ist besonders hilfreich, wenn du die Plank eine bestimmte Zeit lang halten willst (zum Beispiel 30 Sekunden). Probiere es aus, dann merkst du, wie die Sekunden verfliegen!

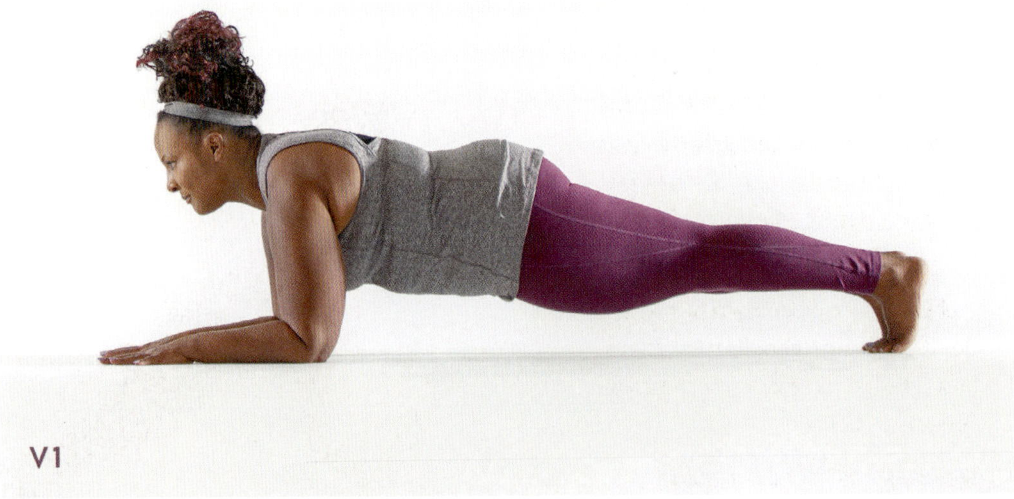

V1

Variante 2: Plank auf den Knien

Probiere diese Variante, wenn du dazu neigst, in der Plank das Becken sacken zu lassen und den unteren Rücken zu wölben. Die Variante ist auch passend, wenn du die Plank lange halten möchtest. Außerdem ist die Haltung auch ein schöner Zwischenstopp zwischen Plank (Seite 89) und der viergliedrigen Stabhaltung (Seite 92), sie ermöglicht dir ein kontrollierteres Absenken und aktiviert die Rumpfmuskulatur.

› Du beginnst in der Plank mit angehobenen Knien und lässt die Knie dann auf den Boden sinken, ohne sie nach vorn oder zurückzubewegen. Die Zehen können aufgestellt nach vorn zeigen oder auch nach hinten.

› Du kannst aber auch von allen Vieren in die Knie-Plank kommen: Rücke die Knie zurück – ohne sonst irgendetwas zu ändern –, bis sie nicht senkrecht unter den Hüften stehen, sondern dahinter.

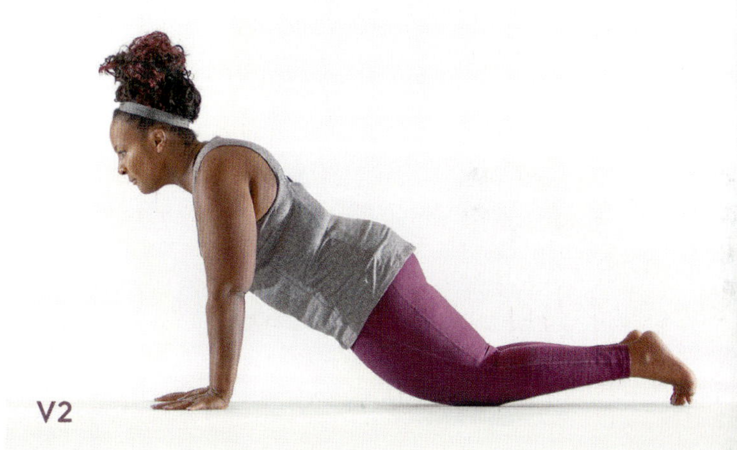

V2

Variante 3: Plank auf dem Stuhl

› Beginne im Stehen und wende den Blick zur Sitzfläche des Stuhls. Stütze beide Hände auf die Sitzfläche und lege die Finger um die Kanten der Sitzfläche, damit du besseren Halt hast.

› Gehe mit den Füßen nach hinten, bis der Körper eine gerade Linie bildet. Stelle die Zehen auf und schiebe die Fersen nach hinten.

› Blicke über die Stuhllehne nach vorn.

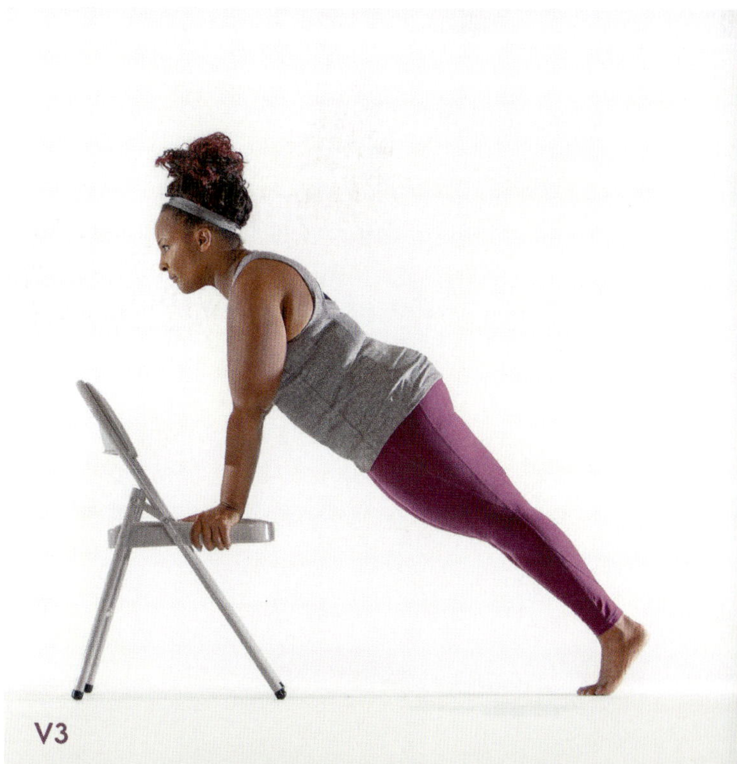

V3

Viergliedrige Stabhaltung – *Chaturanga Dandasana*

Wer Vinyasa Yoga betreibt, ist mit dieser Haltung wohl vertraut. In Sonnengrüßen und sonstigen Flows kommt sie oftmals vor (auch wenn heutzutage viele Lehrende auf Abwechslung achten und häufig Alternativen anbieten). *Chaturanga Dandasana*, die viergliedrige Stabhaltung, muss nicht immer wie ein Liegestütz aussehen. Die »richtige« Art, diese Haltung zu üben, ist diejenige, die sich in deinem Körper am besten anfühlt und deine Bedürfnisse und Ziele unterstützt.

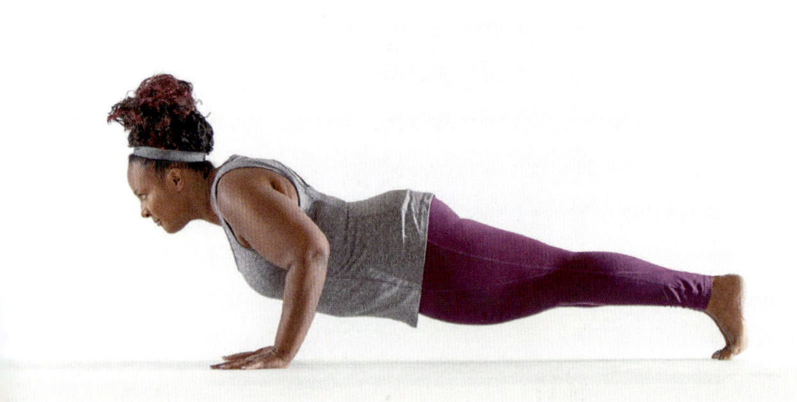

Wirkung

Regelmäßig praktiziert, dient die Stabhaltung der Stabilität und Kraft von Rumpf und Schultern. Zudem ist sie auch eine fabelhafte Vorbereitung auf Armbalancen, da viele dieser Haltungen eine ähnliche Ausrichtung des Oberkörpers erfordern.

Ausführung

- Schiebe dich aus der Plank (Seite 89) vorwärts und rolle dabei über die Fußballen, sodass sich die Schultern vor den Handgelenken befinden. Dies ermöglicht dir beim Absenken eine gleichmäßige Gewichtsverteilung auf Schultern, Ellbogen und Handgelenke. Halte die Brust und die Vorderseite der Schultern geweitet und beuge die Ellbogen.
- Lasse die Ellbogen nach hinten zeigen (statt wie beim Liegestütz zur Seite), aber presse sie nicht so fest gegen die Rippen, dass die Schultern sich runden. Beuge die Ellbogen leicht oder stärker und spüre, wie es sich anfühlt, die Schultern höher als die Ellbogen zu halten (was bedeutet, dass du keinen 90-Grad-Winkel einnimmst).
- Ob du einen 90-Grad-Winkel erreichst, ob du sogar noch tiefer gehst oder ob die Schultern oberhalb der Ellbogen bleiben, hängt letztendlich von vielen Faktoren ab: von bestehenden oder vergangenen Verletzungen, von der Wiederholungszahl, von deinen Zielen und Absichten und von deinen einzigartigen Körperproportionen. Wenn du die Stabhaltung mehrfach wiederholen willst, kann es nachhaltiger sein, die Schultern oberhalb der Ellbogen zu halten.
- Wagemutige bleiben ein paar Atemzüge in der viergliedrigen Stabhaltung. Oder du gehst von hier aus in den aufschauenden Hund, wieder hinauf in die Plank oder hinab in die Bauchlage.

Variante 1: Stabhaltung auf den Knien

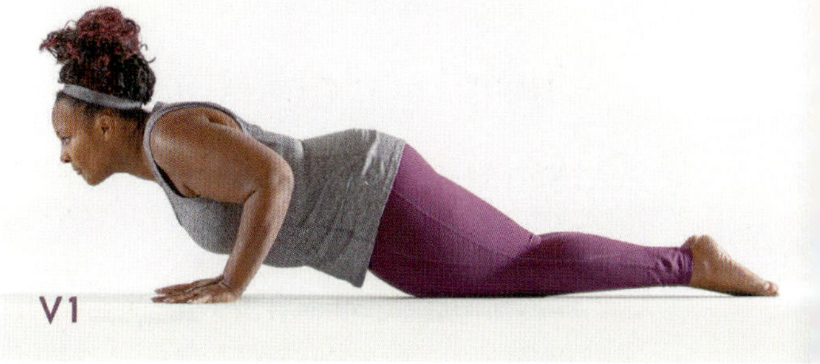
V1

Mit abgesenkten Knien kannst du die Ausführung der Stabhaltung und deine Ausrichtung besser verfeinern. Du hast mehr Stabilität und Kontrolle und kannst in der Position mehr experimentieren.

› Überlege dir in dieser Variante, wie du am einfachsten die Schultern über die Handgelenke hinausschieben kannst. Du kannst hier in einer Plank mit schwebenden Knien beginnen, dich nach vorn schieben und dann die Knie senken. Du kannst aber auch zuerst mit den Knien nach unten gehen und dich anschließend nach vorn schieben. Probiere aus, was sich im Körper am besten anfühlt.

› Wenn du von hier aus mit dem Bauch auf den Boden willst, um in die Kobra oder den aufschauenden Hund zu gelangen, kannst du die Zehen nach hinten richten, damit der Übergang weicher wird.

Variante 2: Stabhaltung mit Blöcken

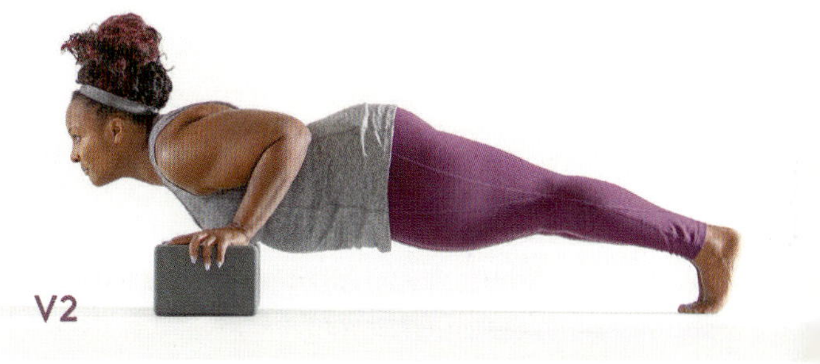
V2

Die Stabhaltung mit Blöcken unter den Händen ist eine großartige Variante, die du unbedingt ausprobieren solltest, falls deine Handgelenke schnell schmerzen. Die Gewichtsverteilung ist hier verändert – die Brustmuskulatur wird stärker beansprucht und die Handgelenke sind entlastet.

› Beginne auf Händen und Knien, wobei du mit den Fingern die Blöcke umgreifst, die sich in der niedrigen oder mittleren Stellung befinden. Stelle die Blöcke so unter den Schultern auf, dass die Oberkanten an den Oberseiten der Schultern ausgerichtet sind.

› Presse die Blöcke gegen den Boden und strecke beide Beine nacheinander aus, um in die Plank zu gelangen.

› Dann beuge mit dem Ausatmen die Ellbogen, sodass die Oberarme an den Körper herankommen.

› Von hier aus kannst du dich mit dem Einatmen direkt wieder in die Plank stemmen oder in den aufschauenden Hund übergehen und dann mit dem Ausatmen in den herabschauenden Hund – alles auf den Blöcken.

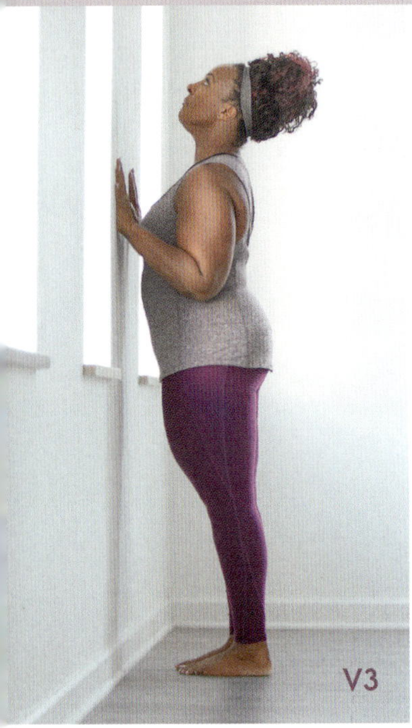

Variante 3: Stabhaltung an der Wand

Dies ist eine der niedrigschwelligsten Varianten der Stabhaltung, da sie das Gewicht in gewohnterer Weise zwischen Füßen und Händen verteilt.

› Stelle dich mit gut einer Fußlänge Abstand vor die Wand. Lege die Hände in Schulterhöhe auf die Wand, der Abstand der Hände voneinander entspricht dem zwischen den Schultern. Die Position passt, wenn die Schulteraußenseiten den kleinen Fingern und die Schulteroberseiten den Fingerspitzen gegenüberliegen.

› Atme ein, beuge mit dem Ausatmen die Ellbogen und senke den Oberkörper zur Wand. Lasse die Brust geweitet und schmiege die Ellbogen an die Rippen, sodass die Arme parallel zum Oberkörper sind.

› Hebe den Blick leicht, solange sich das im Hals gut anfühlt.

› Strecke mit dem Einatmen die Arme und lasse sie dann seitlich sinken.

Variante 4: Stabhaltung mit dem Stuhl

Diese Variante ist großartig geeignet, wenn man Kraft aufbauen möchte und/oder Schwierigkeiten hat, auf den Boden oder wieder in den Stand zu gelangen. Einen Stuhl zu nutzen kann auch die Handgelenke schonen, denn so wird der Winkel verändert, in dem das Gewicht auf die Handgelenke einwirkt.

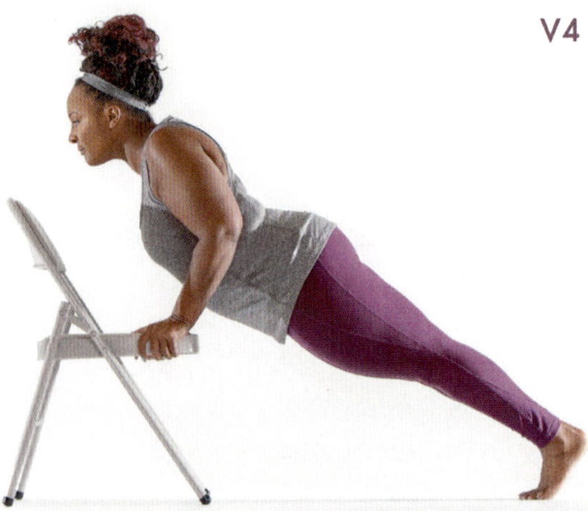

› Wende zu Beginn deinen Blick zur Sitzfläche. Halte dich an der Sitzfläche fest und lege die Finger um die Kanten. Gehe mit den Füßen nach hinten, bis der Körper eine gerade Linie bildet und du in eine Plank kommst.

› Beuge mit dem Ausatmen die Ellbogen, sodass sie an den Oberkörper gelangen und die Brust sich zum Stuhl hin senkt.

› Halte die Brust geweitet und schiebe die Fersen nach hinten. Blicke über die Stuhllehne nach vorn.

› Strecke einatmend die Arme. Gehe mit den Füßen dann wieder in Richtung Stuhl, um die Haltung zu beenden.

Beliebte Sonnengrüße

Es gibt noch viele andere Varianten des Sonnengrußes, aber diese beiden beinhalten viele der in diesem Kapitel vorgestellten Haltungen. Du lernst sie wahrscheinlich in der einen oder anderen Form in jedem Vinyasa-Yoga-Kurs kennen:

Sonnengruß A
Surya Namaskar A

- » Beginn in der Berghaltung
- » Einatmen, Gruß nach oben
- » Ausatmen, Vorbeuge im Stehen
- » Einatmen, halbe Vorbeuge im Stehen (Rücken gerade und waagerecht)
- » Ausatmen, Vorbeuge im Stehen
- » Einatmen, Plank
- » Ausatmen, Stabhaltung (man kann aus der halben Vorbeuge auch gleich in die Stabhaltung springen)
- » Einatmen, aufschauender Hund (oder Kobra)
- » Ausatmen, herabschauender Hund (einige Atemzüge halten)
- » Einatmen, auf die Fußballen gehen; ausatmen, Knie beugen und nach vorn blicken; dann Schritt oder Sprung in die Vorbeuge im Stehen
- » Einatmen, halbe Vorbeuge im Stehen
- » Ausatmen, Vorbeuge im Stehen
- » Einatmen, aufrichten und Arme zur Seite und nach oben strecken
- » Ausatmen, zurück in die Berghaltung mit den Händen auf dem Herzen

Sonnengruß B
Surya Namaskar B

- » Beginn in der Berghaltung
- » Einatmen, Stuhlhaltung
- » Ausatmen, Vorbeuge im Stehen
- » Einatmen, halbe Vorbeuge im Stehen
- » Ausatmen, Vorbeuge im Stehen
- » Einatmen, Plank
- » Ausatmen, Stabhaltung (oder aus der halben Vorbeuge gleich in die Stabhaltung springen)
- » Einatmen, aufschauender Hund (oder Kobra)
- » Ausatmen, herabschauender Hund
- » Einatmen, Krieger I mit dem rechten Fuß vorn (gern auch mehrere Atemzüge nehmen, um dorthin zu gelangen)
- » Ausatmen, Stabhaltung
- » Einatmen, aufschauender Hund
- » Ausatmen, herabschauender Hund
- » Einatmen, Krieger I mit dem linken Fuß vorn
- » Ausatmen, Stabhaltung
- » Einatmen, aufschauender Hund
- » Ausatmen, herabschauender Hund (einige Atemzüge halten)
- » Einatmen, auf die Fußballen gehen; ausatmen, Knie beugen und nach vorn blicken; dann Schritt oder Sprung in die Vorbeuge im Stehen
- » Einatmen, halbe Vorbeuge im Stehen
- » Ausatmen, Vorbeuge im Stehen
- » Einatmen, Stuhlhaltung
- » Ausatmen, zurück in die Berghaltung mit den Händen auf dem Herzen

Kapitel 7

Standhaltungen

Krieger II – *Virabhadrasana II*

Das Schöne an der Kriegerhaltung ist, dass wir darin stehend in unsere Kraft finden und der Welt unser Licht schenken können.

Wirkung

Die Kriegerhaltung II eignet sich wunderbar zum Aufbau von Ausdauer und stärkt die Oberschenkel- und Gesäßmuskulatur. Sie erfordert auch, dass man Schultern (wenn die Arme ausgestreckt sind), Bauchmuskeln, Unterschenkel und Fußgewölbe anspannt.

Ausführung

› Stelle dich mit weit auseinanderstehenden Füßen so auf die Matte, dass du zur langen Seite schaust. Strecke die Arme T-förmig zur Seite und richte die Handgelenke möglichst über den Fußgelenken aus. Dies dient nur dazu, die Breite der Fußstellung zu bestimmen; sobald du den breitbeinigen Stand gefunden hast, bringst du die Hände zurück zu den Hüften.

› Drehe den rechten Fuß auswärts, sodass die Zehen zur Schmalseite der Matte zeigen. Richte die Außenkante des linken Fußes parallel zum anderen Ende der Matte aus oder drehe die hinteren Zehen leicht nach innen (der hintere Fuß weicht im Krieger II gern nach außen aus, also kann es hilfreich sein, ihn lieber ein wenig mehr als nötig einzudrehen).

› Nach »traditioneller« Lehre steht in dieser Haltung die Ferse des vorderen Fußes in einer Linie mit dem Fußgewölbe des hinteren Fußes, aber für viele von uns wird die Fußstellung dadurch zu

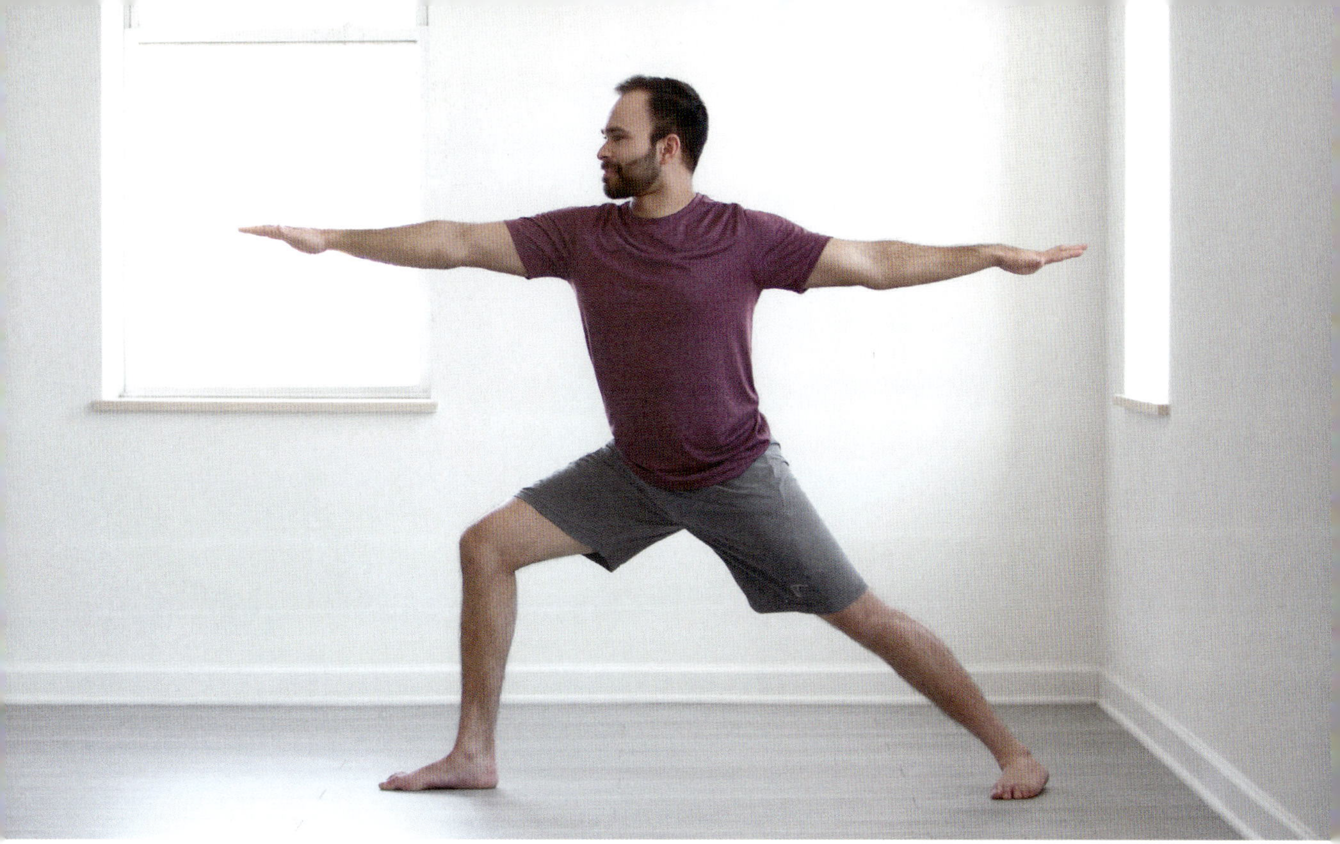

schmal, was das Gleichgewicht erschwert. Daher ist es oftmals hilfreich, die vordere Ferse stattdessen an der hinteren Ferse auszurichten. Probiere aus, welche Stellung am besten zu dir passt.

› Hebe die Arme wieder zur Seite in die T-Position, sodass sie auf Schulterhöhe waagerecht sind. Achte darauf, dass der Oberkörper senkrecht über dem Becken steht und nicht nach vorn oder hinten geneigt ist.

› Beuge das rechte Knie, bis es senkrecht über dem rechten Fußgelenk liegt. Falls das rechte Knie vor dem Fußgelenk liegt und sich das nicht gut anfühlt, dann schiebe dich etwas nach hinten (beuge das vordere Knie weniger) oder verbreitere deine Fußstellung. Denke daran, dass das vordere Bein keinen »perfekten« 90-Grad-Winkel bilden muss. Wenn sich die Haltung für den vorderen Oberschenkel zu intensiv anfühlt, dann verkürze die Fußstellung.

› Richte das rechte Knie an der Mitte des rechten Fußes aus. Das Knie neigt dazu, einwärts zu sacken und zum großen Zeh zu zeigen, besonders bei verspannten Hüften. Um dem entgegenzuwirken, hältst du den Ballen des großen Zehs geerdet und zeigst mit dem Knie auf den kleinen Zeh.

› Drehe den Kopf nach rechts und blicke über die Spitze des rechten Mittelfingers hinweg.

› Presse die Füße gegen den Boden und voneinander weg, so als wolltest du die Matte auseinanderdehnen. Dadurch stabilisierst du das hintere Bein.

› Bleibe drei bis fünf Atemzüge in der Haltung und wechsle dann die Seite.

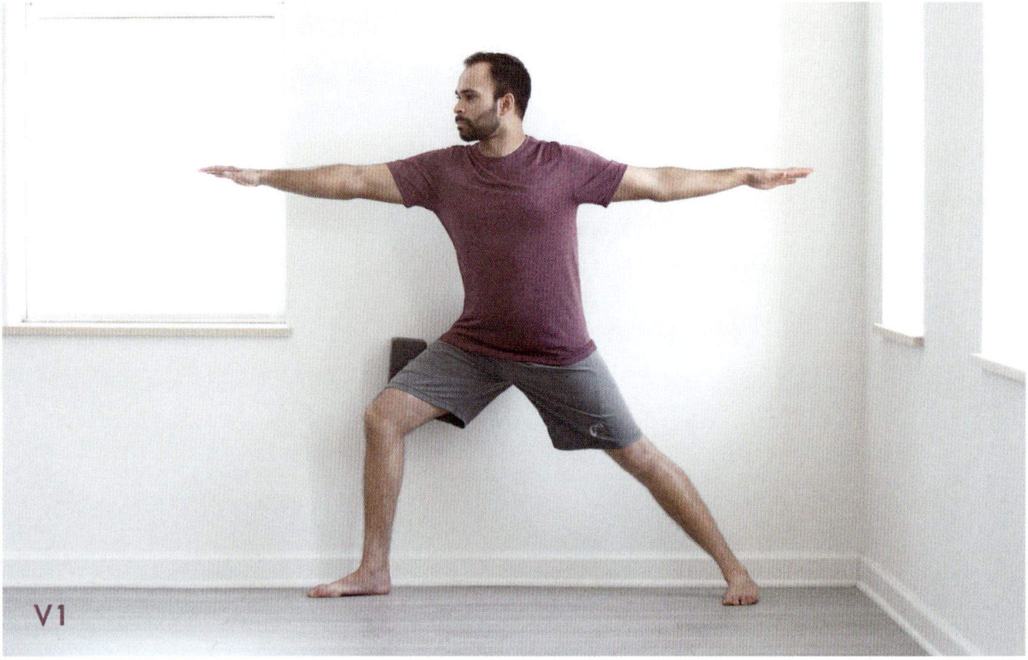

Variante 1: Krieger II mit Block an der Wand

Diese Variante ist genau das Richtige, wenn dein vorderes Knie in der Kriegerhaltung II zum Absacken in Richtung großer Zeh neigt. Das Üben mit dem Block an der Wand kann dir helfen, die Außenrotatoren an der vorderen Hüfte zu aktivieren und das vordere Knie auf eine Linie mit der Fußmitte zu bekommen.

› Stelle dich im Krieger II nach rechts schauend so mit dem Rücken zur Wand auf, dass die linke Ferse die Fußleiste berührt.

› Klemme den Block in schmaler oder mittlerer Stellung zwischen Knie oder Oberschenkel des rechten Beins und die Wand. Ob der Block sich in schmaler oder mittlerer Stellung befindet, hängt davon ab, wie nah der rechte Fuß an der Wand steht. Ziel ist, dass das rechte Knie zur Mitte des rechten Fußes zeigt. Passe also bei Bedarf die Stellung des Blocks und/oder des Fußes an.

› Erde dich durch den Ballen des rechten großen Zehs und drücke den Block gegen die Wand. Spürst du, wie sich dabei die rechten Hüftmuskeln anspannen?

› Bleibe drei bis fünf Atemzüge lang in der Haltung und wechsle dann die Seite.

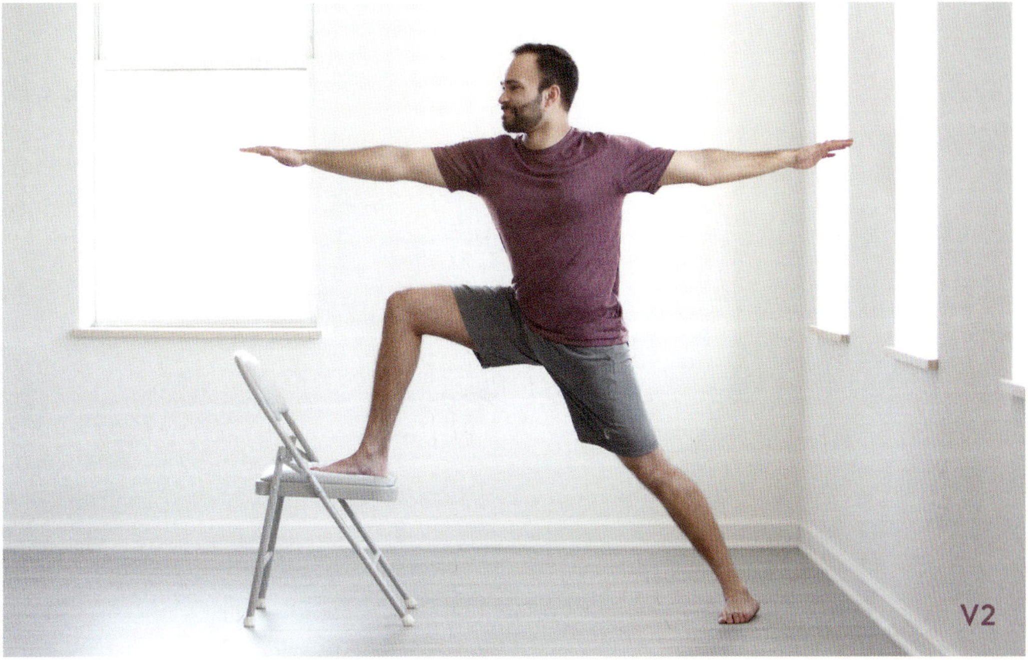

Variante 2: Krieger II mit einem Fuß auf dem Stuhl

Diese Variante haben wir von unserer sehr kreativen Freundin, der Yogalehrerin Allison Jeraci, gelernt – und wir lieben sie. Wieso? Weil sie mehr Last (Arbeit) aufs hintere Bein verlagert und uns die Haltung ganz anders erleben lässt.

› Stelle den Stuhl mit der Sitzfläche zu dir zeigend ans Ende der Matte. Halte dich zunächst am Stuhl fest, um das Gleichgewicht zu halten.

› Stelle den rechten Fuß auf die Sitzfläche (Knie senkrecht über dem Fußgelenk) und gehe mit dem linken Fuß zurück in die Kriegerhaltung II.

› Strecke die Arme T-förmig aus und halte sie parallel zur Längsseite der Matte.

› Halte den hinteren Fuß geerdet.

Tipp

Auch wenn Jai auf dem Foto leichtsinnigerweise ohne Matte übt, empfehlen wir, alle vier Stuhlbeine auf die Matte zu stellen. Der Reibungswiderstand verhindert ein Verrutschen des Stuhls, was zu einem unfreiwilligen Spagat führen würde! Falls sich der Stuhl instabil anfühlt, dann stelle ihn mit der Lehne an die Wand. Sollte der Fuß vom Stuhl abrutschen, kannst du eine Yogamatte auf die Sitzfläche legen.

Krieger III – *Virabhadrasana III*

Die Kriegerhaltungen inspirieren uns, uns unserer Kraft, Ausdauer und unseres Konzentrationsvermögens gewahr zu werden. Besonders der Krieger III fordert unseren Gleichgewichtssinn heraus. Er kann uns auch das Gefühl vermitteln zu fliegen und könnte deshalb ebenfalls als »Fliegerhaltung« betrachtet werden, wenn man ihn mit ausgebreiteten Armen übt, statt die Hände nach vorn zu strecken oder vor das Herz zu halten.

Wirkung

Die Kriegerhaltung III aktiviert die Bein- und Rumpfmuskulatur und verbessert den Gleichgewichtssinn und die Propriozeption, also den Sinn dafür, wo sich der Körper im Raum befindet. Der Krieger III beansprucht auch die Schultermuskeln und erfordert Konzentration, da wir uns mit unserem Atem verbinden und unseren Blick fixieren müssen, um das Gleichgewicht zu halten.

Ausführung

› Beginne im hohen Ausfallschritt (Seite 72), mit dem rechten Fuß vorn und den Händen an den Hüften.

› Richte den Blick auf einen Punkt vor dir auf dem Boden.

› Beuge dich allmählich nach vorn und verlagere das Gewicht auf den rechten Fuß. Halte das rechte Knie leicht gebeugt, während du den linken Fuß vom Boden hebst. Finde dein Gleichgewicht.

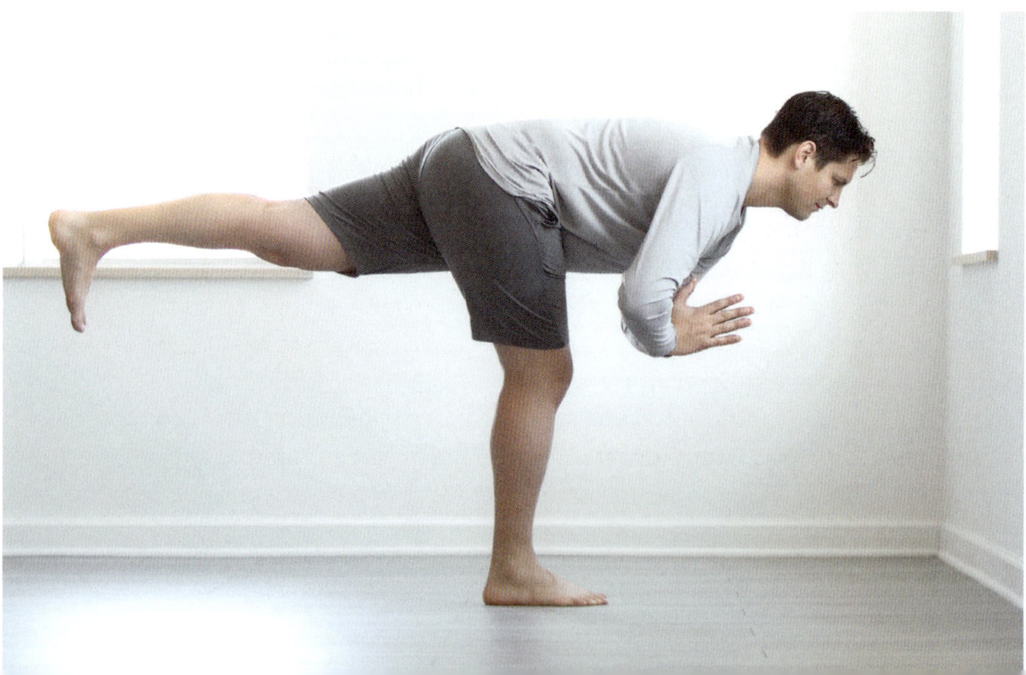

- Versuche nun das rechte Bein zu strecken, und neige den Oberkörper weiter, bis er waagerecht ist. Beachte dabei, dass deine Hüfte gerade bleibt und dein Oberkörper parallel zum Boden ist.
- Recke dich durch den Scheitel hindurch nach vorn und länge die Wirbelsäule, um das Gewicht des linken Beins auszugleichen, das sich gerade nach hinten streckt.
- Blicke nach unten auf den Boden oder leicht nach vorn.
- Richte das Becken möglichst waagerecht aus.
- Drehe die linke Oberschenkelinnenseite von der Richtung her nach oben und ziehe den linken Fuß an, sodass die Zehen zum Boden zeigen.
- Ziehe die rechte Hüftaußenseite nach hinten.
- Lasse die Hände an den Hüften, bis du deine Balance gefunden hast. Sobald du dich bereit fühlst, kannst du die Arme zur Seite oder nach vorn strecken. Du kannst auch die Hände in Gebetshaltung vor die Brust holen.
- Versuche, drei bis fünf Atemzüge in der Haltung zu bleiben. Um hinauszukommen, beugst du das rechte Knie und begibst dich wieder in den hohen Ausfallschritt. Versuche, die Haltung genauso kontrolliert zu verlassen, wie du sie eingenommen hast. Wechsle die Seite.

Tipp

Bei Schwierigkeiten mit dem Gleichgewicht kannst du dich in die Nähe einer Wand stellen, damit du weißt, dass du dich zur Not festhalten kannst. Du kannst auch die Fingerspitzen auf den Boden oder auf Blöcke stützen, um leichter die Balance zu halten.

Variante 1: Krieger III mit dem Fuß an der Wand und Blöcken unter den Händen

Bei dieser Variante dient die Wand nicht nur als Balancehilfe. Indem man den Fuß gegen die Wand drückt, erreicht man mehr Länge in der Wirbelsäule und vielleicht sogar ein größeres Empfinden für die Kraft des Kriegers III. Und weil man ziemlich senkrecht zur Wand steht, können Blöcke unter den Händen die Haltung leichter zugänglich machen, indem sie »den Boden näherbringen«. Sie helfen zudem, die Balance zu halten, und unterstützen einen, die Wirbelsäule lang und neutral auszurichten. Falls man beim Krieger III dazu neigt, das angehobene Bein auswärts zu drehen, hilft die Begrenzung der Wand dabei, das hintere Bein mittig zu halten.

Der schwierigste Teil besteht darin, den richtigen Abstand zur Wand zu finden. Nimm dir Zeit, mit deiner Aufstellung zu experimentieren, damit du die optimale Distanz für dich findest.

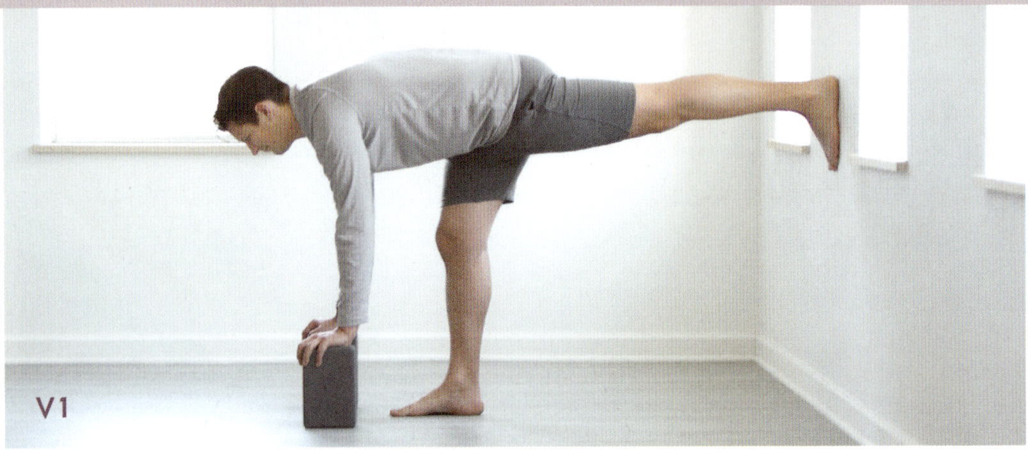
V1

- Miss zuerst eine Beinlänge Abstand von der Wand, indem du dich hinsetzt, dein Rücken ist dabei an der Wand. Strecke dann die Beine aus. Schau, wo die Fersen sind und lege die Blöcke – anfangs in hoher Stellung – ein paar Zentimeter vor sie. Platziere die Blöcke schulterbreit auseinander.
- Stelle dich dann so hin, dass die Zehen ein paar Zentimeter vor den Blöcken sind. Gehe in die halbe Vorbeuge *(Ardha Uttanasana)* mit den Händen oder Fingerspitzen auf Blöcken und den Schultern über den Handgelenken. Strecke dich durch die Hüfte nach hinten und durch den Scheitel nach vorn, sodass sich die Wirbelsäule längt. Dabei kannst du die Knie leicht oder stark beugen. Falls die Blöcke zu niedrig sind und dein Rücken sich rundet, kannst du eine höhere Stütze verwenden, beispielsweise einen Stuhl. Solltest du die lange, neutrale Wirbelsäule auch mit niedrigeren Blöcken beibehalten können, dann stelle sie ruhig entsprechend auf.
- Strecke nun das linke Bein gerade nach hinten und lege den linken Fuß an die Wand, mit der linken Ferse etwa in Hüfthöhe. Die gesamte Sohle des linken Fußes, einschließlich der Ferse, sollte die Wand berühren, die rechte Hüfte sollte senkrecht über der rechten Ferse stehen, die Schultern senkrecht über den Handgelenken.
- Um diese Ausrichtung zu finden, musst du die Haltung möglicherweise auflösen und dich näher zur Wand oder weiter von ihr wegstellen.
- Wenn du in der augenscheinlich passenden Haltung bist, dann überprüfe noch, ob alle Zehen des linken Fußes zum Boden zeigen.
- Das rechte Knie ist anfangs gebeugt und zeigt mit der Kniescheibe zur Mitte des rechten Fußes. Du kannst das Knie gebeugt halten oder es allmählich strecken und dabei die rechte Hüftaußenseite nach hinten ziehen.
- Stemme den linken Fuß gegen die Wand und den rechten Fuß gegen den Boden, um noch mehr Länge in die Wirbelsäule zu bringen.
- Wenn du möchtest, kannst du ausprobieren, wie es ist, die Hände von den Blöcken zu heben.
- Bleibe drei bis fünf Atemzüge lang in der Haltung und wechsle dann die Seite.

Variante 2: Krieger III mit den Händen an der Wand

Diese Variante von Krieger III beginnst du mit dem Gesicht zur Wand. Lege die Hände in Schulterhöhe und Schulterbreite an die Wand (um sie später möglicherweise noch anzupassen). Du kannst die Handflächen flach auflegen oder nur die Fingerspitzen aufstützen, um deinen Gleichgewichtssinn herauszufordern.

› Gehe mit den Füßen zurück, bis der Oberkörper waagerecht geneigt ist und die Hüften senkrecht über den Fersen stehen. Passe die Stellung der Hände nach Bedarf an.

› Stemme die Hände gegen die Wand und verlagere dein Gewicht auf den rechten Fuß, während du das linke Bein nach hinten ausstreckst. Rolle die linke Hüftaußenseite von der Richtung her nach unten und drehe die Oberschenkelinnenseite nach oben.

› Strecke dich durch die linke Ferseninnenseite nach hinten und durch den Scheitel nach vorn, den Blick auf den Boden gerichtet.

› Bleibe drei bis fünf Atemzüge lang in der Haltung und senke dann den linken Fuß zurück zum rechten. Du kannst sofort die Seite wechseln oder erst die Haltung verlassen, um zwischendurch eine Pause einzulegen. Dazu gehst du mit den Füßen zur Wand und mit den Händen die Wand hinauf und kehrst in den Stand zurück.

Tipp

Da der Oberkörper in der Haltung ganz waagerecht ist, erfordert diese Variante viel Rückenkraft. Um der Rückenmuskulatur die Arbeit zu erleichtern, kannst du das hintere Bein auf einen Stuhl oder Block stützen und/oder die Hände höher gegen die Wand lehnen, sodass der Oberkörper schräger ausgerichtet ist.

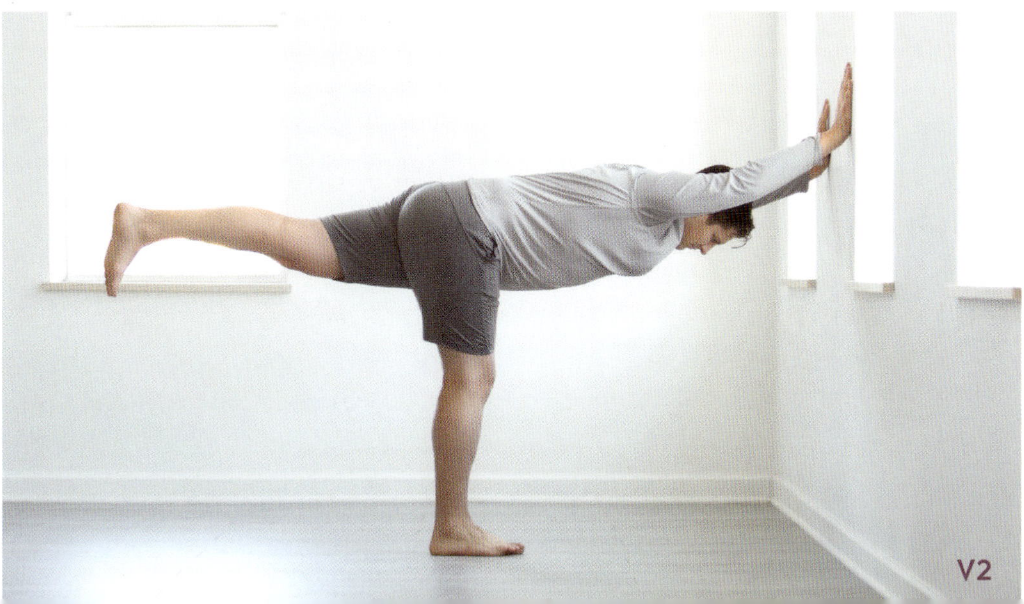

Variante 3: Krieger III mit Gurt

Ähnlich wie die Variante I bietet diese Variante des Kriegers III einen Widerstand, gegen den man den Fuß drücken kann. So lässt sich mehr Länge in die Wirbelsäule bringen. Der Unterschied liegt darin, dass diese Variante den Gleichgewichtssinn stärker herausfordert.

- Beginne in der Berghaltung. Nimm in jeder Hand ein Ende des Gurts. Halte die Arme seitlich neben dem Körper und stelle den linken Fuß mittig auf den Gurt, sodass die Ferse dahinter liegt. Mache mit dem rechten Fuß einen kleinen Schritt nach vorn, vor den Gurt.
- Deine Arme sind neben dem Körper. Greife den Gurt so, dass er sich beim Hochziehen strafft.
- Mache die Wirbelsäule lang, neige dich aus den Hüften heraus langsam nach vorn und strecke dabei das linke Bein nach hinten, bis du in den Krieger III gelangst.
- Spanne mit beiden Händen den Gurt und schiebe gleichzeitig die linke Ferse nach hinten.
- Bleibe drei bis fünf Atemzüge lang in der Haltung und wechsle dann die Seite.

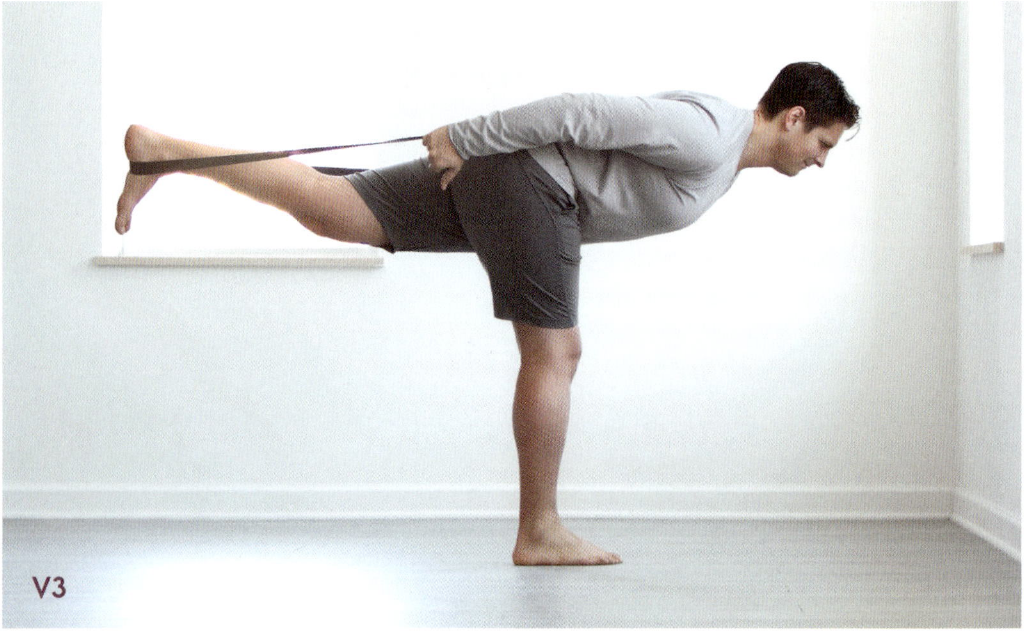

Göttin – *Utkata Konasana*

Die Göttin ist eine anspruchsvolle Haltung – sie erfordert ebenso Kraft wie Konzentration und Körperspannung. Dennoch kann diese intensive Asana in der einen oder anderen Form fast allen Yogalernenden zugänglich gemacht werden.

Wirkung

Die Göttinnenhaltung beansprucht besonders die Muskeln des Unterkörpers. Vor allem die Gesäß- und Oberschenkelmuskeln arbeiten dabei spürbar! Wer eine bestimmte Zeit lang (zum Beispiel 30 Sekunden) durchhält, kann wunderbar Kraft und Ausdauer aufbauen.

Ausführung

› Stelle die Füße weit auseinander, das Gesicht zur Längsseite der Matte gewandt. Breite die Arme T-förmig aus. Prüfe, ob Handgelenke und Fußgelenke auf einer Linie liegen.

› Drehe die Füße nach außen und gehe in die Hocke, wobei die Knie in die gleiche Richtung wie die Zehen zeigen. Beuge die Ellbogen, sodass die Arme von der Form her an einen Kaktus erinnern.

› Bleibe drei bis fünf Atemzüge lang in der Haltung (oder länger, wenn du möchtest!).

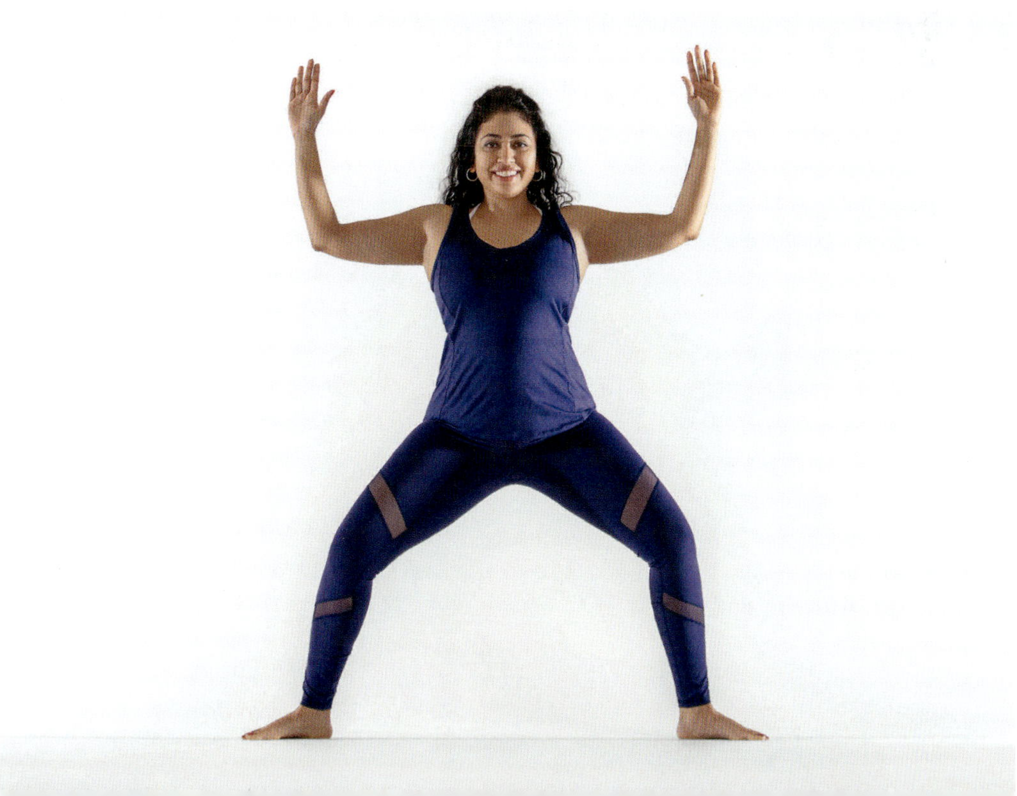

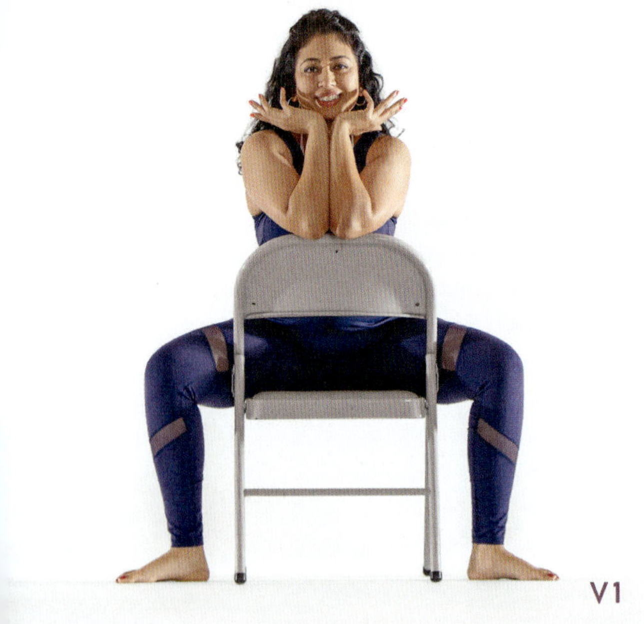

Variante 1: Göttin auf dem Stuhl

- Verwende hierfür einen Stuhl mit niedrigerer Rückenlehne (zum Beispiel einen Klappstuhl). Setze dich mit dem Gesicht zur Stuhllehne hin. Stelle die Füße breitbeinig auf beiden Seiten des Stuhls auf, sodass du in Göttinnenform rittlings auf dem Stuhl sitzt.
- Stütze die Ellbogen auf die Stuhllehne, lehne die Handgelenke aneinander, öffne die Hände und lege das Kinn auf die Handflächen.

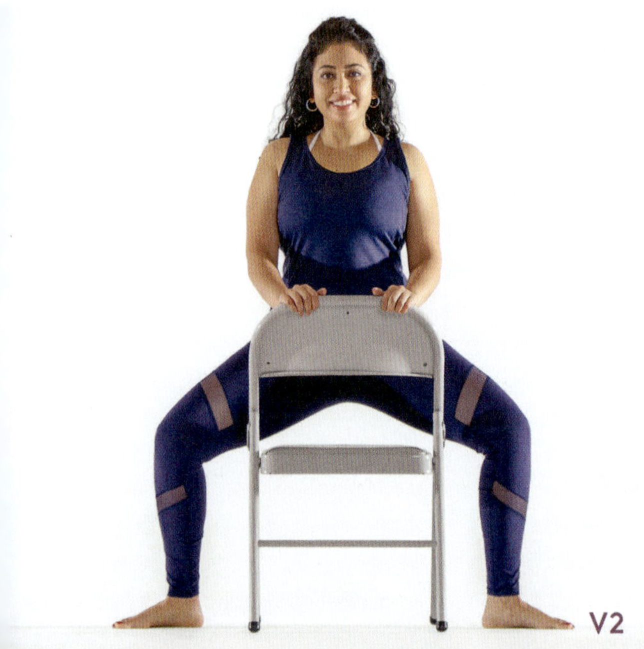

Variante 2: Schwebende Göttin

- Stelle dich rittlings über den Stuhl, mit dem Gesicht zur Lehne und mit beidseitig breit aufgestellten Füßen. So nimmst du die Göttinnenform ein und schwebst über der Sitzfläche des Stuhls.
- Stemme die Füße in den Boden, um dich zu erden. Lege die Hände auf die Stuhllehne.

Gestreckte seitliche Winkelhaltung
Utthita Parsvakonasana

Utthita Parsvakonasana – die gestreckte seitliche Winkelhaltung oder kurz: seitlicher Winkel – ist eine Haltung, die oft in Übungsfolgen vorkommt, die im Stehen ausgeführt werden. Es gibt zahlreiche Möglichkeiten, diese Haltung so zu variieren, dass sie zum Thema der Übungsfolge passt (Hüftöffnung, Brustöffnung, Seitendehnung, Rumpfstärkung und so weiter). Der seitliche Winkel bereitet auch wunderbar auf viele andere Yogahaltungen vor. Dürfte man sich nur eine Haltung zum Aufwärmen aussuchen, wäre der seitliche Winkel eine hervorragende Wahl!

Wirkung

Der seitliche Winkel dehnt die Oberschenkelinnenseiten beider Beine, beansprucht den Quadrizeps des vorderen Beins, dehnt die Flanke des Rumpfs (vor allem die Zwischenrippenmuskeln, die schräge Bauchmuskulatur und den quadratischen Lendenmuskel der gedehnten Körperseite – der Seite, die nach oben zeigt) und aktiviert die schrägen Bauchmuskeln auf der anderen Seite, besonders in der Variante ohne »Abstützen«.

Ausführung

› Stelle dich so hin, wie du es für Krieger II (Seite 96) tun würdest, das Gesicht zur Längsseite der Matte gewandt, die Füße weit auseinander. Drehe den rechten Fuß auswärts, sodass er zur Schmalseite der Matte zeigt. Richte die Außenkante des linken Fußes parallel zur Schmalseite der Matte aus oder drehe ihn leicht einwärts. Passe die Haltung nach Bedarf an, damit du dich stabil fühlst.

› Beuge das rechte Knie, sodass es senkrecht über dem Fußgelenk steht. Richte das rechte Knie wie beim Krieger II an der Mitte des rechten Fußgelenks aus.

› Lege den rechten Unterarm mit der Handfläche nach oben auf den rechten Oberschenkel, die Schulter senkrecht über dem Ellbogen. Lege die linke Hand auf die linke Hüfte.

› Schiebe die Füße auseinander, als wolltest du die Matte lang ziehen (dadurch verteilst du dein Gewicht gleichmäßiger zwischen beiden Beinen).

› Stemme den rechten Unterarm gegen den rechten Oberschenkel, sodass die Schulter weit wird (und nicht einsackt).

› Bleibe so. Oder strecke den linken Arm gerade nach oben zur Decke. Ebenso kannst du ihn neben dem linken Ohr emporstrecken, um die Flanke zu dehnen. Um die linke Schulter stärker zu entspannen, bewege den linken kleinen Finger Richtung Boden.

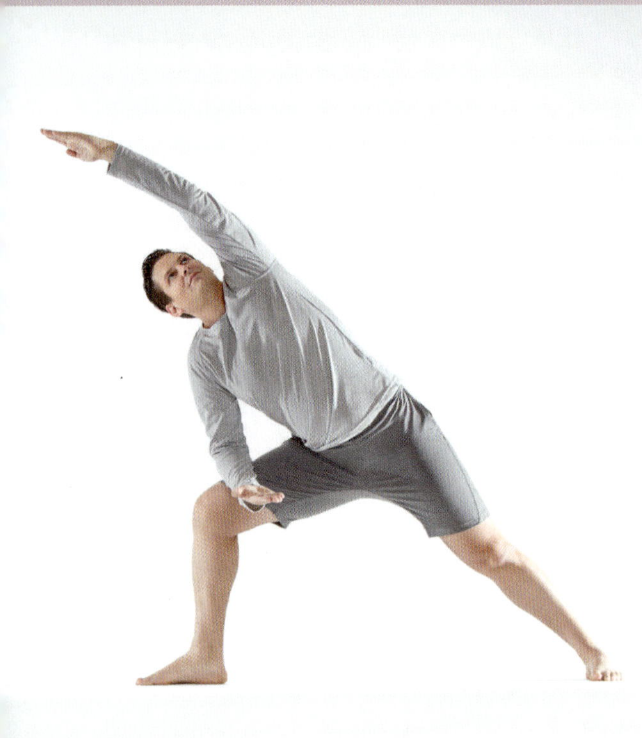

› Du kannst geradeaus blicken oder den Kopf so drehen, dass du zum linken Arm oder zur Hand schaust, je nachdem, was sich im Nacken am besten anfühlt. Strecke die Brust Richtung Himmel.

› Wenn der vordere Unterarm auf dem Oberschenkel liegt, wird diese Variante als *Ardha Parsvakonasana* oder halbe seitliche Winkelhaltung bezeichnet. Bleibe so oder stütze die rechte Hand auf den Boden. Du kannst auch neben den rechten Fuß links oder rechts einen Block stellen und die rechte Hand auf den Block legen.

› Bleibe drei bis fünf Atemzüge in der Haltung. Um sie zu verlassen, schaust du nach vorn. Schiebe beim Einatmen die Füße auseinander und erhebe dich in den Krieger II. Strecke das vordere Bein und wechsle die Seite.

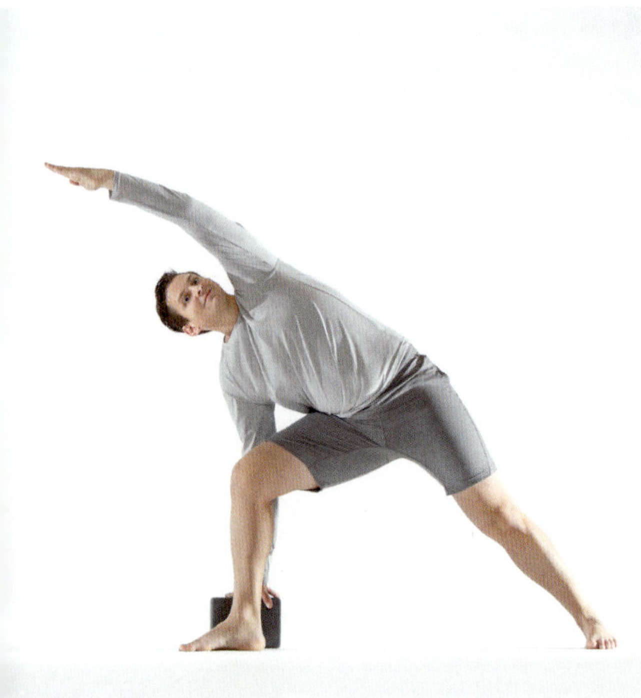

Tipp

Fragst du dich, ob du die vordere Hand außen- oder innenseitig neben den Fuß stellen sollst? Hier ein paar Anhaltspunkte.

Die Hand auf den Boden oder auf einen Block an der Außenseite des Fußes zu stützen kann ein intensiveres Gefühl hervorrufen. Das gilt besonders dann, wenn du dabei das Schienbein oder das Knie gegen den Arm drückst, sodass sich das Knie am kleinen Zeh ausrichtet. Lasse nun die untere Schulter nach hinten rollen (in dieser Haltung neigt sie oft dazu, sich nach vorn zu runden).

Wenn du dich auf gebundene Haltungen und bestimmte Armbalancen vorbereitest, kann es hilfreich sein, die Hand an die Innenseite des vorderen Fußes zu stellen, da dies häufig die Position ist, auf die du dich einstellst.

Variante 1: Seitliche Winkelhaltung auf dem Stuhl

Ein Stuhl kann dazu beitragen, dass sich die gestreckte seitliche Winkelhaltung stabiler und somit sicherer anfühlt. Das ermöglicht es dir, diese Haltung in einem größeren Bewegungsbereich zu erkunden.

› Setze dich aufrecht auf die Vorderkante des Stuhls. Breite die Beine aus, sodass die Beine die Sitzfläche des Stuhls überspannen. Die rechte Oberschenkelrückseite ruht fest auf der Sitzfläche, das linke Bein ist nach links ausgestreckt. Stelle die Füße in die Kriegerhaltung II, wobei der rechte Fuß nach rechts zeigt und der linke geradeaus.

› Lege den rechten Unterarm mit der Handfläche nach oben auf den Oberschenkel und strecke den linken Arm senkrecht oder neben dem Ohr nach oben.

› Blicke nach vorn oder nach oben zur linken Hand.

› Bleibe drei bis fünf Atemzüge lang in der Haltung und wechsle dann die Seite.

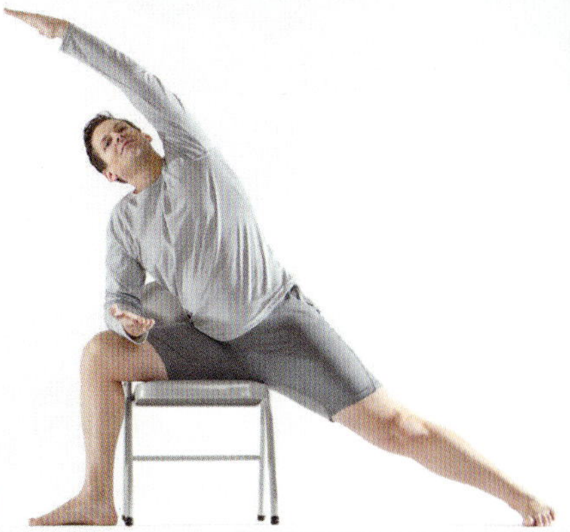

V1

Variante 2: Schwebende seitliche Winkelhaltung

Oder brauchst du eher eine Herausforderung für die Rumpfmuskulatur? Dann ist die schwebende seitliche Winkelhaltung das Richtige, denn sie beansprucht insbesondere die schrägen Bauchmuskeln.

› Beginne in der halben seitlichen Winkelhaltung *(Ardha Parsvakonasana)* und strecke, ohne etwas anderes zu ändern, den rechten (den unteren) Arm diagonal nach oben. Damit die Form der Haltung erhalten bleibt, musst du die Rumpfmuskulatur gehörig anspannen.

› Halte den Hinterkopf in einer Linie mit der Rückseite des Beckens. Die Brust dreht sich himmelwärts (vermeide es, dich nach vorn zu krümmen). Halte das vordere Knie gebeugt.

› Vergiss nicht zu atmen! Bleibe drei bis fünf Atemzüge lang in der Haltung. Oder wage eine Challenge und stoppe die Zeit: 30 bis 60 Sekunden sind für den Anfang eine gute Leistung.

› Richte dich anschließend mit dem Einatmen in den Krieger II auf, strecke das vordere Bein und wechsle die Seite.

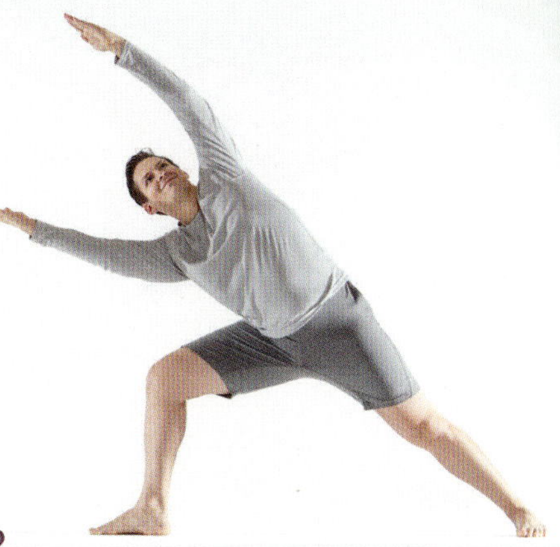

V2

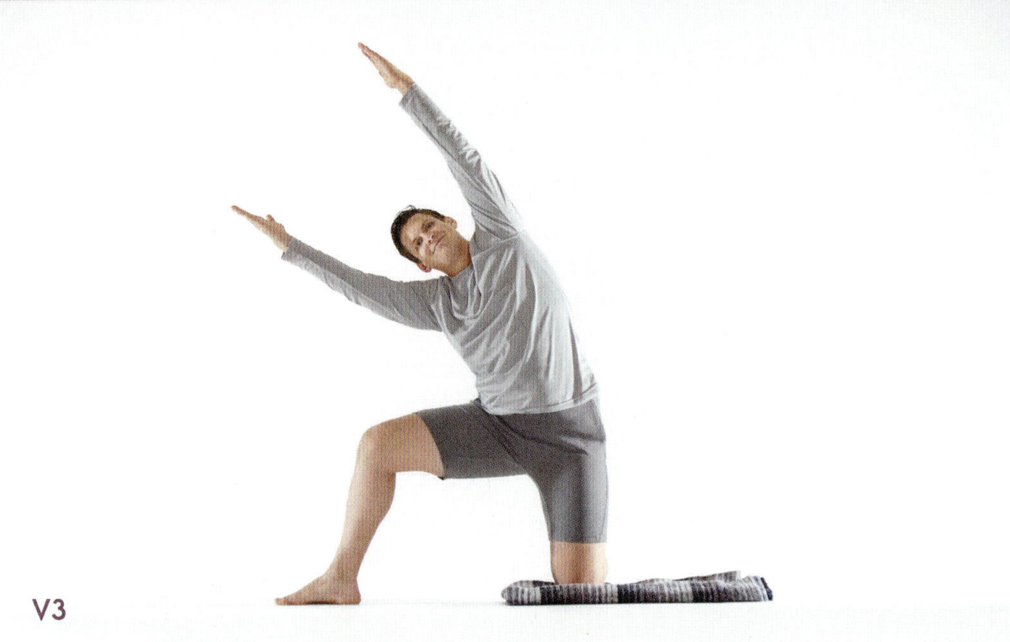

V3

Variante 3: Seitliche Winkelhaltung im Knien

Wenn sich die Haltung im Stehen instabil anfühlt und deine Knie das Hinknien gut aushalten, kannst du alle hier beschriebenen Varianten auch in kniender statt in stehender Position ausführen. Falls du einfach Abwechslung möchtest, ist das natürlich ebenfalls eine Möglichkeit für dich.

- Beginne im Ausfallschritt mit dem rechten Fuß vorn und den Fingerspitzen beidseits des Fußes auf dem Boden. Senke das hintere Knie auf den Boden, die Zehen zeigen nach vorn. Wenn du möchtest, kannst du das hintere Knie mit einer Decke unterpolstern.
- Verschiebe nun den linken Fuß so nach rechts, dass das linke Schienbein in einen 45-Grad-Winkel gelangt.
- Richte den Oberkörper auf und drehe ihn zur Längsseite der Matte, sodass du in eine Kriegerhaltung II auf die Knie kommst.
- Wenn du möchtest, kannst du den linken Fuß ganz nach hinten zeigen lassen, wie es Kyle auf dem Foto vormacht. Finde die Position, die sich im Knie am besten anfühlt.
- Von hier aus nimmst du die Winkel-Variante deiner Wahl ein und bleibst drei bis fünf Atemzüge in der Haltung, bevor du in den Ausfallschritt zurückkehrst und die Seite wechselst.

Tipp

Diese Variante lässt sich ideal in eine Vinyasa-Übungsfolge einbauen, die im Knien ausgeführt wird.

Gestreckte Dreieckshaltung – *Utthita Trikonasana*

Utthita Trikonasana, oft einfach *Trikonasana* oder Dreieck genannt, ist eine wichtige Stehhaltung. Eine Version davon findet sich in fast allen Stilen des haltungsorientierten Yoga. Trotzdem kann sich das Dreieck als schwierig entpuppen. Seine Struktur wirkt zwar einfach, aber diese Einfachheit täuscht. Die Haltung erfordert einen superfesten Stand und einige Flexibilität der Sehnen im Bereich der Beinrückseiten. Mithilfe der folgenden Tipps wirst du dir hoffentlich das Dreieck vom Sockel holen und es dir aneignen.

Wirkung

Die Dreieckshaltung dehnt und kräftigt die Bein- und Hüftmuskulatur und öffnet Brust und Schultern. Sie ist auch eine Herausforderung für den Gleichgewichtssinn und die Standfestigkeit und kann beides verbessern, wenn sie regelmäßig geübt wird.

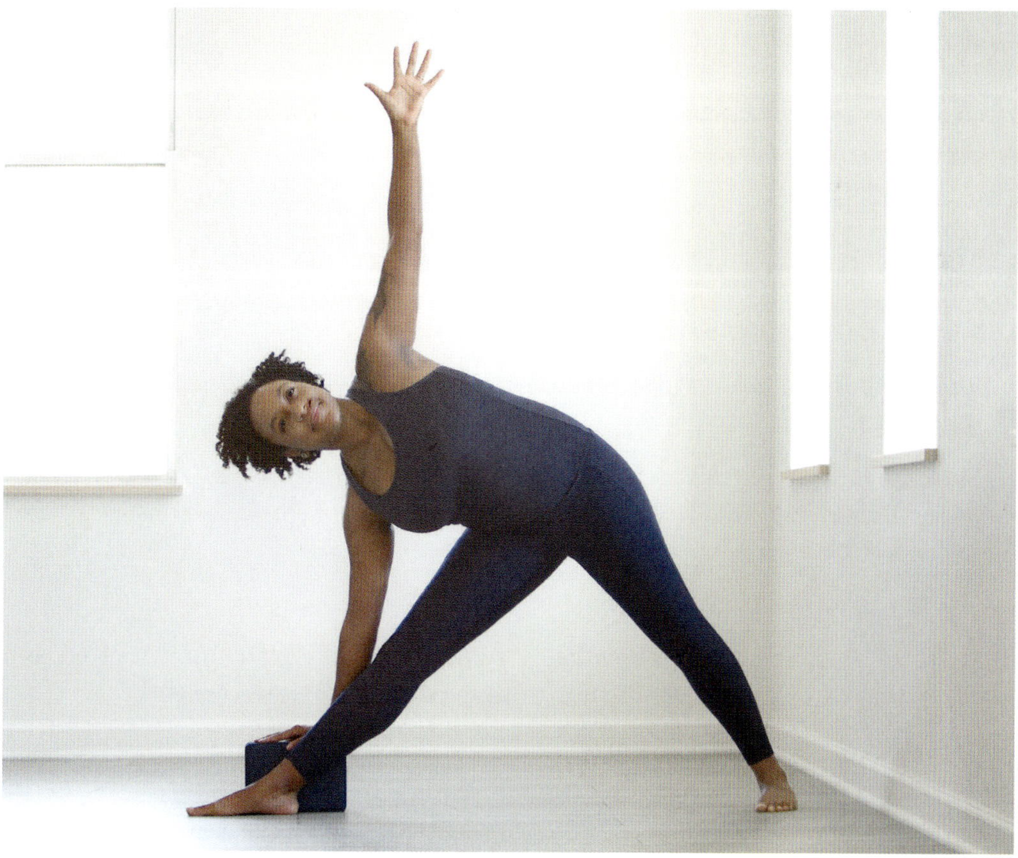

Ausführung

Es gibt viele Arten, sich dem Dreieck zu nähern. Während manche Yogaschulen die Dreieckshaltung mit schmaler Fußstellung lehren, üben wir sie lieber breitbeinig. Die Füße stehen so weit auseinander wie beim Krieger II oder in der gestreckten seitlichen Winkelhaltung. Der Übergang vom Krieger II oder seitlichen Winkel ins Dreieck funktioniert bei dieser Herangehensweise gut, da man die Fußstellung nicht ändern muss.

› Beginne in der Kriegerhaltung II mit dem rechten Fuß vorn und einem Block – anfangs in der höchsten Stellung – hinter dem rechten Schienbein. Strecke das vordere Bein, aber lasse die Arme in der T-Position. Verrücke die Füße nötigenfalls so, dass die Handgelenke senkrecht über den Fußgelenken sind (zumindest ungefähr – es geht nur darum, dass die Fußstellung ausreichend breit ist).

› Beuge das vordere Knie minimal und stabilisiere die Beine, indem du die Füße nach unten und auseinander schiebst, als wolltest du die Matte lang ziehen.

› Halte die Arme T-förmig ausgebreitet und strecke sie bis in die Fingerspitzen. Atme ein.

› Ziehe mit dem Ausatmen den rechten Arm nach vorn (nach rechts) und senke die rechte Hand auf den Block oder aufs Schienbein ans Fußgelenk – bewege die Hand also dorthin, wo auch immer sie bequem landen kann, ohne dass sich die Wirbelsäule nach vorn krümmt. Du kannst alternativ den Block niedriger aufstellen, wenn sich das besser anfühlt.

› Lege die obere (linke) Hand an die Hüfte. Die linke Schulter befindet sich senkrecht über der rechten, dazu öffnest du den Brustkorb nach links. Du kannst die Hand auf der Hüfte lassen oder den linken Arm zur Decke strecken.

› Blicke geradeaus oder auf die linken Fingerspitzen.

› Halte die Beine weiterhin angespannt, indem du die Füße in den Boden und voneinander wegschiebst.

› Bleibe drei bis fünf Atemzüge lang in der Haltung. Um sie zu verlassen, blickst du nach unten zum rechten Fuß, schiebst die Füße weiter auseinander, richtest dich beim Einatmen in den Stand auf und wechselst die Seite.

Variante 1: Gestreckte Dreieckshaltung mit dem Stuhl an der Wand

Ein Stuhl bietet mehrere Möglichkeiten, die Dreieckshaltung anzupassen. Man kann entweder die Sitzfläche oder die Lehne verwenden, um die Hand abzustützen und den Boden näher heranzuholen.

› Gehe mit dem Rücken zur Wand. Stelle die Füße in der weiten Dreieckshaltung so auf, wie es in der vorherigen Variante beschrieben ist. Der linke Fuß zeigt dabei nach vorn (links) und die rechte (hintere) Ferse berührt die Wand.

› Stelle den Stuhl vor dem linken Fuß an die Wand, mit der Sitzfläche zu dir.

› Breite die Arme T-förmig aus und atme ein.

› Greife beim Ausatmen mit der linken Hand nach vorn und lege sie auf die Sitzfläche. Lege die rechte Hand auf die Hüfte oder strecke sie in die Höhe.

› Blicke geradeaus oder nach oben zur rechten Hand.

› Lehne dich zurück gegen die stützende Wand.

› Bleibe drei bis fünf Atemzüge lang in der Haltung, dann blicke beim Einatmen zur unteren Hand, schiebe die Füße auseinander und richte dich in den Stand auf. Wechsle die Seite.

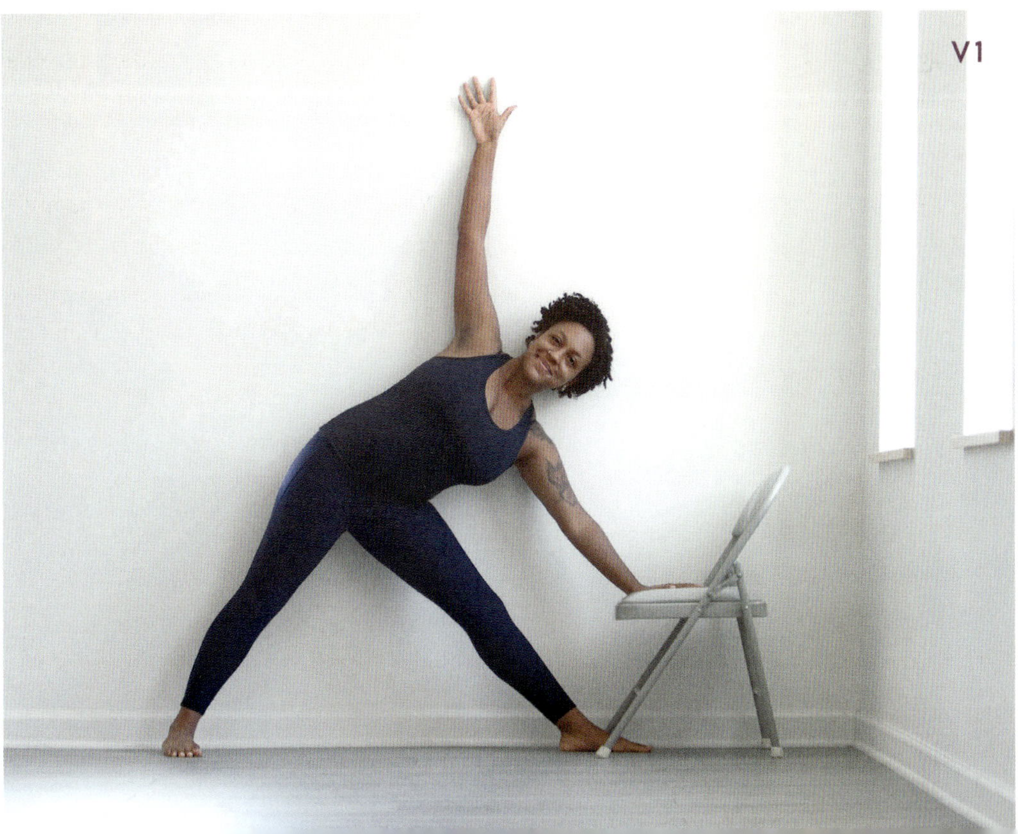

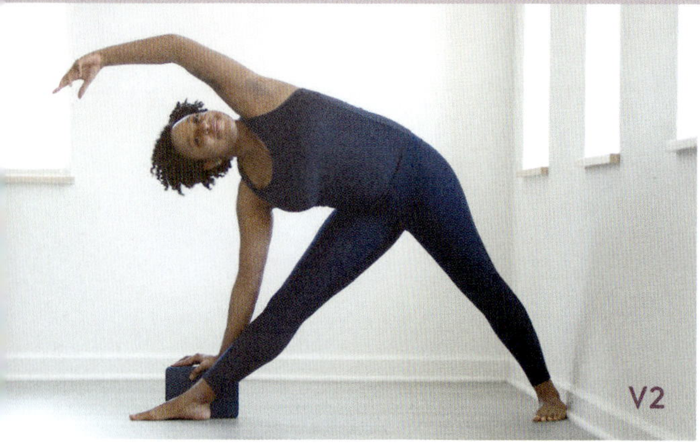

Variante 2: Flankendehnung an der Wand

Diese Variante macht aus der Dreieckshaltung eher eine Dehnung der Körperflanke. Dabei bietet die Wand Feedback wie auch Stütze, sodass du die Seitbeuge verfeinern und ihre Wirkung besser ausschöpfen kannst.

- Lege die Matte mit der Schmalseite an die Wand und stelle die Außenkante des linken Fußes an die Fußleiste. Stelle den rechten Fuß etwas weiter als eine Beinlänge von der Wand weg. Drehe den rechten Fuß nach rechts und bringe die rechte Ferse auf eine Linie mit dem linken Fußgewölbe, der linken Ferse oder einem Punkt neben der linken Ferse – je nachdem, was sich am stabilsten anfühlt.
- Stelle einen Block hinter das rechte Schienbein, anfangs in höchster Stellung.
- Lege die linken Fingerspitzen etwa auf Schulterhöhe an die Wand und strecke den rechten Arm in die T-Form aus.
- Atme ein und greife beim Ausatmen mit der rechten Hand nach rechts, bis sich die linken Fingerspitzen von der Wand entfernen. Sobald dies der Fall ist, senkst du die rechte Hand auf den Oberschenkel, ans Schienbein, auf den Block oder wo immer sie landet (möglicherweise ist das etwas höher als gewohnt).
- Atme noch einmal ein und strecke dann beim Ausatmen den linken Arm neben dem Ohr aus, ähnlich wie bei der gestreckten seitlichen Winkelhaltung (Seite 107).
- Wende den linken kleinen Finger nach unten, um in Hals und Schulter mehr Freiraum zu schaffen.
- Lasse den Hinterkopf in einer Linie mit der Rückseite des Beckens und drehe den Brustkorb in Richtung Himmel.
- Blicke nach unten, geradeaus oder nach oben zum linken Arm oder zur linken Hand.
- Prüfe, ob du eine Dehnung entlang der linken Körperseite spürst.
- Um diese Dehnung zu verstärken, schiebst du den linken Fuß gegen die Wand und greifst mit der linken Hand nach oben rechts.
- Möglicherweise möchtest du die rechte Hand näher zum Boden senken. Das ist in Ordnung, solange du dich nicht nach vorn drehst.
- Bleibe drei bis fünf Atemzüge lang in der Haltung. Um sie zu verlassen, schiebst du beim Einatmen den linken Fuß gegen die Wand und die Füße auseinander und richtest dich auf. Seitenwechsel.

Halbmond – *Ardha Chandrasana*

Die Halbmondhaltung gehört zu den beliebtesten Balancehaltungen im Stehen – teils, weil man ziemlich nahtlos von vielen anderen Haltungen wie Krieger II, Dreieck, seitlichem Winkel und Krieger III zu ihr übergehen kann; teils, weil man eine Hand auf dem Boden lassen darf! Aber die Vielseitigkeit dieser Haltung (oder der Bodenkontakt) sollten nicht darüber hinwegtäuschen: Der Halbmond kann Yogis und Yoginis aller Leistungsklassen ganz schön Mühe bereiten. Dennoch sind wir der Meinung, dass sich der Aufwand lohnt!

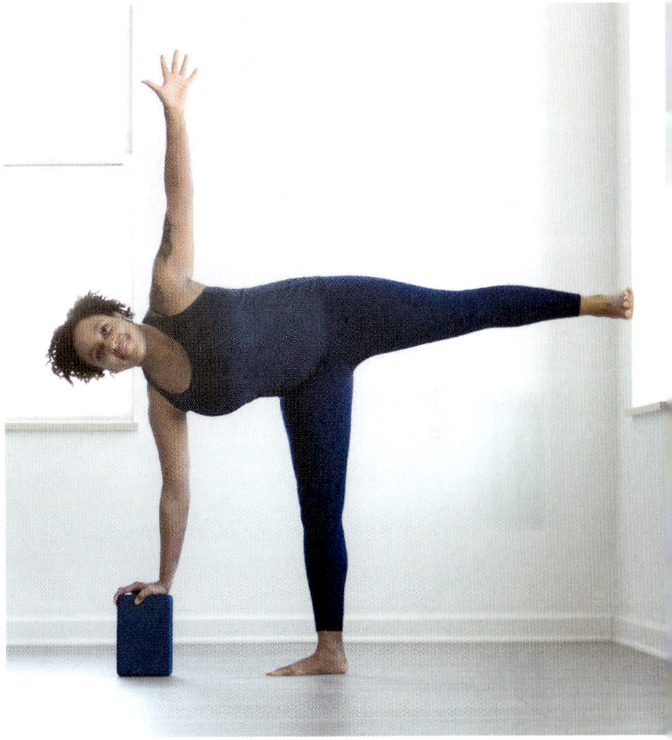

Wirkung

Wer regelmäßig den Halbmond übt, kann den Gleichgewichtssinn verbessern und die Propriozeption, also den Sinn dafür, wo sich der Körper im Raum befindet. Außerdem kräftigt er Beine, Fußgelenke und Füße.

Ausführung

- Beginne in der seitlichen Winkelhaltung (Seite 107) mit dem rechten Bein vorn. Lege die linke Hand an die Hüfte und blicke zum rechten großen Zeh.
- Lasse den rechten Fuß fest auf dem Boden und mache mit dem linken Fuß einen halben Schritt nach vorn. Stütze die rechten Fingerspitzen auf den Boden oder einen Block, der 15 bis 25 Zentimeter vor der Außenkante des rechten Fußes steht.
- Verlagere mehr Gewicht auf den rechten Fuß, während du das linke Bein vom Boden hebst und es ungefähr auf Hüfthöhe bringst. Beim Einnehmen der Haltung kann es nützlich sein, das rechte Knie gebeugt zu halten und es an der Mitte des rechten Fußes auszurichten. Bei gebeugtem rechtem Knie kannst du den Ballen des rechten großen Zehs erden und mit dem rechten Knie auf den kleinen Zeh zeigen. So aktivierst du die Außenrotatoren der Hüfte und verhinderst, dass das rechte Knie einwärts sackt.

- Behalte diese Ausrichtung bei und erde dich durch die Außenseite der rechten Ferse, während du das Bein streckst. Falls du zu wackeln anfängst, lenkst du die Aufmerksamkeit wieder auf den Bodenkontakt deines Standbeins – besonders auf den Ballen des großen Zehs und die Außenseite der Ferse.
- Winkle den linken Fuß an. Vermeide es, das angehobene Bein im Halbmond nach hinten zu schwingen, da dich das aus dem Gleichgewicht bringen kann. Halte es entweder auf einer Linie mit dem Körper oder bringe es leicht nach vorn, das erleichtert die Balance.
- Du kannst die linke Hand auf der Hüfte lassen oder den linken Arm nach oben strecken, sodass die Schultern, Arme und Handgelenke eine lange, senkrechte Linie bilden.
- Blicke nach unten (für das Gleichgewicht am besten), nach vorn oder nach oben.
- Bleibe drei bis fünf Atemzüge lang in der Haltung und versuche dann, die Haltung genauso kontrolliert zu verlassen, wie du sie eingenommen hast. Dazu blickst du nach unten, beugst das vordere Knie und kehrst in die seitliche Winkelhaltung zurück. Wechsle die Seite.

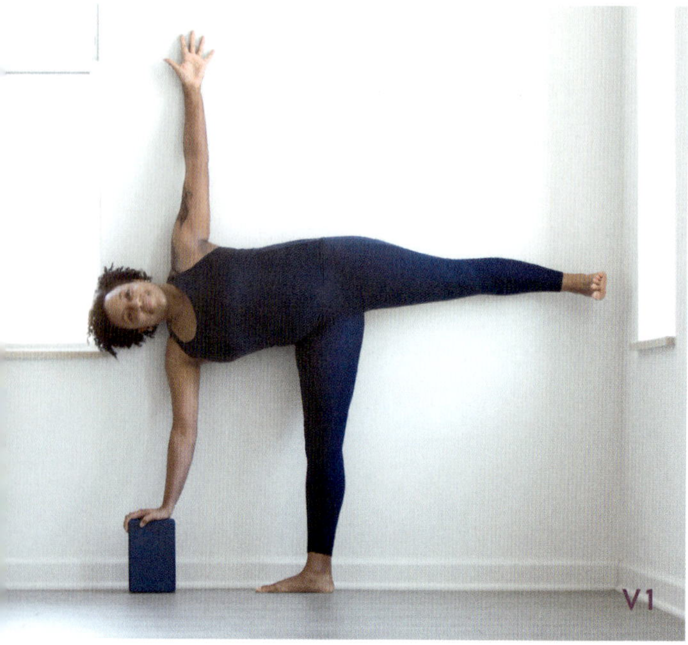
V1

Variante 1: Halbmond mit dem Rücken zur Wand

Falls du Hilfe bei der Balance in Anspruch nehmen möchtest, übst du den Halbmond wie oben beschrieben und stellst dich dabei mit dem Rücken zur Wand. So hast du etwas zum Anlehnen, falls du das Gleichgewicht verlieren solltest. Versuche jedoch zunächst so frei wie möglich zu stehen und achte darauf, dass zwischen Rücken und Wand ein wenig Platz bleibt.

Variante 2: Halbmond mit dem Fuß an der Wand

Diese Variante nutzt die Wand auf eine Weise als Stütze und Feedback, dass du wichtige Elemente des Halbmondes verfeinern kannst. Wenn du beim Halbmond gern einen Block verwendest, aber merkst, dass sich die Haltung dadurch wackeliger anfühlt, findest du eventuell hier eine für dich passendere Alternative. Vielleicht stellst du fest, dass dir der gegen die Wand gestemmte Fuß die zusätzliche Stabilität gibt, die du brauchst, um den Halbmond wirklich zu »rocken«.

Falls du eine Matte verwendest, dann lege sie mit der Schmalseite an die Wand und halte einen oder zwei Blöcke bereit.

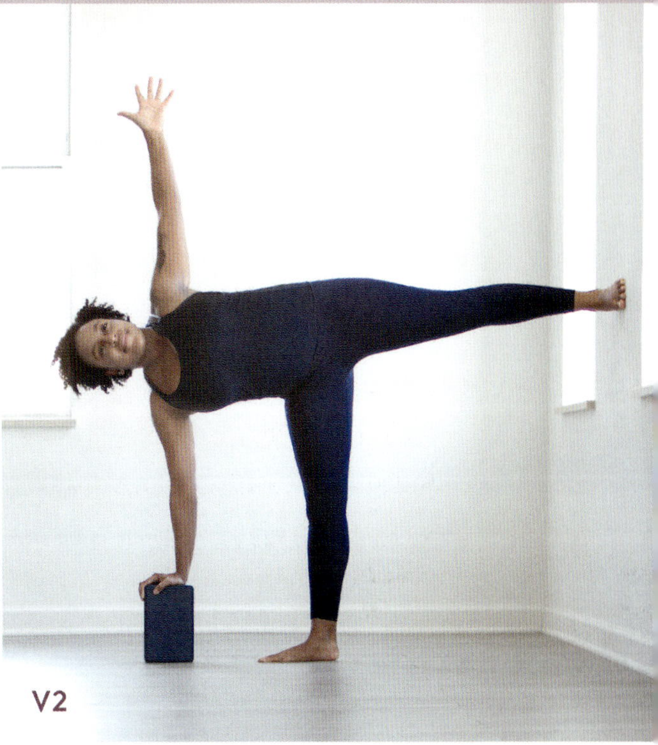

V2

- Begib dich in die Berghaltung, eine Beinlänge von der Wand entfernt, mit dem Rücken zur Wand.
- Gehe von dort zur halben Vorbeuge *(Ardha Uttanasana)* über und stütze die Hände auf Blöcke in höchster Stellung. Halte die Wirbelsäule lang.
- Verlagere das Gewicht auf den rechten Fuß und strecke das linke Bein nach hinten (wie beim Krieger III, Seite 100).
- Lege die gesamte Fußsohle des linken Fußes an die Wand, die Ferse ungefähr auf Hüfthöhe (dazu gegebenenfalls die Haltung verlassen und näher an die Wand oder weiter von ihr weggehen).
- Mache die Wirbelsäule lang. Stelle den Block (den unter der rechten Hand, falls du zwei Blöcke verwendest) so hin, dass er 15 bis 25 Zentimeter vor der Außenkante des rechten Fußes steht.
- Lege dann, ohne die Position des rechten Beins zu ändern, die linke Hand an die Hüfte und öffne dich zum Halbmond, wobei sich der linke Fuß nach links dreht und die linke Ferse auf Hüfthöhe bleibt.
- Drücke mit dem rechten Fuß nach unten und nach rechts, als ob du ihn drehen willst, aber nicht kannst. Das aktiviert die Rotatoren der Hüftaußenseite noch mehr. Schiebe den linken Fuß gegen die Wand.
- Bleibe drei bis fünf Atemzüge lang in der Haltung. Um sie zu verlassen, kehrst du langsam in den Krieger III an der Wand zurück, stellst den linken Fuß wieder neben den rechten und wechselst dann die Seite.

Variante 3: Halbmond im Knien an der Wand

Den Halbmond im Knien kann man auch abseits der Wand ausprobieren.

- Beginne im Seitstütz im Knien (Seite 208) in der Nähe der Wand. Die rechte Hand ist aufgestützt, das linken Bein ist ausgestreckt, die Außenkante des Fußes ist gegen die Wand gestemmt. Mache es dir ruhig bequemer, indem du das rechte Knie mit einer Decke unterpolsterst.
- Hebe nun das linke Bein an und setze den linken Fuß mit der Sohle auf Hüfthöhe an die Wand. Möglicherweise musst du dazu deinen Abstand zur Wand anpassen.
- Achte darauf, dass sich die rechte Schulter entweder senkrecht über oder leicht hinter dem rechten Handgelenk befindet, also nicht vor dem Handgelenk. Du kannst die rechte Hand auch auf einen Block stützen (in der niedrigsten Stellung).
- Lasse die linke Hand an der Hüfte oder strecke sie in die Höhe.
- Blicke nach unten zur rechten Hand, nach vorn oder nach oben zur linken Hand.
- Drücke die rechte Hand gegen den Boden und den linken Fuß gegen die Wand.
- Bleibe drei bis fünf Atemzüge lang in der Haltung und wechsle dann die Seite.

V3

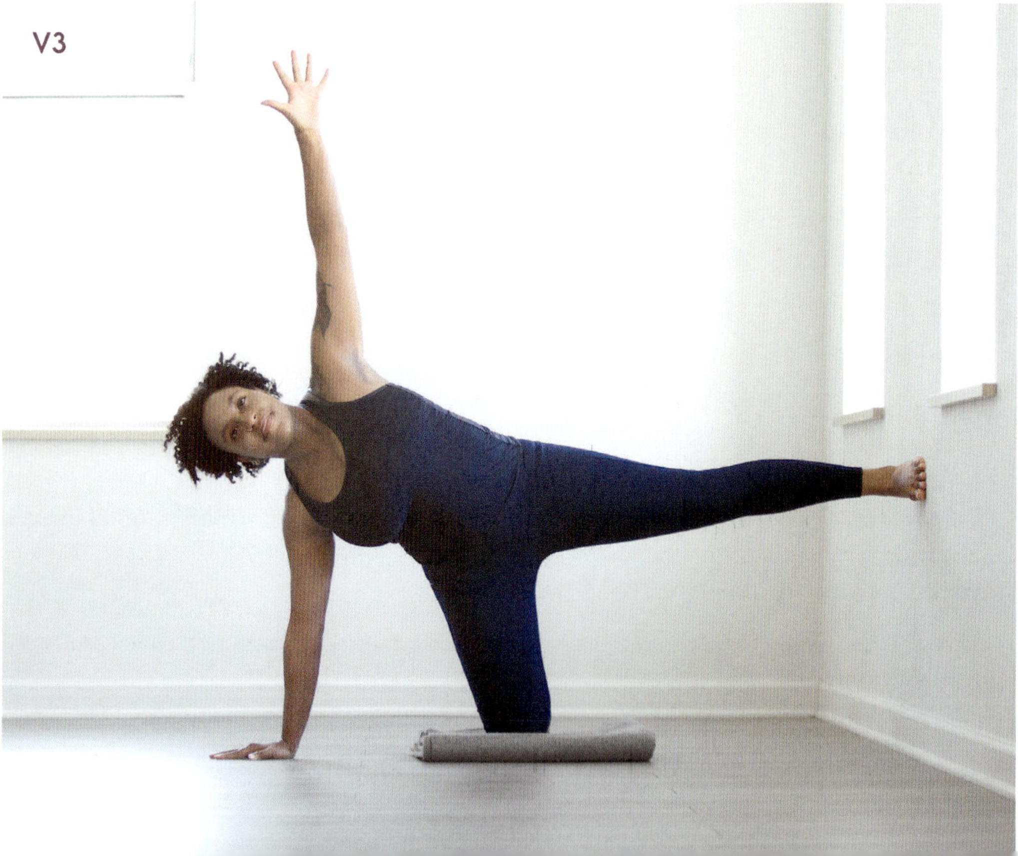

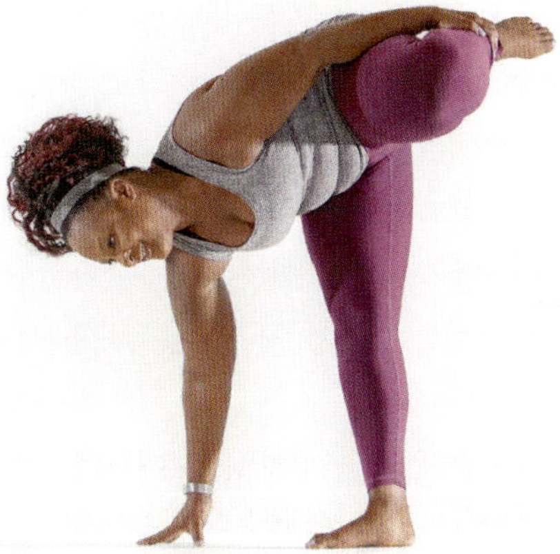

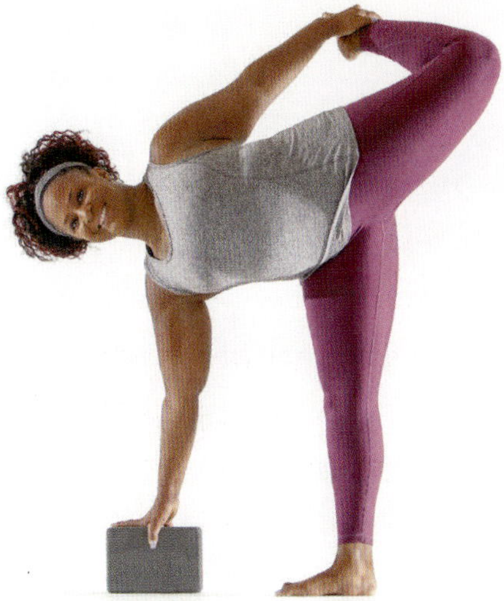

Gebundener Halbmond – *Ardha Chandra Chapasana*

Diese Halbmond-Variante beinhaltet eine Rückbeuge und einen ordentlichen Quadrizeps-Stretch. Allerdings können diese Bonuspunkte die Balance erschweren – doch das ist Teil des Vergnügens, oder? Im Folgenden erkunden wir einige unserer Lieblingsvarianten: Egal, ob du Unterstützung für das Gleichgewicht brauchst, um die Dehnung wirklich genießen zu können, ob du dir das Greifen des Fußes oder Fußgelenks erleichtern möchtest oder ob du die Haltung einfach mal anders erleben willst – wir hoffen, dass du den gebundenen Halbmond findest, der für dich der richtige ist.

Wirkung

Neben der Förderung des Gleichgewichtssinns dehnt der gebundene Halbmond auch Quadrizeps und Hüftbeuger des angehobenen Beins und öffnet den Brustkorb und die Vorderseite der Schultern.

Ausführung

- Beginne in der seitlichen Winkelhaltung (Seite 107) mit dem rechten Fuß vorn.
- Lege die linke Hand an die Hüfte und blicke nach unten zum rechten Fuß.
- Lasse den rechten Fuß aufrecht und mache mit dem linken Fuß einen halben Schritt nach vorn. Stütze die rechten Fingerspitzen auf den Boden oder auf einen Block, der 15 bis 25 Zentimeter vor der Außenkante des rechten Fußes steht.
- Verlagere dein Gewicht auf den rechten Fuß und hebe das linke Bein hoch, um in die Halbmondhaltung zu gelangen.

- Richte den Blick nach vorn oder unten und ziehe das linke Knie angewinkelt an die Brust, damit du das linke Fußgelenk oder den linken Fußrücken leichter zu fassen bekommst (eventuell mit dem Gurt). Dies ist bereits eine Variante des gebundenen Halbmonds, in der du bleiben kannst.
- Falls du mehr Rückbeuge und Quadrizeps-Dehnung möchtest, kannst du das linke Bein hinter dich ziehen und den Fuß oder das Fußgelenk gegen die Hand schieben.
- Lasse Brust und Schultern weit werden.
- Du kannst weiterhin nach unten oder nach vorn blicken oder, wenn du dich standfest fühlst, über die linke Schulter nach oben.
- Bleibe drei bis fünf Atemzüge in der Haltung. Blicke beim Verlassen zum rechten Fuß. Versuche, den Fuß loszulassen und so kontrolliert wie möglich in die seitliche Winkelhaltung zurückzukehren. Wechsle dann die Seite.

Variante 1: Gebundener Halbmond im Knien

Diese Variante lässt sich hervorragend in eine Übungsfolge mit Vierfüßlerständen oder mit Planks integrieren. Da der gebundene Halbmond im Knien auch näher am Boden stattfindet, sind weniger Gleichgewichtsprobleme zu befürchten.

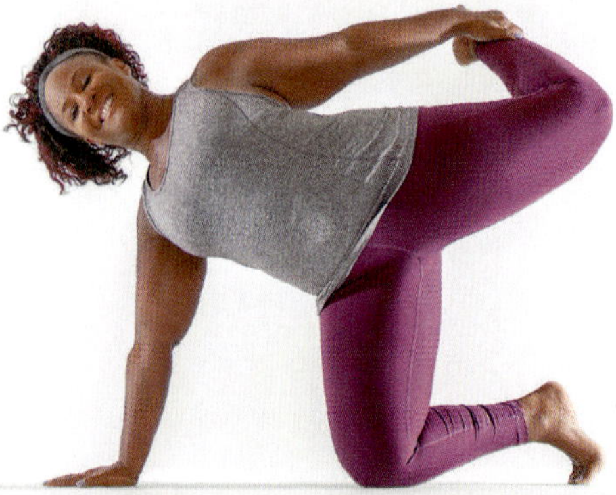

V1

- Beginne im Seitstütz auf Knien (Seite 208) mit aufgestützter rechter Hand und ausgestrecktem linken Bein.
- Hebe das linke Bein, bis du die Halbmondhaltung erreichst.
- Blicke nach unten oder vorn und ziehe das linke Knie angewinkelt an die Brust, damit du das linke Fußgelenk oder den linken Fußrücken leichter zu fassen bekommst.
- So kannst du bleiben, aber falls du mehr Rückbeuge und Quadrizeps-Dehnung möchtest, kannst du das linke Bein hinter dich ziehen und den Fuß oder das Fußgelenk gegen die Hand schieben. Lasse Brust und Schultern weit werden.
- Blicke nach unten, nach vorn oder über die linke Schulter nach oben.
- Bleibe drei bis fünf Atemzüge in der Haltung. Verlasse die Haltung so kontrolliert wie möglich. Wechsle die Seite.

Variante 2: Gebundener Halbmond mit dem Unterarm auf dem Stuhl

Diese Variante bietet Hilfe beim Halten des Gleichgewichts.

- Beginne mit einer Vorbeuge, du bist dabei der Sitzfläche des Stuhls zugewandt. Lege die Hände auf den Sitz. Die Füße sollten ein bis zwei Fußlängen von den Stuhlbeinen entfernt sein.
- Lege den rechten Unterarm und die Handfläche auf den Stuhl, um das Gleichgewicht zu halten. Richte den Blick nach links, vielleicht auf den Boden.
- Stütze dich nun auf den rechten Fuß und den rechten Unterarm und ziehe das linke Knie an die Brust, damit du das linke Fußgelenk oder den linken Fußrücken zu fassen bekommst. Schiebe den Fuß gegen die Hand und die Hand gegen den Fuß.
- Bleibe drei bis fünf Atemzüge in der Haltung, bevor du sie auflöst und die Seite wechselst.

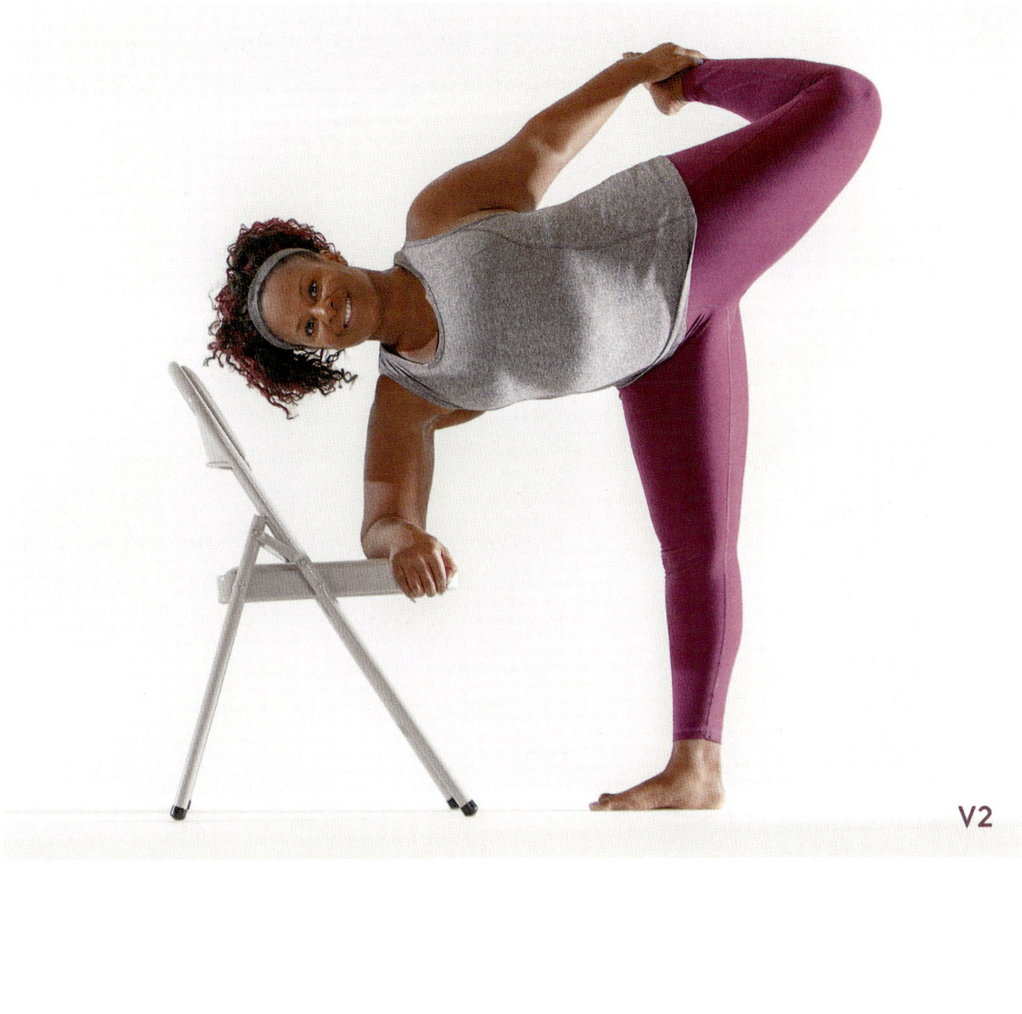

V2

Wiege im Stehen – *Utthita Hindolasana*

Diese Haltung ist ein großartiger Hüftöffner, deren Name von der Tatsache abgeleitet ist, dass man das eigene Bein wie ein Baby im Arm wiegt. Das Halten des eigenen Beins kann zwar schwierig sein, aber es erinnert auch daran, dass man bei dieser und allen anderen Hüftdehnungen sanft und freundlich zu sich selbst sein sollte.

Wirkung

Die Wiegehaltung ermöglicht eine tiefe Dehnung der Oberschenkelaußenseite und der Gesäßmuskeln. Sie ist eine hervorragende Vorbereitung auf andere die Hüften öffnende Haltungen wie Feuerholz (Seite 131) und Taube (Seite 138) und auf Armbalancen wie fliegende Taube (Seite 222), die eine gute Hüftbeweglichkeit erfordern.

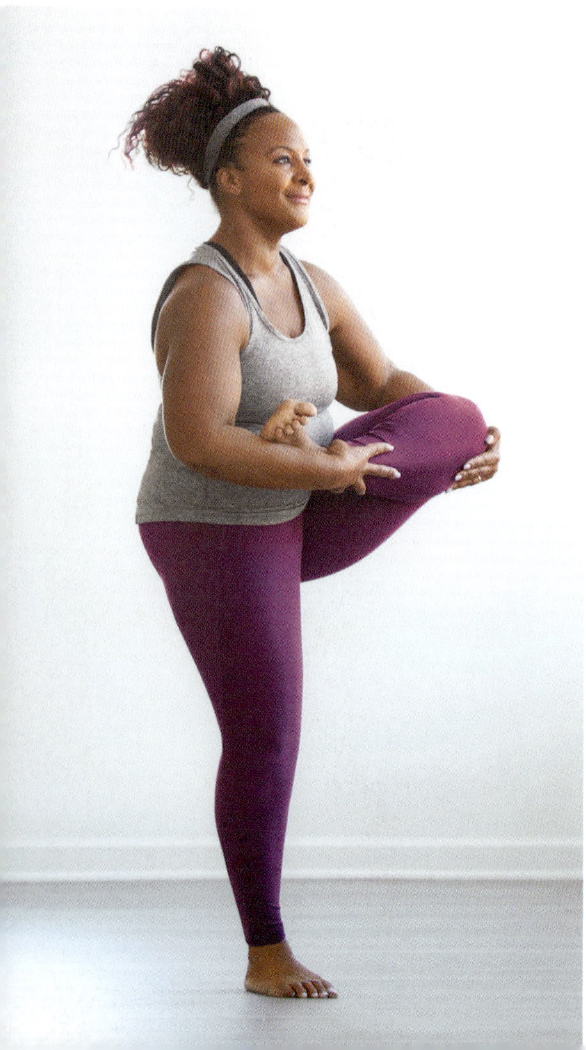

Ausführung

- Beginne in der Berghaltung. Fixiere einen Punkt auf dem Boden, ein paar Meter vor dir. Verwurzele dich durch den rechten Fuß und hebe den linken Fuß hoch, indem du das Knie an die Brust ziehst. Ziehe das Knie mit den Händen an dich heran.
- Halte die Wirbelsäule lang und das rechte Bein gerade.
- Dann beuge das rechte Knie, schiebe das Becken wie in der Stuhlhaltung nach hinten und lege das linke Fußgelenk quer über den rechten Oberschenkel, sodass die Form einer 4 entsteht. Winkle den linken Fuß stark an. Atme nun ein- oder zweimal ein und aus.
- Wenn sich die linke Hüftaußenseite bereits stark gedehnt anfühlt, kannst du so bleiben.
- Andernfalls nimmst du den linken Fuß in die rechte Hand, hältst den Fuß angewinkelt und das Fußgelenk gerade. Umfasse mit der linken Hand das linke Knie oder den Oberschenkel von außen und strecke das rechte Bein wieder, bis du aufrecht stehst. Hebe das linke Bein so weit an, wie es sich angenehm anfühlt, und halte das Schienbein dabei ungefähr waagerecht.

- In dieser Position schaukelst du dein angewinkeltes Bein einige Male hin und her.
- Wenn du die Dehnung noch vertiefen möchtest, neigst du den Oberkörper nach vorn, legst das linke Knie in die linke Armbeuge und umschließt mit dem rechten Arm die linke Fußsohle, sodass der Fuß in der rechten Armbeuge ruht. Verschränke die Hände vor dem Unterschenkel, stelle dich aufrecht hin und ziehe das linke Schienbein an dich heran.
- Auch hier kannst du dein Bein ein paar Mal hin- und herschaukeln.
- Behalte die Längung der Wirbelsäule bei und bleibe drei bis fünf Atemzüge lang in der Haltung, dann lasse das Bein kontrolliert sinken und wechsle die Seite.

Variante 1: Wiege an der Wand

Eine Wand oder eine andere Stütze kann beim Halten helfen.

- Stelle dich zunächst mit dem Gesicht zur Wand und nimm die Haltung ein, wie sie in der vorherigen Variante beschrieben ist. Das Knifflige ist, den richtigen Abstand von der Wand zu finden und die geeignete Stelle an der Wand (also die richtige Höhe), an der das Bein passend abgestützt ist. Dazu brauchst du wahrscheinlich ein paar Versuche.
- Du kannst auch einen Tisch, einen Stuhl oder eine Arbeitsplatte verwenden und den Unterschenkel darauf ruhen lassen.
- Sobald das angewinkelte und angehobene Bein waagerecht ist, lehnst du es mit dem Knie und den Zehen gegen die Wand, während du Fuß und Knie weiterhin sanft in den Händen hältst.
- Nimm nun drei bis fünf Atemzüge, lasse dann los und wechsle die Seite.

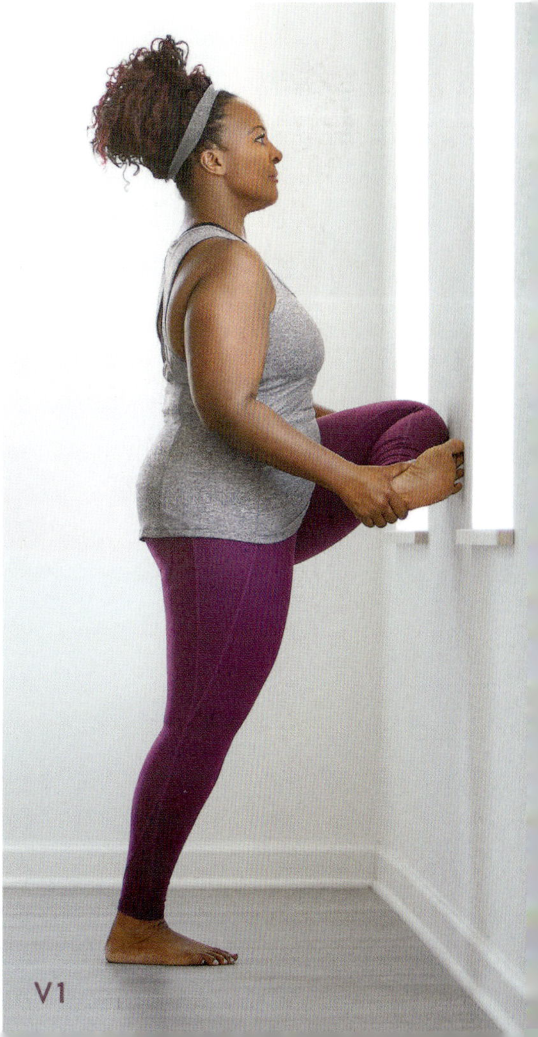
V1

Variante 2: Wiege im Sitzen

Bei dieser Variante ist es nicht notwendig, auf einem Bein die Balance zu halten. Du kannst dich also ganz auf die Hüftdehnung konzentrieren.

- Setze dich mit ausgestreckten Beinen aufrecht auf den Boden. Falls sich dein unterer Rücken rundet, kannst du dich auf ein oder zwei gefaltete Decken setzen, um dich im unteren Rücken besser aufrichten zu können.
- Du kannst das rechte Bein gestreckt lassen oder das rechte Knie beugen und die rechte Ferse zur linken Hüfte bringen (wie es Dianne auf dem Foto vormacht).
- Ziehe das linke Knie mit den Händen an dich heran und lege die Hände um den Unterschenkel. Das linke Knie zeigt zur linken Achselhöhle, der linke Fuß ist angewinkelt. Bleibe weiterhin aufrecht sitzen.
- Halte nun mit der rechten Hand die linke Fußsohle fest und umfasse mit der linken Hand das linke Knie oder den Oberschenkel von außen.
- Halte inne und wiege dein Bein ein paar Mal hin und her.
- Bleibe so oder lege das linke Knie in die linke Armbeuge. Halte den linken Fuß entweder weiterhin mit der rechten Hand fest oder lege ihn in die rechte Armbeuge.
- Hebe den Unterschenkel in Richtung Brustbein und richte dich so hoch wie möglich auf. Wiege dein Bein hin und her, wenn du möchtest.
- Genieße nun drei bis fünf Atemzüge, lasse dann los und wechsle die Seite.

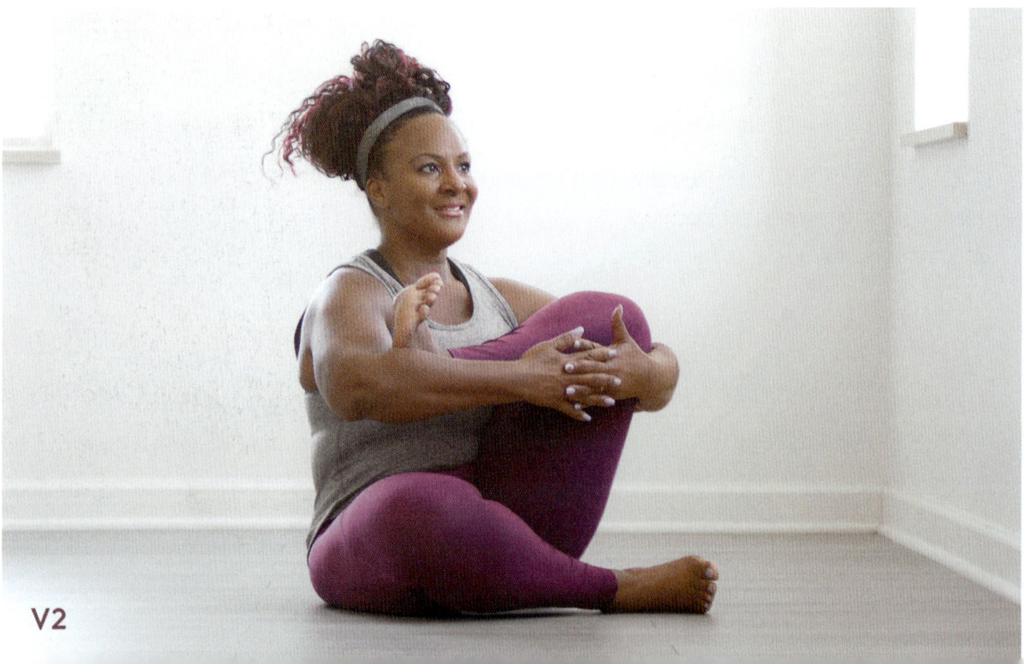

V2

Kapitel 8

Hüftöffner

Gebundene Winkelhaltung – *Baddha Konasana*

Diese Hüftöffnung im Sitzen wird auch »Schusterhaltung« genannt nach der Art, wie indische Schuster früher auf dem Boden saßen, um an Schuhen zu arbeiten. Im Yin Yoga heißt eine ähnliche Form »Schmetterling « – dieser Name wird ebenfalls oft synonym verwendet.

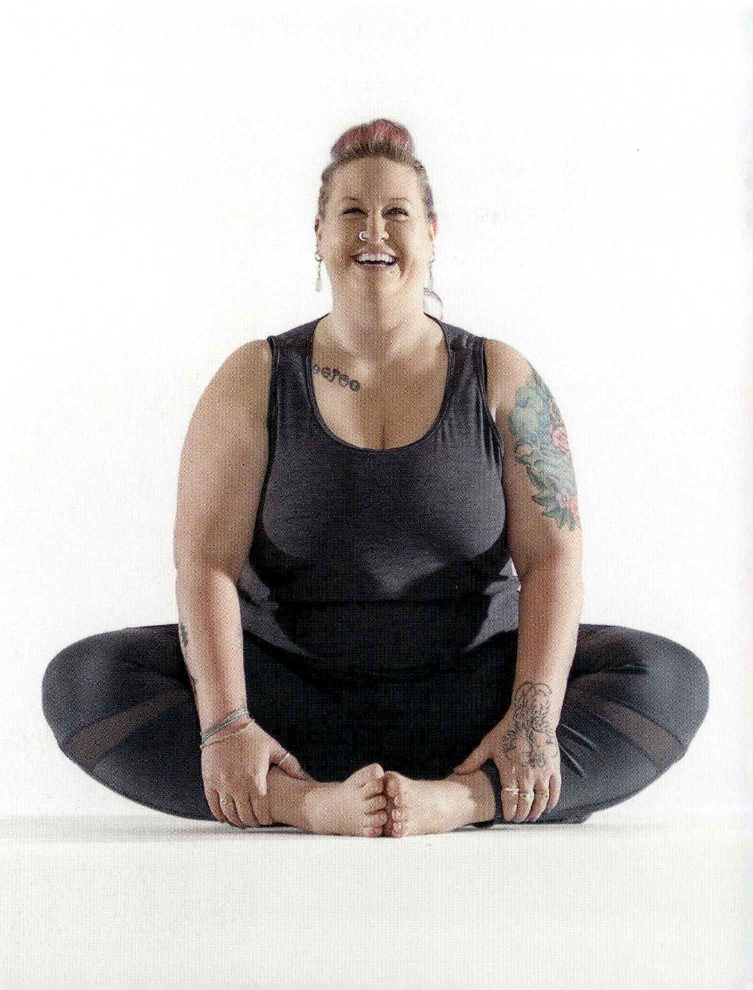

Wirkung

Die gebundene Winkelhaltung dehnt die Hüften, die Leisten, die Innenseiten der Oberschenkel und den Rücken. Die Haltung eignet sich ausgezeichnet zur Vorbereitung auf noch stärker hüftöffnende Asanas.

Ausführung

- Setze dich aufrecht auf den Boden, beuge die Knie und lege die Fußsohlen zusammen. Wenn sich dabei der Rücken rundet, kann es hilfreich sein, auf einer gefalteten Decke, einer zusammengerollten Matte oder einem Block zu sitzen.
- Stütze die Fingerspitzen oder Handflächen neben dir auf dem Boden auf und strecke dich durch den Scheitel empor.
- Du kannst so bleiben oder dich an den Schienbeinen oder Fußgelenken festhalten. Oder du kannst mit den Händen die Füße wie ein Buch öffnen (die Bereiche mit den großen Zehen gehen auseinander, die kleinen Zehen bleiben zusammen und auf dem Boden), während du dich aus den Hüften heraus mit langer Wirbelsäule nach vorn neigst.
- Du kannst auch die Hände oder Unterarme auf dem Boden vor den Schienbeinen ablegen, wenn sich das angenehm anfühlt.
- Bleibe für mehrere Atemzüge in der Haltung.
- Falls du dich vorgebeugt hast, dann richte dich mit langer Wirbelsäule auf, wenn du fertig bist.

Tipp

Falls du den Abstand zwischen Füßen und Hüften anpassen musst, dann bewege möglichst die Hüften zu den Füßen oder von ihnen weg, nicht umgekehrt. Das kann für die Knie angenehmer sein.

Variante 1: Gestreckter gebundener Winkel oder Sternhaltung
Tarasana

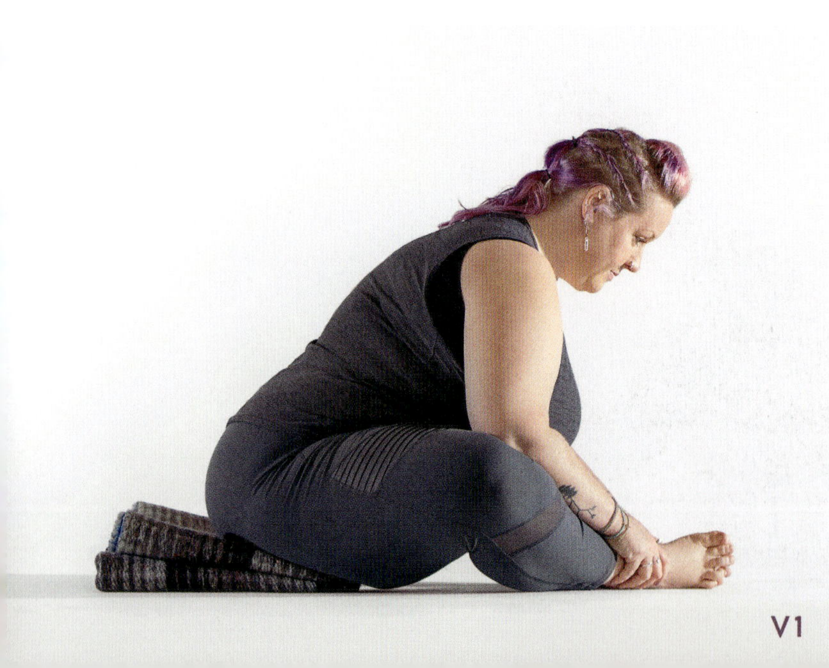

Bei dieser Variante sind die Knie weniger gebeugt. Man kann sie sich als eine Kreuzung zwischen der Vorbeuge im Sitzen (Seite 160) und der gebundenen Winkelhaltung (Seite 125) vorstellen. Wenn du wie Kat ein Fan der Vorbeuge im Sitzen bist, aber mit der gebundenen Winkelhaltung zu kämpfen hast, müsste dir diese breitere Version gefallen!

- Setzte dich so hin, wie du es für die gebundene Winkelhaltung tun würdest, aber halte die Füße weiter weg vom Becken.
- In dieser Haltung können die Knie tiefer nach unten sinken als normalerweise in der gebundenen Winkelhaltung. Dadurch fühlt sich die Haltung geräumiger an und die Vorbeuge wird ein wenig leichter.
- Wie in der vorherigen Variante kannst du die Schienbeine oder Fußgelenke halten, mit den Händen die Füße wie ein Buch öffnen und dich nach vorn neigen. Oder du legst die Hände oder Unterarme auf dem Boden ab.
- Bleibe mehrere Atemzüge lang in der Haltung und richte dich dann mit langer Wirbelsäule auf.

Variante 2: Gebundener Winkel mit den Füßen auf dem Block

- Denjenigen von uns, bei denen die Knie in der gebundenen Winkelhaltung deutlich höher liegen als die Hüften (was das Längen der Wirbelsäule erschweren kann), wird oft geraten, sich auf den Rand einer gefalteten Decke zu setzen. Für manche ist das eine großartige Möglichkeit, aber falls du zu einem nach vorn gekippten Becken (also zum Hohlkreuz) neigst, kann das Sitzen auf einer gefalteten Decke das Kippen des Beckens noch verstärken, ohne viel anderes zu bewirken.
- Wenn das der Fall ist, kann es sinnvoller sein, anstelle des Pos die Füße höher zu legen, indem du sie auf einem Yogablock in der niedrigsten Stellung platzierst.
- Womöglich fühlt es sich noch besser an, auf dem Rand einer gefalteten Decke zu sitzen und die Füße auf einen Block zu legen, wie Page es auf dem Foto vormacht. Probiere alle Optionen aus und finde heraus, welche sich am besten anfühlt.

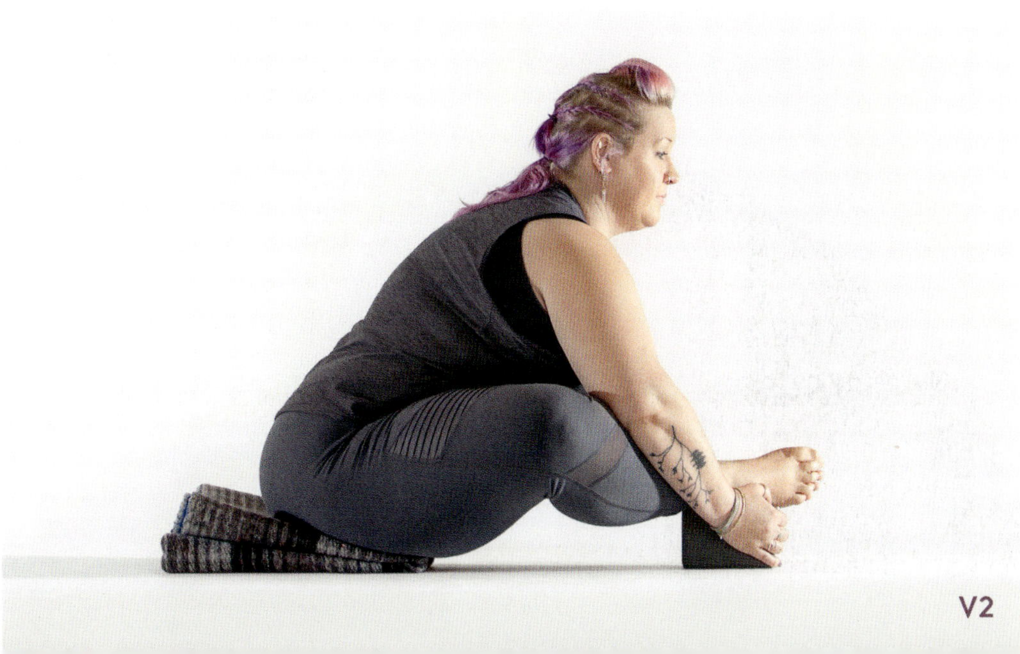

V2

Kuhgesicht – *Gomukhasana*

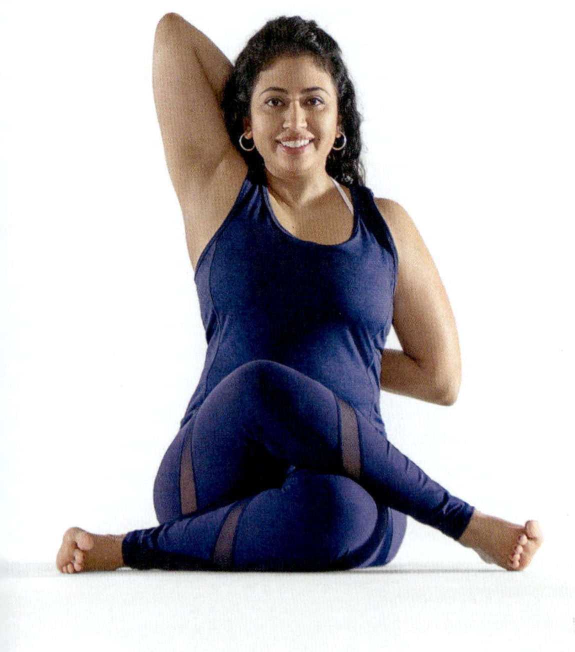

Das Kuhgesicht bietet eine wunderbare Dehnung für Hüften und Schultern gleichzeitig. Die Form der Haltung soll dem Gesicht einer Kuh ähneln: Die gekreuzten Beine bilden das Maul der Kuh, die Arme bilden die Ohren. Der Rumpf ist der lange Nasenrücken. (Schau genau hin! Erkennst du das Gesicht der Kuh?)

Wirkung

Diese Haltung beansprucht fast jeden Teil des Körpers, einschließlich Hüften, Schultern, Fußgelenke, Oberschenkel, Achseln, Trizeps und Brust. Bei einer asymmetrischen Übung wie dem Kuhgesicht können wir die Asymmetrien unseres Körpers kennenlernen, indem wir zum Beispiel darauf achten, ob die Bein- oder Armposition auf der einen Seite leichter gelingt als auf der anderen. Anhand dieser Informationen können wir dann an unserer Körperhaltung arbeiten und ein wenig mehr Ausgeglichenheit herstellen: Vielleicht beginnen wir mit der Seite, die sich schwieriger anfühlt, oder üben mit ihr etwas länger.

Ausführung

- Setze dich auf den Boden, die Fußsohlen flach aufgestellt. Schiebe das linke Bein unter dem rechten hindurch und hole die linke Ferse an die Außenseite der rechten Hüfte. Bringe dann den rechten Fuß an die Außenseite der linken Hüfte. Das rechte Knie liegt möglichst senkrecht über dem linken.
- Umschlinge die Knie mit den Armen. Verlagere dein Gewicht hin und her und wackle mit dem Becken, bis dein Po so gleichmäßig wie möglich auf beide Sitzbeinhöcker verteilt ist. Falls eine Seite nicht den Boden berührt, kannst du dir eine oder zwei Decken unter den Po schieben, sodass du dich auf beiden Seiten gestützt fühlst.
- Strecke als Nächstes den rechten Arm nach oben zur Decke und wende dabei die Handfläche nach vorn. Beuge den rechten Ellbogen, bis die rechte Handfläche auf dem oberen Rücken liegt. Beuge den linken Ellbogen, führe den Arm hinter dich und lege den linken Handrücken auf den Rücken. Ziehe die Schulterblätter zusammen und greife mit der rechten Hand nach den linken Fingerspitzen. Möglicherweise musst du dich etwas zurechtruckeln, um die Fingerspitzen zusammenzubringen. Es ist in Ordnung, wenn sie sich nicht berühren.

- Falls sich die Fingerspitzen nicht treffen, kannst du dich an deiner Kleidung festkrallen oder einen Gurt zwischen den Händen festhalten, wie in Variante 1 gezeigt. Mache die Wirbelsäule lang und strecke den oberen Ellbogen aktiv zur Decke.
- Versuche den Kopf nach hinten gegen den rechten Arm zu lehnen, um die Brust zu öffnen und die Schulterblätter noch näher zusammenzubringen.
- Bleibe für mehrere Atemzüge in der Haltung, dann löse deine Arme und Beine und wechsle die Seite.

Tipp

Probiere ruhig verschiedene Arm- und Beinkombinationen aus. Du kannst das Kuhgesicht zum Beispiel mit dem rechten Bein oben und dem linken Arm oben oder mit dem rechten Bein oben und dem rechten Arm oben machen (und umgekehrt). Finde heraus, was sich am besten anfühlt, aber übe jede Kombination auf jeden Fall mit beide Seiten.

Variante 1: Kuhgesicht mit Block und Gurt

Ein Block und ein Gurt können das Kuhgesicht von einer unangenehmen Haltung in eine herrlich angenehme Haltung verwandeln!

- Beginne auf Händen und Knien. Lege einen Block hinter dich flach auf den Boden und einen Gurt in Reichweite.
- Kreuze die Beine und stelle das linke Knie hinter das rechte. Spreize die Unterschenkel ab, damit du dich zwischen den Füßen auf den Block setzen kannst. Sorge beim Hinsetzen mit den Händen für Stabilität, indem du mit den Händen nach hinten gehst, während du den Po auf den Block senkst. Verwurzele dich mit dem Block und strecke die Wirbelsäule nach oben.
- Halte den Gurt in der rechten Hand, strecke den rechten Arm in die Höhe und beuge den Ellbogen, sodass der Gurt hinter den Rücken gelangt.
- Dann beuge den linken Ellbogen, strecke den linken Arm hinter den Rücken und ergreife den Gurt.
- Wandere mit den Fingern am Riemen entlang, bis sie sich so nah wie möglich kommen.
- Mache die Brust weit und die Wirbelsäule lang.
- Nimm mehrere Atemzüge, lasse los und wechsle die Seite.

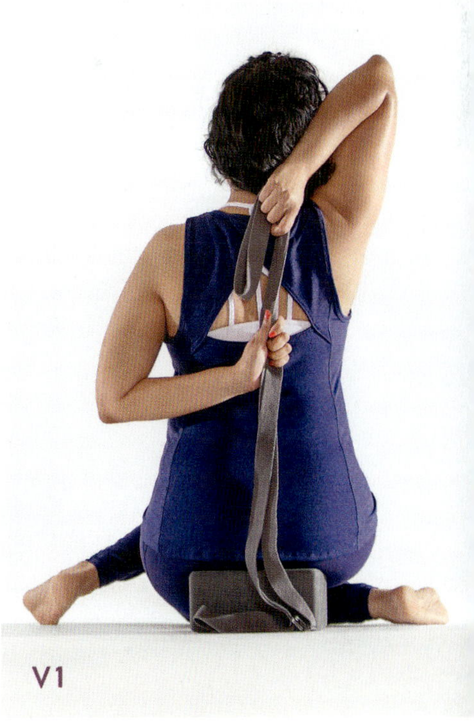

V1

Variante 2: Kuhgesicht im Liegen

Wenn das Kuhgesicht bei dir im Sitzen nicht funktioniert oder du die Haltung einfach anders erleben möchtest, dann probiere sie in Rückenlage aus. Diese Variante der Haltung lässt die Arme weg, damit du dich mehr auf die Beine konzentrieren kannst. Wenn du magst, kannst du dich danach hinsetzen und nur die Position der Arme üben.

- Beginne in Rückenlage, die Füße aufgestellt. Lege den rechten Oberschenkel quer über den linken, sodass die Knie übereinanderliegen.
- Drücke die Knie zusammen und ziehe die Beine an die Brust. Lasse die Knie eng aneinander und umgreife die Fußgelenke: Die linke Hand umfasst den rechten Knöchel, die rechte Hand den linken.
- Bleibe mehrere Atemzüge lang in der Haltung, lasse dann los und wechsle die Seite.

Tipp

Um die Dehnung zu intensivieren, kannst du die Fußgelenke festhalten und die Knie nach vorn bewegen, weg vom Körper, und dabei die Sitzknochen gegen den Boden drücken. Falls du die Fußgelenke nicht zu fassen kriegst, kannst du dir einen Gurt quer über die Fußgelenke legen und sie damit näher an den Körper ziehen.

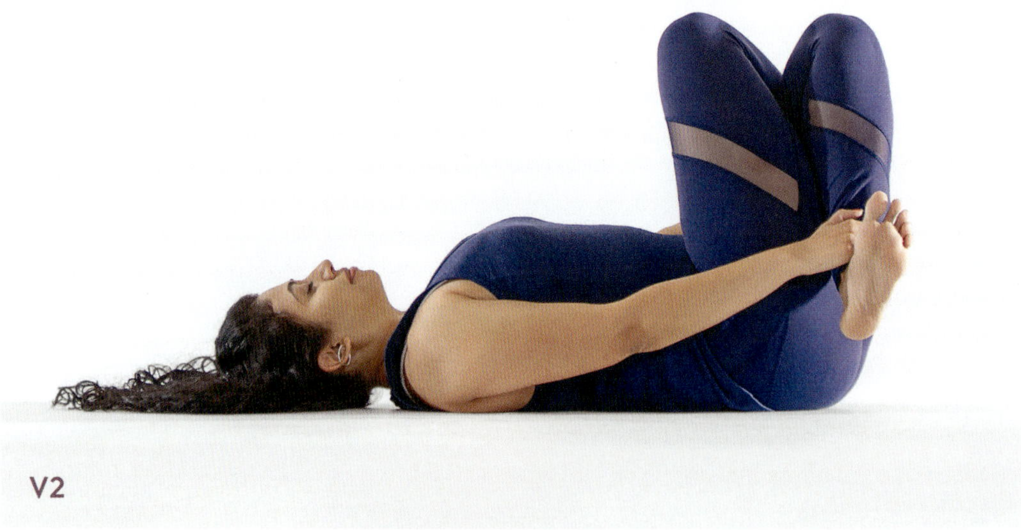

V2

Feuerholz – *Agnistambhasana*

Das Feuerholz wird auch als »doppelte Taube« oder »Quadrathaltung« bezeichnet. Dieses Asana erfordert eine gute Außenrotation der Hüften. Wem eine Haltung wie die Heldenhaltung (Seite 152), die eine gute Innenrotation erfordert, leichtfällt, hat mit der Feuerholzhaltung oft größere Schwierigkeiten. Aber keine Sorge! Wir haben Tipps und Tricks für Hilfsmittel parat, mit deren Hilfe das Kaminfeuer noch gemütlicher wird.

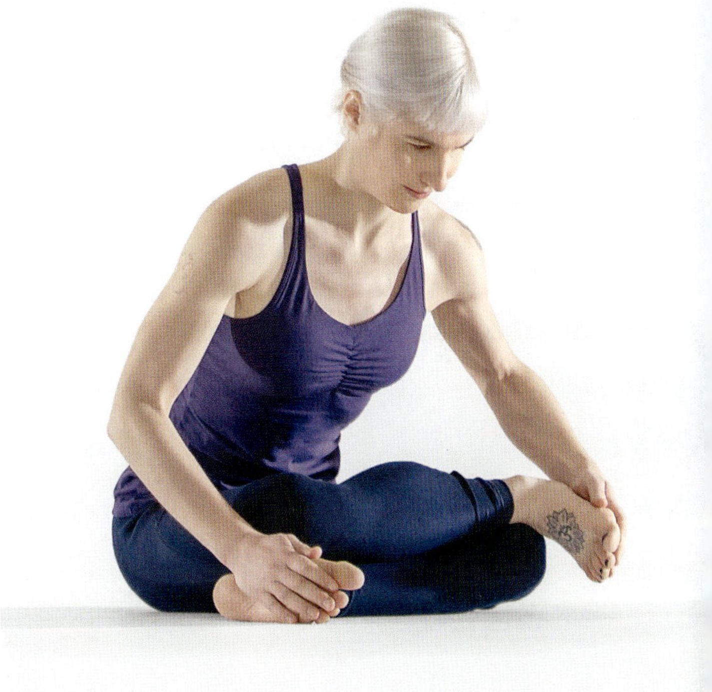

Wirkung

Die Feuerholzhaltung kann die Hüftaußenseite ordentlich dehnen und fühlt sich nach einem Lauf, einer Wanderung oder einem langen Tag am Schreibtisch besonders gut an. Und wenn du dich in der Haltung nach vorn beugst, dehnt sie auch auf angenehme Weise den unteren Rücken.

Ausführung

- Beginne, indem du aufrecht auf dem Boden sitzt. (Wie bei den meisten Sitzhaltungen kannst du dich auf den Rand einer oder zweier gefalteter Decken setzen. So kannst du die Wirbelsäule eher neutral halten und ein Hohlkreuz verhindern.)
- Beuge das linke Knie und winkle den linken Fuß an. Lege das linke Schienbein so vor dich, dass es ungefähr parallel zur Schmalseite der Matte ausgerichtet ist (dabei bildet das Knie ungefähr einen rechten Winkel).
- Beuge dann das rechte Knie und lege den rechten Unterschenkel auf den linken, ebenfalls mit angewinkeltem Fuß, sodass der rechte Fußknöchel auf dem linken Knie liegt und der Fuß über den Oberschenkel hinausragt. Wenn der rechte Fußknöchel (und nicht der rechte Fuß) auf dem linken Knie liegt, kommt das Knie möglicherweise etwas höher, was in Ordnung ist. Diese Fußstellung verhindert, dass das Fußgelenk auswärts abknickt. So wird eine angenehmere Dehnung möglich.

- Wenn du die Hände auf die Fußsohlen legst, wirst du merken, dass sie dadurch eher angewinkelt bleiben, was den Fußgelenken hilft, in einer geraden, neutralen Position zu bleiben.
- Bleibe aufrecht sitzen oder beuge dich nach vorn.
- Bleibe ein paar Atemzüge lang in der Haltung (so lange du möchtest!). Richte dich dann auf, falls du in der Vorbeuge bist, und wechsle die Seite. Probiere, ob du die Beine lösen kannst, ohne die Hände zu benutzen!

Tipp

Falls das rechte (obere) Knie höher ist, als dir lieb ist, kannst du Folgendes versuchen: Setze dich aufrecht in die Feuerholzhaltung und kippe dich nach rechts, sodass du dich mit der rechten Hand abstützen musst. Die linke Hüfte hebt sich vom Boden.

Greife nun mit der linken Hand nach der linken Oberschenkelinnenseite und schiebe das »Fleisch« des Oberschenkels nach links (Innenrotation). Behalte diese Rotation bei, während du die linke Hüfte auf den Boden sinken lässt. Vielleicht merkst du nun, dass das rechte Knie niedriger ist als zuvor!

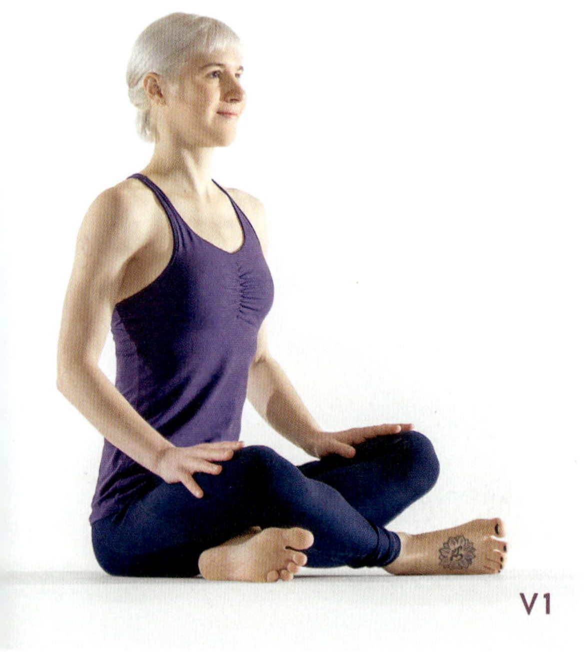

V1

Variante 1: Schneidersitz mit angewinkelten Füßen

Wenn sich die Hüften steif anfühlen, findest du im Schneidersitz (*Sukhasana*, der »einfachen Sitzhaltung«) mit oder ohne Vorbeuge genau die Dehnung, die du brauchst. Sie kann eine ausgezeichnete Alternative zur Feuerholzhaltung sein. Um die Beine zu aktivieren und dem Feuerholz näher zu kommen, winkelst du die Füße mehr an und schiebst sie etwas weiter nach vorn, sodass die Schienbeine fast parallel zur Mattenkopfseite ausgerichtet sind.

Bleibe für mehrere Atemzüge in der Haltung und achte darauf, mit beiden Seiten zu üben.

Variante 2: Feuerholz mit Bolster zwischen den Beinen

Wenn für die Knie an sich alles in Ordnung ist, aber zwischen dem oberen und unteren Schenkel viel Platz ist, kann es sich gut anfühlen, diesen Raum mit einem Hilfsmittel auszufüllen, etwa mit einem Bolster, einem Block oder einer Decke. Probiere verschiedene Hilfsmittel und Kombinationen aus, um herauszufinden, was bei dir am besten funktioniert.

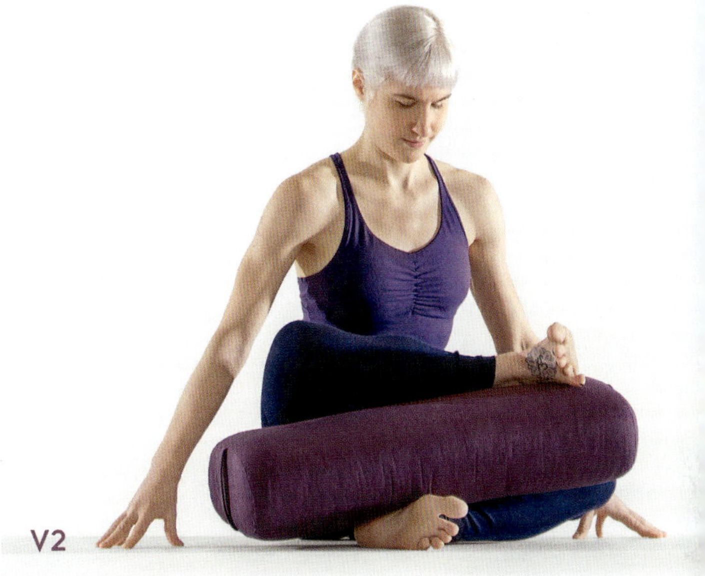

V2

Variante 3: Feuerholz mit einem Fuß auf dem Block

Falls zwischen den Schenkeln viel Platz ist, dir aber eine Auspolsterung unter dem oberen Bein nicht weiterhilft, kannst du auch einen Block vor dem unteren Schienbein aufstellen. Stütze den Fuß oder Fußknöchel auf dem Block ab.

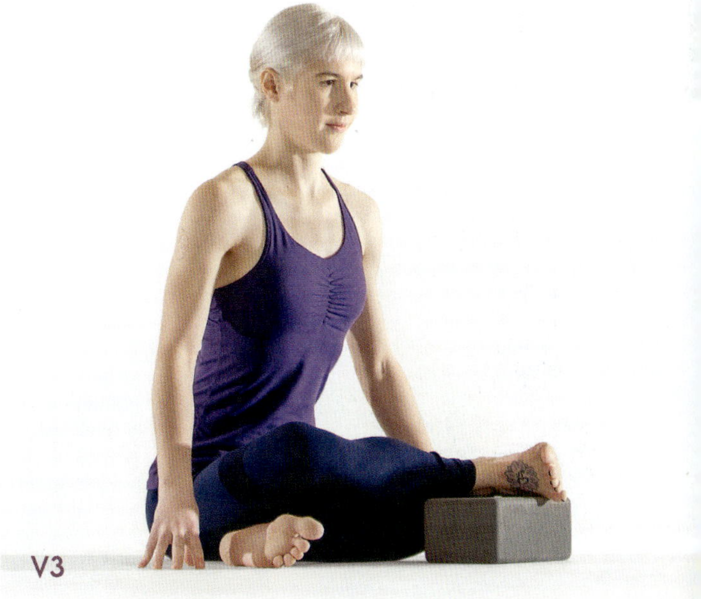

V3

Ausfallschritt mit Schenkeldehnung
König-Arthur-Haltung

Die König-Arthur-Haltung eignet sich hervorragend zum Dehnen der Quadrizeps- und Hüftbeugemuskeln. So eindrucksvoll wie König Arthur in der alten Sage ist, so eindrucksvoll ist diese Haltung für dich! Sie stellt Atmung und Ausdauer auf die Probe, besonders wenn Quadrizepse und Hüftbeuger verspannt sind.

Wirkung

Zwar verursacht ein gängiger tiefer Ausfallschritt wie *Anjaneyasana* (Seite 74) eine Quadrizepsdehnung im hinteren Bein, aber er dehnt dabei nur den geraden Oberschenkelmuskel (*M. rectus femoris*, der Quadrizepsmuskel, der sich über Hüft- wie Kniegelenk erstreckt). Wer auch die anderen drei Quadrizepsmuskeln (*M. vastus lateralis*, *M. vastus medialis* und *M. vastus intermedius*, die alle nur das Kniegelenk kreuzen) dehnen möchte, muss das hintere Knie beugen und die hintere Ferse in Richtung Po ziehen, wie es in der König-Arthur-Haltung geschieht! Außerdem ist die Haltung eine großartige Dehnung für den Lendenmuskel. Das Dehnen dieser Muskeln hilft besonders bei Rückbeugen.

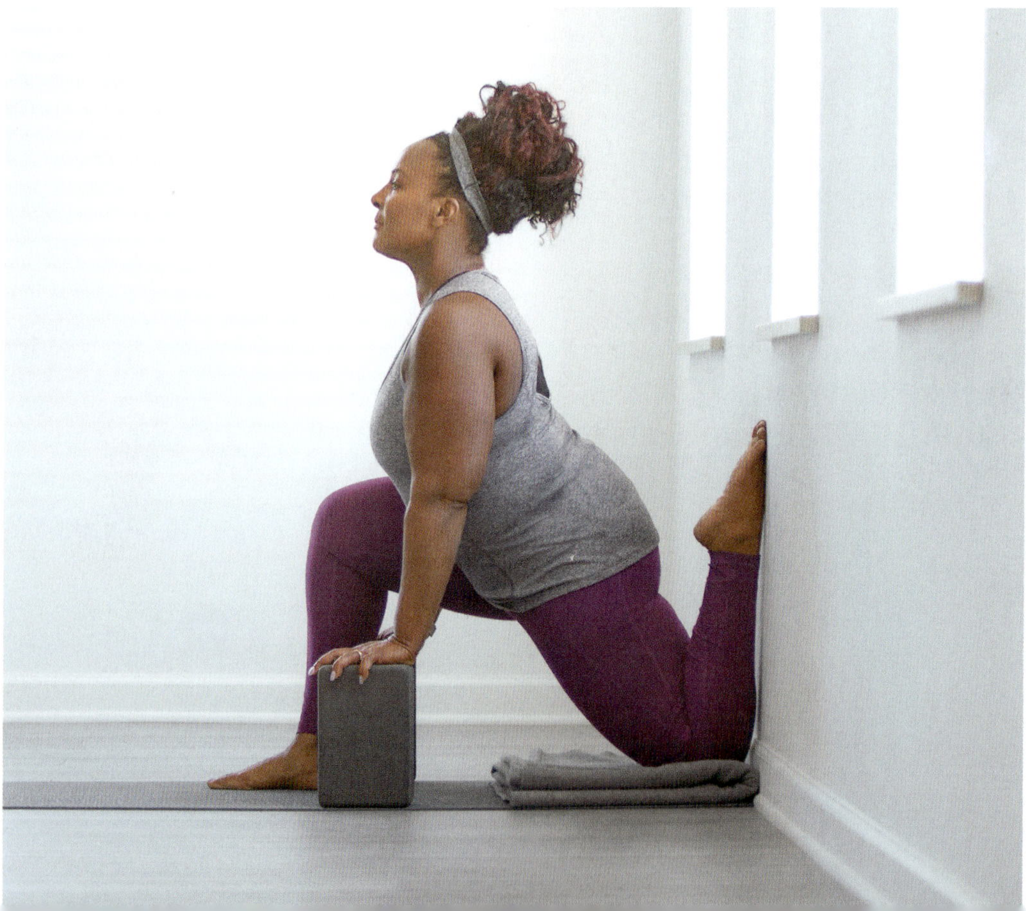

Ausführung

- Beginne auf Händen und Knien, von der Wand abgewandt. Die Zehen sind aufgestellt und zeigen nach vorn, die Fußballen sind gegen die Wand gedrückt.
- Es kann helfen, eine gefaltete Decke als Polster unter die Knie zu legen. Blöcke unter den Händen können das Einnehmen der Haltung erleichtern.
- Setze das gebeugte linke Knie an der Fußleiste zwischen Wand und Boden ab und lehne Schienbein und Fußrücken gegen die Wand.
- Hole dann den rechten Fuß nach vorn in einen Ausfallschritt, wobei sich das Knie senkrecht über dem Fußknöchel befindet (hierbei sind Blöcke unter den Händen praktisch, denn sie verschaffen mehr Raum, um das Bein nach vorn zu ziehen).
- Falls es schwierig ist, den Fuß direkt geradeaus nach vorn zu setzen, kannst du ihn auch seitlich nach vorn schwenken, um ihn dann zwischen den Händen oder Blöcken zu platzieren.
- Finde eine Position, die sich für die Hände angenehm anfühlt. Wenn sie auf Blöcken ruhen, kann diese Haltung zugänglicher werden. Aber du kannst die Hände auch auf die Hüften oder den vorderen Oberschenkel legen oder die Arme in die Höhe heben.
- Spanne den Beckenboden an und ziehe den unteren Bauch ein. Länge die Wirbelsäule.
- Bleibe drei bis fünf Atemzüge in der Haltung. Um herauszukommen, schiebst du entweder das hintere Knie geradeaus nach vorn oder das vordere Knie geradewegs nach hinten und kehrst in den Vierfüßlerstand zurück. Vermeide es, das hintere Knie beim Auflösen nach links oder rechts zu drehen. Wechsle dann die Seite.

Variante 1: König Arthur auf dem Stuhl

Eine weitere Möglichkeit für König Arthur ist die Verwendung eines Throns (auch als Stuhl bekannt). Der Stuhl kann die Haltung zugänglicher oder anspruchsvoller machen, das hängt von den Hüften ab. In dieser Variante kommt noch die Herausforderung hinzu, dass du auf einem Bein die Balance halten musst.

- Beginne in der Berghaltung, vom Stuhl abgewandt. Fixiere einen Punkt und verwurzele dich durch den rechten Fuß.
- Beuge das linke Knie und lege es hinter dich auf die Sitzfläche. Der Fuß kommt mit der Sohle nach oben auf die Stuhllehne.

V1

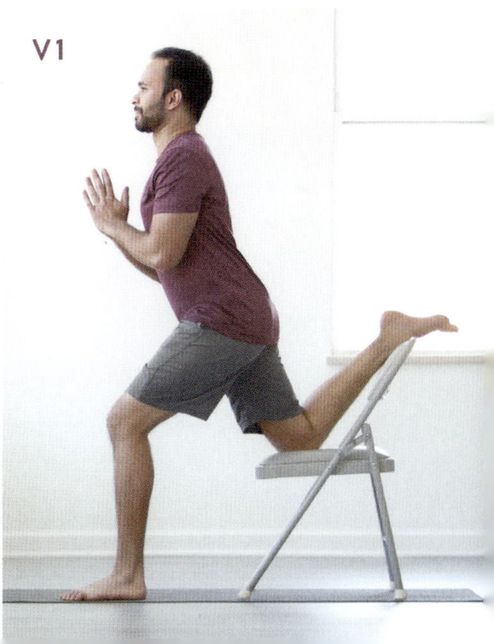

- Rücke das rechte Bein nötigenfalls so zurecht, dass sich das gebeugte Knie im Ausfallschritt über dem Fußknöchel befindet. Achte darauf, dass du die Zehen noch sehen kannst.
- Lege die Hände auf die Hüften, auf den vorderen Oberschenkel oder in Gebetshaltung vor die Brust (wie auf dem Foto).
- Spanne den Beckenboden an und ziehe den unteren Bauch ein.
- Bleibe einige Atemzüge lang in der Haltung, setze dann den linken Fuß nach vorn zum rechten und kehre in die Berghaltung zurück. Wechsle die Seite.

Variante 2: König Arthur in freier Haltung

Du kannst den Ausfallschritt mit der Quadrizepsdehnung auch ohne Wand üben. Diese Variante fühlt sich möglicherweise weniger intensiv an als die König-Arthur-Haltung, aber dafür kann es schwierig sein, den hinteren Fuß zu erwischen.

- Beginne in einem niedrigen Ausfallschritt mit dem rechten Fuß vorn und dem linken Knie auf dem Boden. Entscheide jetzt, ob du
  1. den linken Fuß mit der linken Hand festhältst (wie abgebildet) oder
  2. den linken Fuß mit der rechten Hand festhältst, was der Übung noch eine zusätzliche Rumpfdrehung hinzufügt.
- Manche spüren bei der einen Version eine besonders schöne Oberschenkeldehnung, manche bei der anderen. Probiere also beide Möglichkeiten aus, um zu wissen, welche du bevorzugst.
- Bei der ersten Version stützt du dich mit den Händen auf den rechten Oberschenkel. Stemme die Handflächen gegen den Oberschenkel und prüfe, ob du dabei ein Anheben des unteren Bauchs spürst. Behalte diese Anspannung der Bauchmuskulatur bei, während du das linke Bein zum Po hin beugst. Greife mit der linken Hand nach hinten und packe den linken Fuß am Großzehenballen. Indem du den Fuß an der Seite des großen Zehs hältst, sorgst du dafür, dass sich die linke Schulter nach hinten statt nach vorn dreht.
- Halte die linken Zehen angespannt und leicht gespreizt. Solltest du bereits eine starke Oberschenkeldehnung spüren, bleibst du so.
- Um die Oberschenkeldehnung noch zu verstärken, beugst du den linken Ellbogen und ziehst die Ferse näher an den Po.
- Die rechte Hand kannst du auf dem Oberschenkel lassen oder zur Decke strecken.
- Bleibe drei bis fünf Atemzüge in der Haltung. Lasse den Fuß beim Loslassen nicht fallen, sondern senke ihn so kontrolliert wie möglich auf den Boden zurück. Wechsle die Seite.

- Wenn du die gedrehte Version ausprobieren möchtest, gehst du mit beiden Händen zur Innenseite des rechten Fußes und rückst ihn bei Bedarf etwas weiter nach rechts. (Du kannst ihn dabei auch auswärts drehen, aber achte darauf, dass das rechte Knie und die Zehen in die gleiche Richtung zeigen.)
- Stütze die rechte Hand auf den rechten Oberschenkel. Mache die Wirbelsäule lang und halte diese Länge, während du dich nach rechts drehst.
- Ziehe nun die linke Ferse in Richtung Po. Ergreife mit der rechten Hand den Kleinzehenballen des linken Fußes. (Bei dieser Version verhindert das Festhalten an der Außenseite des Fußes, dass sich die rechte Schulter nach vorn dreht.)
- Die linken Fingerspitzen kannst du auf dem Boden lassen oder tiefer gehen und dich mit der Handfläche oder dem Unterarm aufstützen, wenn sich das gut anfühlt.

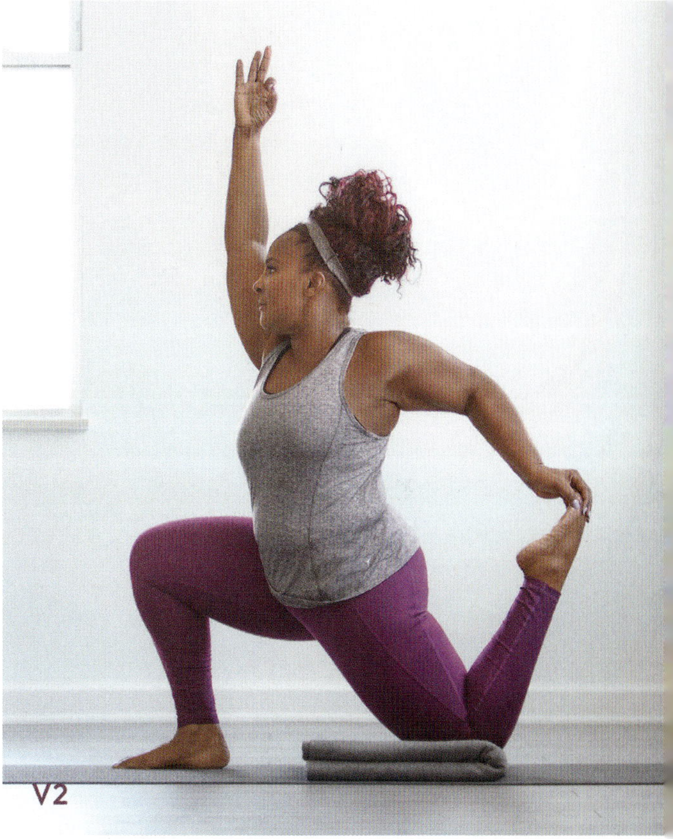

V2

- Halte die Zehen angespannt. Falls du die Dehnung vertiefen möchtest, beugst du den rechten Ellbogen, um die linke Ferse noch mehr zum Po zu ziehen.
- Atme. Prüfe, ob du dein Gewicht etwas mehr auf die Außenkante des linken Knies verlagern kannst (das hintere Knie neigt dazu, einwärts zu rollen).
- Wenn du die Haltung verlassen möchtest, lässt du beim Einatmen den hinteren Fuß kontrolliert los und löst die Drehung. Wechsle die Seite.

Tipps

Falls du den hinteren Fuß nur etwas zu fassen bekommst, aber nicht ganz, kannst du es dir leichter machen, indem du das hintere Knie auf einen Block stellst. Du kannst den Fuß auch mit einem Gurt festhalten.

Wenn du mit der gedrehten Variante arbeitest und beim Versuch, den Fuß zu greifen, einen Krampf bekommst, kannst du die untere Hand auf einen Block stützen (damit du aus höherer Position angelst). Und nimm dir auch wirklich Zeit für die Durchführung.

Taube – *Eka Pada Rajakapotasana*

Eka Pada Rajakapotasana bedeutet wörtlich »einbeinige Königstaubenhaltung«. Die Taubenhaltung ist gewiss eine der bekanntesten Yogahaltungen zur Hüftöffnung. Sie wird nicht nur im Yoga als tiefe Hüftdehnung angeboten, sondern gern auch in Tanzkursen, beim CrossFit, ja sogar auf dem Fahrrad im Indoor-Cycling-Kurs. Dabei kann die Taube ziemlich polarisieren: Entweder man liebt sie oder man hasst sie. Für die einen ist sie eine herrlich wohltuende Dehnübung, für die anderen ist sie unangenehm, unbequem oder einfach zu intensiv. Wir empfehlen dir, die Hauptbestandteile dieser Haltung zu erkunden, um die optimale Version für dich zu finden.

Die Taube kann als Rückbeuge, Vorbeuge oder mit Drehung praktiziert werden. Du kannst sie aber auch mit gerader Wirbelsäule durchführen. Im Folgenden beschränken wir uns auf aufrechte sowie die nach vorn gebeugten Varianten, die die hüftöffnende Wirkung der Taube maximieren. Varianten mit Rückbeuge oder Drehung findest du bei der Meerjungfrauenhaltung auf Seite 184.

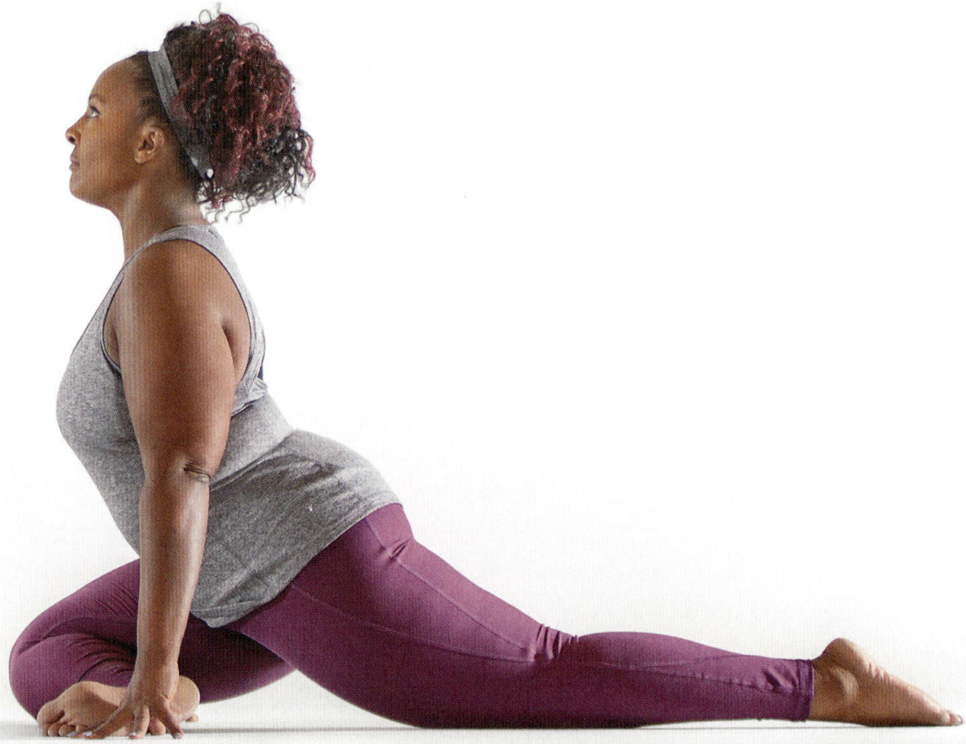

Wirkung

Viele von uns verbringen viel Zeit im Sitzen, was zu Hüftsteifigkeit führen kann. Aber auch Aktivitäten wie Gehen, Laufen und Radfahren können die Hüftmuskulatur verspannen. Die Taube kann als Gegenmaßnahme dienen, da sie für eine großartige Dehnung von Hüft- und Oberschenkelmuskulatur sorgt, einschließlich des großen Lendenmuskels, des Piriformis, des Schenkelbindenspanners und des großen Gesäßmuskels.

Ausführung

- Beginne im herabschauenden Hund oder auf Händen und Knien im Vierfüßlerstand. Hole den rechten Unterschenkel nach vorn, sodass sich das rechte Knie in der Nähe des rechten Handgelenks befindet und der rechte Fußknöchel in der Nähe des linken Handgelenks. (Lasse das hintere Knie auf den Boden sinken, falls du aus dem herabschauenden Hund kommst.)
- Strecke den vorderen Fuß, aber winkle die Zehen an, presse dabei die Außenseite des Fußes gegen den Boden, sodass das Fußgelenk gerade bleibt (und nicht einknickt).
- Schiebe das linke Bein ein wenig nach hinten. Der hintere Fuß bleibt vorerst angewinkelt, sodass die Ferse senkrecht über den Fußballen steht.
- Ziehe die rechte Hüfte nach hinten und die linke Hüfte nach vorn, bis du das erste Dehnungsgefühl spürst. Bleibe vorerst so.
- Lasse den hinteren Fuß entweder angewinkelt oder richte die Zehen nach hinten.
- Gehe mit den Händen nach hinten zu den Hüften, um dich aufzurichten, presse die Fingerspitzen gegen den Boden und strecke die Wirbelsäule.
- Du kannst aufrecht bleiben oder dich nach vorn beugen, wobei du die Unterarme vor dir auf den Boden legst oder die Arme ausstreckst.
- Du kannst die Stirn auf einem Block, einem Bolster, dem Boden, deinen Fäusten oder dort ruhen lassen, wo du dich wohlfühlst.
- Bleibe mehrere Atemzüge lang in der Haltung und richte dann den Oberkörper auf, falls du dich in der Vorbeuge befindest. Schiebe das vordere Bein nach hinten, um in den herabschauenden Hund oder den Vierfüßlerstand zurückzukehren. Wechsle die Seite.

Tipp

Wenn du die Dehnung verstärken möchtest, kannst du das vordere Knie weiter zur Seite legen und das Schienbein möglichst parallel zur Schmalseite der Matte ausrichten. Richte die Zehen des hinteren Fußes nach vorn (falls sie noch nicht nach vorn zeigen) und schiebe das hintere Bein nach hinten, bis du eine Stelle erreichst, an der du in der vorderen Hüftaußenseite und möglicherweise auch in der hinteren Oberschenkelvorderseite etwas mehr Dehnung spürst.

Variante 1: Taube mit Bolster

Wenn sich die Hüften sehr steif anfühlen, kann ein Bolster die Taube angenehmer machen.

- Platziere das Bolster so, dass es parallel zur Kopfseite der Matte liegt. Beginne dann im herabschauenden Hund oder auf Händen und Knien im Vierfüßlerstand. Hole den rechten Unterschenkel über das Bolster nach vorn in einen Ausfallschritt. Senke das linke Knie auf den Boden.
- Rücke nun den rechten Fuß hinüber zum linken Handgelenk, bis Oberschenkel und Hüfte bequem auf dem Bolster ruhen. Drücke den rechten Oberschenkel und die Hüfte fest nach unten gegen das Bolster und strecke das linke Bein nach hinten.
- Mache die Wirbelsäule lang.
- Halte den vorderen Fuß gestreckt, die Zehen jedoch angewinkelt, bringe also Kraft in deinen Großzehenballen. Die Zehen des hinteren Fußes können nach vorn oder nach hinten zeigen.
- Bleibe aufrecht oder beuge dich nach vorn.
- Kehre nach mehreren Atemzügen in die Ausgangsposition zurück und wechsle die Seite.

Tipp

Wenn du kein Bolster hast, kannst du dir als Stütze auch einen Block unter die Hüfte schieben.

Variante 2: Taube auf dem Stuhl

Mit Stuhl und Bolster wird die Taubenhaltung sowohl stabiler als auch tiefer – die Dehnung bekommt eine ganz neue Dimension! Diese Variante kann zugänglicher, aber ebenfalls schwieriger sein, je nachdem, wie steif die Hüften sind.

- Beginne im Stehen mit dem Gesicht zur Sitzfläche. Halte ein Bolster in Reichweite, falls du eines verwenden möchtest.
- Lege den rechten Unterschenkel quer auf die Sitzfläche des Stuhls.
- Nimm die Hände auf die Stuhllehne und richte den Oberkörper so aus, dass er zur Lehne zeigt.
- Rücke das linke Bein nach hinten und strecke es durch die Ferse hindurch aus.
- Mehr Dehnung im Quadrizeps und den Hüftbeugern des hinteren Beins erreichst du, indem du das linke Knie auf das Bolster stützt.
- Bleibe für mehrere Atemzüge in der Haltung und wechsle dann die Seite.

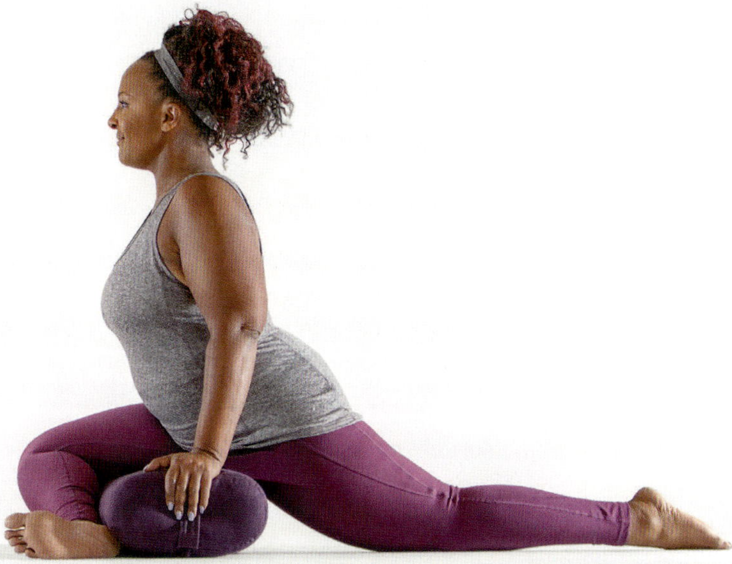

V1

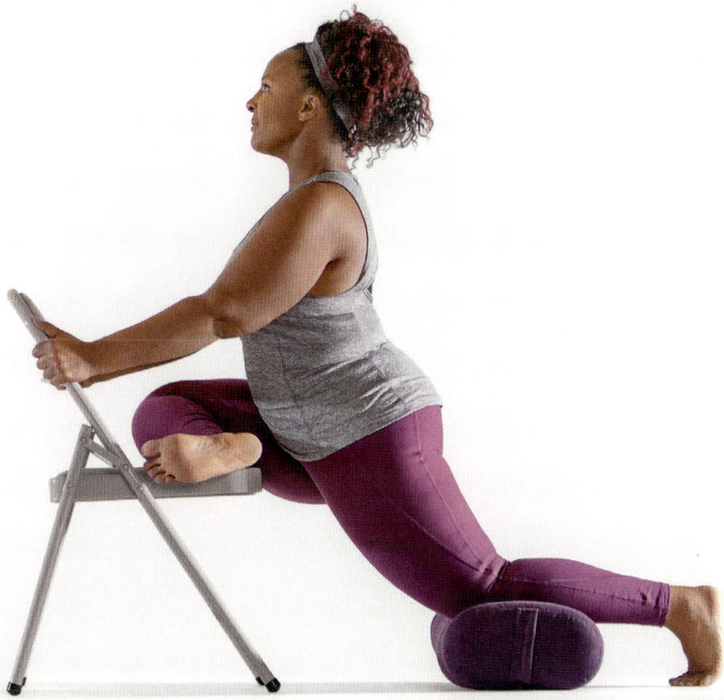

V2

Frosch – *Mandukasana*

Dies ist so eine »Liebe, Hass oder Hä?«-Haltung. Manche sehen sie einfach als Wohlfühlstretch (Liebe!), manche als heftige Unwohlfühl-Übung (Hass!) und manche spüren überhaupt keine Dehnung (Hä?). Lies weiter! Unsere Varianten ermöglichen dir hoffentlich beim Üben der Haltung die eine oder andere subtile Kräftigung, auch wenn du nicht unbedingt eine tiefe Dehnung erlebst. Und wenn nicht? Dann lass die Übung weg! Es gibt noch viele andere Asanas zu entdecken.

Wirkung

Die Froschhaltung ist die Lieblingsdehnübung vieler Balletttänzer und ermöglicht eine wunderbare Dehnung der Oberschenkelinnenseite und der Leistengegend.

Ausführung

› Beginne auf Händen und Knien im Vierfüßlerstand, lege die großen Zehen aneinander und spreize die Knie weit auseinander, ungefähr so breit wie die Matte.

› Setze dich auf die Fersen, gehe mit den Händen nach vorn, bis die Arme ausgestreckt sind. Lege die Stirn auf die Matte. Dies wird auch als »weite Stellung des Kindes« bezeichnet. Sie ist die Ausgangsposition für den Frosch. Wenn die Beine bei dieser Haltung zusammengeführt sind, spricht man von der »Stellung des Kindes« – diese Position wird oft zwischen anderen Haltungen zur Entspannung eingenommen.

› Genieße nun ein paar Atemzüge und hebe dann das Becken an, sodass es senkrecht über den Knien liegt. Stütze dich dabei so auf die Unterarme, dass die Schultern senkrecht über den Ellbogen stehen.

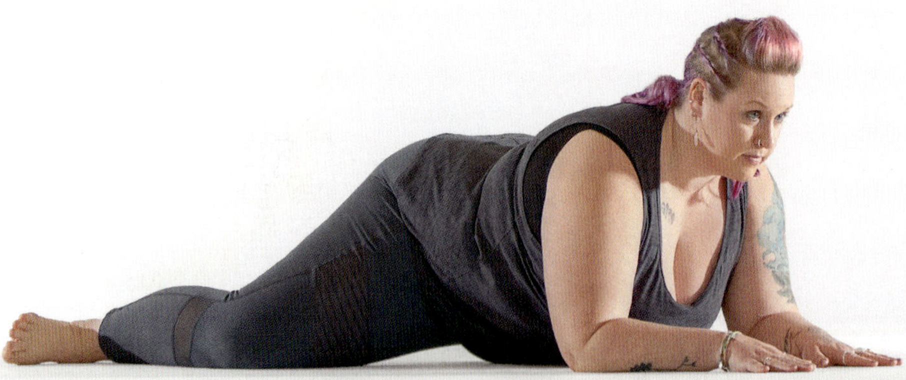

- Winkle die Füße an und spreize sie zur Seite, bis die Schienbeine parallel sind.
- Halte die Wirbelsäule lang und neutral (spanne den unteren Bauch ein wenig an, damit sich der untere Rücken nicht durchdrückt).
- Lasse die Beine auseinanderrutschen und das Becken zum Boden sinken – so weit, wie es sich gut anfühlt.
- Bleibe mehrere Atemzüge lang in der Haltung. Um herauszukommen, stützt du dich auf die Handflächen und streckst die Arme, legst die großen Zehen wieder aneinander wie in der weiten Stellung des Kindes und bringst dann die Knie zusammen, um in den Vierfüßlerstand zu gelangen.

Variante 1: Frosch auf einem Block (oder Blöcken)

Wenn du in der Froschhaltung angekommen bist, kann es sich gut anfühlen, einen Yogablock (in flacher oder mittlerer Stellung) unter das Brustbein oder den oberen Bauch (zwischen Nabel und Brustbein) zu legen.

- Ein Block unter dem oberen Bauch kann hilfreich sein, wenn du zum Hohlkreuz neigst, denn er erinnert dich spürbar daran, den Bauch stabilisierend einzuziehen (und vom Block weg).
- Du kannst dir auch einen Block unter die Stirn legen. Wenn du zwei Blöcke hast, kannst du unter jedem Unterarm einen Block (in der flachsten Stellung) platzieren. Probiere aus, welche Stütze sich am besten anfühlt.

V1

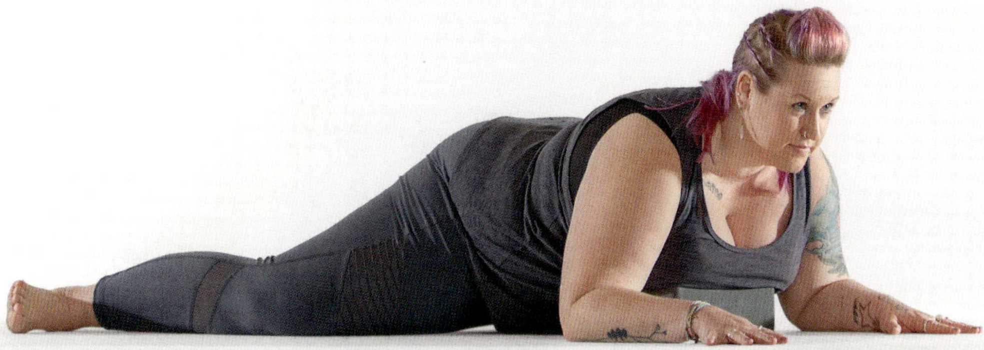

Variante 2: Halber Frosch – *Ardha Mandukasana*

V2

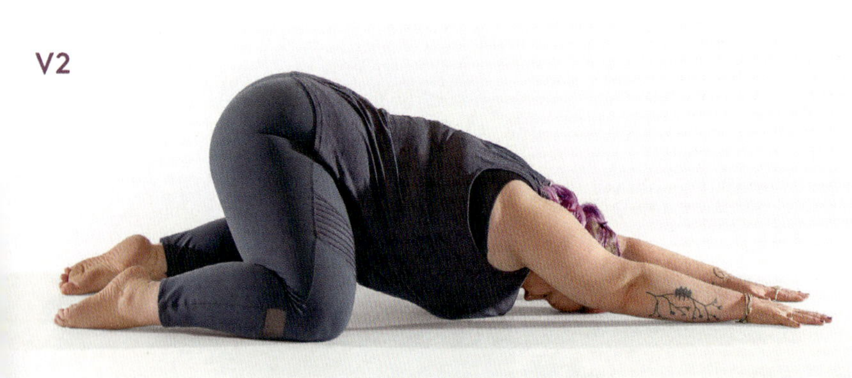

Wenn die Froschhaltung für dich eine zu intensive Dehnung der Oberschenkelinnenseite oder der Leistengegend mit sich bringt oder sich auf andere Weise nicht so toll anfühlt, kann der halbe Frosch eine ausgezeichnete Alternative sein.

- Begib dich wie beim Frosch zunächst in die weite Stellung des Kindes und hebe dann das Becken, bis es über den Knien liegt.
- Lege die großen Zehen so nah aneinander, wie das in dieser Haltung möglich ist. Lasse den Oberkörper wie in der weiten Stellung des Kindes.
- Bleibe einige Atemzüge lang in der Haltung. Kehre dann in die weite Stellung des Kindes zurück und richte dich von dort aus auf, wenn du fertig bist.

Variante 3: Einbeiniger Frosch – *Eka Pada Mandukasana*

- Diesmal beginnst du auf dem Bauch in der Entspannung in Bauchlage (Seite 246). Lege die Unterarme oder Handflächen aufeinander und lasse die Stirn darauf ruhen.
- Halte das linke Bein lang und neutral (nicht ein- oder ausgedreht) und spreize das rechte Bein zur Seite in die Froschposition: Knie und Fuß angewinkelt. Bleibe einige Atemzüge in der Haltung, kehre dann in die Ausgangsposition zurück und wechsle die Seite.

V3

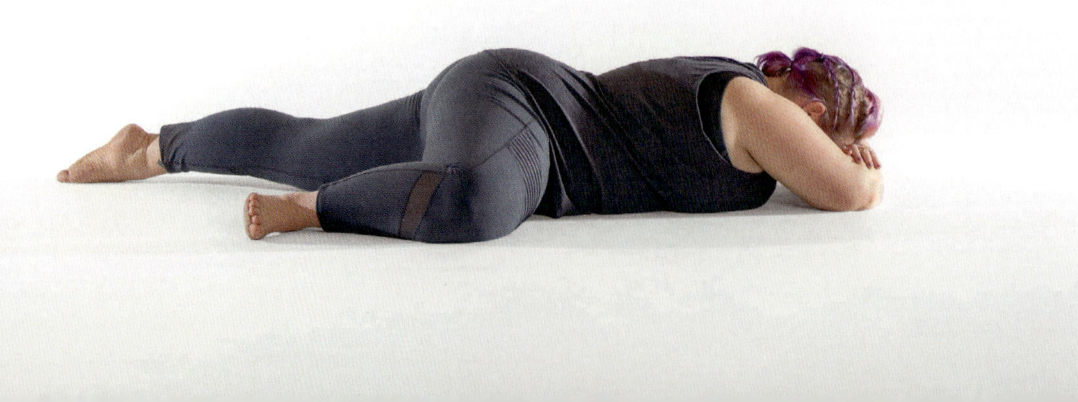

Kompass – *Parivritta Surya Yantrasana*

Diese Asana, die manchmal auch »Sonnenuhr« genannt wird, hat eine interessante Form, die allerdings nicht ganz leicht zu durchschauen ist. Die gute Nachricht? Den Kompass kann man aus allen möglichen Himmelsrichtungen angehen. Und Schritt für Schritt betrachtet ist er gar nicht so schwer.

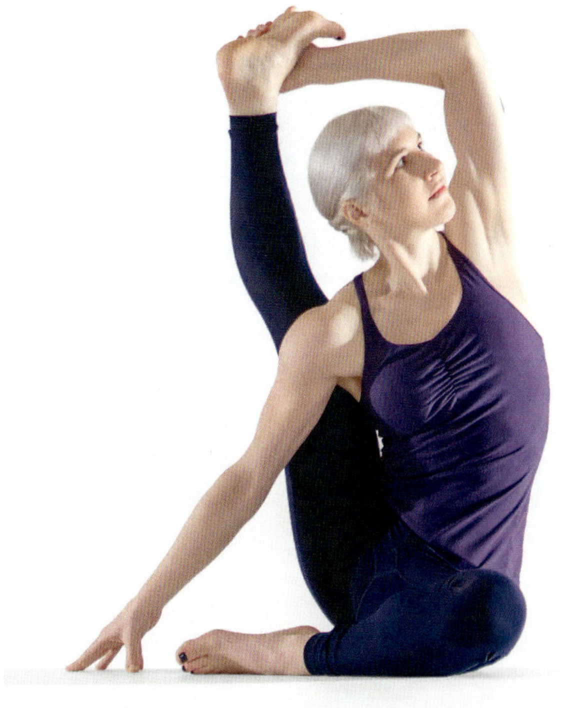

Wirkung

Die Kompasshaltung ist ein großartiger Hüft-, Oberschenkelrückseiten-, Schulter- und Brustöffner und eine wunderbare Vorbereitung auf die Armbalance *Visvamitrasana*, die auch »fliegender Kompass« genannt wird (Seite 210). Die Komplexität der Kompasshaltung erinnert uns daran, dass Yoga ein Weg und ein Prozess ist; es geht nicht darum, es richtig zu machen, sondern sich selbst kennenzulernen und für sich selbst herauszufinden, was am besten funktioniert.

Ausführung

- Setze dich zu Beginn aufrecht auf den Boden und strecke die Beine aus.
- Beuge das rechte Knie und setze den rechten Fuß über den linken Oberschenkel, die Fußsohle flach auf dem Boden. Beuge dann das linke Knie und hole die linke Ferse an die rechte Hüftaußenseite.
- Diese Haltung ist der Ausgangspunkt, von dem aus du sämtliche Varianten der Kompasshaltung erkundest.
- Umgreife nun mit den Händen den rechten Fuß und hebe ihn an. Lehne dich dabei zurück, denn das hilft, die Wirbelsäule lang zu halten. Ziehe das rechte Knie zur Außenseite der rechten Achselhöhle, um die Außenrotation der rechten Hüfte zu ermöglichen.
- Halte mit der linken Hand die rechte Ferse fest, führe den rechten Arm zur Innenseite des rechten Beins und halte mit der rechten Hand die rechte Wade. Von hier aus widmen wir uns der ersten Frage, die viele von uns haben: »Wie bekomme ich mein Bein hinter den Arm?«

- Um den Oberarm und die Schulter unter das Bein zu »schmiegen«, hebst du die rechte Ferse etwas höher und bewegst den rechten Oberschenkel nach hinten, um Platz zu schaffen. Von dort aus rückst du das Bein Stück für Stück über die Schulter und die Schulter unter das Bein. Du kannst es dir als einen dreistufigen Prozess vorstellen: Ferse hoch, Oberschenkel nach hinten, Schulter darunter.
- Wiederhole diesen Vorgang, bis sich das Bein so weit oben auf dem Arm befindet, wie es noch angenehm ist. Anschließend drückt der rechte Unterschenkel gegen den rechten Oberarm, sodass das Bein in Position bleibt.
- Schauen wir uns als Nächstes zwei weitere häufig gestellte Fragen an: »Wie halte ich den Fuß fest und wie komme ich in die Drehung?«
- Greife mit der linken Hand über den rechten Fuß und halte dich an der Seite des kleinen Zehs fest. Jetzt wird der Kopf vom rechten Bein und vom linken Oberarm eingerahmt.
- Stütze die rechten Fingerspitzen auf den Boden und gehe mit ihnen nach rechts außen, bis der rechte Arm gestreckt ist und du dich leicht nach links lehnst.
- Beginne nun, das rechte Bein zu strecken (es muss nicht ganz gerade sein).
- Mache die Wirbelsäule lang und wende Bauch und Brustkorb nach links, weg vom Bein.
- Blicke nach unten zur rechten Hand oder drehe den Kopf, um unter dem linken Arm hindurch nach oben zu schauen, wenn sich das gut anfühlt.
- Bleibe mehrere Atemzüge lang in der Haltung, beuge dann das rechte Knie, löse Bein und Schulter voneinander und wechsle die Seite.

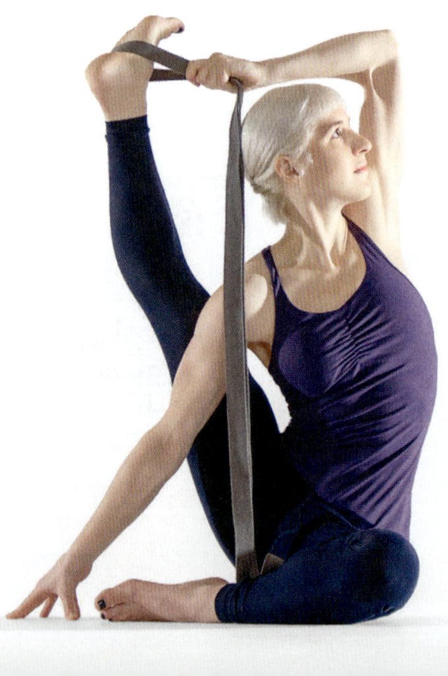

V1

Variante 1: Kompass mit Gurt

Ein Gurt kann das Festhalten des angehobenen Beins erleichtern und auch dabei helfen, in der Haltung aufrechter zu sitzen.

- Nimm die Haltung wie in der vorherigen Variante ein und lege dir einen Gurt in Reichweite.
- Sobald du den rechten Oberarm unter das Bein geschmiegt und das Bein, so hoch es geht, am Arm emporgerückt hast, legst du den Gurt über die Sohle des rechten Fußes und ergreifst ihn mit der linken Hand. Halte den Gurt so kurz (also so nah am rechten Fuß), wie es dir bequem möglich ist.

› Gehe anschließend, wie in der vorherigen Variante, mit den Fingerspitzen auf dem Boden nach rechts, bis der rechte Arm gestreckt ist.

› Beginne dann, das rechte Bein zu strecken, während du die Wirbelsäule längst. Drehe dich nach links und ziehe den Ellbogen nach links.

› Blicke nach unten zur rechten Hand oder nach oben unter dem linken Arm hindurch.

› Bleibe für mehrere Atemzüge in der Haltung und wechsle dann die Seite.

Variante 2: Kompass mit gebeugtem Knie

Wenn es sich für die Oberschenkelrückseite oder allgemein besser anfühlt, kannst du das angehobene Bein in der Kompasshaltung gebeugt lassen und den Blick nach vorn richten. Vielleicht stellst du auch fest, dass du auf einer gefalteten Decke etwas aufrechter sitzen kannst.

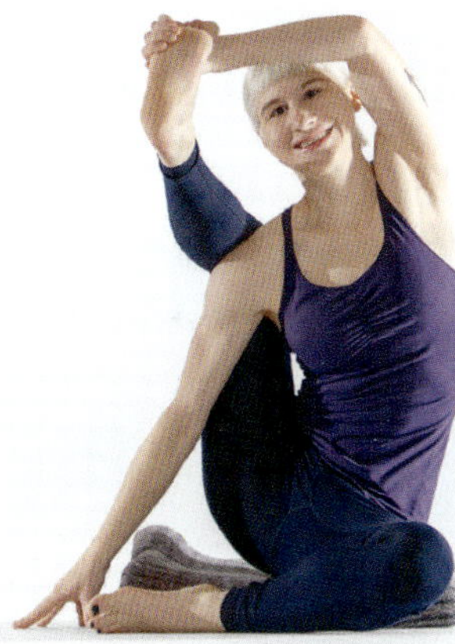

V2

Variante 3: Reiher – *Krounchasana*

Diese Variante lässt das Bein über der Schulter und die Drehung weg, sodass man sich hauptsächlich darauf konzentrieren kann, sowohl im gestreckten Bein als auch in der Wirbelsäule Länge zu finden.

› Beginne mit dem gleichen »Fundament«: rechtes Bein über dem linken Bein, linke Ferse an der rechten Hüfte.

› Umgreife dann mit beiden Händen den rechten Fuß (die rechte Hand an der Seite des kleinen Zehs, die linke Hand an der Seite des großen Zehs).

› Lehne dich zurück, während du den rechten Fuß hebst, bis das rechte Schienbein waagerecht ist.

› Richte dich auf, hebe den Brustkorb und recke dich durch den Scheitel nach oben.

› Halte diese Länge in der Wirbelsäule und strecke das rechte Bein – leicht oder stark, je nachdem, wie es sich am besten anfühlt.

› Bleibe mehrere Atemzüge in der Haltung, wechsle dann die Seite.

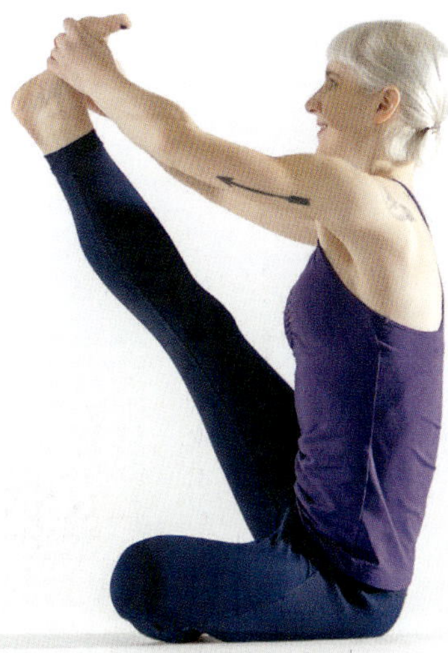

V3

Kapitel 9

Knie- und Sitzhaltungen

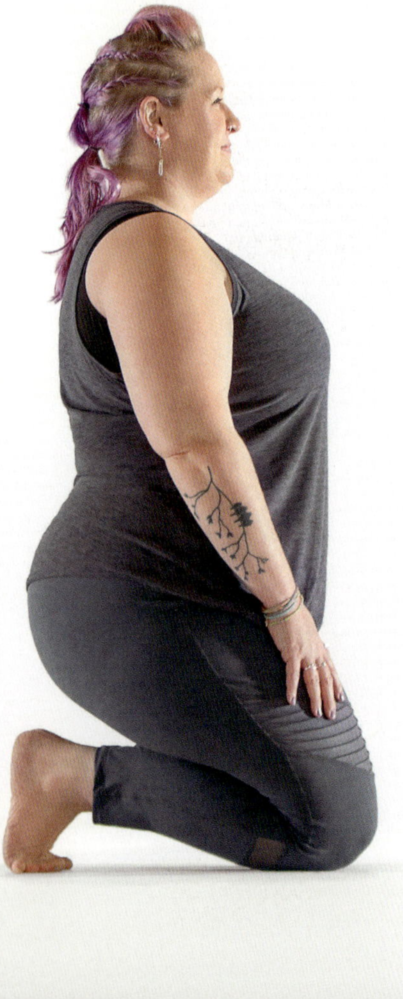

Zehendehnung im Knien

Ehrlich gesagt: Diese Haltung kann sich ganz schön heftig anfühlen! Aber sie ist eine großartige Möglichkeit, den Fußsohlen etwas Zuwendung zu schenken – egal ob man nun gern und häufig spazieren geht, läuft, tanzt, klettert oder einfach nur anerkennen und würdigen möchte, welch erstaunliche Bewegungen und Stützfunktionen die Füße den ganzen Tag lang vollführen. Und zum Glück lässt sich die Intensität dieser Haltung auf vielerlei Weise nach oben oder unten regulieren. So findest du das für dich perfekte Maß an Dehnung.

Wirkung

Falls der Name es noch nicht verraten hat: Diese Haltung sorgt für eine Dehnung der Zehen und Fußsohlen und eignet sich zudem hervorragend dazu, die Fußgelenke zu stärken!

Ausführung

› Beginne im Knien, mit den Beinen so nah wie möglich beieinander. Richte mithilfe der Hände die Zehen nach vorn aus. (Am besten sollte dies ebenfalls für die kleinen Zehen gelten, was allerdings manchmal aufgrund der Fußform nicht klappt. Das ist in Ordnung, denn die Dehnung gelingt auch so). Setze dich auf die Fersen. Falls deine Oberschenkel aneinanderliegen, presst du auch die Füße zusammen, besonders die Fersen. Falls zwischen deinen Beinen Platz ist, solltest du darauf achten, dass sich die Fersen senkrecht über den Fußballen befinden.

› Setze dich so aufrecht wie möglich hin und denke daran, dass die Dehnung umso intensiver wird, je mehr Körpergewicht du auf die Fußballen verlagerst. Durch Vor- oder Zurücklehnen verringerst du also die Dehnung. Setze dies nach deinem Empfinden um!

› Lege die Hände auf die Oberschenkel und schließe die Augen oder halte sie offen, wenn dir das lieber ist. Atme sanft und gleichmäßig.

› Bleibe fünf bis zehn Atemzüge lang in der Haltung. Da ein intensives Dehngefühl auftreten kann, bist du womöglich versucht, schneller zu atmen, um die Übung zu beschleunigen. Sollte dies der Fall sein, kannst du einen Zeitgeber auf eine Minute stellen und in der Haltung bleiben, bis die Zeit abgelaufen ist.

V1

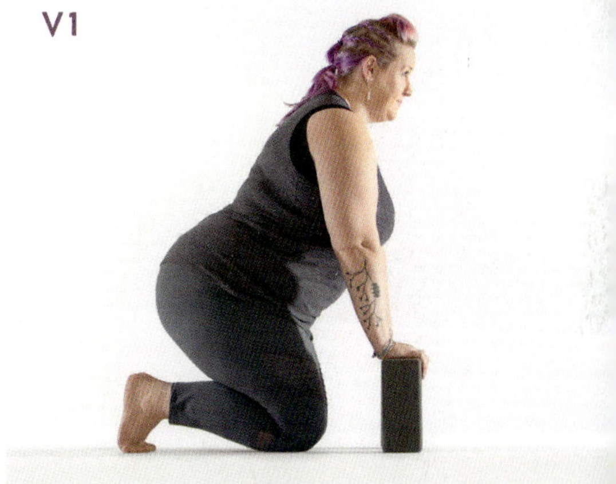

Variante 1: Zehendehnung mit Hände auf Blöcken

Wenn die Dehnung weniger intensiv sein soll, kannst du die Hände vor dir auf Blöcken aufstützen. Dadurch wird das Gewicht von den Fußballen weg verlagert.

Variante 2: Zehendehnung auf Block und Decke

V2

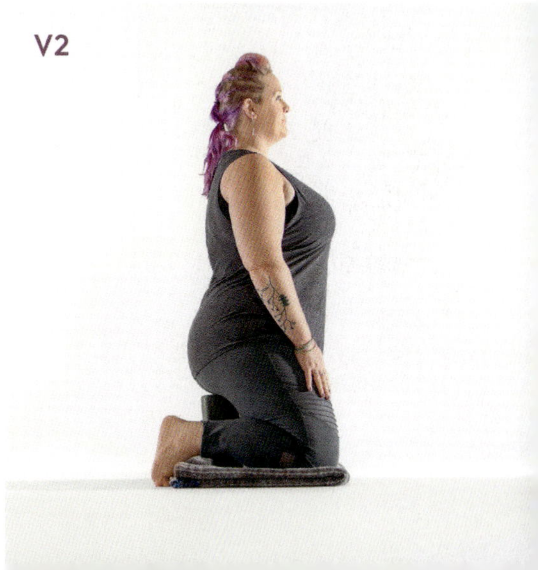

Was, wenn die Hüften über den Fersen schweben? Na, das ist völlig in Ordnung! Aber wenn du es nicht besonders bequem findest, kannst du dir einen Yogablock unter den Po stellen. Je nach deinen Proportionen befindet sich der Block zwischen den Fußknöcheln oder den Waden. In jedem Fall kann es helfen, den Block mit den Beinen zusammenzudrücken. Das verhindert ein Auseinanderspreizen der Fersen. Falls du auch die Knie unterpolstern möchtest, übst du diese Haltung auf einer gefalteten Decke.

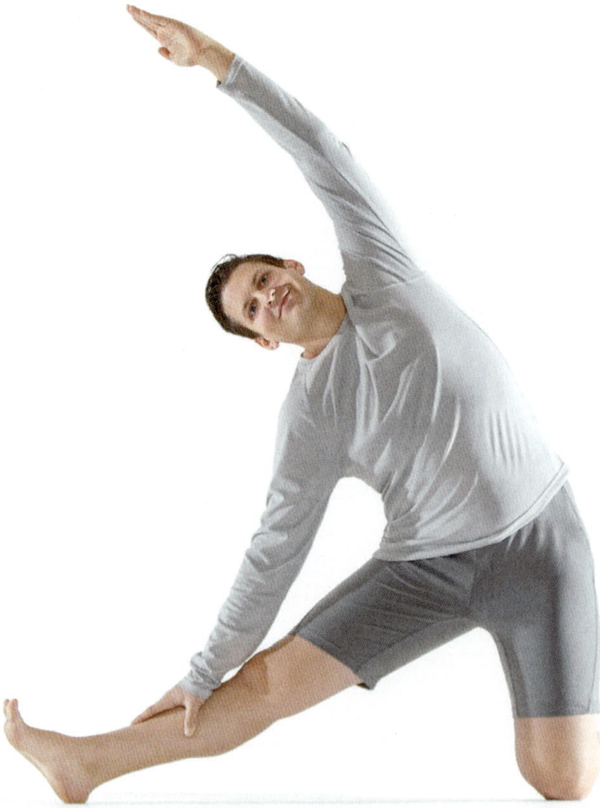

Tor – *Parighasana*

Wenn du uns fragst, taucht diese unbesungene Heldin unter den Flankendehnungen nicht so oft in Yogakursen auf, wie sie sollte! Vielleicht liegt das daran, dass wir Kniehaltungen in der Regel nicht im gleichen Maß Zeit und Aufmerksamkeit widmen wie Steh- und Sitzhaltungen. Wir halten das Tor jedenfalls für eine absolut erkundenswerte Haltung, besonders, weil sie uns neue Übungswege eröffnen kann – der Name sagt es ja auch: Wenn wir hier und da nachjustieren, lernen wir, was sich gut anfühlt und was nicht, erfinden vielleicht sogar neue Varianten und entdecken dabei nützliche Tricks in Sachen Hilfsmittel. Wir wünschen viel Spaß mit unseren Vorschlägen, aber scheue dich nicht, ebenfalls kreativ zu werden: In dieser Haltung geht es darum, sich neuen Möglichkeiten zu öffnen!

Wirkung

Die Torhaltung sorgt für eine herrliche Dehnung der Flanken des Oberkörpers, dehnt aber auch die Muskulatur von Brust und Schultern und der Oberschenkelrückseite des gestreckten Beins.

Ausführung

- Beginne aufgerichtet auf Knien, die Wirbelsäule ist lang, die Hände an den Hüften.
- Strecke das rechte Bein gerade zur Seite. Du kannst den Fuß flach auf den Boden stellen, sodass die Zehen entweder nach vorn oder nach rechts zeigen, du kannst den Fuß aber auch so anwinkeln, dass die Zehen nach oben ausgerichtet sind (so, wie Kyle es auf dem Foto vormacht).
- Die linke Hüfte ist senkrecht über dem Knie.
- Der linke Fuß kann angewinkelt oder ausgestreckt sein.
- Breite beim Einatmen die Arme zu einem T aus und beuge dich beim Ausatmen nach rechts.
- Lege die rechte Hand auf den Oberschenkel oder das Schienbein (oder auf einen Block vor dem Oberschenkel oder vor dem Schienbein, wenn es dir lieber ist). Strecke den linken Arm nach oben und über den Kopf, um in eine Seitbeuge zu gelangen.
- Finde die Handhaltung heraus, die dir das beste Dehngefühl in der Flanke verschafft.
- Achte darauf, dass du dich nicht nach vorn krümmst, denn dadurch kommst du aus der Flankendehnung heraus. Wende die Brust nach oben und suche dir die Kopfposition, die sich im Nacken am besten anfühlt.
- Du kannst zum Boden, nach vorn oder nach oben zur Hand blicken.
- Bleibe drei bis fünf Atemzüge lang in der Haltung, dann richte beim Einatmen den Oberkörper auf und wechsle die Seite.

Variante 1: Tor mit Block und Decke

Eine Decke unter dem Knie (oder eine gefaltete Yogamatte für mehr Dämpfung) kann dazu beitragen, dass sich die Torhaltung für das Knie besser anfühlt.

Falls du an der Beweglichkeit des Fußgelenkes arbeitest und den Fuß des gestreckten Beins in der Torhaltung gern irgendwann flach auf den Boden drücken würdest, kannst du es mit einem Block unter dem Fuß versuchen. Das gibt dem Fuß einen Widerstand, der etwas näher als der Boden ist. Manche Menschen fühlen sich in dieser Haltung dank des Blocks auch besser gestützt.

V1

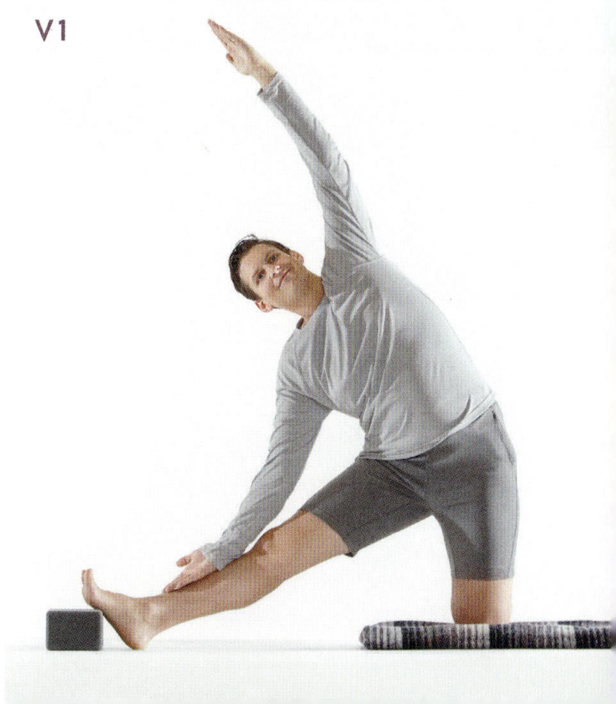

Heldensitz – *Virasana*

Den beiden Autorinnen dieses Buches fällt der Heldensitz nicht besonders leicht. Dennoch sind wir der Meinung, dass es sich lohnt, ihn zu erkunden. Und damit meinen wir, wie du vielleicht erraten hast, dass es herauszufinden gilt, wie die Haltung uns Nutzen bringen kann. Es geht nicht darum, unseren Körper an die Haltung anzupassen.

Wirkung

Wenn sich der Quadrizeps verspannt fühlt, kann schon das Sitzen in der Heldenhaltung eine angenehme Dehnung bewirken. Der Sitz des Helden oder der Heldin kann eine gute Vorbereitung auf Rückbeugehaltungen sein (die ziemlich oft einen entspannten Quadrizeps erfordern!).

Manche schätzen diese Haltung auch als stabilen, bequemen Meditationssitz, besonders, wenn sie auf einem Block thronen.

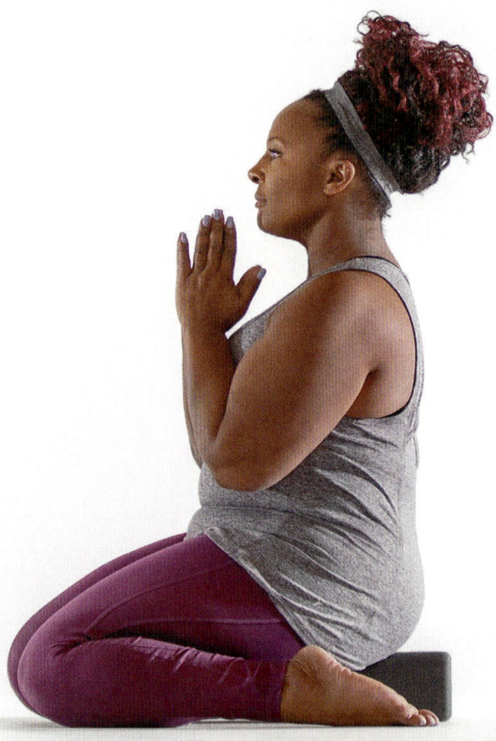

Ausführung

› Beginne in aufgerichteter Kniehaltung mit nach hinten gestreckten Füßen.

› Spreize die Füße etwas weiter als hüftbreit (weit genug, um dazwischen zu sitzen) und senke den Po auf den Boden. Dabei kann es helfen, wenn man die Waden beim Zurücklehnen mit den Daumen massiert, um sie zu entspannen. Das macht es eventuell etwas einfacher, sich zwischen die Füße zu setzen.

› Falls dein Po noch weit über dem Boden schwebt und/oder der Heldensitz für deine Knie unangenehm ist, kannst du dir einen Block (oder zwei gestapelte Blöcke) zwischen die Füße legen. Höhe und Breite der Unterstützung richten sich danach, was sich für dich am bequemsten und stabilsten anfühlt.

› Platziere die Füße so, dass sie sich gleich neben den Hüften befinden. Presse die Fußrücken gegen den Boden und lasse die Zehen gerade nach hinten zeigen. Falls du auf einem Block sitzt, dann schmiege die Füße und Fußknöchel dagegen, um die Füße nicht abzuspreizen.

› Kümmere dich nicht darum, ob die Oberschenkel im Heldensitz aneinanderliegen. Viele Menschen fühlen sich besser, wenn etwas Platz zwischen den Schenkeln bleibt.

› Sitze aufrecht und richte den Hinterkopf an der Rückseite des Beckens aus.

› Lege die Hände auf die Oberschenkel oder bringe sie in die Gebetshaltung oder in eine andere Position, die dir und deinem Übungsziel gerade am besten dient.

Variante 1: Held mit Decke

Falls sich der Heldensitz für die Füße und Fußgelenke nicht gut anfühlt, kannst du dir als Stütze eine zusammengerollte Decke unter die Fußgelenke legen. Auch wenn du im Heldensitz normalerweise nicht auf einem Block sitzt, wirst du womöglich merken, dass es für dich angenehmer ist, wenn bei erhöhten Fußgelenken der Sitz etwas erhöht wird.

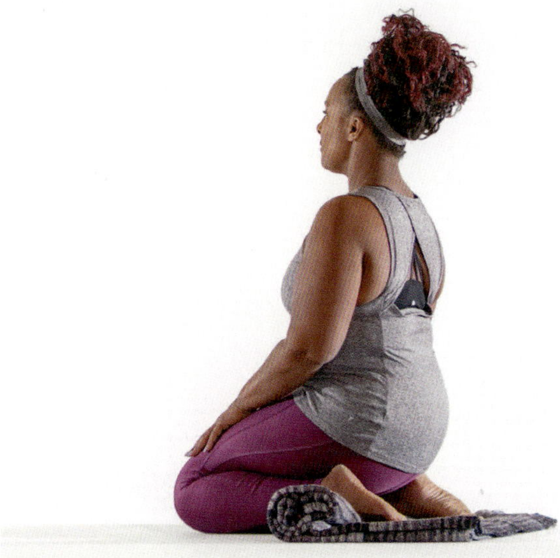

V1

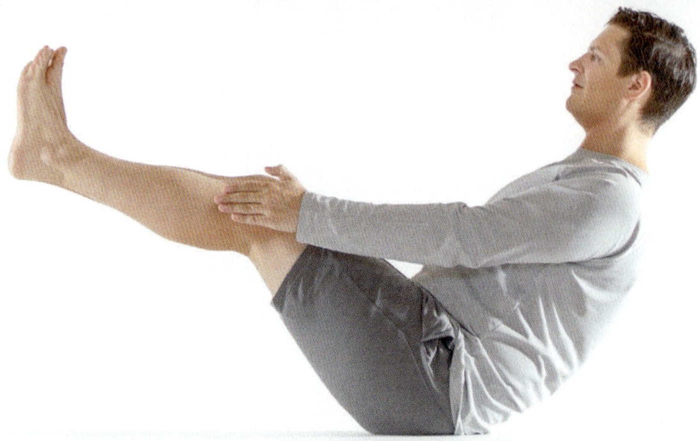

Boot – *Navasana*

Bei der Bootshaltung dreht sich alles um die Rumpfkraft – und Rumpfkraft bedeutet nicht nur Bauchmuskulatur. Obwohl das Boot keine leichte Asana ist, schätzen wir daran, dass es uns unsere Körperhaltung bewusster macht und dazu beiträgt, dass wir uns größer und stärker fühlen!

Wirkung

Das Boot ist großartig, um an der Körperhaltung zu arbeiten, die du im Sitzen einnimmst. Es hilft dir, deine Wirbelsäule lang zu machen und neutral auszurichten. Die Haltung kann auch eine leichte Dehnung der Kniesehnen bewirken. In der Oberschenkelmuskulatur kann das Boot möglicherweise zu mehr als nur einer leichten Dehnung führen, dann nämlich, wenn die Muskeln verspannt sind.

Ausführung

› Beginne im Sitzen, die Knie angewinkelt, die Füße flach auf dem Boden, die Hände neben oder hinter den Hüften. Halte die Wirbelsäule lang, richte deine Aufmerksamkeit auf den Bauch und ziehe den Nabel beim Ausatmen ein. Prüfe, ob du beim Einatmen etwas von dieser Anspannung des Bauches beibehalten kannst, um noch mehr Länge in der Wirbelsäule zu finden. Versuche bei jedem Ausatmen, die Längung der Wirbelsäule beizubehalten, während du erneut die Bauchmuskeln aktivierst.

› Lehne dich nun leicht zurück und hebe die Füße so an, dass die Unterschenkel waagerecht sind.

› Halte die Rumpfmuskulatur aktiv, hebe und weite den Brustkorb und mache die Vorderseite des Oberkörpers lang.

› Strecke dann die Arme auf Schulterhöhe nach vorn, die Handflächen zueinander. Bleibe einige Atemzüge so.

› Anschließend streckst du die Beine und bringst den Körper in eine V-Form.

› Bleibe drei bis fünf Atemzüge lang in der Haltung und setze dann die Füße wieder auf den Boden.

Variante 1: Boot mit gehaltenen Beinen

Für viele von uns – um ehrlich zu sein für die meisten – ist das Boot mit gestreckten Beinen extrem schwierig. Und es ist kontraproduktiv, wenn man dabei den Rücken rundet. Anstatt sich das Strecken der Beine zum Ziel zu setzen, sollte man danach streben, die Wirbelsäule so lang und gerade wie möglich zu halten. Dabei kann es helfen, die Knie gebeugt zu lassen. Es kann auch hilfreich sein, sich an der Oberschenkelrückseite festzuhalten. Man kann mit den Händen sogar den Raum zwischen den Oberschenkeln weiten, was möglicherweise die natürliche Haltung des unteren Rückens wiederherstellt und mehr Anhebung und Länge im Oberkörper ermöglicht.

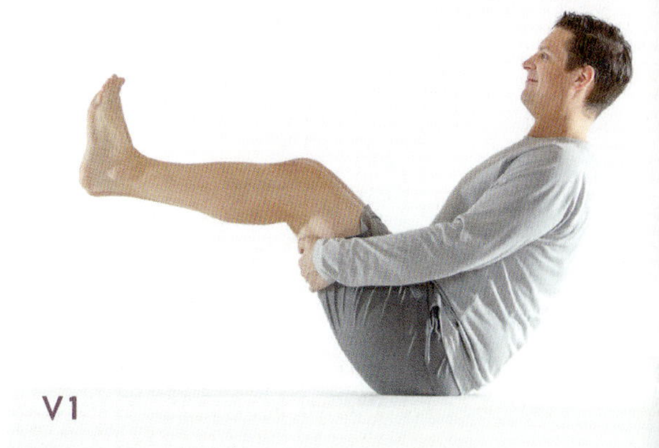
V1

Variante 2: Boot mit Stuhl und Block

Eine zugänglichere Variante der Bootshaltung entsteht durch die Verwendung eines Stuhls und eines Blocks (oder zweier Blöcke).

- Setze dich nah an die Stuhlkante und lege einen oder zwei Blöcke vor dich flach auf den Boden. Stelle die Fersen auf die Blöcke und winkle die Füße an.
- Mache die Wirbelsäule lang und halte dich mit beiden Händen an den Kanten der Sitzfläche fest.
- Lehne dich zurück, bis du merkst, dass sich die Bauchmuskeln anspannen.
- Länge die Wirbelsäule und schiebe die Schulterblätter zusammen, um die Herzregion zu öffnen.
- Strecke nun die Arme nach vorn, die Handflächen zueinander.
- Bleibe drei bis fünf Atemzüge in der Haltung. Halte dich zum Lösen an der Sitzfläche fest, stelle die Füße auf den Boden und kehre in den aufrechten Sitz zurück.

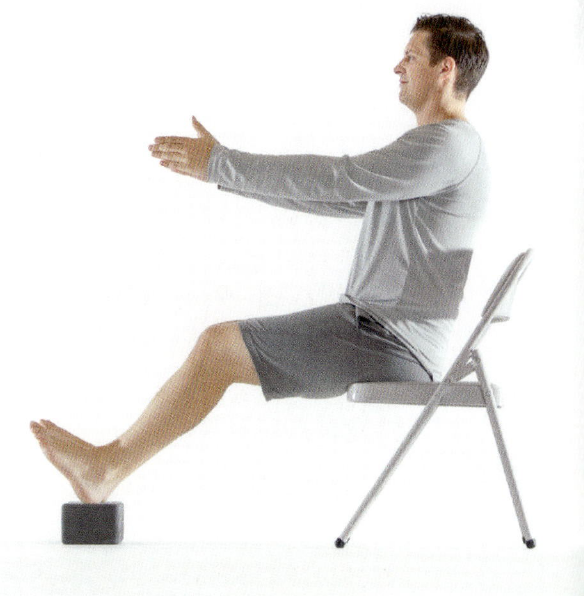
V2

Variante 3: Boot mit Gurt

Diese Variante kann anfangs knifflig sein, aber sobald du die »goldrichtige« Einstellung gefunden hast, bietet sie angenehmen Halt und macht auch ziemlich Spaß – der Gurt wird zur tragbaren Hängematte.

- Mache zunächst mit dem Gurt eine große Schlaufe. Möglicherweise musst du die Weite der Schlaufe zwischendurch anpassen, um deinen Körperproportionen gerecht zu werden. Solltest du eine größere Schlaufe benötigen, als es die Länge eines Gurtes zulässt, kannst du vielleicht zwei Gurte miteinander verbinden.
- Ziehe die Schlaufe über den Kopf und lege die Rückseite der Schlaufe über die Schulterblätter. Achte darauf, dass die Schließe leicht erreichbar ist, damit du den Gurt bei Bedarf einstellen kannst.
- Stemme die Fußsohlen gegen die Vorderseite der Schlaufe und stelle den Gurt so ein, dass er bei gestreckten Beinen ziemlich straff ist (wobei du die Beine ganz durchstrecken darfst, aber nicht musst). Schiebe den oberen Rücken und die Füße gegen den Gurt. Du findest deinen »Gleichgewichtspunkt«, wenn beide Seiten gleichermaßen gegen den Gurt drücken.
- Strecke die Arme nach vorn und mache die Wirbelsäule lang.
- Bleibe drei bis fünf Atemzüge in der Haltung oder länger, wenn du möchtest. Beuge dann die Knie, entferne den Gurt und setze die Füße auf den Boden.

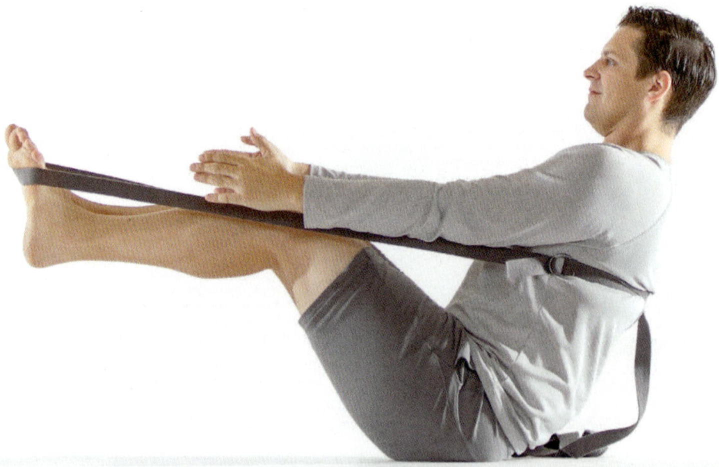

V3

Stock – *Dandasana*

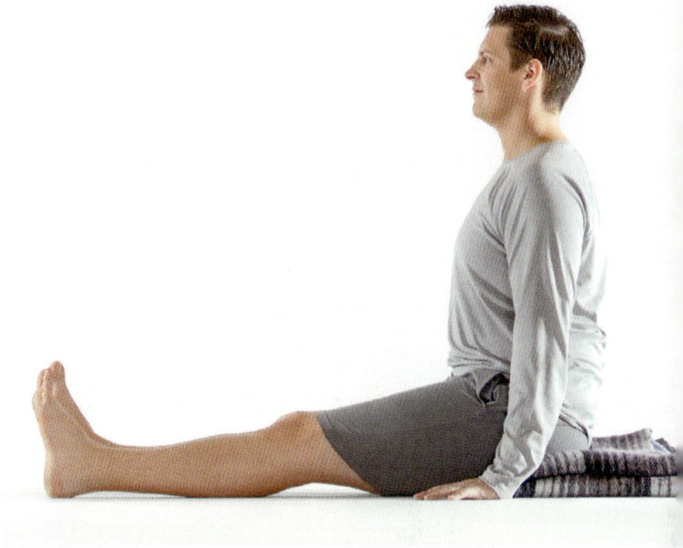

Auf den ersten Blick ist *Dandasana*, die Stockhaltung, vielleicht nichts Besonderes. Aber so wie die Berghaltung die Grundlage für alle Stehhaltungen ist, ist die Stockhaltung die Grundlage für alle Sitzhaltungen. In der Stockhaltung schaffen wir eine lange, neutrale Wirbelsäule, um uns auf das Vorbeugen, Drehen, Seitbeugen und Zurückbeugen in alle Himmelsrichtungen einzustellen. Die Haltung bereitet auf zahlreiche andere Asanas vor und lässt sich auf vielfältige Weise an die eigenen Bedürfnisse und Ziele anpassen.

Wirkung

Die Stockhaltung ist ein großartiges Mittel, um in sitzender Position an der Körperhaltung zu arbeiten und zu einer neutralen Wirbelsäule zu finden. Dabei kann auch eine leichte Dehnung der Oberschenkelrückseite bewirkt werden (oder bei Verspannung möglicherweise mehr als eine leichte Dehnung).

Ausführung

- Setze dich aufrecht auf den Boden, die Beine ausgestreckt und so nah wie möglich beieinander, die Füße angewinkelt.
- Länge dich durch die Wirbelsäule und richte den Hinterkopf an der Rückseite des Beckens aus, sodass das Kinn waagerecht und der untere Rücken leicht nach innen gekrümmt ist.
- Wenn das aufrechte Sitzen schwerfällt oder sich der untere Rücken rundet, kannst du auf dem Rand einer gefalteten Decke (oder mehrerer Decken) Platz nehmen. Das kann dazu beitragen, dass das Becken nach vorn kippt und eine leichte Aufrichtung in der Lendenwirbelsäule entsteht. Es kann auch hilfreich sein, das »Fleisch« der Oberschenkel mit den Händen einwärts zu drehen (zum Boden und zu den Seiten hin), während Knie und Zehen weiterhin zur Decke zeigen.
- Je nach Arm-zu-Rumpf-Verhältnis kannst du die Handflächen möglicherweise neben den Hüften aufstützen. Falls das nicht geht, kannst du stattdessen die Fingerspitzen gegen den Boden drücken, die Fäuste ballen oder die Hände auf die Oberschenkel legen (wobei die Wirbelsäule immer lang bleibt).

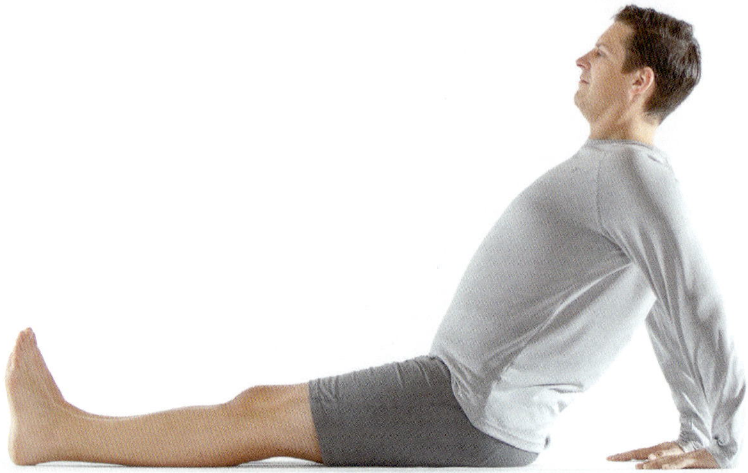

V1

Variante 1: Zurückgelehnte Stockhaltung

Diese Variante haben wir von unserer Kollegin Amber Burke gelernt. Sie ist einen Versuch wert, wenn sich der untere Rücken in der Stockhaltung rundet und eine Decke unter dem Po dabei nicht hilfreich erscheint. Anstatt mit der Wirbelsäule möglichst senkrecht zu sitzen, stellst du die Hände hinter dich und lehnst dich zurück, sodass du schräg zum Boden ausgerichtet bist. Vielleicht fällt es dir so leichter, den unteren Rücken von der Tendenz her mehr nach innen zu krümmen. Nach und nach kannst du dann versuchsweise die Hände näher an die Hüften bringen und immer aufrechter werden.

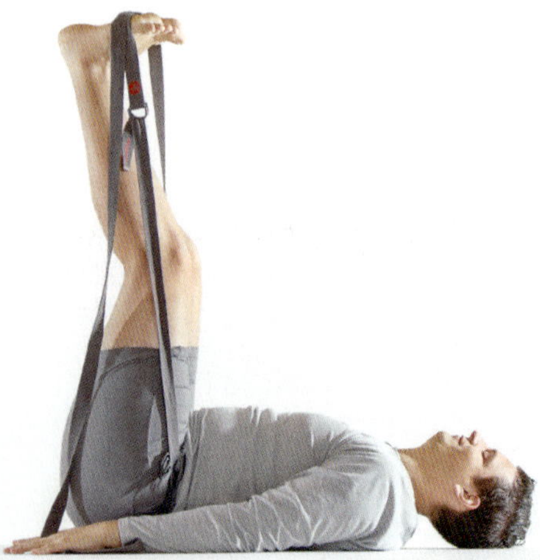

V2

Variante 2: Stock im Liegen mit Gurt

Wie bei vielen Sitzhaltungen eröffnen sich bei der Stockhaltung *(Dandasana)* zahlreiche Möglichkeiten, wenn man die Haltung umdreht! *Supta Dandasana* (Stockhaltung in Rückenlage) beseitigt erst einmal die Schwerkraft: Der Boden hilft beim Halten der neutralen Wirbelsäule, sodass man sich auf andere Aspekte konzentrieren kann, wie zum Beispiel die Dehnung der Oberschenkelrückseite und die Ausrichtung der Füße. Ein Gurt unterstützt beim Üben der Stockhaltung in Rückenlage, indem er die Haltung stabilisiert und etwas bereitstellt, gegen das man die Füße drücken kann.

› Mache zu Beginn eine große Schlaufe mit dem Yogagurt. Setze dich auf den Boden, die Beine ausgestreckt und etwa hüftbreit auseinander. Lege dir die Schlaufe um.

- Halte die Schließe vor dir, damit du sie bei Bedarf leicht verstellen kannst. Lege die Schlaufe hinter dir quer über die Rückseite des Beckens und vorn um die Fußsohlen. Die Schließe sollte sich etwas seitlich befinden und nicht direkt auf den Fußsohlen sitzen.
- Lege dich dann auf den Rücken. Kontrolliere die Lage des Gurts – er sollte immer noch über die Rückseite des Beckens und nicht über den unteren Rücken verlaufen. (Manchmal rutscht der Gurt beim Zurücklehnen hoch.)
- Schiebe die Fußsohlen zur Decke und stemme sie nach oben gegen den Gurt (die Knie dürfen leicht gebeugt sein, wenn sich das für die Oberschenkel besser anfühlt).
- Neige das Becken etwas nach vorn, sodass ein wenig Platz ist zwischen deinem unteren Rücken und dem Boden. Halte das Kinn möglichst in einer Linie mit der Stirn. Falls sich der Hals unangenehm anfühlt, kannst du ein schmales Kissen oder eine gefaltete Decke unter den Kopf legen.
- Bleibe mehrere Atemzüge lang in der Haltung. Wenn du sie verlassen möchtest, beugst du die Knie, lässt den Gurt heruntergleiten, ziehst ihn dann unter dir hervor und räumst ihn zur Seite.

Variante 3: Stock an der Wand mit gerollter Matte

Wie bei Variante 2 hast du beim Üben mit den Füßen an der Wand etwas, gegen das du drücken kannst. Das hilft, Beine und Füße in einer neutralen Position zu halten. Es kann zudem hilfreich sein, eine zusammengerollte Yogamatte oder Decke unter die Knie zu legen. Wieso? So lässt sich eine leichte Beugung der Knie besser beibehalten, was es wiederum leichter macht, den unteren Rücken von der Tendenz her nach innen zu krümmen und aufzurichten. Manche finden, dass es sich an der Oberschenkelrückseite angenehmer anfühlt, wenn sie weniger intensiv gedehnt wird, dafür aber gezielter. Es kann auch nützlich sein, wenn man dazu neigt, die Knie zu überstrecken und die Fersen bei der Stockhaltung vom Boden abzuheben.

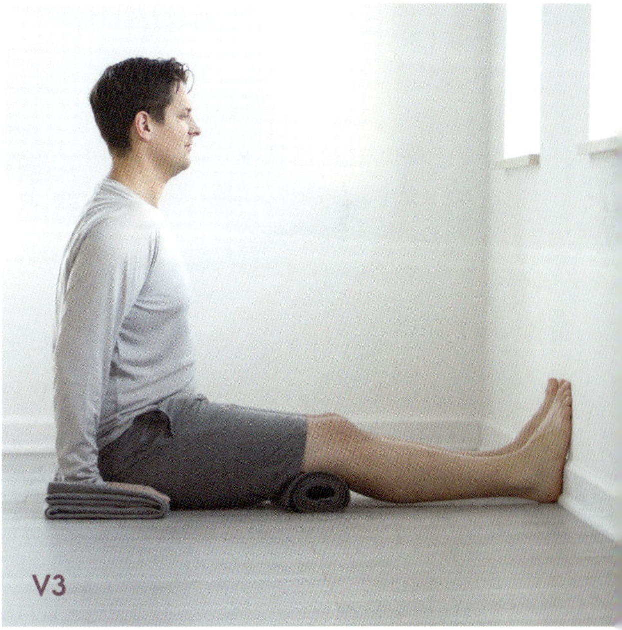
V3

Tipp

Bei den meisten Menschen ist nichts Problematisches damit verknüpft, wenn sie die Knie in einer statischen Sitzhaltung (wie der Stockhaltung) überstrecken. Aber wenn man die Fersen geerdet lässt und die Kniekehlen gegen die Matte drückt, erlebt man die Haltung anders.

Vorbeuge im Sitzen – *Paschimottanasana*

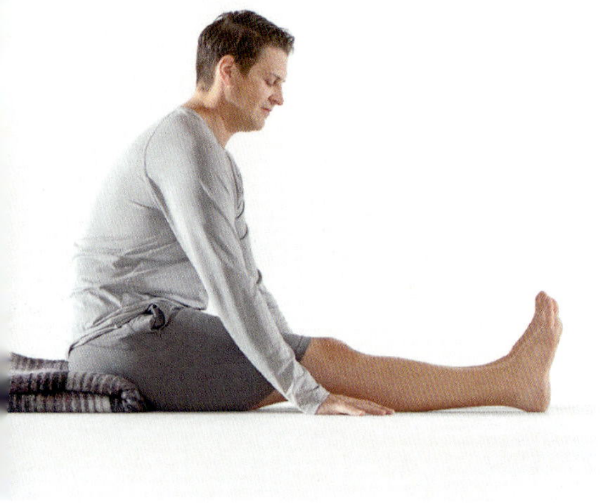

Im Allgemeinen wird *Paschimottanasana* naheliegender Weise als »Vorbeuge im Sitzen« bezeichnet, aber auf Sanskrit bedeutet der Name »Dehnung des Westens«. Stelle dir vor, dass du mit dem Gesicht zum Sonnenaufgang übst und den Tag damit beginnst, die Sonne zu begrüßen und zu ehren. Die Körperrückseite wäre dann also nach Westen gerichtet. Und in dieser Haltung wird so ziemlich der gesamte Rücken (Westen) des Körpers gedehnt.

Wirkung

Die Vorbeuge im Sitzen dehnt die Muskeln der Wirbelsäule und der Schulter-, Becken- und der Oberschenkelrückseite. Sie kann auch das Nervensystem beruhigen.

Ausführung

Bevor man aus der Stockhaltung (Seite 157) in die Vorbeuge geht, ist es wichtig, mit einer neutralen Wirbelsäule zu beginnen. Für die meisten von uns bedeutet dies, auf dem Rand einer oder zweier fester Decken zu sitzen (sonst rundet sich der untere Rücken und das macht die Vorbeuge schwierig oder unangenehm).

› Beginne in aufrechter Sitzhaltung, die Beine nach vorn ausgestreckt, die Arme neben dir. Recke dich beim Einatmen durch den Scheitel empor.

› Beuge dich beim Ausatmen aus den Hüften heraus nach vorn und gehe dabei mit den Händen vorwärts. Behalte in der Wirbelsäule so viel Länge bei, wie dir möglich ist.

› Während du dich in die Vorbeuge sinken lässt, kannst du die Hände auf dem Boden ablegen oder dich an den Füßen, Knöcheln oder anderswo festhalten – dort, wo es sich gut anfühlt.

› Mache mit jeder Einatmung die Vorderseite des Oberkörpers etwas länger und strecke dich dazu vielleicht sogar ein wenig aus der Vorbeuge heraus.

› Gehe mit jeder Ausatmung ein wenig tiefer.

› Halte den Hals lang und das Gesicht weich.

› Bleibe einige Atemzüge in der Haltung und kehre dann in die aufrechte Sitzhaltung mit gestreckter Wirbelsäule zurück.

Variante 1: Vorbeuge mit gebeugten Knien

Wenn Verspannungen in der Oberschenkelrückseite dich bei der Vorbeuge im Sitzen stark einschränken, kannst du die Knie so weit beugen, dass du die Außenkanten der Füße bequem mit den Händen greifen kannst. Das gilt ebenfalls, wenn dein oberer Rücken beim Vorbeugen zu rund wird.

Du kannst auch einen Gurt hinter die Fußsohlen legen und die Enden des Gurts möglichst nah an den Füßen festhalten. Dies nimmt einen Teil des »Zugs« aus der Oberschenkelrückseite und hilft, die Länge in der Wirbelsäule beizubehalten und die Rundung des Rückens beim Beugen »gleichmäßiger« zu verteilen. So erleben mehr Regionen des Rückens eine Dehnung.

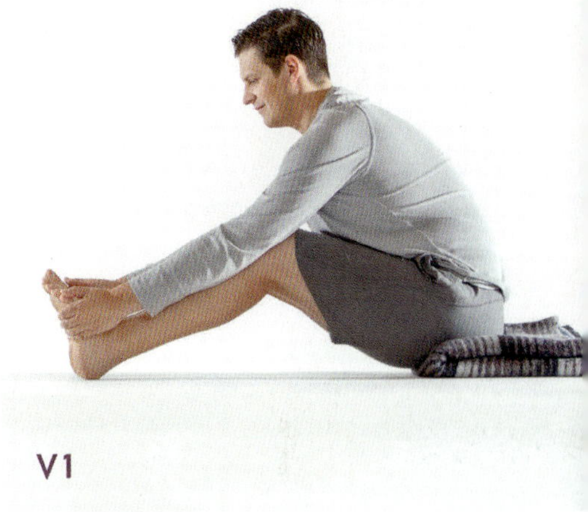

V1

Variante 2: Vorbeuge im Liegen

Auf den Rücken gedreht wird diese Haltung möglicherweise zugänglicher, besonders, wenn sie sich im Sitzen in den Oberschenkeln oder im unteren Rücken nicht gut anfühlt.

- Beginne in Rückenlage, die Knie gebeugt, die Füße auf dem Boden, die Arme neben dir. Falls das im Nacken unangenehm ist, legst du dir am besten eine gefaltete Decke oder ein Kissen unter den Kopf.
- Ziehe beide Knie nacheinander an den Bauch. Wenn beide Knie angezogen sind, streckst du die Beine in die Höhe und winkelst die Füße an.
- Du kannst die Arme neben dir liegen lassen oder anheben und die Rückseite der Oberschenkel oder der Waden umgreifen oder dich an den Füßen festhalten.
- Solange es sich im Körper gut anfühlt, kann sich das Becken vom Boden abheben, sodass sich die Beine näher zum Körper hinneigen.
- Bleibe für mehrere Atemzüge in der Haltung und kehre dann in die Ausgangsposition zurück.

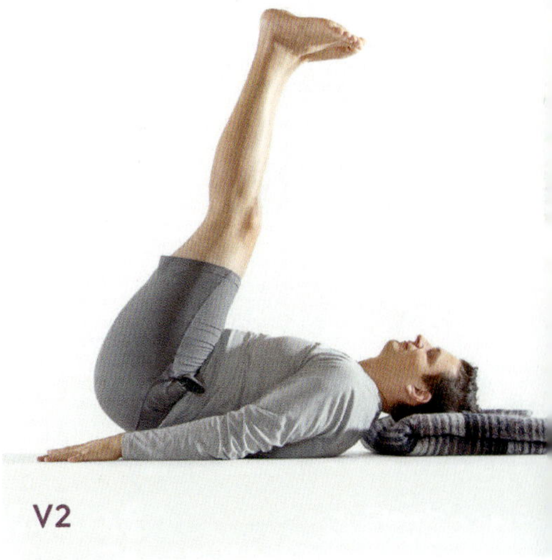

V2

Kopf zum Knie – *Janu Sirsasana*

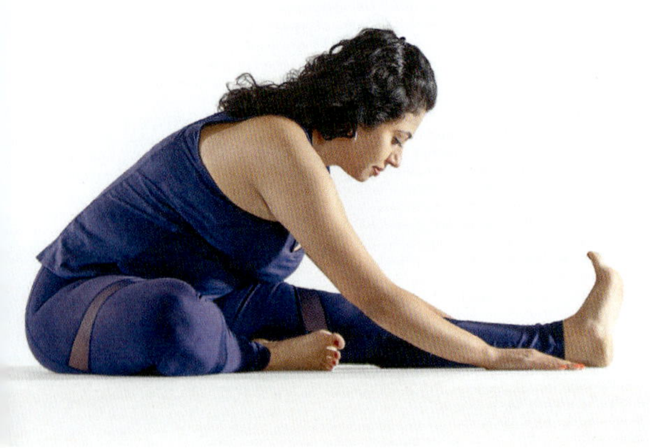

Auch wenn *Janu Sirsasana* als die »Kopf-Knie-Haltung« bezeichnet wird, sollte man sich klarmachen, dass die Berührung von Kopf und Knie nicht geschehen muss – und sie ist zudem nicht jedem möglich. Aus diesem Grund sprechen manche Lehrende lieber von der »Knie-Kopf-Haltung« und meinen damit die Anweisung, den »Kopf« des gebeugten Knies nach außen zeigen zu lassen, während man sich über das gestreckte Bein nach vorn beugt. Wie auch immer man dieses Asana nennen mag, man sollte nicht mit dem Kopf auf das Knie des ausgestreckten Beins zielen und ebenfalls nicht auf eine sonstige Stelle am Bein. Stattdessen sollte man den Oberkörper während der gesamten Ausführung bewusst lang machen.

Wirkung

Die Knie-Kopf-Haltung ermöglicht eine tiefe Dehnung der Oberschenkelrückseite, der Leistengegend, der Hüften und der Rückenmuskulatur. Vorbeugehaltungen fühlen sich für viele Menschen auch beruhigend und erdend an.

Ausführung

- Wenn sich die Hüften oder der untere Rücken verspannt anfühlen, setzt du dich am besten auf den Rand einer gefalteten festen Decke. Ansonsten gehst du in die Stockhaltung mit ausgestreckten Beinen (Seite 157)
- Hole die Sohle des rechten Fußes an die Innenseite des linken Oberschenkels.
- Wende den Oberkörper und den Schultergürtel dem linken Bein zu. Ziehe die Wirbelsäule lang und atme aus, während du dich über das linke Bein beugst.
- Halte dich am Schienbein, am Fußgelenk oder am Fuß des linken Beins fest. Du kannst auch einen Gurt um die Sohle des linken Fußes schlingen und mit beiden Händen festhalten.
- Länge mit jeder Einatmung die Vorderseite des Oberkörpers.
- Beuge dich mit jeder Ausatmung noch tiefer.
- Bleibe mehrere Atemzüge lang in der Haltung, richte dich dann beim Einatmen mit langer Wirbelsäule auf und wechsle die Seite.

Tipp

Denke an den Namen »Knie-Kopf-Haltung«. Es kann hilfreich sein, das gebeugte Knie bewusst von dir wegzuhalten, während du dich über das gestreckte Bein nach vorn beugst.

Variante 1: Kopf-Knie-Haltung mit Bolster und Stuhl

Probiere diese Variante, wenn du dir eine erholsamere Yogastunde wünschst oder die Haltung mit weniger Vorbeugung üben möchtest. Lege dazu ein Bolster oder eine Decke auf die Sitzfläche eines Stuhls.

- Setze dich vor dem Stuhl auf den Boden und strecke die Beine zwischen den Stuhlbeinen. Der Abstand sollte so sein, dass deine Stirn beim Vorbeugen auf dem Bolster zu liegen kommt.
- Halte das linke Bein gerade und winkle das rechte Knie so an, dass die Sohle des rechten Fußes an die linke Oberschenkelinnenseite gelangt.
- Atme nun ein und beuge dich mit der Ausatmung nach vorn, wobei die Wirbelsäule lang bleibt.
- Du kannst die Stirn direkt auf das Bolster legen und mit den Händen vielleicht nach den Stuhlbeinen oder nach der Sitzfläche greifen.
- Wenn es höher sein soll, kannst du auch die Handflächen oder Unterarme auf das Bolster stapeln und die Stirn darauf ablegen.
- Noch mehr Höhe erreichst du mit einer gefalteten Decke auf dem Bolster.
- Wenn du die Stuhlvariante magst, aber die Vorbeuge dennoch vertiefen möchtest, kannst du dich ein wenig nach hinten (vom Stuhl weg) rücken und eine niedrigere Stütze für die Stirn verwenden, zum Beispiel eine oder zwei gefaltete Decken. Richte es dir nach deinen Bedürfnissen ein, damit du beim Vorbeugen die Längung der Wirbelsäule beibehalten kannst.
- Auch hierbei legst du die Hände dort ab, wo es angenehm ist.
- Bleibe mehrere Atemzüge lang in der Haltung, richte dich dann beim Einatmen mit langer Wirbelsäule auf und wechsle die Seite.

V1

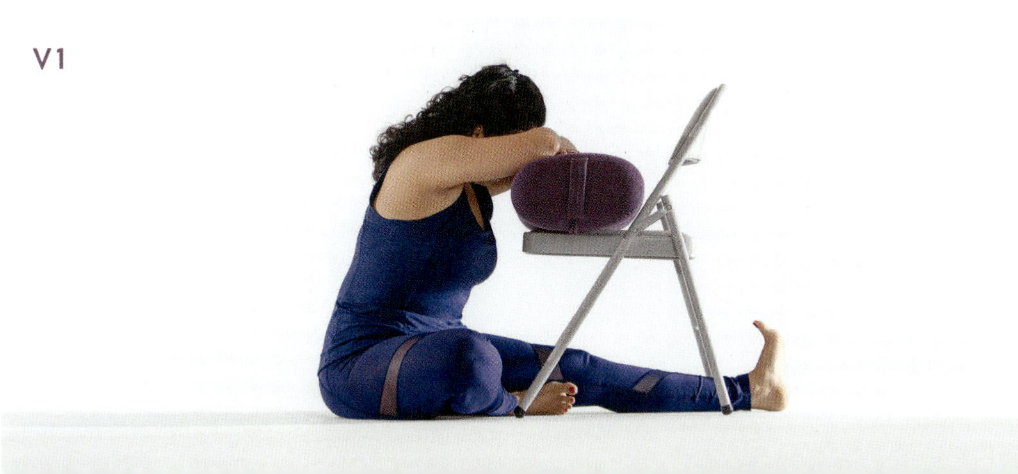

Kapitel 10

Rückbeugen

Held im Liegen – *Supta Virasana*

So wie ihr mit dem Oberkörper aufrecht ausgeführtes Gegenstück *Virasana* (Seite 152) kann *Supta Virasana* bei denjenigen schwierig sein, denen die Innendrehung der Oberschenkel nicht leichtfällt. Auch hier können wir nicht genug betonen, dass dies nichts mit fehlendem Yogakönnen zu tun hat, sondern mit der Hüftstruktur, den Körperproportionen und weiteren anatomischen Faktoren. Bei anderen Haltungen verschaffen einem vielleicht gerade diese Gegebenheiten einen Vorteil! Und selbst wenn man den liegenden Held nie »meistert«, gibt es viele Varianten, in denen man sich wohlfühlen und die man – noch wichtiger – zu seinen eigenen machen kann.

Wirkung

Mehr noch als der Heldensitz ist der liegende Held eine großartige Vorbereitung für Rückbeugen wie Rad-, Bogen- oder Kamelhaltung. Das liegt daran, dass die Haltung nicht nur eine fabelhafte Dehnung der Quadrizepse und der Hüftbeuger ermöglicht, sondern auch eine schöne Brust- und Schulteröffnung.

Ausführung

› Beginne im aufrechten Kniestand mit gestreckten Füßen. Stelle die Füße weiter als hüftbreit auseinander, damit du dich dazwischen setzen kannst.

› Lasse den Po zu Boden sinken (falls dir der Boden zu weit weg ist, nimmst du auf einem Block oder einer gefalteten Decke Platz).

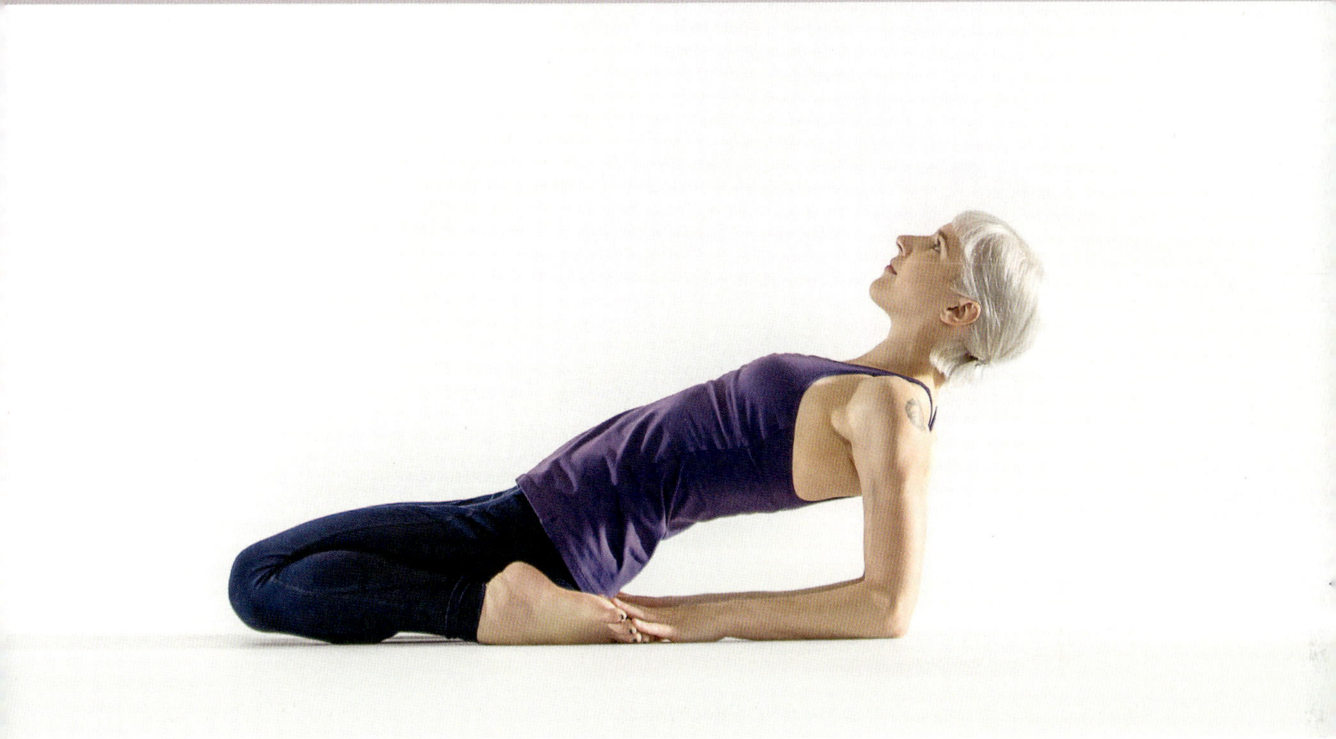

- Nimm die Füße direkt neben die Hüften, drücke die Fußrücken gegen den Boden und lasse die Zehen geradeaus nach hinten zeigen. Falls du auf einer Unterlage sitzt, klemmst du sie zwischen die Füße und Fußknöchel und streckst die großen Zehen nach hinten.
- Atme ein paarmal durch, um dich einzugewöhnen.
- Sobald du dich wohlfühlst, lehnst du dich zurück, indem du auf die Handflächen gestützt nach hinten gehst. (Falls du auf einem Block sitzt, kommst du wahrscheinlich nur so weit – es sei denn, du hast auch ein Bolster oder einen Deckenstapel hinter dir, um den mittleren und oberen Rücken, den Hals und den Kopf abzustützen.)
- Wenn sich das angenehm anfühlt, kannst du dich auf die Ellbogen lehnen (wie es Kat auf dem Foto vormacht). Oder du legst dich sogar ganz auf den Rücken, vielleicht mit über den Kopf gestreckten Armen und den Handrücken auf dem Boden.
- Falls du dich in den Knien unwohl fühlst, ist das ein Signal, aufzuhören und wieder aufrechter zu sitzen.
- Bleibe mehrere Atemzüge lang in der Haltung oder so lange du willst. Du kannst sogar einen Zeitgeber auf ein oder zwei Minuten stellen. Schiebe dich in die aufrechte Sitzhaltung und gehe wieder auf die Knie, wenn du fertig bist.

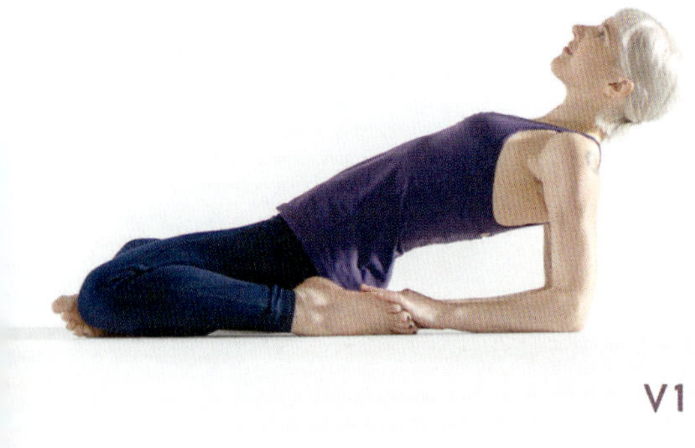

V1

Variante 1: Halber Sattel

Wenn sich die Heldenhaltung im Liegen unangenehm anfühlt, dann probiere die halbe Sattelhaltung.

- Beginne im »Z-Sitz«, indem du dein Gewicht nach rechts verlagerst und beide Beine so nach links abwinkelst, dass die Fußsohle des rechten Fußes knapp unterhalb des linken Knies an der linken Oberschenkelinnenseite liegt.
- Hole den linken Fuß so nah wie möglich an die linke Hüfte, wobei alle seine Zehen gerade nach hinten zeigen.
- Sobald sich dies angenehm anfühlt, lehnst du dich langsam zurück, wobei du die Handflächen oder die Unterarme hinter dir auf den Boden stützt oder dich ganz nach hinten neigst und den Kopf auf den Boden bringst (die Hände in einer beliebigen, für dich bequemen Position ablegen).

Variante 2: Held mit Block unter der Brustwirbelsäule

Wenn du es bei der Heldenhaltung im Liegen auf die Unterarme schaffst, aber das Liegen auf dem Boden für dich unbequem oder unerreichbar ist, kannst du einen Block unter der Brustwirbelsäule (mittlerer Rücken) platzieren. Der Block kann sich in niedriger, mittlerer oder hoher Stellung befinden, je nachdem, was sich für dich am besten anfühlt. Manche mögen es, wenn der Block quer aufgestellt ist, andere stellen ihn lieber längs. Finde heraus, was für dich am angenehmsten ist.

- Unabhängig davon, in welcher Richtung der Block steht, sollte im Allgemeinen die untere Kante des Blocks an den unteren Spitzen der Schulterblätter ausgerichtet sein.
- Richte deinen Blick so aus, wie es für den Hals am bequemsten ist. Das kann bedeuten, dass du den Kopf in einer neutralen Position hältst oder den Hinterkopf auf einen zweiten Block, ein Bolster, eine Decke oder sogar den Boden stützt – je nachdem, was zur Hand ist.

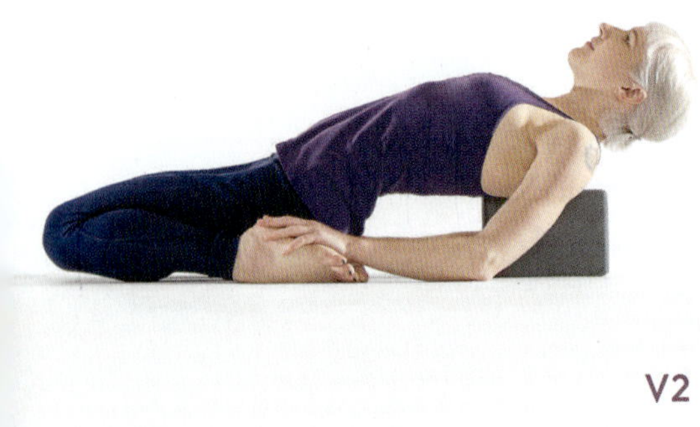

V2

Variante 3: Held mit zwei Blöcken und Händen hinter dem Kopf

Dies ist die entspannteste und entspannendste Variante der Heldenhaltung im Liegen!

- Staple dazu zwei Blöcke übereinander: den unteren flach und den oberen quer in mittlerer Stellung. Platziere die Blöcke so hinter dir, dass beim Zurücklehnen aus dem Heldensitz die Schulterblätter mit der unteren Kante auf der Kante des oberen Blocks liegen.
- Aber vergiss nicht, dass du die Übung gestaltest: Wenn dir dieser spezielle Aufbau nicht guttut, kannst du Position und Ausrichtung der Blöcke ändern, bis du etwas findest, das dir angenehm ist. Entdecke einen Aufbau, bei dem die Knie auf dem Boden bleiben und eine schöne Öffnung des Brustkorbs gelingt.
- Verschränke die Hände hinter dem Kopf und lasse den Kopf in den stützenden Händen ruhen. Vielleicht merkst du, dass es sich im Hals gut anfühlt, wenn du mit den Händen einen sanften Zug ausübst und sie nach oben in Richtung Scheitel streben lässt, ohne sie aber wirklich zu bewegen.
- Lasse Gesicht und Kiefer weich werden.
- Wenn du bereit bist, dich aufzurichten, dann führe die Bewegung mit der Brust, als würde dein Herz sanft von einer Schnur nach vorn gezogen. Lasse den Kopf zuletzt hochkommen.

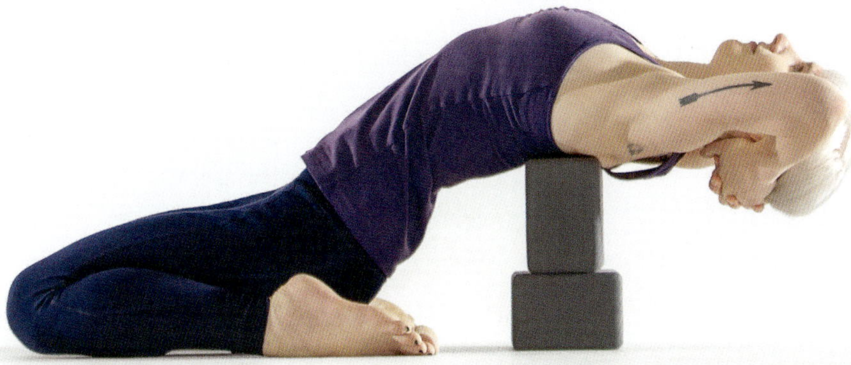

V3

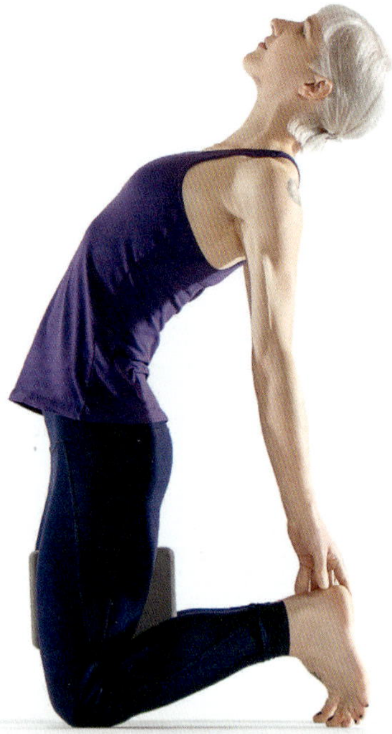

Kamel – *Ustrasana*

Die Kamelhaltung wird oft als Vorbereitung für tiefere Rückbeugen wie die Radhaltung (Seite 176) eingesetzt. Wenn man häufig Alltagstätigkeiten ausübt, bei denen man sich bücken oder in einer krummen oder gebeugten Position sitzen muss, tut das Kamel besonders gut.

Wirkung

Die Kamelhaltung dehnt die Vorderseite des Körpers, einschließlich der Quadrizepse, Hüftbeuger, Bauch- und Brustmuskeln und der Vorderseite des Halses und der Schultern. Sie beansprucht die Rückenmuskulatur, kann die Körperhaltung verbessern und auch eine allgemein energetisierende Wirkung haben, die uns vital und wach macht!

Ausführung

› Beginne im aufrechten Kniestand mit den Knien senkrecht unter den Hüften. (Wer zusätzliche Polsterung möchte, kniet sich auf eine Decke.) Wir empfehlen, einen Block zwischen die Oberschenkel zu klemmen und ihn fest zusammenzudrücken, dabei die Oberschenkel einwärts zu drehen und den Beckenboden und den unteren Bauch leicht anzuspannen. Das hält die Beine aktiv und kann den häufig auftretenden Fehler verhindern, dass man die Rückbeuge hauptsächlich mit dem unteren Rückenbereich vollführt.

› Lege die Hände auf die Hüften. Presse die Schienbeine und die Fußspitzen gegen den Boden oder stelle die Füße mit den Zehen nach vorn auf die Ballen, um die Fersen näher zu dir zu bringen.

› Stütze die Handflächen hinten aufs Becken, an der Stelle zwischen Taille und Po, mit den Fingern nach unten.

› Presse den Block weiter zusammen, mache die Wirbelsäule lang und lehne dich mit leicht angezogenem Kinn nach hinten.

› Bleibe so oder greife, wenn du mehr Dehnung willst, mit nach außen gedrehten Daumen nach den Fersen.

- Achte darauf, dass die Hüften immer noch senkrecht über den Knien sind. Halte weiterhin den Block mit den Schenkeln.
- Weite die Brust, um die Rückbeuge stärker in den oberen Rücken zu bringen.
- Blicke nach vorn oder zur Decke, wenn es sich angenehm anfühlt.
- Bleibe drei bis fünf Atemzüge in der Haltung. Um sie aufzulösen, legst du die Hände wieder an die Hüften. Gehe dann einatmend und mit dem Herzen führend in die aufrechte Haltung.

Variante 1: Kamel mit Bolster

Wenn dir die Fersen zu weit weg sind oder es sich unangenehm anfühlt, danach zu greifen, kannst du ein Bolster quer über die Waden legen. Führe die Fingerspitzen dann zum Bolster. (Wenn es noch höher sein soll, legst du eine gefaltete Decke auf das Bolster.) Dies ist eine besonders gute Variante, wenn es dir unangenehm ist, die Füße auf die Ballen zu stellen.

Variante 2: Kamel mit Block unter den Füßen

Möchtest du mit den Händen an die Fersen, kannst sie aber nicht wirklich bequem erreichen? Dann lege dir einen Block (in flacher Stellung) unter die Zehen, um sie zu erhöhen.

V1

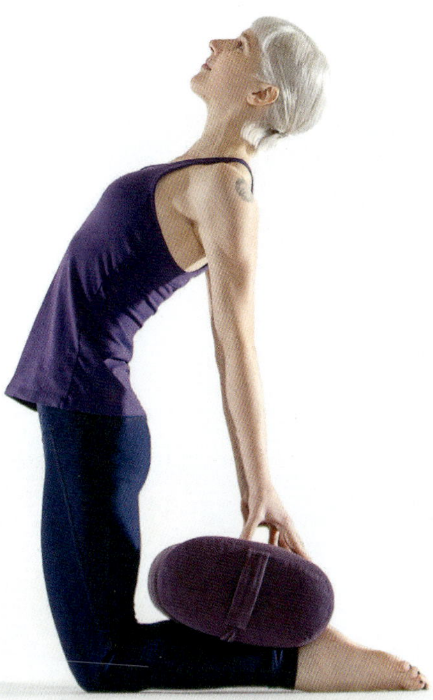

V2

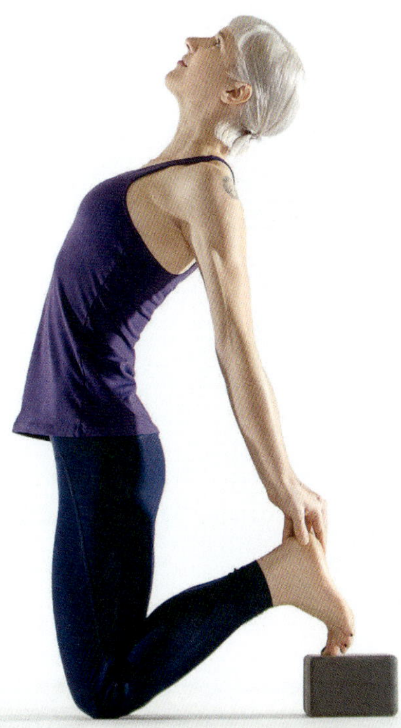

Variante 3: Kamel an der Wand

Diese Variante eignet sich wunderbar, um sicherzustellen, dass der untere Rücken nicht den Löwenanteil der Rückbeuge übernimmt. Wenn sich die Oberschenkel von der Wand wegbewegen, weißt du, dass du zu weit gegangen bist. Du kannst die Variante auch mit den Bolster- und Blockvarianten kombinieren, wenn du möchtest.

- Stelle dich vor der Wand in den aufrechten Kniestand, die Knie senkrecht unter den Hüften, die Füße angewinkelt oder gestreckt.
- Lege die Hände hinten auf das Becken, mit den Fingern nach unten.
- Hebe den unteren Bauch an und strecke dich durch den Scheitel hindurch in die Höhe.
- Lasse die Brust erhoben und geweitet und nimm sie dann von der Wand weg, wobei die Oberschenkel an der Wand bleiben. So bringst du mehr Rückbeugung in den oberen Rücken.
- Bleibe in der Position oder greife mit den Händen nach den Fersen. Lasse die Oberschenkel an der Wand.
- Halte den Blick zur Wand gerichtet oder neige den Kopf nach hinten in den Bogen der Rückbeuge, solange sich das im Hals gut anfühlt.
- Bleibe drei bis fünf Atemzüge in der Haltung und führe dich dann mit der Brust in die Ausgangsposition zurück. Lasse den Kopf zuletzt hochkommen.

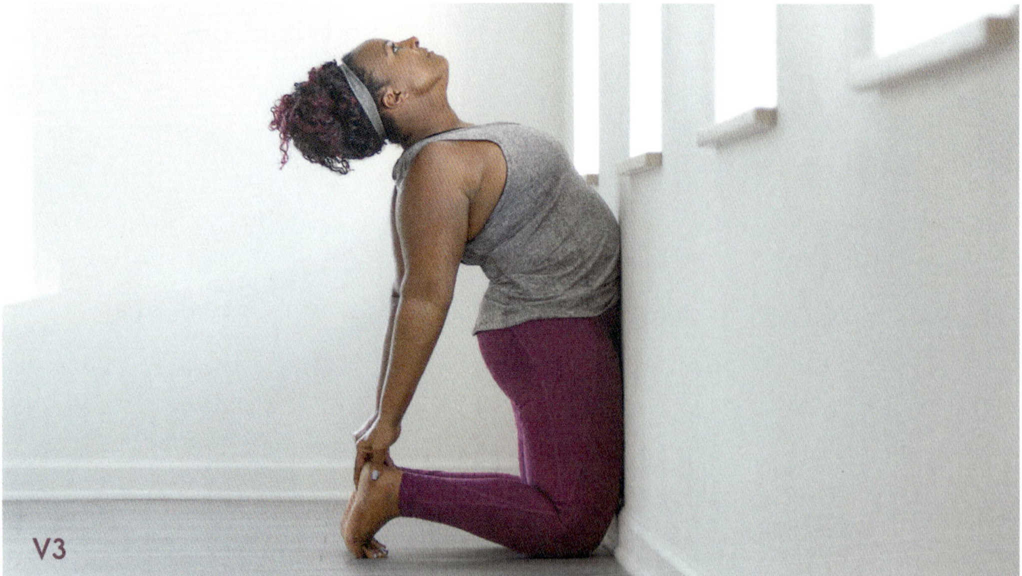

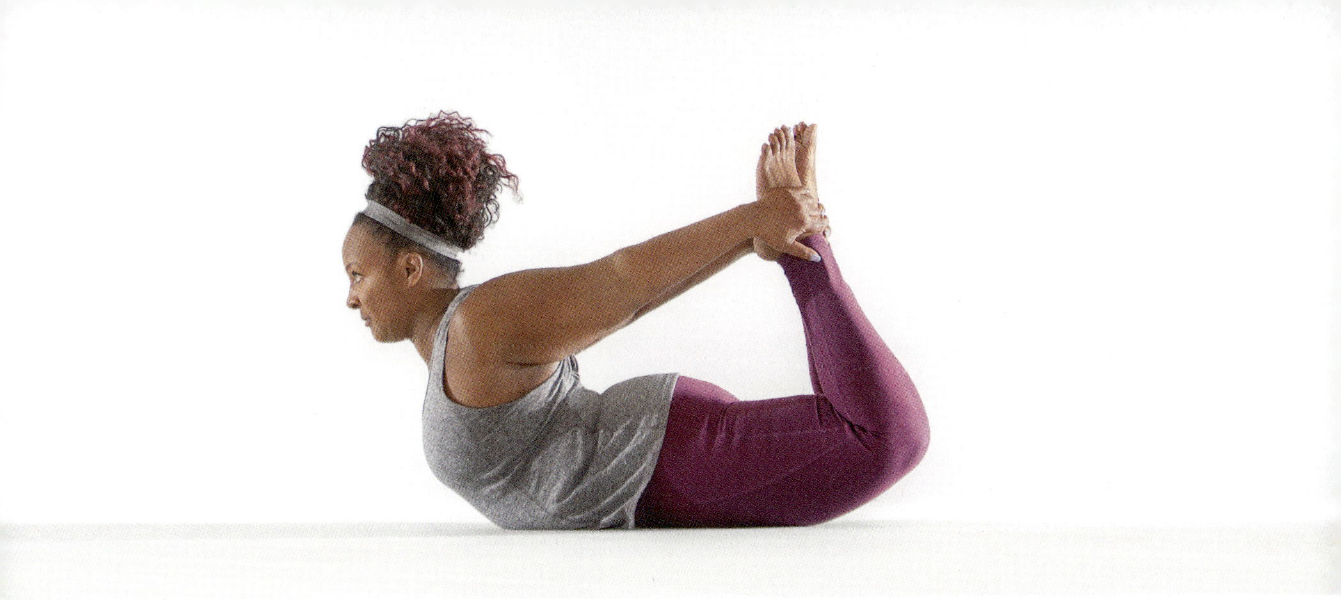

Bogen – *Dhanurasana*

Die Bogenhaltung ist eine nach unten gekehrte Radhaltung, die auf den Hüften und Oberschenkeln ruht. Diese Asana stellt für viele von uns eine Herausforderung dar, aber es gibt mehrere Möglichkeiten, sie zugänglicher zu gestalten.

Wirkung

Die Bogenhaltung öffnet die Vorderseite des Körpers, während sie seine Rückseite anspannt. Sie dehnt Brust, Schultern, Bauch, Quadrizepse und Hüftbeuger. Außerdem beansprucht sie die Gesäßmuskulatur, die Oberschenkelrückseite und die Rückenmuskulatur – ganz zu schweigen davon, dass sie Energie für den ganzen Körper spendet! Sie ist eine wohltuende Haltung, wenn man am Schreibtisch sitzt oder sich im Oberkörper verspannt fühlt.

Ausführung

› Lege dich auf den Bauch, die Arme neben dir, die Handflächen zum Körper gewandt. Presse die Oberschenkel zusammen und beuge die Knie.

› Greife mit den Händen nach hinten und umfasse die Füße oder Fußknöchel von außen.

› Schiebe beim Einatmen die Füße nach hinten gegen die Hände und ziehe die Schulterblätter zusammen, um die Oberschenkel und die Brust vom Boden zu heben.

› Breite die Schlüsselbeine aus, nehme das Brustbein hoch und recke dich mit langem Hals durch den Scheitel hindurch empor.

› Bleibe drei bis fünf Atemzüge in der Haltung, senke dich dann zu Boden und lasse die Beine kontrolliert los.

Variante 1: Halber Bogen – *Ardha Dhanurasana*

Die halbe Bogenhaltung ist eine ausgezeichnete Variante, wenn man nicht in der Lage ist, nach hinten zu greifen und beide Füße gleichzeitig zu packen, oder wenn dies unangenehm ist.

› Beginne in Bauchlage, beide Arme entspannt neben dir, die Handflächen dem Körper zugewandt. Stütze dich dann auf den linken Unterarm, um den Oberkörper anzuheben.

› Beuge das rechte Knie, um die rechte Ferse zum Po zu holen. Greife mit der rechten Hand nach hinten und halte das rechte Bein am Fuß oder Fußgelenk fest.

› Presse das Becken nach unten, drücke beim Einatmen den rechten Fuß gegen die Hand und hebe die Brust vom Boden.

› Bleibe drei bis fünf Atemzüge in der Haltung, weite die Brust und schiebe den rechten Fuß nach hinten (der linke Fuß bleibt auf dem Boden).

› Löse dich beim Ausatmen aus der Haltung und wechsle dann die Seite.

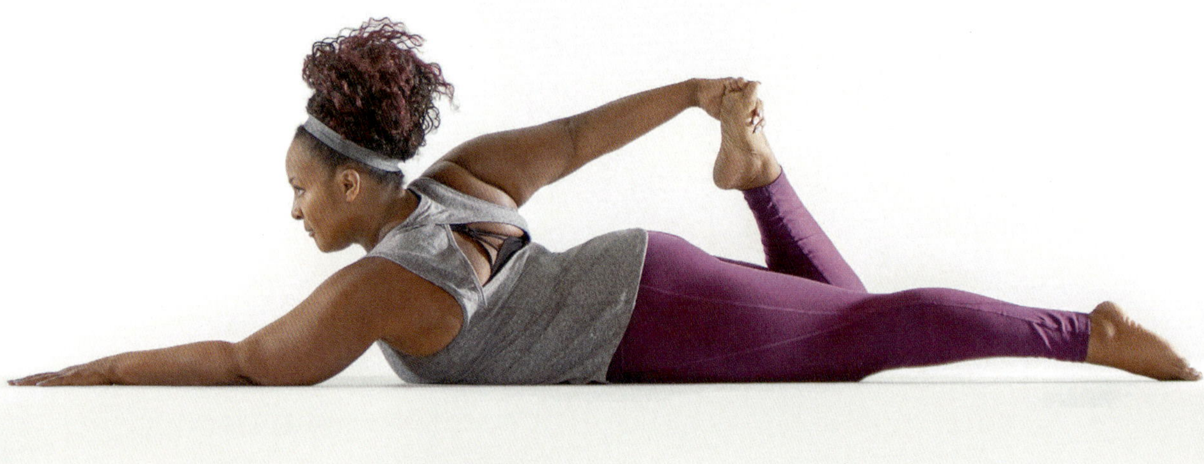

V1

Variante 2: Bogen mit Gurt

- Zur Vorbereitung setzt du dich mit zwei Gurten in der Hand auf den Boden. Gestalte mit jedem Gurt eine kleine Schlaufe (gerade groß genug, für je einen Fuß). Platziere in jeden Gurt einen Fuß und ziehe die Schlaufe um das Fußgewölbe fest.
- Lege dich dann auf den Bauch, um in den Bogen zu gelangen. Beuge die Knie und lege dir die Enden beider Gurte auf der jeweiligen Seite über die Schulter. Nimm mit jeder Hand einen Gurt und stelle deren Länge ein, indem du mit den Händen daran entlanggehst, bis sie straff sind.
- Sobald die Gurte genug gespannt sind, ziehst du sie in die Höhe, sodass sich die Füße emporheben und die Brust weitet.
- Presse das Becken nach unten, während du mit den Gurten weiter nach oben gehst. Hebe den Blick nach vorn und recke dich durch die Schädeldecke in die Höhe.
- Bleibe drei bis fünf Atemzüge lang in der Haltung, gleite dann mit den Händen an den Gurten nach vorn und löse die Spannung, um Beine, Brust und Arme kontrolliert auf den Boden absenken zu können.

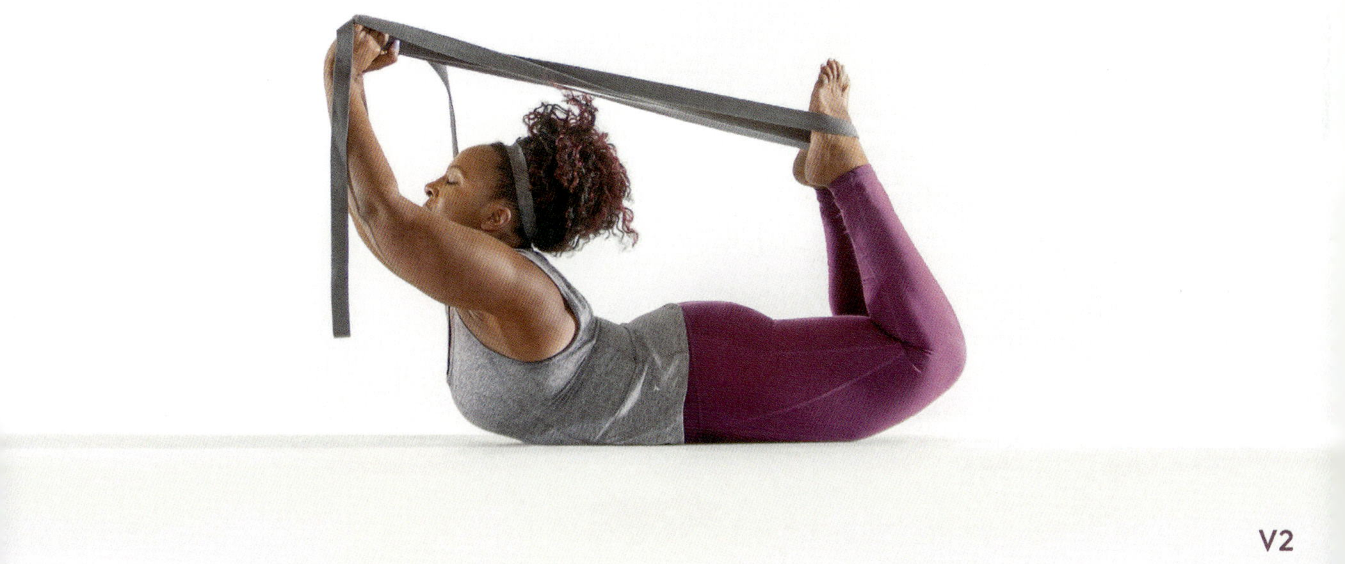

V2

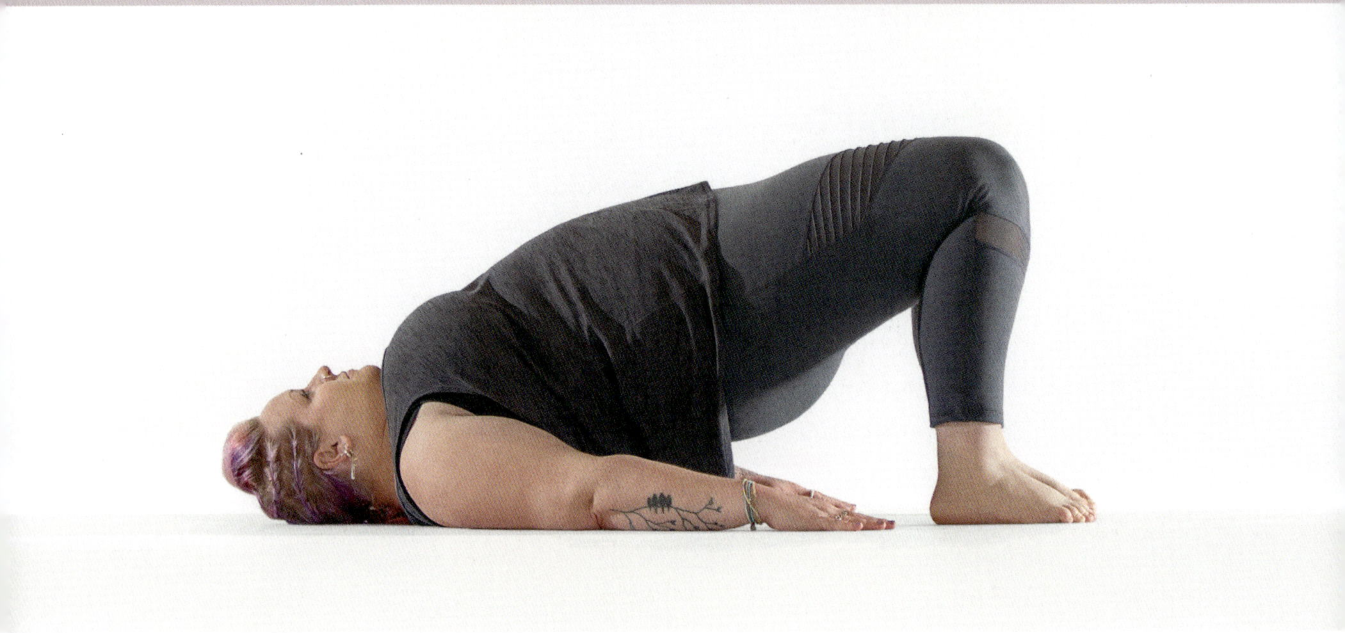

Brücke – *Setu Bandha*

Setu Bandha wird auch *Setu Bandha Sarvanghasana* genannt. *Sarvanghasana* bedeutet »Alle-Glieder-Haltung« und bezeichnet im Sanskrit den Schulterstand (eine Yogahaltung, die in diesem Buch nicht vorkommt). Zwar ähnelt die Brücke dem Schulterstand ein wenig und ist oft die Haltung, die man zunächst einnimmt, wenn man in den Schulterstand geht, aber sie gilt gemeinhin als Vorbereitung für die Radhaltung (Seite 176). Sie lässt sich als Brust- und Schulterdehnung, als Wohlfühlhaltung oder als Mischung aus beidem einsetzen.

Wirkung

Die Brückenhaltung wird von Yogalehrenden oft als »Herzöffner« bezeichnet. Das bedeutet, dass Brust und Schultern gedehnt werden. Die Brücke ist auch eine gute Dehnübung für die Oberschenkel und Hüftbeuger.

Ausführung

› Beginne in der Rückenlage, die Knie sind gebeugt, die Füße flach auf dem Boden, die Fersen senkrecht unter den Knien.

› Halte die Füße möglichst parallel und die Knie möglichst in einer Linie mit den Füßen.

› Lege die Arme neben dich.

- Ziehe die Schulterblätter zusammen, um die Vorderseite der Brust und der Schultern zu weiten. Achte darauf, dass zwischen dem Nacken und dem Boden Platz ist.
- Atme nun ein und hebe beim Ausatmen das Becken in die Höhe.
- Falte die Hände unter dir, wenn möglich. Führe die Schulterblätter noch näher zusammen.
- Wenn sich der Nacken zur Matte hin abflacht, kannst du das Kinn leicht anheben, damit Raum zwischen Nacken und Matte bleibt.
- Bleibe drei bis fünf Atemzüge lang in der Haltung, lasse dann die Hände los, falls sie gefaltet sind, und lasse das Becken auf den Boden sinken.

Variante 1: Brücke mit Blöcken

Um die erholsamen Eigenschaften der Brücke zu verstärken, platziert man am besten einen Block unter dem Becken. Der Sweet Spot – also die »perfekte Stelle« dafür – ist von Mensch zu Mensch unterschiedlich. Manche mögen den Block näher am Steißbein, andere haben ihn lieber eher unter dem Kreuzbein, das über dem Steißbein sitzt. Achte aber darauf, dass der Block unter dem Becken steht und nicht unter der Lendenwirbelsäule. Der Block kann flach, mittelhoch oder hoch aufgestellt sein. Du wirst vielleicht bemerken, dass du mit Stütze länger in der Brückenhaltung bleiben kannst und willst als ohne.

Tipp

Du kannst dir auch einen Block zwischen die Oberschenkel und/oder Füße klemmen, damit die Knie und Füße nicht abgespreizt werden. Wenn das Händefalten schwerfällt oder wenn du etwas Neues ausprobieren möchtest, kannst du die Mattenkante festhalten und dann die Schulterblätter näher zueinander rücken.

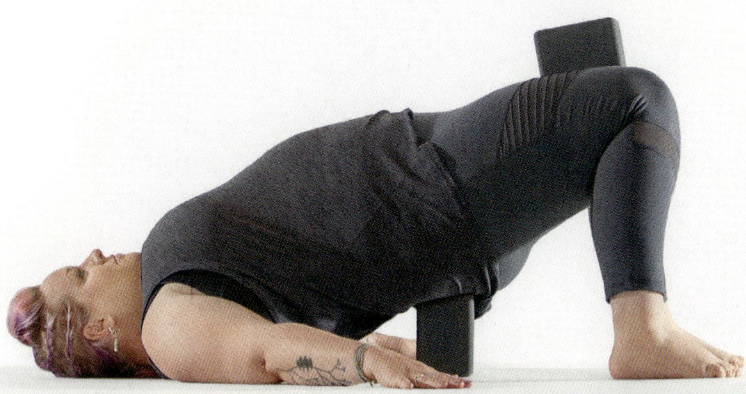

V1

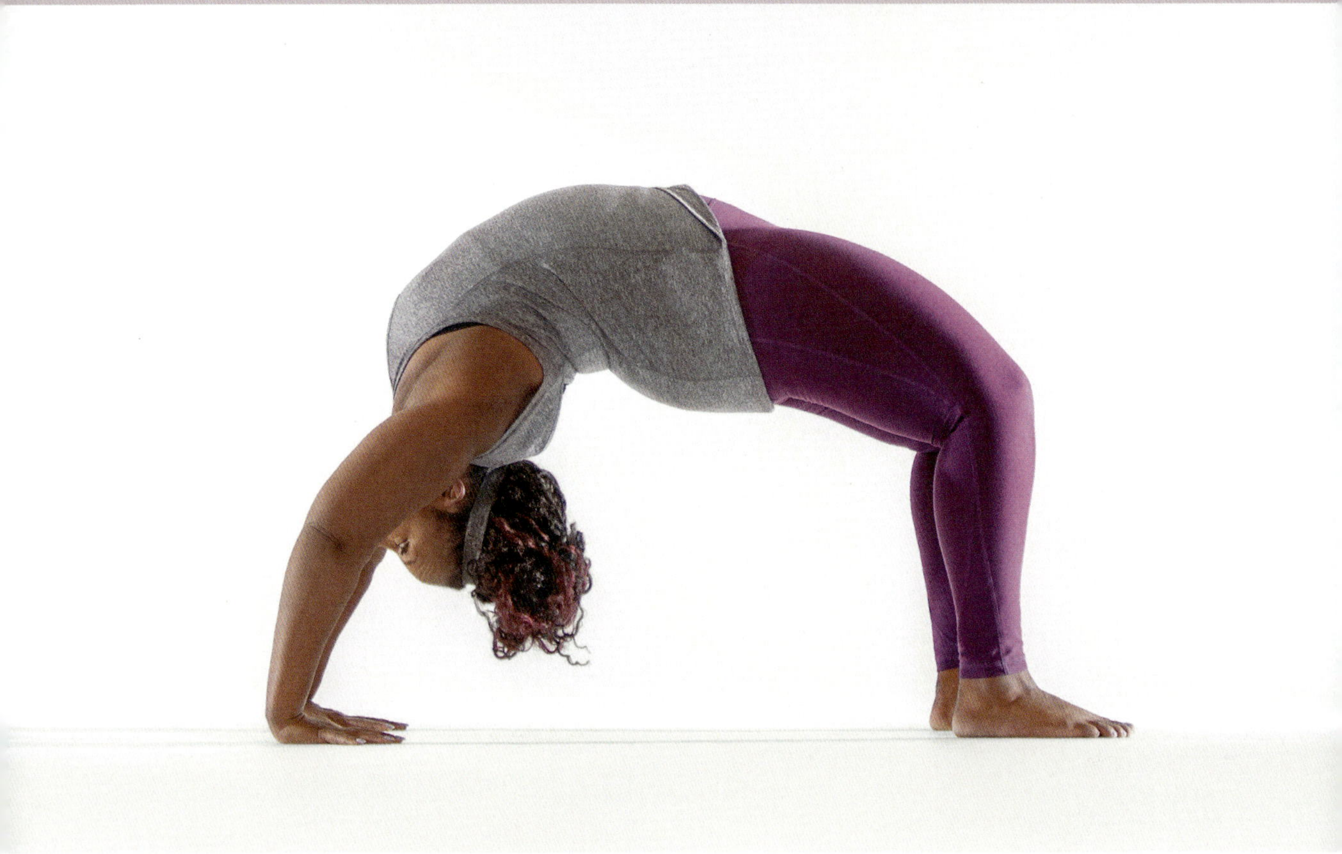

Rad – *Urdhva Dhanurasana*

Das Rad entspricht der Turnübung »Brücke« und gehört zu den tieferen Rückbeugen, die typischerweise in landläufigen Yogakursen geübt werden. Diese Asana erfordert unter anderem viel Kraft in den Armen und in der Rückseite des Körpers. In der Körpervorderseite ist Flexibilität nötig. Das Rad fühlt sich manchmal unerreichbar an. Um es zu lernen, ist viel Zeit und Mühe nötig. Hier stellen wir einige unserer Lieblingsvarianten vor.

Wirkung

Das Rad dehnt die gesamte Vorderseite des Körpers, einschließlich Brust, Schultern, Bauchmuskeln, Hüftbeugern und Quadrizepsen. Die Muskeln der Körperrückseite, darunter Gesäß, Oberschenkelrückseite und Wirbelsäulenmuskeln, werden dagegen angespannt. Bei vielen hat die Haltung eine insgesamt energetisierende, den Geist und Körper belebende Wirkung!

Ausführung

- Beginne in Rückenlage, die Knie sind gebeugt, die Füße sind flach auf dem Boden. Stelle die Füße so auf, dass die Fersen unter den Knien stehen. Die Füße sollten mehr oder weniger parallel sein.
- Beuge die Ellbogen und lege die Handflächen neben den Ohren so auf den Boden, dass die Fingerspitzen zu den Füßen zeigen.
- Neige die Ellbogen einander zu, damit sie sich nicht abspreizen.
- Presse beim Einatmen Hände und Füße in den Boden, um Schultern und Hüfte vom Boden zu heben. Stemme dich jedoch nicht sofort komplett nach oben, sondern setze den Scheitel auf die Matte.
- Halte nun kurz inne. Müssen die Hände etwas weiter stehen? Mache jetzt alle nötigen Anpassungen, um dich so stark und standfest wie möglich zu fühlen.
- Richte weiterhin die Ellbogen aufeinander zeigend aus und lasse die Armknochen in den Schultergelenken ruhen.
- Stemme beim nächsten Einatmen die Beine und Füße nach unten, während du die Arme streckst und den Kopf vom Boden hebst.
- Entspanne den Nacken.
- Passe nach Bedarf die Fußstellung so an, dass die Füße mehr oder weniger parallel stehen und Knie und Zehen in die gleiche Richtung zeigen.
- Wenn du dich in dieser Position wohlfühlst, kannst du versuchen, die Füße auf die Fußballen zu stellen und näher an die Hände heranzugehen. Senke dann die Fersen kontrolliert zu Boden, ohne die Füße auswärts zu drehen.
- Erde dich durch die Füße in den Boden und schiebe den Brustkorb mit den Armen über die Schultergelenke.
- Bleibe drei bis fünf Atemzüge lang in der Haltung. Um sie zu verlassen, gehst du mit den Füßen nach vorn, falls du sie versetzt hast. Dann ziehst du das Kinn ein und lässt beim Herunterkommen die Rückseite der Schultern und den oberen Rücken auf die Matte sinken.

Tipp

Wenn du dich durch verspannte Quadrizepse eingeschränkt fühlst, kannst du versuchen, die Fersen im Rad angehoben zu halten.

Variante 1: Rad an der Wand

› Platziere eine zusammengerollte Decke oder ein kleines Bolster an der Fußleiste der Wand. Lege dich davor auf den Rücken, mit dem Kopf zur Wand (der Kopf ruht nicht auf der Decke oder dem Bolster). Die Knie sind gebeugt, die Füße stehen flach auf dem Boden, wie in der vorherigen Übungsbeschreibung erläutert.

› Stütze die Hände so auf die Decke oder das Bolster, dass die Fingerspitzen zu den Füßen zeigen.

› Neige die Ellbogen einander zu, damit sie sich nicht abspreizen.

› Stemme die Beine und Füße gegen den Boden, während du deine Stütze gegen die Wand drückst und Hüften und Schultern vom Boden hebst.

› Setze den Kopf zunächst auf dem Scheitel ab, damit du in der Haltung ankommen und alle erforderlichen Anpassungen an Händen und Füßen vornehmen kannst.

› Stemme beim Einatmen dann Füße und Hände nach unten, strecke die Arme und hebe den Kopf vom Boden.

› Während du im Rad bist, schiebst du weiterhin die Füße gegen den Boden, die Hände gegen die Stütze und die Stütze gegen die Wand.

› Halte Kopf und Hals entspannt und schiebe die Brust zur Wand.

› Bleibe drei bis fünf Atemzüge in der Haltung, ziehe dann das Kinn ein und lasse zuerst die Schultern und den oberen Rücken sinken.

Tipp

Du kannst diese Variante auch mit Blöcken unter den Händen ausprobieren. Falls du eher kurze Beine und/oder verspannte Quadrizepse und Hüftbeuger hast, kannst du anstelle der Hände die Füße abstützen.

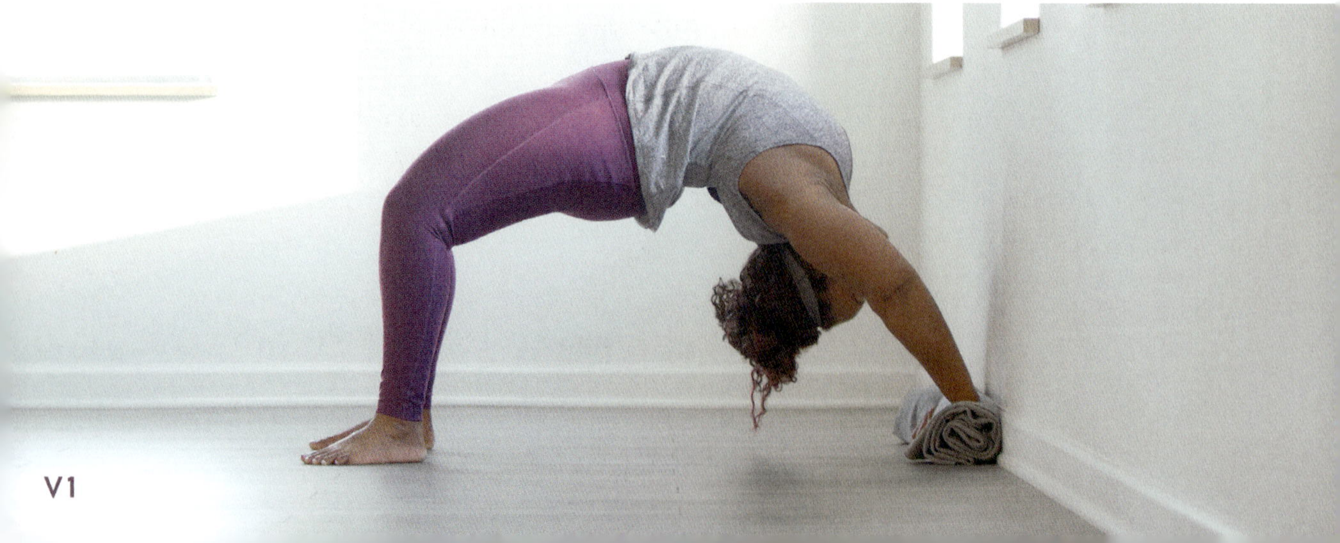

V1

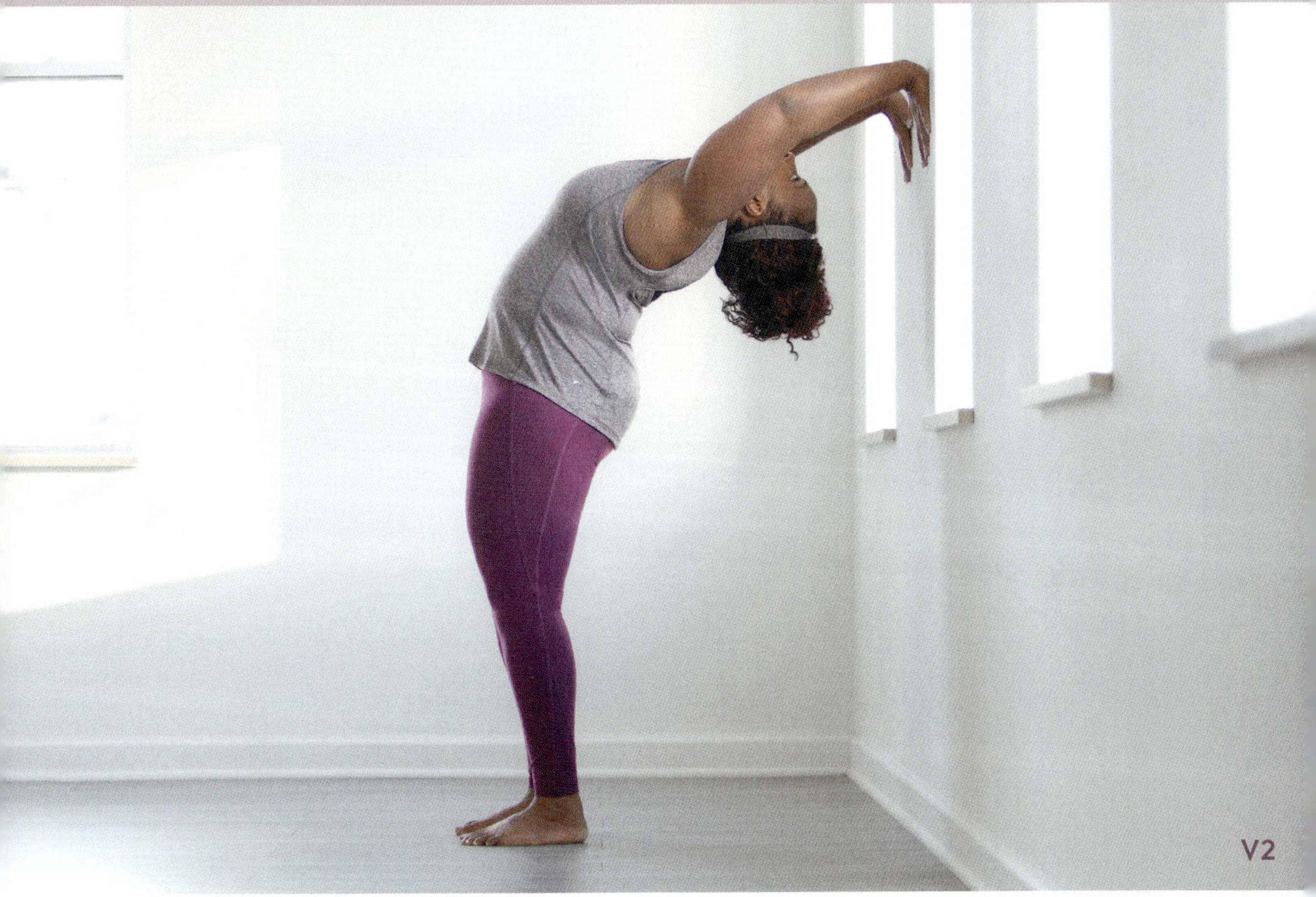
V2

Variante 2: Stehendes Rad an der Wand

- Stelle dich mit etwa 30 Zentimetern Abstand mit dem Rücken zur Wand. Die Füße sind hüftbreit auseinander. Lege die Hände auf die Hüften und erde dich durch die Füße. Schiebe die Füße auseinander, um die Beinmuskulatur zu aktivieren.
- Recke dich durch den Scheitel in die Höhe und ziehe auf dem Rücken die Schulterblätter zusammen.
- Strecke nun die Arme nach oben und nach hinten aus und berühre mit den Händen die Wand hinter dir. Gehe mit den Händen an der Wand nach unten, während du mit den Füßen von der Wand weggehst, sodass sich der Brustkorb zum Himmel hin öffnet.
- Richte den Blick nach oben.
- Bleibe drei bis fünf Atemzüge lang in der Haltung und verlasse sie beim Einatmen, indem du mit den Füßen zurück zur Wand läufst, falls du ziemlich weit nach vorn gekommen bist. Schiebe die Wand von dir weg und führe das Aufrichten des Oberkörpers mit der Brust.

Variante 3: Stonehenge

Für diese Variante baust du dir aus Blöcken und einem festen Bolster eine stützende Plattform. Mithilfe dieses Aufbaus kannst du auch leichter in das gestreckte, ungestützte Rad gelangen: Er verschafft dir am Anfang einen kleinen zusätzlichen »Auftrieb« und macht die »traditionelle« Variante des Rads zugänglicher.

- Stelle unter jedes Ende des Bolsters einen Block in flacher Stellung. Setze dich auf die Kante des Bolsters, die Füße flach auf den Boden.
- Stütze dich mit den Händen ab, während du dich mit dem Rücken auf das Bolster legst, und lasse den Kopf sachte Richtung Boden sinken.
- Lege die Hände so neben die Ohren, dass die Fingerspitzen zu den Schultern zeigen.
- Presse die Hände gegen den Boden und ziehe die Schulterblätter auf dem Rücken zusammen.
- Versuche, dich emporzustemmen, sodass du dich ein paar Zentimeter vom Bolster entfernst. Lasse dich wieder sinken und versuche es erneut.
- Wenn du in die Radhaltung mit geraden Armen gelangen möchtest, hebst du beim Einatmen das Becken hoch und streckst die Arme, um ganz nach oben zu kommen.
- Erde dich durch Beine und Füße und schiebe die Brust durch die Arme nach hinten. Lasse Kopf und Hals dabei entspannt.
- Bleibe ein paar Atemzüge so, wenn du dich wohlfühlst. Ziehe dann das Kinn ein und beuge die Ellbogen, um den Rücken wieder auf das Bolster zu senken.
- Du kannst dich entweder seitwärts vom Bolster herabrollen, um die Haltung zu verlassen, oder die Hände gegen den Boden drücken und dich in die Sitzhaltung aufrichten.

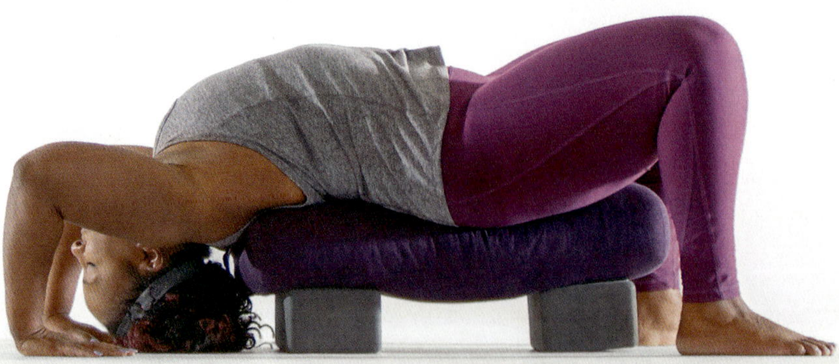

V3

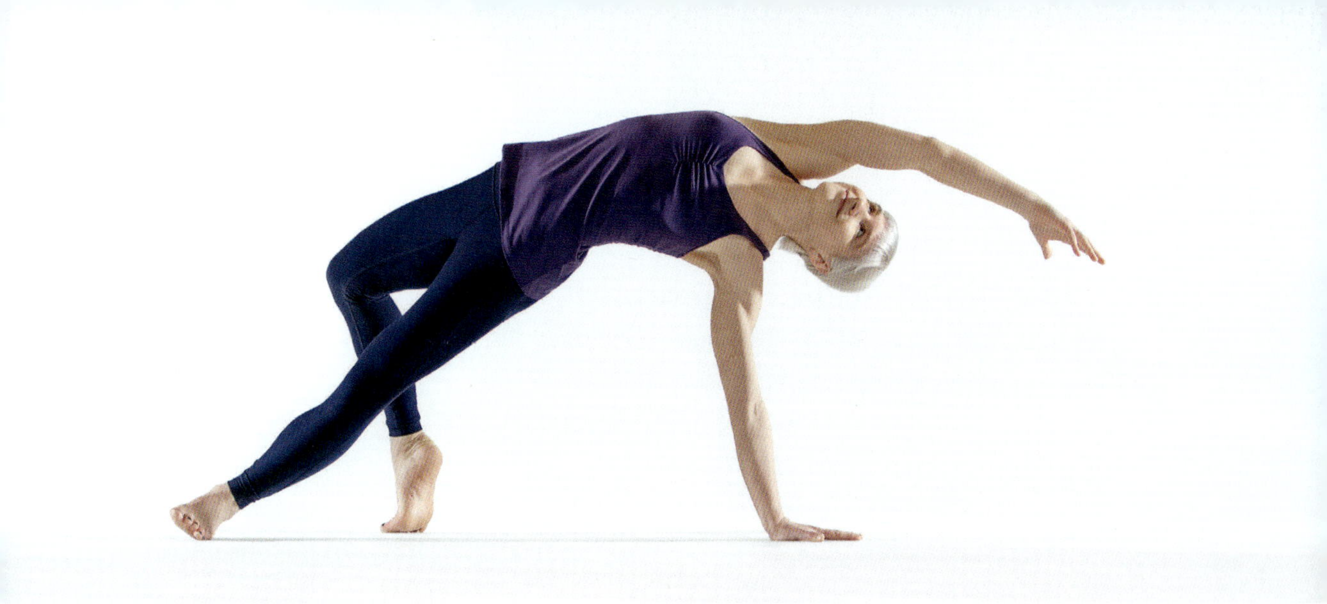

Wild Thing – *Camatkarasana*

Das *Wild Thing* – manchmal auch *Flip Dog*, »umgedrehter Hund«, genannt – hat sich in den letzten Jahren als fester Bestandteil von Vinyasa-Kursen etabliert. Obwohl die Asana einen Sanskrit-Namen hat, der übersetzt »Wunderhaltung« bedeutet, ist sie relativ neu – den meisten Berichten zufolge ist sie erstmals in den 1990er-Jahren im Yogaversum aufgetaucht. Die Vorstellung, aus dem herabschauenden Hund in diese Haltung zu wirbeln, mag durchaus beängstigend sein, dennoch mögen viele Yogaübenden die Asana sehr – vielleicht auch, weil sie von verspielter, ausdrucksstarker Eigenart ist.

Wirkung

Wie alle Rückbeugen ermöglicht *Wild Thing* eine Brust- und Schulterdehnung. Es bringt auch eine schöne Dehnung für die Hüftbeuger mit sich und kann, je nach Verwendung, eine großartige Möglichkeit sein, um die Rumpfmuskulatur zu kräftigen und die Schulterstabilität zu verbessern.

Ausführung

Bevor wir den beliebten *Flip-Dog*-Übergang aus dem herabschauenden Hund erkunden, schauen wir, wie man aus dem Seitstütz ins *Wild Thing* kommt. Dieser Ansatz ist oft zugänglicher und strapaziert die Schultern weniger.

- Beginne im Seitstütz (Seite 206) auf der linken Seite (linke Hand unten). Achte darauf, dass die linke Handgelenksfalte parallel zur Schmalseite der Matte ausgerichtet ist und dass die linke Armbeuge (das »Auge des Ellbogens«) auf die Lücke zwischen Zeigefinger und Daumen zeigt.
- Beuge nun das rechte Knie und stütze den rechten Fußballen hinter dem linken Bein leicht auf den Boden.

- Strecke dann den rechten Arm neben dem Ohr aus und wende den kleinen Finger zum Boden.
- Wenn du möchtest, kannst du in dieser »seitgebeugten« Variante von *Wild Thing* bleiben und nach unten zur linken Hand, nach vorn oder nach oben zur rechten Hand blicken.
- Oder du drehst die Brust zur Decke und machst aus der Haltung noch stärker eine Rückbeuge. Stelle eventuell den linken Fuß dazu flach auf den Boden.
- Weite die Brust, lasse den Kopf nach hinten hängen, wenn sich das gut anfühlt. Und drücke dich in der Haltung so »wild« aus, wie du willst!
- Den Schwierigkeitsgrad kannst du erhöhen, indem du damit experimentierst, die rechten Zehen vom Boden abgehoben zu halten.
- Um die Haltung zu verlassen, kehrst du in den Seitstütz zurück oder stützt die rechte Hand auf den Boden, um in den herabschauenden Hund zu gelangen. Wechsle dann die Seite.

Flip Dog

Um aus dem herabschauenden Hund ins *Wild Thing* zu gelangen, hebst du das rechte Bein in die Höhe (diese Haltung wird oft als »dreibeiniger Hund« bezeichnet), beugst das rechte Knie und bringst die rechte Hüfte über die linke. Diese Haltung mit »geöffnetem Becken« wird manchmal als »Skorpionhund« bezeichnet.

Du wirst merken, dass die rechte Hand auf der Matte leicht wird. Wenn du im Skorpionhund bleibst, solltest du vielleicht mehr Gewicht auf die rechte Hand verlagern, damit die Schultern gerade bleiben und du dich wirklich darauf konzentrieren kannst, die rechte Hüfte zu »öffnen«.

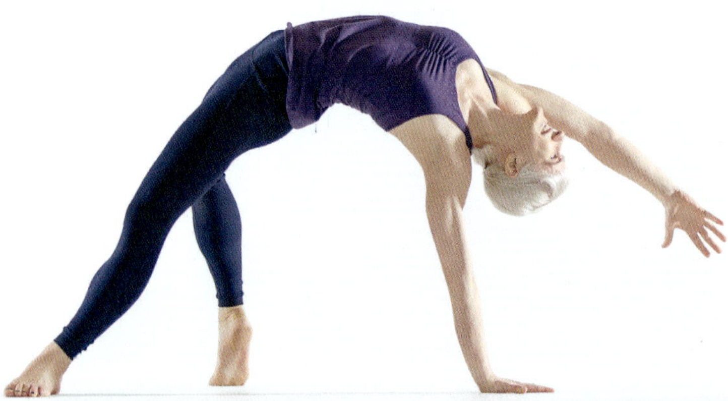

Wenn du jedoch ins *Wild Thing* übergehst, presst du die rechte Hand nicht auf den Boden, sondern hebst sie hoch, während du den rechten Fußballen hinter dem linken Bein sanft auf dem Boden absetzt und die Brust nach oben drehst. Na, du wildes Ding?

Um die Haltung zu verlassen, stellst du die rechte Hand wieder hin und kehrst in den herabschauenden Hund zurück. Wechsle dann die Seite.

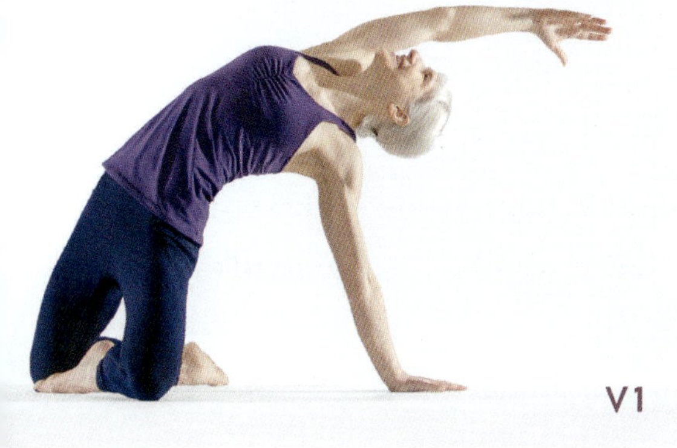

V1

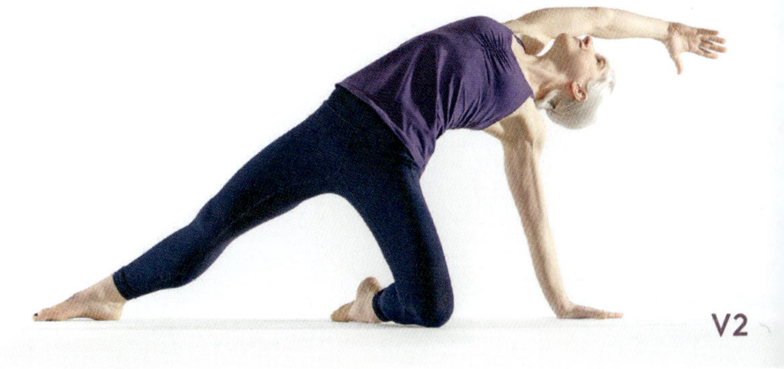

V2

Variante 1: Wild Thing im Knien

Diese Variante ermöglicht es dir, dich vom Boden aus direkt in die Rückbeuge zu stemmen, was die Schultern schonen kann. Sie liegt auch tiefer am Boden und macht *Wild Thing* dadurch zugänglicher.

- Um sie auszuprobieren, setzt du dich in den »Z-Sitz« mit dem linken Schienbein vorn und dem rechten Bein hinten. Hole die linke Fußsohle an oder nahe an die rechte Oberschenkelinnenseite knapp unterhalb des Knies.
- Nun stützt du die linke Hand mit den Fingern nach hinten etwa eine Fußlänge hinter der linken Hüfte auf (so weit entfernt, dass sich die linke Schulter beim Anheben direkt über oder ein wenig hinter dem linken Handgelenk befindet).
- Hebe beim Einatmen das Becken vom Boden und strecke den rechten Arm empor, sodass die Brust nach oben hin geöffnet wird.
- Blicke nach oben oder in die Richtung, die sich am besten anfühlt.
- Genieße so ein paar Atemzüge, senke dann das Becken und wechsle die Seite.

Variante 2: Sterngucker

Wie bei der vorherigen Variante stemmst du dich auch hier vom Boden aus in die Haltung. Die Sternguckerhaltung kann nach *Janu Sirsasana*, der »Knie-Kopf-Haltung« (Seite 162), besonders schön sein.

- Beginne im Sitzen, das rechte Bein ist gestreckt, das linke gebeugt. Der linke Fußballen ruht auf oder in der Nähe der rechten Oberschenkelinnenseite.
- Stütze die linke Hand auf den Boden, ungefähr eine Fußlänge hinter der linken Hüfte, wobei die Finger von dir weg zeigen.
- Stemme dich hoch und hebe das Becken vom Boden. Öffne die Brust nach oben und schwenke den rechten Arm empor.
- Den rechten Fuß kannst du flach auf den Boden stellen.
- Wenn du bereit bist, senkst du das Becken und wechselst die Seite.

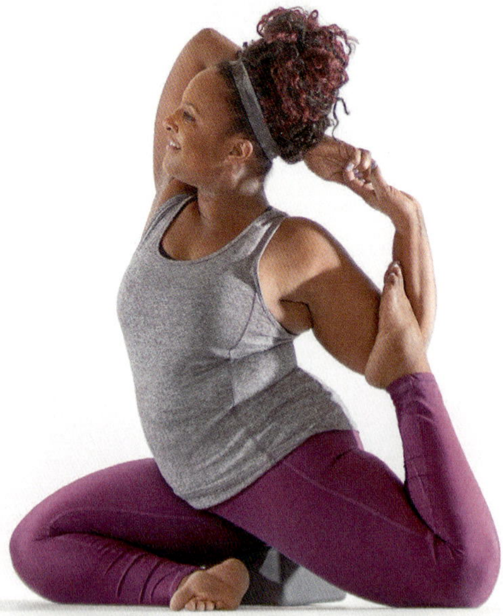

Meerjungfrau – *Naginyasana*

Die Meerjungfrau ist eng mit der Taubenhaltung (Seite 138) verwandt und wird manchmal als eine Variante von ihr angesehen. Für viele Menschen ist die Meerjungfrau zugänglicher als andere nach hinten gebeugte Varianten der Taube, bei denen man die Arme über den Kopf streckt, um den hinteren Fuß zu fassen. Ein solches Manöver erfordert mehr Schulter- und Wirbelsäulenbeweglichkeit, als ein durchschnittlicher Mensch besitzt.

Wirkung

Die Meerjungfrau ist eine großartige Dehnübung für Hüften, Leiste, Quadrizepse, Hüftbeuger, Brustmuskulatur, Schultern, Bizeps und Trizeps. Wie bei der König-Arthur-Haltung (Seite 134) ist das hintere Knie gebeugt, sodass alle Quadrizepsmuskeln gedehnt werden – auch *M. vastus lateralis, vastus medialis* und *vastus intermedius*, die das Kniegelenk überspannen und die bei Taubenvarianten mit gestrecktem hinteren Bein ungedehnt bleiben.

Ausführung

- Beginne in der Taubenhaltung mit dem rechten Bein vorn und dem rechten Unterschenkel möglichst parallel zur Schmalseite der Matte. Wir legen uns gern einen Block als Stütze unter die rechte Hüfte, weil es schwierig sein kann, beim Einnehmen der Haltung das Gleichgewicht zu finden.
- Drücke die Fingerspitzen gegen den Boden und hebe den Oberkörper vom Oberschenkel weg, sodass die Vorderseite des Körpers gelängt wird.

- Beuge nun das linke Knie und hole die Ferse zum Po. Greife mit der linken Hand nach hinten und umfasse die Innenkante des linken Fußes. Probiere dann, ob du den linken Fuß gegen den linken Unterarm legen kannst. Ziehe den Fuß näher an den Körper, bis er in der linken Armbeuge liegt. Schiebe den Fuß gegen den Arm und hole ihn noch mehr an dich heran.
- Mache die Wirbelsäule lang und strecke den rechten Arm nach oben und hinter dich. Beuge den rechten Ellbogen, lege den rechten Unterarm hinter den Kopf und ergreife mit der rechten Hand die linke.
- Wende den Oberkörper zur Schmalseite der Matte.
- Bleibe drei bis fünf Atemzüge lang in der Haltung, löse sie dann kontrolliert auf und wechsle die Seite.

Variante 1: Meerjungfrau mit freiem Fuß

Wenn es sich im Körper angenehmer anfühlt, kannst du die Bindung des Fußes in der Armbeuge weglassen, aber trotzdem die schenkeldehnende Wirkung der Meerjungfrau genießen.

- Vielleicht legst du zunächst einen Block unter die rechte Hüfte, um das Gleichgewicht besser halten zu können.
- Halte den Oberkörper aufrecht und stütze die Fingerspitzen auf beiden Seiten gegen den Boden.
- Beuge dann das linke Knie, um die linke Ferse zum Po zu holen, und ergreife mit der linken Hand die Innenseite des Fußes. (Wenn du den Fuß an der Seite des großen Zehs packst, kannst du die linke Schulter leichter nach hinten – statt nach vorn – drehen und dadurch den Brustkorb weiter öffnen.)
- Wende die Brust nach vorn und beuge den linken Ellbogen, um die Ferse näher zum Po zu ziehen.
- Lasse die rechten Fingerspitzen auf dem Boden oder strecke den rechten Arm nach oben, um den Gleichgewichtssinn noch mehr zu fordern.
- Bleibe drei bis fünf Atemzüge in der Haltung. Um sie zu verlassen, stützt du die rechten Fingerspitzen auf den Boden, falls du den Arm gehoben hast, und lässt den hinteren Fuß kontrolliert los. Wechsle die Seite.

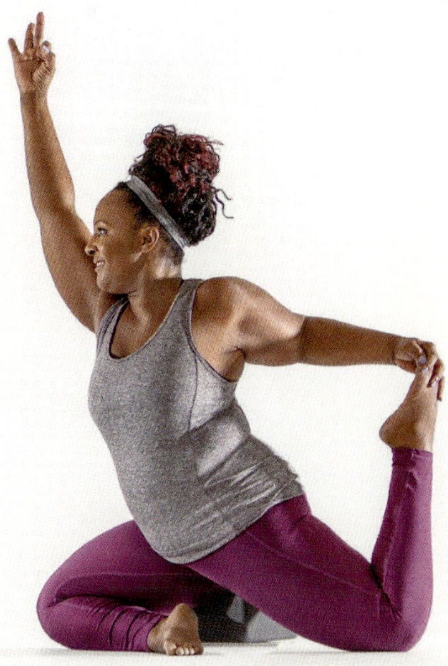

V1

Variante 2: Meerjungfrau mit Drehung

Manche finden, dass eine zusätzliche Drehung des Rumpfes die Dehnung der Oberschenkel- und Hüftbeugemuskeln im hinteren Bein verbessert.

- Beginne wie bei der vorherigen Variante und beuge das hintere (linke) Knie, um die Ferse zum Po zu holen. Aber anstatt mit der linken Hand den Fuß an der Innenseite zu halten, greifst du mit der rechten Hand nach der Außenseite des Fußes.
- Es mag sich gut anfühlen, den linken Unterarm auf den Boden zu stützen, wie Dianne es vormacht. Oder du nutzt dafür eine vor dir stehende Stütze. Du kannst aber auch aufrecht bleiben.
- Wende die Brust nach rechts, während du die linke Ferse zum Po ziehst. Blicke in die Richtung, die für den Hals am angenehmsten ist.
- Bleibe drei bis fünf Atemzüge in der Haltung. Lasse dann den hinteren Fuß kontrolliert los und drehe dich wieder nach vorn in die Taubenhaltung, in der du begonnen hast. Wechsle die Seite.

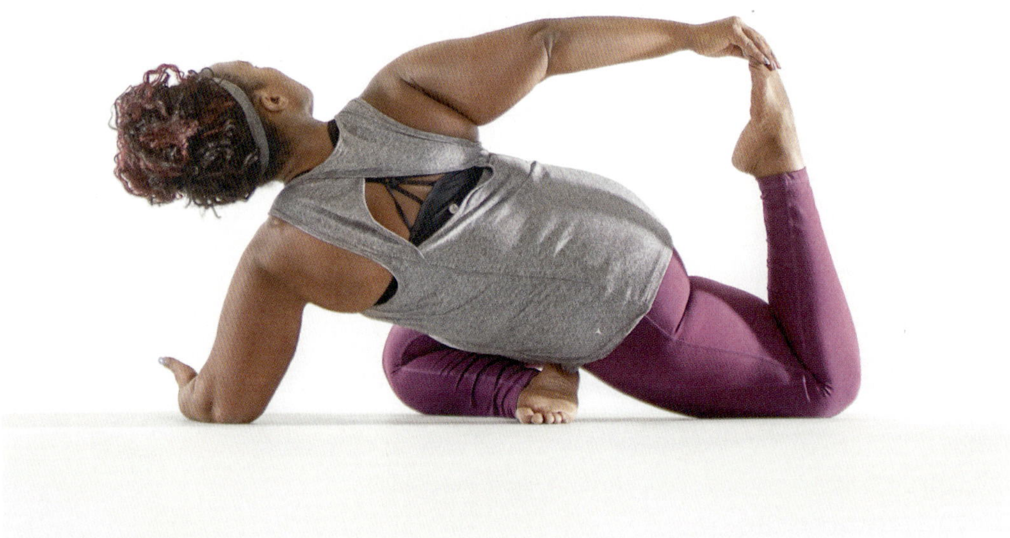

V2

Kapitel 11

Umkehrhaltungen

Delfin – *Ardha Pincha Mayurasana*

Die Delfinhaltung ist eine Variante des herabschauenden Hundes, bei der man sich auf die Unterarme stützt. Bei Problemen mit den Handgelenken ist diese Asana eine ausgezeichnete Alternative zum herabschauenden Hund. Aber bei schmerzenden oder verspannten Schultern kann der Delfin auch schwierig sein. Die Delfinhaltung – *Ardha Pincha Mayurasana* – ist zudem eine Vorbereitung auf den Unterarmstand *Pincha Mayurasana*, auf den wir hier ebenfalls eingehen!

Wirkung

Der Delfin kräftigt den oberen Rücken und die Schultern und dehnt die Gesäßmuskulatur, die hintere Oberschenkelmuskulatur und die Waden. Zudem wird der Nacken entspannt und Verspannungen gelöst. Er ist also eine ideale Haltung für Vielsitzer – und lässt sich ganz einfach zwischendurch mal einschieben, wenn man eh gerade vom Schreibtisch aufsteht.

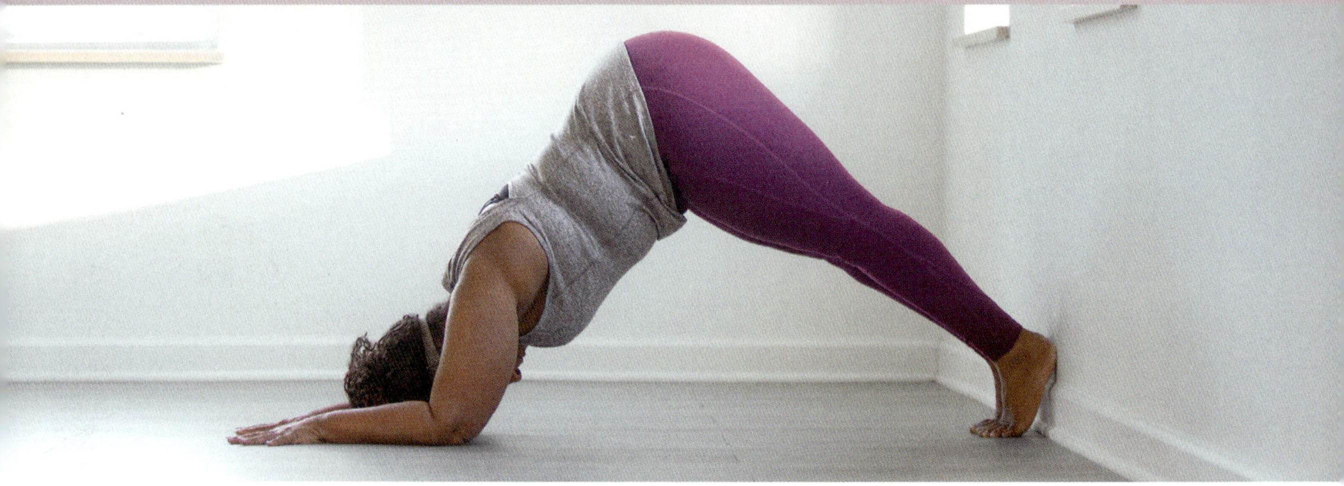

Ausführung

- Beginne auf Händen und Knien und senke die Ellbogen unterhalb der Schultern auf den Boden. Halte die Unterarme parallel zueinander und zur Mattenkante. Lege Last auf die Unterarme.
- Richte die Zehen nach vorn und hebe die Knie vom Boden, sodass du die Form eines umgekehrten Vs annimmst.
- Halte den Kopf in einer Linie mit der Wirbelsäule. Mache die Wirbelsäule so lang wie möglich (dabei können gebeugte Knie helfen).
- Bleibe drei bis fünf Atemzüge in der Haltung und senke dann die Knie.

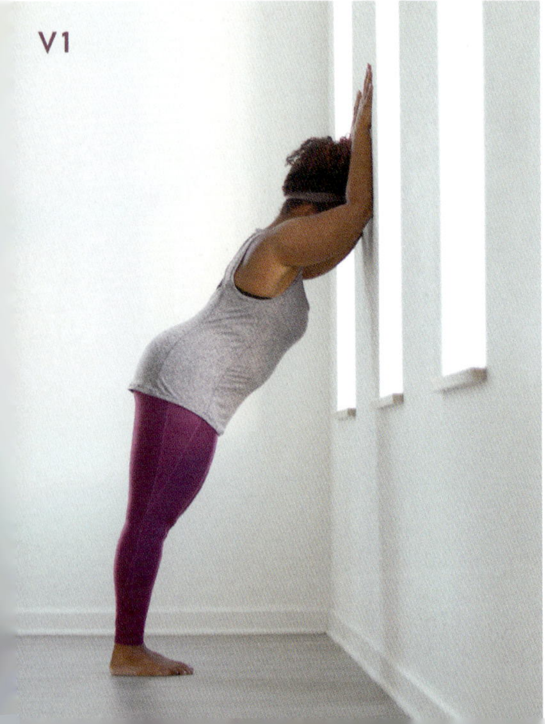

Variante 1: Delfin an der Wand

- Beginne im Stehen mit dem Gesicht zur Wand.
- Lehne dich nach vorn und lege die Unterarme so auf die Wand, dass die Ellbogen auf oder leicht über Schulterhöhe liegen. Schiebe die Unterarme gegen die Wand und gehe mit den Füßen ein Stückchen zurück.
- Finde in der Wirbelsäule so viel Länge wie möglich und halte den Kopf in einer Linie mit der Wirbelsäule.
- Bleibe drei bis fünf Atemzüge lang in der Haltung, gehe dann zurück zur Wand und lasse die Arme senken.
- Wenn du möchtest, kannst du damit experimentieren, die Füße weiter von der Wand wegzustellen, sodass der Oberkörper näher an die Waagerechte kommt.

Variante 2: Delfin auf dem Stuhl

V2

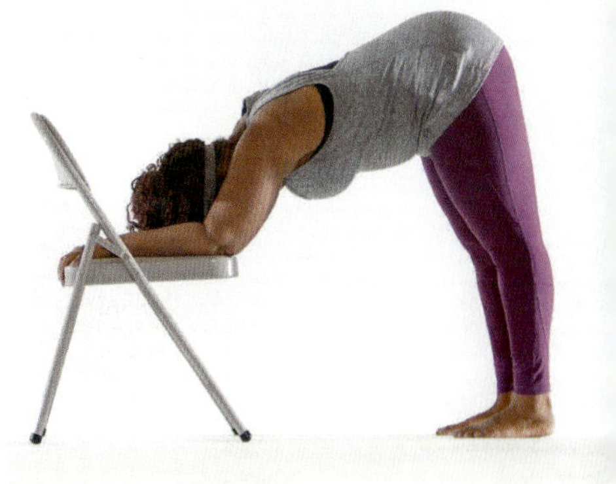

› Stelle dich zunächst vor die Sitzfläche. Die Füße stehen hüftbreit oder enger oder weiter, je nachdem, was sich am besten anfühlt.

› Beuge dich aus den Hüften heraus nach vorn, lege Ellbogen und Unterarme auf den Stuhl und umgreife mit den Fingern die hintere Kante der Sitzfläche.

› Gehe mit den Füßen vom Stuhl weg und finde mit langem Rücken in deine Delfinhaltung.

› Bleibe drei bis fünf Atemzüge lang in der Haltung und komme dann mit den Füßen wieder nach vorn, um sie zu verlassen.

Tipp

Gehe mit den Füßen weiter vom Stuhl weg, um die Beine stärker zu dehnen und die Schultern noch mehr zu kräftigen. Stelle die Füße näher an den Stuhl, um mehr Standfestigkeit zu haben.

Variante 3: Delfin im Knien mit Stuhl

Diese Variante ist eine weitere gute Möglichkeit, die Delfinhaltung zugänglicher zu machen.

› Knie dich vor den Stuhl mit dem Gesicht zur Sitzfläche. Um es dir bequemer zu machen, kannst du eine Decke auf den Stuhl und/oder unter deine Knie nehmen.

› Lege die Oberarme so auf die Stuhlkante, dass sie nur ein wenig über den Ellbogen aufliegen.

› Rücke jetzt mit den Knien nach hinten, bis sie sich genau unter den Hüften befinden.

› Lege die Stirn auf die Sitzfläche.

› Führe die Hände wie zum Gebet hinter dem Kopf zusammen.

› Ziehe die Schulterblätter zueinander hin.

› Finde nun so viel Länge wie möglich für die Wirbelsäule und bleibe einige entspannte Atemzüge lang in dieser Position. Stütze dann die Hände auf die Sitzfläche, um die Haltung zu verlassen.

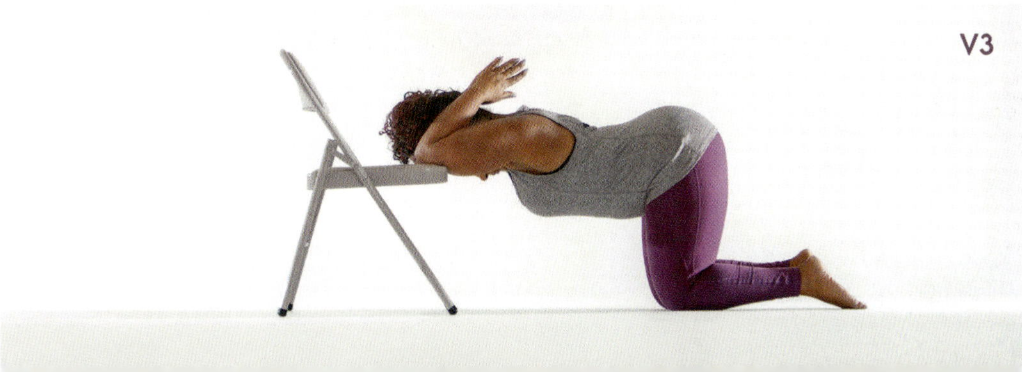

V3

Unterarmstand oder Pfau – *Pincha Mayurasana*

Der Unterarmstand wirkt möglicherweise weniger einschüchternd, wenn man ihn sich als Variante des Delfins denkt – vielleicht als eintauchenden Delfin!

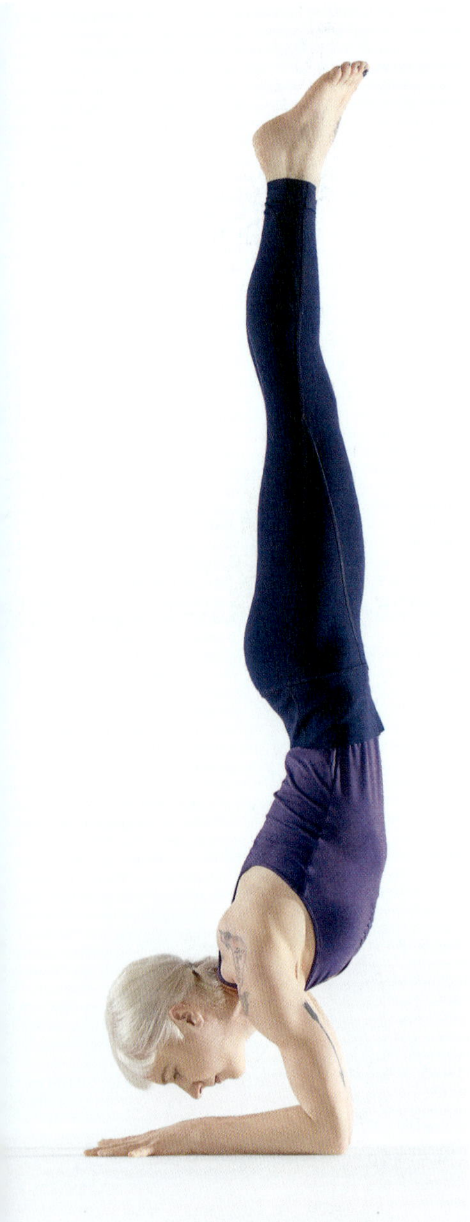

- Beginne in der Delfinhaltung. Wenn dir der Unterarmstand neu ist oder du Sorge hast umzukippen, dann übe vor einer Wand. Positioniere die Arme in der eben beim Delfin beschriebenen Stellung, sodass die Ellbogen unter den Schultern liegen.
- Während die Schultern senkrecht über den Ellbogen bleiben, gehst du mit den Füßen so nah wie möglich an die Ellbogen heran.
- Lasse die Außenseiten der Unterarme aufeinanderzustreben und presse Unterarme, Handgelenke und Hände auf den Boden.
- Blicke nach vorn zu den Händen oder in eine Richtung, die dir angenehm ist.
- Hebe beim Einatmen ein Bein in die Luft (versteif dich nicht darauf, dass das Becken dabei gerade zu sein hat– es darf sich ruhig ein wenig öffnen) und stelle den anderen Fuß auf den Ballen.
- Beuge beim Ausatmen das untere Knie und versuche, das Bein abzustoßen und emporzuschwingen, sodass der untere Fuß zum oberen gelangt. Es kann sein, dass du ein paar Anläufe brauchst, um dich aufzurichten, oder dass du vielleicht gar nicht hochkommst und vorerst bei der Abstoßbewegung bleibst.
- Wenn du im Armstand angekommen bist, schiebst du weiterhin die Unterarme aufeinander zu und den Boden von dir weg.
- Recke dich durch die Innenseite der Fersen nach oben, falls die Füße angewinkelt sind. (Du kannst sie auch gern strecken, wenn das für dich angenehmer ist.)
- Lasse den Hals lang und blicke auf die Daumen oder in eine Richtung, die sich bequem und stabil anfühlt.
- Falls du an der Wand übst, kannst du ausprobieren, einen Fuß oder beide Füße von ihr wegzunehmen.
- Senke ein Bein nach dem anderen, um die Haltung zu verlassen, und hebe beim nächsten Versuch das andere Bein zuerst.

Kopfstand – *Sirsasana*

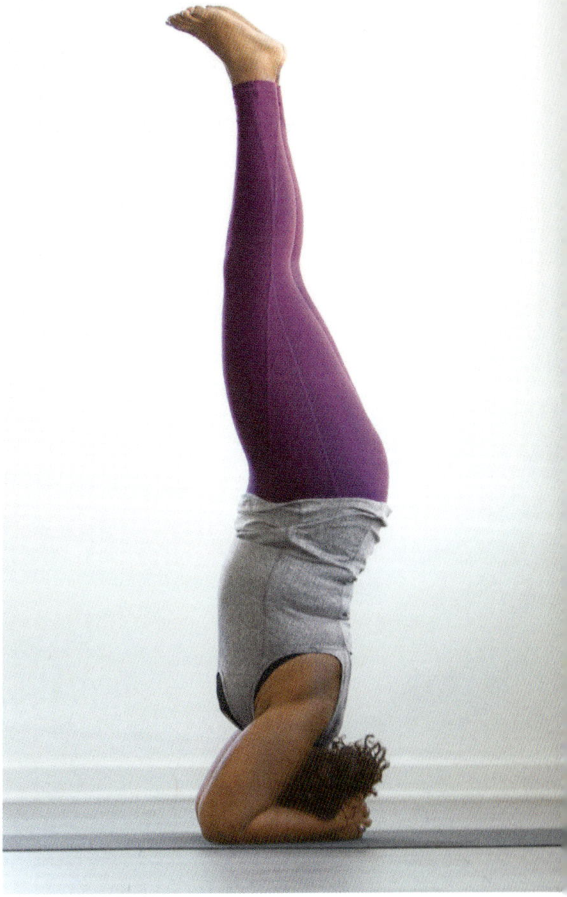

Der Kopfstand wird auch »König der Asanas« genannt. Das erweckt den Eindruck, er wäre ziemlich wichtig, oder? Das Problem ist allerdings, dass der Kopfstand neuen, aber auch erfahrenen Lernenden Furcht einflößen kann. Ganz zu schweigen davon, dass für manche von uns die Belastung des Kopfes kontraindiziert ist. Die Lösung? Wir zerlegen die Haltung und finden heraus, wie wir sie uns für unsere Zwecke aneignen können. Im Folgenden geben wir dir Tipps und Anleitungen für den herkömmlichen Kopfstand sowie für einige Varianten, die die gleiche gute Wirkung haben, aber den Kopf nicht so belasten.

Wirkung

Einer der größten Vorteile von Umkehrhaltungen wie dem Kopfstand besteht darin, dass sie Selbstvertrauen schaffen können. Der Kopfstand mag anfangs Respekt einflößen. An der Angst vor dem Umkippen gibt es kein Vorbei. Doch sobald du die Befürchtungen überwunden hast, kann die Haltung deine Stimmung heben und deine Perspektive ändern.

Ausführung

- Beginne auf Händen und Knien – falls du dich sicherer fühlst, kannst du dir als Gegenüber auch eine Wand aussuchen. Senke die Unterarme auf den Boden, stelle die Ellbogen genau unter die Schultern.
- Verschränke die Finger und stecke den unteren kleinen Finger in die Handfläche, damit du die Außenkanten der Hände, der Unterarme und der Handgelenke fest gegen den Boden drücken kannst.
- Lege deinen Kopf in die gefalteten Hände und setze den Scheitel auf den Boden.
- Presse dich fest gegen den Boden, hebe die Knie an und gehe mit den Füßen vor zu den Ellbogen. Wenn die Füße nah genug sind, ziehst du beim Ausatmen beide Knie an die Brust.
- Halte an dieser Stelle inne und finde dein Gleichgewicht.

- Spanne die Bauchmuskeln an und presse die Oberschenkel aneinander.
- Sobald du im Gleichgewicht bist, streckst du die Beine in die Höhe.
- Schiebe die Außenseiten der Arme aufeinander zu und stemme den Boden von dir weg.
- Drücke weiterhin die Beine aneinander und strecke sie durch die Fersen hindurch nach oben.
- Bleibe fünf bis zehn Atemzüge in der Haltung oder so lange, wie du dich stabil fühlst.
- Um herunterzukommen, ziehst du die Knie zur Brust, senkst dann die Zehen auf den Boden, stellst die Knie ab, streckst die Zehen nach hinten und setzt dich auf die Fersen, um dich in der Stellung des Kindes auszuruhen.

Variante 1: Kopfstand ohne Kopf mit Stonehenge-Aufbau

Diese Variante erfordert keine Belastung des Kopfes. Das macht sie zu einer großartigen Alternative zum Kopfstand sowie zu einer empfehlenswerten (vorbereitenden) Variante des Unterarmstandes (Seite 190). Die aufgebauten Blöcke bieten Widerstand und helfen, das Gleichgewicht zu finden, wenn die Füße von der Wand genommen werden.

- Du benötigst drei Blöcke und etwas Platz an der Wand. Schiebe die Matte mit der Schmalseite an die Wand und stelle einen Block in hoher Stellung etwa drei Zentimeter von der Wand entfernt auf, wobei die schmalere Seite des Blocks zur Wand zeigt. Staple die anderen beiden Blöcke in flacher Stellung auf den ersten Block. Die oberen beiden Blöcke sollten die Wand berühren.
- Wenn die Blöcke aufgebaut sind, stellst du dich auf die Unterarme und Knie und legst die Hände um den unteren Block. (Du kannst ihn dazu etwas verrücken, aber achte darauf, dass die oberen Blöcke an der Wand bleiben.)
- Die Schultern liegen senkrecht über den Ellbogen.
- Presse die Unterarme nach innen und gegen den Boden.
- Behalte diese Ausrichtungen bei, winkle die Füße an und richte dich in die Delfinhaltung auf.
- Lasse die Schultern senkrecht über den Ellbogen und halte den Kopf vom Boden weg.
- Gehe mit den Füßen in Richtung Wand, bis der obere Rücken die Blöcke leicht berührt.
- Hebe nun ein Bein in die Höhe, beuge das Knie des Standbeins und versuche, dich in den Unterarmstand abzustoßen. Lehne die Fersen zunächst gegen die Wand.
- Falls der Hinterkopf den unteren Block berührt, kannst du ihn leicht dagegen drücken. Dies und der sanfte Kontakt zwischen dem Rücken und den oberen beiden Blöcken kann dabei helfen, die Rumpfmuskulatur zu aktivieren und mehr Gleichgewicht in der Haltung zu finden.

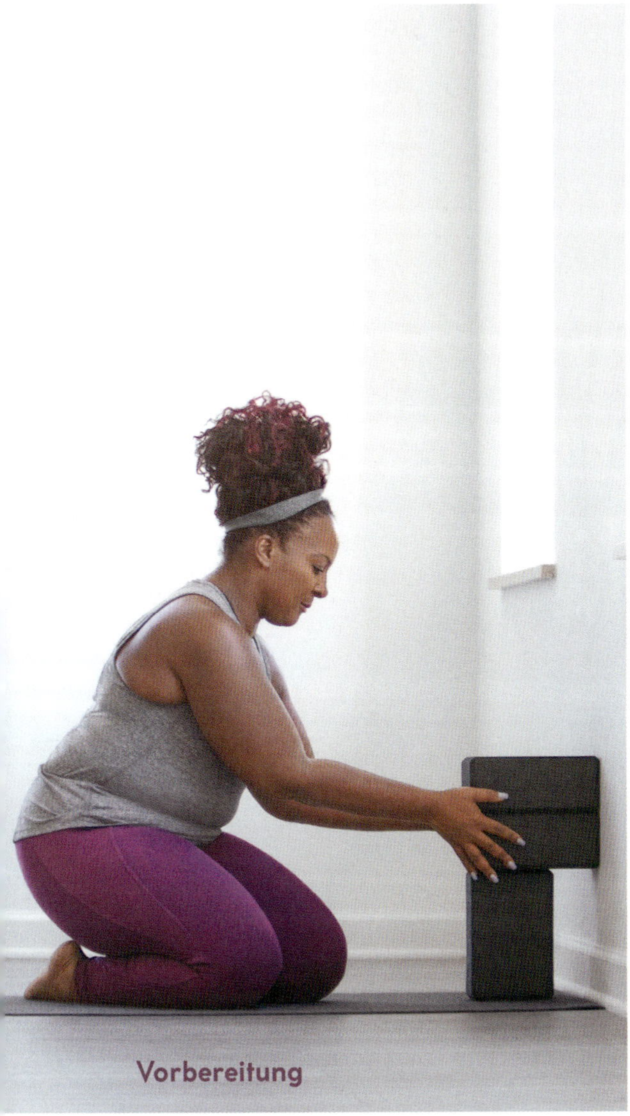

Vorbereitung

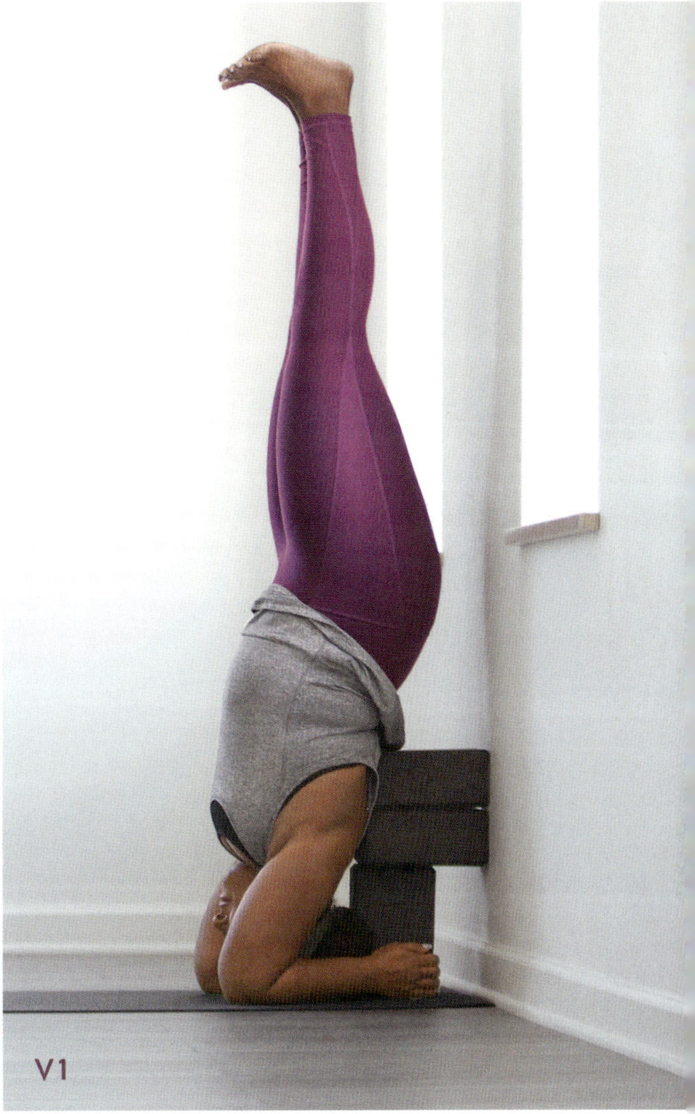

V1

- Wenn du dich stabil fühlst, kannst du probieren, eine Ferse oder vielleicht beide Fersen von der Wand zu nehmen.
- Wenn du regelmäßig Kopfstand übst und deine Proportionen es zulassen, kannst du den Scheitel leicht auf dem Boden ruhen lassen. Ansonsten hältst du den Kopf vom Boden fern.
- Bleibe drei bis fünf Atemzüge lang in der Haltung, dann senke ein Bein nach dem anderen, um herunterzukommen.

Variante 2: Kopfstand ohne Kopf und ohne Wand

Wie die »Stonehenge-Aufbau-Variante« belastet auch diese Variante den Kopf nicht, lässt aber die stützenden Blöcke weg. Daher muss man sich mehr auf das eigene Gleichgewichtsgefühl verlassen und die Rumpf- und Schulterkraft stärker einsetzen.

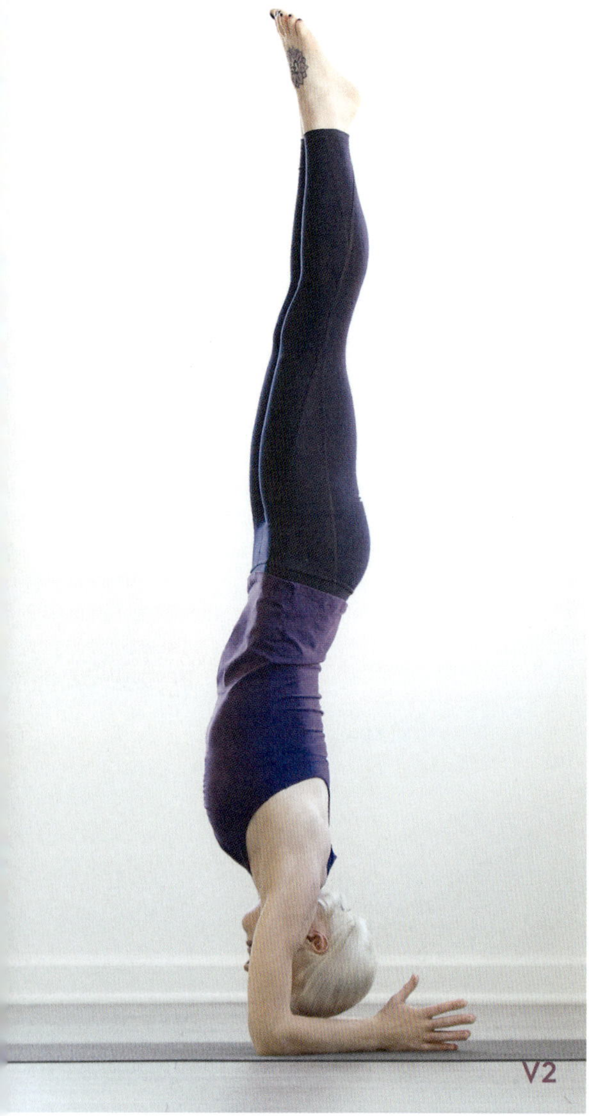

- Beginne im Vierfüßlerstand und stütze dich so auf die Unterarme, dass die Schultern über den Ellbogen liegen. Verschränke entweder die Hände oder bringe sie in die Gebetshaltung. (Stecke den unteren kleinen Finger wie beim Kopfstand, *Sirsasana*, hinter die anderen Finger.)
- Winkle dann die Zehen an und hebe die Hüften hoch, um in die Delfinhaltung zu kommen.
- Die Schultern bleiben senkrecht über den Ellbogen, während du mit den Füßen so nah wie möglich zu den Ellbogen gehst, ohne dass die Schultern einsacken.
- Blicke zu den Beinen.
- Lasse die Unterarme aufeinanderzustreben und presse sie gleichzeitig gegen den Boden.
- Halte den Kopf vom Boden weg.
- Hebe nun ein Bein an, beuge das Knie des Standbeins, stoße dich damit ab und richte dich in den Unterarmstand auf.
- Presse die Unterarme weiterhin zueinander hin und den Boden von dir weg.
- Anstatt auf die Hände zu blicken, ziehst du das Kinn leicht ein, sodass der Scheitel zum Boden zeigt (aber darüber schwebt!).
- Bleibe drei bis fünf Atemzüge lang in der Haltung und senke dann ein Bein nach dem anderen, um nach unten zu kommen.

Handstand – *Adho Mukha Vrksasana*

Adho Mukha Vrksasana (»aufschauende Baumhaltung«, besser bekannt als Handstand) steckt voller spannender Möglichkeiten. Aber es kann durchaus schwierig sein, zu entscheiden, wie man anfangen und wo man weitermachen soll. Dem Handstand kann man sich auf vielerlei Wegen nähern. Im Folgenden erkunden wir das »Hineingehen« ebenso wie das »Hineinhüpfen«. Wir schauen uns sogar ein paar Übungen zum »Hineinschweben« in den Handstand an (und klären endlich, was Yogalehrende meinen, wenn sie von »schweben« sprechen).

Wirkung

Der Handstand fordert und fördert die Kraft in Handgelenken, Armen, Schultern und im Rumpf.

Ausführung

In den Handstand gehen

Um an einer Wand entlang in den Handstand zu gehen, braucht man ein gutes Maß an Oberkörperkraft. Aber die Variante kann ein wunderbarer Ausgangspunkt für das Handstandtraining sein, weil man viel Kontrolle über den Übergang hat (im Gegensatz zum Hineinhüpfen in den Handstand – hier kann man mit etwas »überschüssigem« Schwung in die Radhaltung kippen!).

Variante 1: L-Handstand an der Wand

- Beginne im Sitzen mit dem Gesicht zur Wand, die Beine sind ausgestreckt, die Füße an der Fußleiste.
- Lege die Hände neben die Hüften.
- Merke dir, wo die Hände liegen, drehe dich auf Händen und Knien herum und stelle die Hände genau dort wieder auf, wo sie vorher lagen.
- Achte darauf, dass die Außenseiten der Schultern exakt über der Mitte der Handgelenke und die Falten der Handgelenke parallel zur Schmalseite der Matte stehen. Die Finger sollten bequem und gleichmäßig gespreizt sein.
- Winkle die Zehen an, hebe die Knie vom Boden und gehe mit den Füßen zur Fußleiste.
- Dies wird sich wie ein kleiner herabschauender Hund anfühlen, mit gegen die Wand gedrückten Fersen.

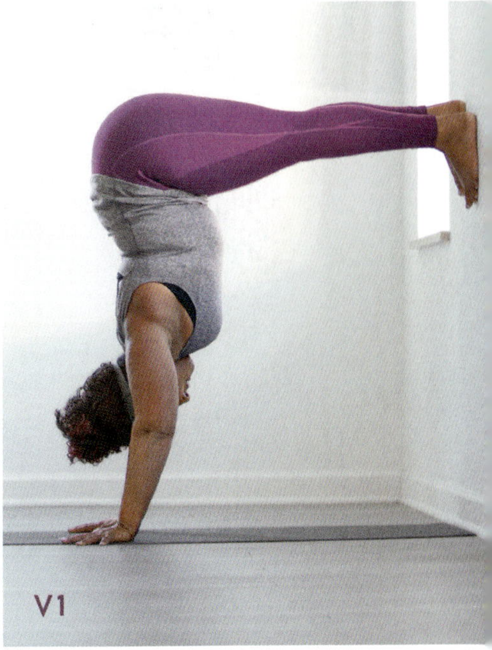

V1

- Schiebe den Boden von dir weg und setze erst einen Fuß in Hüfthöhe auf die Wand, dann den anderen. Presse die Füße gegen die Wand und führe die Innenseiten der Oberschenkel Richtung Decke.
- Wende den Blick zur Fußleiste.
- Versuche, drei Atemzüge lang in der Haltung zu bleiben, und verlasse sie, indem du mit den Füßen die Wand hinuntergehst.

In den Handstand hüpfen

Falls für dich der Handstand neu ist oder du Sorge hast umzukippen, empfehlen wir dir, an der Wand zu üben. Schiebe die Schmalseite der Matte an die Wand und stelle dich so davor auf, dass die Fingerspitzen ein paar Zentimeter von der Wand entfernt sind. Je sicherer dein Gleichgewicht wird, desto weiter weg von der Wand kannst du dich aufstellen.

Variante 2: Handstand mit gebeugtem Knie

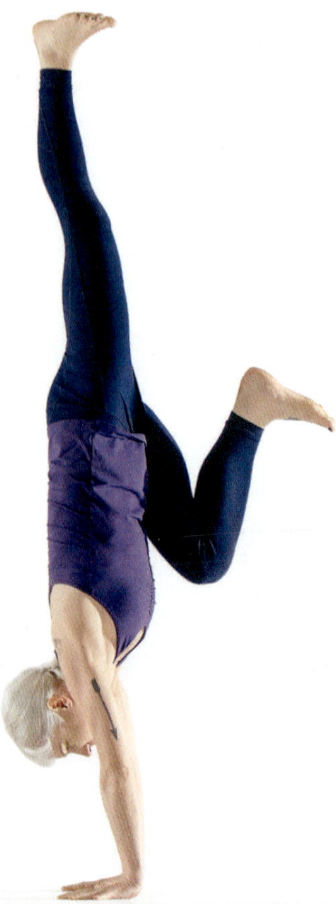

V2

- Beginne im Vierfüßlerstand, mit den Schultern über den Handgelenken, den Knien unter den Hüften, die Zehen sind aufgestellt, die Füße zeigen nach vorn. Schiebe das Becken nach oben und nach hinten, um in einen kurzen herabschauenden Hund zu kommen.
- Setze einen Fuß so nach vorn, dass zwischen dem Fuß und den Händen etwa eine Fußlänge Platz ist.
- Hebe das hintere Bein an und stelle den vorderen Fuß auf die Fußballen. Dabei verlagerst du die Schultern so nach vorn, dass sie direkt über oder leicht vor den Handgelenken liegen. (Passe dazu die Position des unteren Fußes nach Bedarf an.)
- Blicke auf deine Daumen.
- Dies ist die Ausgangsposition für das Hineinhüpfen in den Handstand. Kümmere dich nicht darum, ob das Becken gerade ist, das angehobene Bein darfst du ruhig auswärts drehen.
- Bevor du mit dem Hüpfen beginnst, machst du Folgendes zur Vorbereitung: Atme ein und beuge dann beim Ausatmen das Standbein, während du mit den Zehen des angehobenen Beins wieder Richtung Boden gehst und dort kurz auftippst. Atme ein, strecke das Standbein und hebe das hintere Bein wieder an. Führe dies einige Male durch:
  - ausatmen, beugen und auftippen
  - einatmen, heben

- Wenn du bereit bist, kannst du den Hüpfer hinzufügen:
  - einatmen, hinteres Bein heben
  - ausatmen, beugen und auftippen
- Unterbrich dann das Ausatmen kurz und hüpfe hoch, wobei du das Knie des Standbeins zur Brust beugst und das hintere Bein gerade hältst. Wiederhole dies einige Male:
  - einatmen, heben
  - ausatmen, auftippen
  - Beim Ausatmen innehalten und hüpfen.
- Falls sich das Hüpfen nach der Pause beim Ausatmen unangenehm anfühlt, kannst du stattdessen beim Ausatmen hüpfen:
  - einatmen, heben
  - ausatmen, auftippen und hüpfen
- Du kannst es beim Hochhüpfen belassen oder versuchen, immer länger in den Handstand zu gelangen. Dabei kannst du das untere Bein gebeugt lassen oder es nach oben zum anderen Bein strecken. Um herunterzukommen, senkst du ein Bein nach dem anderen.

Variante 3: Handstand mit Winkel

- Wie in der vorherigen Variante beginnst du im Vierfüßlerstand, stemmst dich in einen kurzen herabschauenden Hund hoch und setzt einen Fuß so nach vorn, dass zwischen dem Fuß und den Händen etwa eine Fußlänge Platz ist.
- Hebe das hintere Bein an und stelle den vorderen Fuß auf die Fußballen. Dabei verlagerst du die Schultern nach vorn, sodass sie direkt über oder leicht vor den Handgelenken liegen.
- Bei dieser Variante bleibt das Becken relativ waagerecht und das hintere Bein angehoben.
- Atme ein, beuge beim Ausatmen das untere Bein leicht und hüpfe dann nach oben. Führe das Becken dabei in den Handstand, die Beine bilden dabei eine L-Form.
- Belasse es auch hier entweder beim Hüpfen oder nimm ein paar Sekunden im Handstand mit. Wenn es dir gelingt, den Handstand zu halten, kannst du die L-Form beibehalten oder das untere Bein zum oberen führen und so in den gestreckten Handstand kommen.

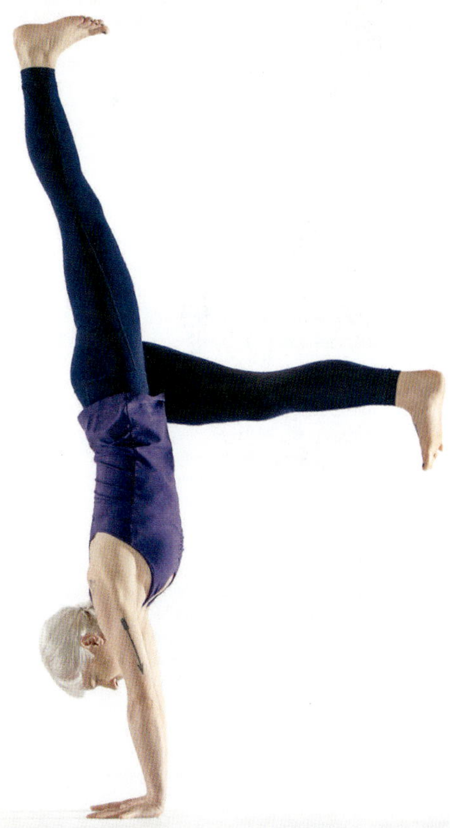

V3

In den Handstand schweben

Schon mal von einer Yogalehrerin oder einem Yogalehrer gehört, man solle in den Handstand »hüpfen, springen oder hineinschweben«? Oder vielleicht: »Schwebt aus dem herabschauenden Hund nach vorn zum Kopfende der Matte«? Was bedeutet das? Ist Schweben wirklich etwas anderes als Springen?

Zwar haben verschiedene Yogalehrende und -schulen ihre eigene Terminologie, aber im Allgemeinen besteht der Unterschied zwischen Schweben und Springen darin, dass man beim »Schweben« eine verlängerte Flugphase hat. »Schwebt« man zum Beispiel vom herabschauenden Hund in die Vorbeuge, so springt man mit den Füßen auf und verlagert so viel Gewicht auf die Finger, dass die Füße über den Boden schweben können (und eventuell gegen die Handgelenke tippen), bevor sie sachte hinter den Handgelenken auf dem Boden landen.

Wenn man in den Handstand schwebt, dann gleiten die Füße in einem Schwebeflug nach oben, statt dass sie abgedrückt werden. Daher ist ein »Hineinschweben« in den Handstand eng mit dem Schweizer Handstand verwandt, bei dem man die Hände auf den Boden legt, sich auf die Zehen stellt, das Gewicht auf die Fingerspitzen verlagert und die Hände nach unten presst, während man die Füße nach oben nimmt, um sich ganz ohne Schwung in den Handstand zu erheben.

Egal, ob man durch Schweben oder Pressen in den Handstand gelangen möchte oder nur etwas Neues ausprobieren will, diese beiden Schwebeübungen bereichern jede Yogastunde. Bei Übung 1 bleibt immer ein Fuß an der Wand. Bevor du damit anfängst, solltest du dich im L-Handstand an der Wand schon ziemlich wohlfühlen. Da du bei Übung 2 beide Füße von der Wand löst, solltest du sie erst dann versuchen, wenn du dich bei einem Handstand mitten im Raum sehr sicher fühlst.

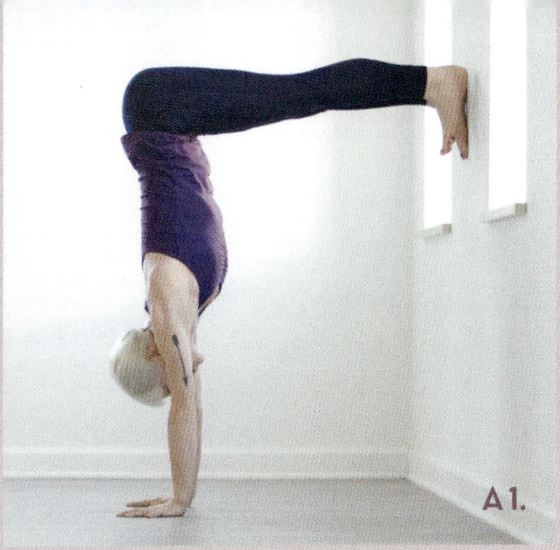

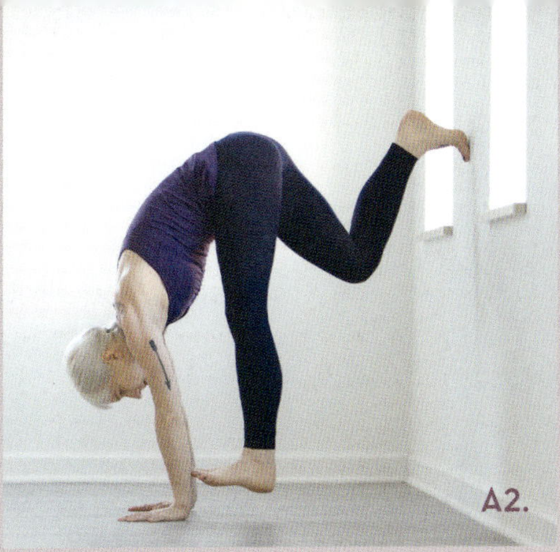

Übung A: Zehen tippen

1. Beginne im L-Handstand, wie in Variante 1 beschrieben. Dort angekommen, blickst du zwischen den Daumen nach vorn.
2. Atme aus, beuge das rechte Knie (der Fußballen des rechten Fußes bleibt an der Wand, die rechte Ferse hebt sich). Halte das linke Bein gestreckt und schwenke es hinab, sodass die linken Zehen an die Rückseite des linken Handgelenks tippen. Atme ein und schiebe den Boden mit den Händen von dir weg, während du das rechte Bein streckst (die rechte Ferse kommt zurück an die Wand). Hebe das linke Bein wieder auf Hüfthöhe, ohne mit dem linken Fuß die Wand zu berühren. Versuche drei bis fünf Wiederholungen, mache dann eine Pause und wechsle die Seite.

Tipp

Um mit den Zehen ans Handgelenk klopfen zu können, musst du das Gewicht in jedem Fall auf die Fingerkuppen verlagern. Um das Bein wieder zu heben, musst du unbedingt den Boden von dir wegdrücken. Beide Aktionen sind unerlässlich für das Schweben oder Pressen in den Handstand.

Übung B: An der Wand schweben

1. Gehe in den Vierfüßlerstand, von der Wand abgewandt, die Handballen etwa eine Armlänge weg von der Wand. (Die Hände sind hierbei näher an der Wand als beim L-Handstand.)
2. Steige nun mit den Füßen die Wand hinauf bis auf Hüfthöhe. Du bist jetzt in einer hockenden Form mit stark gebeugten Knien und den Fersen weg von der Wand.

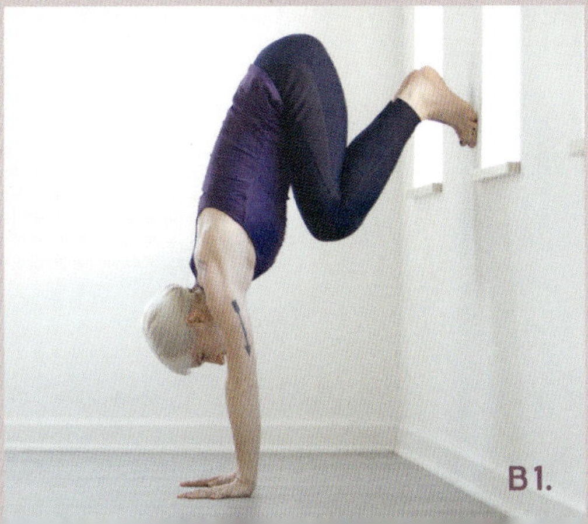

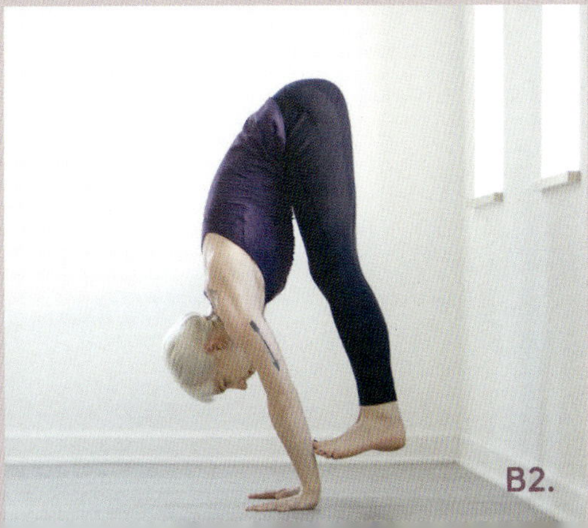

Tipps für das Finden (und Halten!) des Gleichgewichts im Handstand

Du hast also deinen Weg in den Handstand gefunden! Aber wie bleibst du dort? Hier ein paar Tipps, die uns weitergeholfen haben:

» Spreize die Zehen (wir wissen nicht genau, warum das hilft, aber es hilft!).
» Bringe die Beine nicht gleich zusammen: Wenn du dich in den Handstand schwingst, dann lasse die Beine auseinander, bis du dein Gleichgewicht gefunden hast, und lege sie erst dann zusammen.
» Wenn du das Gefühl hast, in die Rückbeuge zu kippen, dann verlagere mehr Gewicht auf die Fingerkuppen.
» Wenn du das Gefühl hast, in den herabschauenden Hund zu kippen, dann verlagere mehr Gewicht auf die Handballen.

Wenn du aus dieser Wandhocke heraus genug Gewicht auf die Fingerspitzen verlagerst, sodass die Handballen leicht werden, können deine Zehen vielleicht von der Wand wegschweben, gegen die Rückseite der Handgelenke tippen und wieder an die Wand zurückkehren.

Versuche anfangs drei Wiederholungen und atme dabei so, wie es sich für dich natürlich anfühlt (beispielsweise ausatmen, wenn du gegen die Handgelenke tippst, und einatmen, wenn die Füße zurück zur Wand schweben).

Achtung: Dies ist eine wirklich schwierige Übung. Es ist normal, wenn sie sich unangenehm, frustrierend oder sogar unmöglich anfühlt. Nach dem Antippen der Handgelenke landen die Füße möglicherweise hinter den Händen auf dem Boden, statt wieder an die Wand zu schweben. Das ist völlig in Ordnung! Du kannst mit den Füßen an der Wand emporsteigen und einfach so ein paar neue Versuche durchführen. Irgendwann landest du mit den Füßen vielleicht an der Wand und das Schweben fühlt sich irgendwie »schwebiger« an. Aber das Wichtigste ist, dass du das Ausprobieren genießt. Bei solchen Übungen geht es darum, Kraft aufzubauen, nicht um eine perfekte Ausführung!

Skorpion – *Vrischikasana*

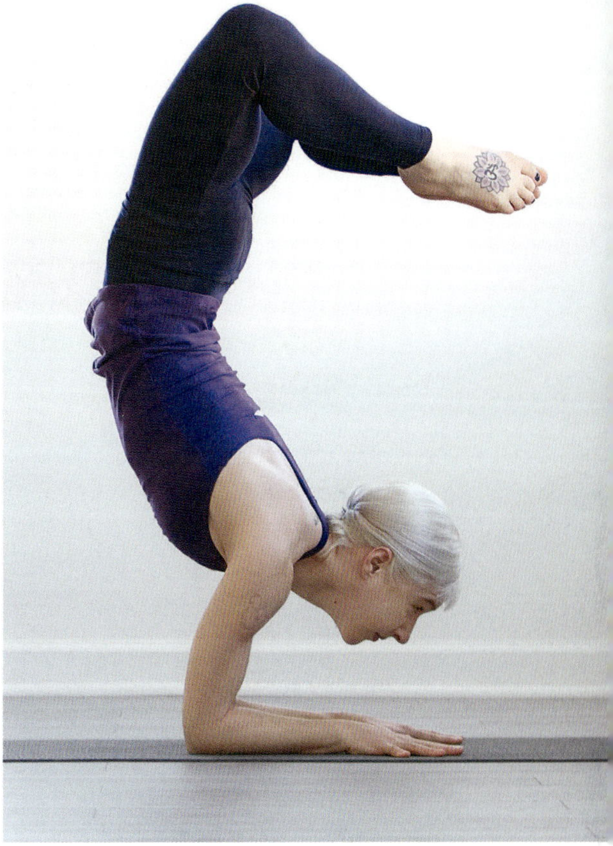

Der Skorpion kombiniert eine Armbalance mit einer Rückbeuge. Er kann im Unterarmstand (manchmal als *Vrischikasana I* bezeichnet) oder im Handstand (manchmal als *Vrischikasana II* bezeichnet) ausgeführt werden. Wir nehmen uns die Unterarmstand-Variante vor, aber du kannst viele unserer Anweisungen auch auf die Handstand-Variante anwenden.

Wirkung

Als (Unter-)Armbalance und Rückbeuge erfordert diese Haltung ein ordentliches Maß an Schulterstabilität und -beweglichkeit. Genau diese Eigenschaften werden durch die Vorbereitung auf den Skorpion und durch die Arbeit damit entwickelt. Und wie jede Armbalance kann diese Haltung auch ziemlich beschwingend sein! Aber in unseren Augen ist die wichtigste Wirkung dieser Asana der Spaß, den wir beim Ausprobieren haben. Wir empfehlen, sich erst mit dem Unterarmstand (Seite 190) vertraut zu machen, bevor man am Skorpion arbeitet.

Ausführung

› Gehe zunächst in den Unterarmstand. Vielleicht hilft es dir, wenn du in der Nähe einer Wand übst. Stelle die Hände anfangs ungefähr 15 Zentimeter von der Wand weg (je nach deinen Proportionen). Du solltest nah genug sein, dass die Füße die Wand berühren können, aber nicht so dicht dran, dass du nicht in die Rückbeuge kommst. Du kannst die Unterarme parallel halten (mit einem Block zwischen den Händen, wenn du möchtest), die Hände verschränken oder in eine Gebetshaltung bringen. Schiebe die Unterarme aufeinander zu und presse sie gegen den Boden.

› Richte den Blick ungefähr in Richtung der Hände.

› Weite bewusst die Brust und ziehe sie nach vorn, so als wolltest du sie durch die Oberarme führen.

› Beuge dann die Knie und lasse sie auseinanderdriften. Die großen Zehen bleiben jedoch zusammen und kommen näher an den Kopf.

- Kümmere dich nicht darum, ob die Zehen den Kopf berühren. Das ist nicht der Zweck der Haltung, und ob es dir möglich ist oder nicht, hängt weitgehend von deinen Proportionen ab. Wie du auf dem Foto erkennen kannst, sind Kats Füße ziemlich weit von ihrem Kopf entfernt, obwohl sie sich in einer für sie sehr tiefen Rückbeuge befindet!
- Wenn du an der Wand übst, gleitest du mit den Zehen an der Wand hinab, während du die Knie beugst und voneinander getrennt hältst. Vielleicht bleiben die Zehen die ganze Zeit an der Wand, eventuell lösen sie sich davon.
- Wenn du bereit zum Beenden der Haltung bist, senkst du ein Bein nach dem anderen.

Variante 1: Skorpion mit Füßen auf dem Stuhl

Auf dem Stuhl ausgeführt, ist der Skorpion immer noch eine intensive Rückbeuge, aber der Stuhl macht die Haltung etwas zugänglicher.

- Knie dich zunächst vor die Sitzfläche. Die genaue Entfernung vom Stuhl hängt von deinen Proportionen ab und erfordert möglicherweise ein wenig Ausprobieren. Gehe in den Unterarmstand (Seite 190).
- Stelle die Füße so kontrolliert wie möglich nacheinander auf die Sitzfläche.
- Schiebe den Boden mit den Unterarmen von dir weg und schaue in die Richtung, die sich für den Hals am besten anfühlt.
- Bleibe ein paar Atemzüge in der Haltung, wenn du dich stabil fühlst. Senke dann ein Bein nach dem anderen wieder auf den Boden.

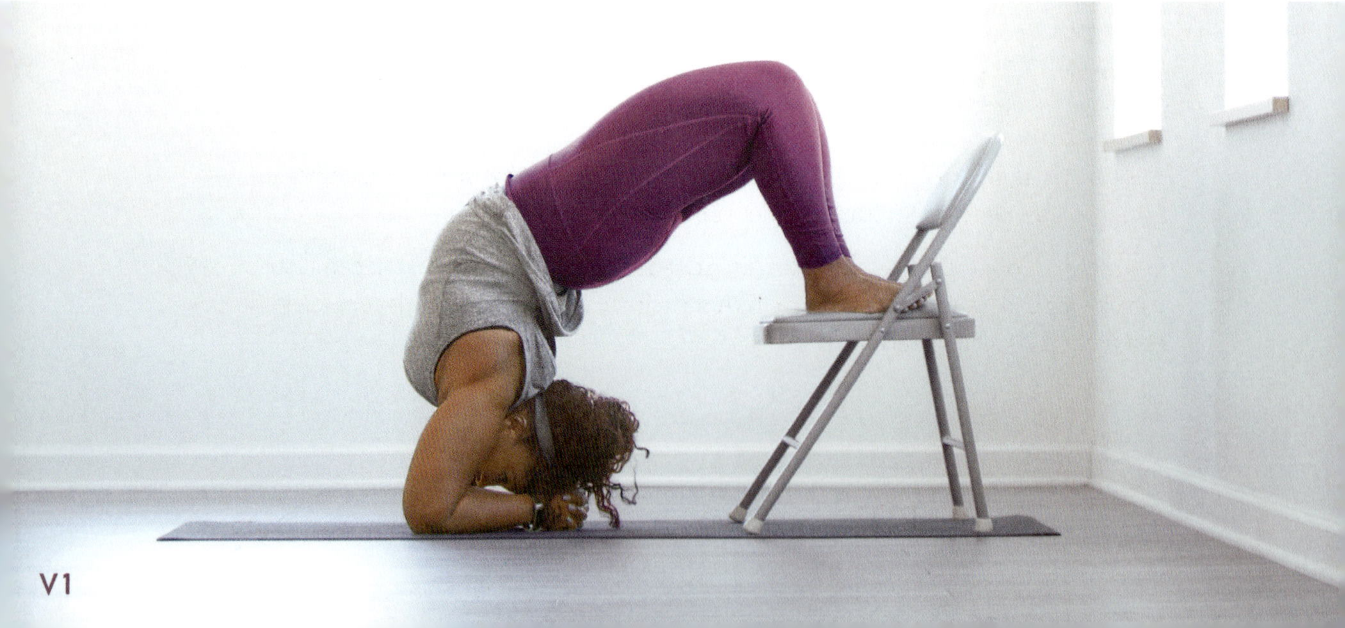

V1

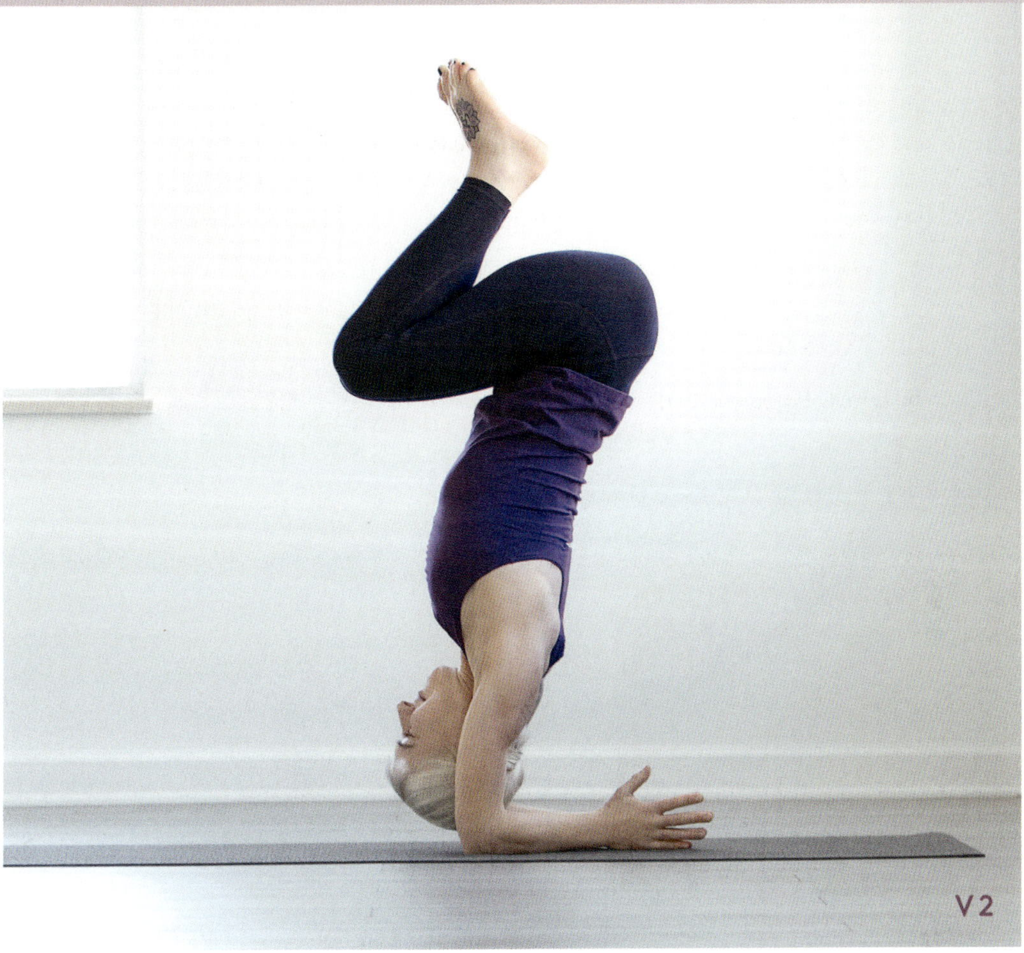

Variante 2: Umgekehrter Skorpion

Diese Variante wird manchmal als »angreifender Skorpion« oder als Hohlkreuz-Variante bezeichnet, weil sie eine Rückbeuge erfordert. Wie die vorherigen Varianten kann sie mit parallelen Unterarmen, gefalteten oder betenden Händen ausgeführt werden.

› Die Ausgangsposition ist nicht der Unterarmstand, sondern der Kopfstand ohne Kopf (Variante 2, Seite 194), bei dem der Scheitel über dem Boden schwebt.

› Beuge von dort aus die Knie zur Brust hin. Schiebe den Boden weiterhin mit den Unterarmen von dir weg und ziehe die Brust durch die Arme nach hinten, während du das Becken in die entgegengesetzte Richtung reckst.

› Bleibe ein paar Atemzüge in der Haltung und senke dann ein Bein nach dem anderen, um herunterzukommen.

Beine an der Wand – *Viparita Karani*

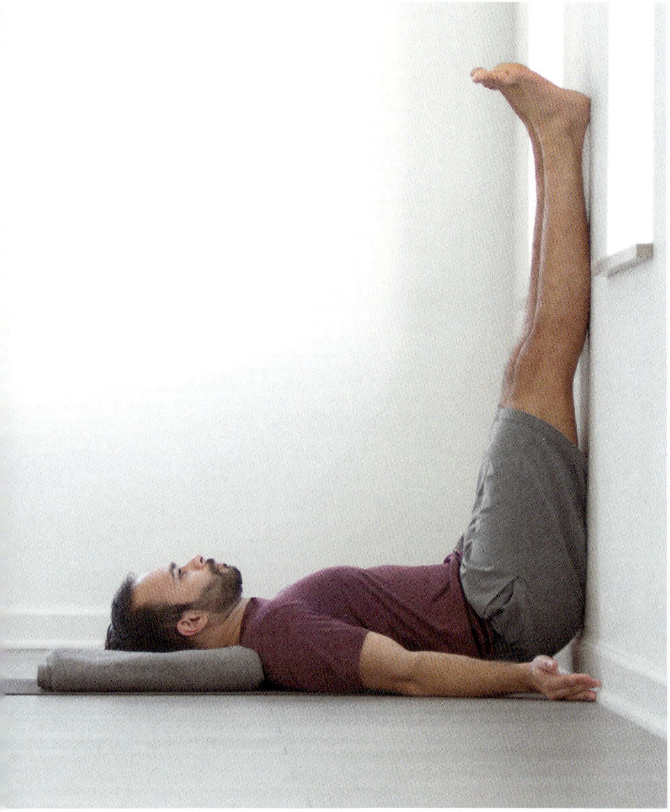

Viparita Karani bedeutet übersetzt »verkehrte Haltung«, wird aber in der gezeigten Form oft als »Beine an der Wand« oder Ähnliches bezeichnet. Als gestützte und mitunter therapeutisch eingesetzte Übung kann »Beine an der Wand« eine Alternative zu Umkehrhaltungen wie Kopfstand oder Schulterstand sein. Die Übung eignet sich auch wunderbar als Alternative zur Entspannungslage am Ende der Yogastunde.

Wirkung

Die Beine-an-der-Wand-Haltung hat ähnliche Vorteile wie andere Umkehrhaltungen. Sie verhilft zu einem Gefühl von Verjüngung und Regeneration, verbessert die Stimmung, beruhigt das zentrale Nervensystem, fördert die Durchblutung, unterstützt die Lymphdrainage und spendet Linderung bei müden Beinen oder geschwollenen Fußgelenken. Es ist eine besonders nützliche Haltung, wenn man viel reist oder Jetlag erlebt.

Ausführung

Diese Haltung ist ein wenig umständlich einzunehmen, aber wir versprechen, dass es sich lohnt.

› Setze dich zunächst mit der linken oder rechten Seite an die Wand. Rücke mit der Hüfte so nah wie möglich an die Fußleiste.

› Wende den Oberkörper zur Wand hin und lege dich so auf den Rücken, dass du die Beine emporschwenken und gegen die Wand lehnen kannst. Du kannst die Beine leicht beugen, wenn sich das gut anfühlt. Sie können ebenfalls neutral bleiben oder sich leicht auswärts drehen.

› Entscheidend ist, dass du eine Position findest, die sich entspannt und bequem anfühlt. Du solltest in ihr so wenig Kraft wie möglich aufwenden.

› Lasse Schultern und Kopf auf dem Boden ruhen oder schiebe dir eine Decke unter den Kopf.

- Falls der Po nicht die Wand berührt, rückst du ihn näher zur Wand, indem du den Rumpf hin- und herschaukelst. (Zwischen dem Gesäß und der Wand darf ein wenig Platz bleiben, aber es gilt, so nah wie möglich heranzukommen.)
- Lege die Arme neben dich, die Handflächen nach oben geöffnet. Oder bringe die Arme in eine beliebige Position, die sich angenehm anfühlt.
- Schließe die Augen, wenn du willst, oder halte sie entspannt offen.
- Bleibe in der Haltung, so lange du möchtest! Drei bis fünf Minuten sind ein guter Richtwert. Wenn du herauskommen möchtest, beugst du die Knie, stellst die Füße gegen die Wand und rollst dich zur Seite. Genieße im Liegen noch ein paar Atemzüge, bevor du dich in die Sitzposition stemmst.

Tipp

Normalerweise gilt jede Haltung als Umkehrhaltung, bei der sich der Kopf unterhalb des Herzens befindet. Um die Beine-an-die-Wand-Haltung als Umkehrstellung intensiver zu machen, kannst du das Becken auf ein Bolster oder eine gefaltete Decke legen. Dazu stellst du die Füße flach gegen die Wand und hebst das Becken an, um die Stütze darunter zu schieben.

Variante: Beine an der Wand mit Gurt

Wenn man sich einen Gurt um die Fesseln oder Unterschenkel legt, wird diese Haltung noch entspannender, weil dann die Beine sowohl seitlich als auch von hinten abgestützt sind.

- Lege den Gurt um die Beine, bevor du sie an der Wand hochschwenkst.
- Achte darauf, dass der Gurt so straff ist, dass du dich vollkommen gehalten fühlst, auch wenn die Beine entspannt zur Seite lehnen. Er sollte aber nicht so eng sein, dass es unangenehm ist.

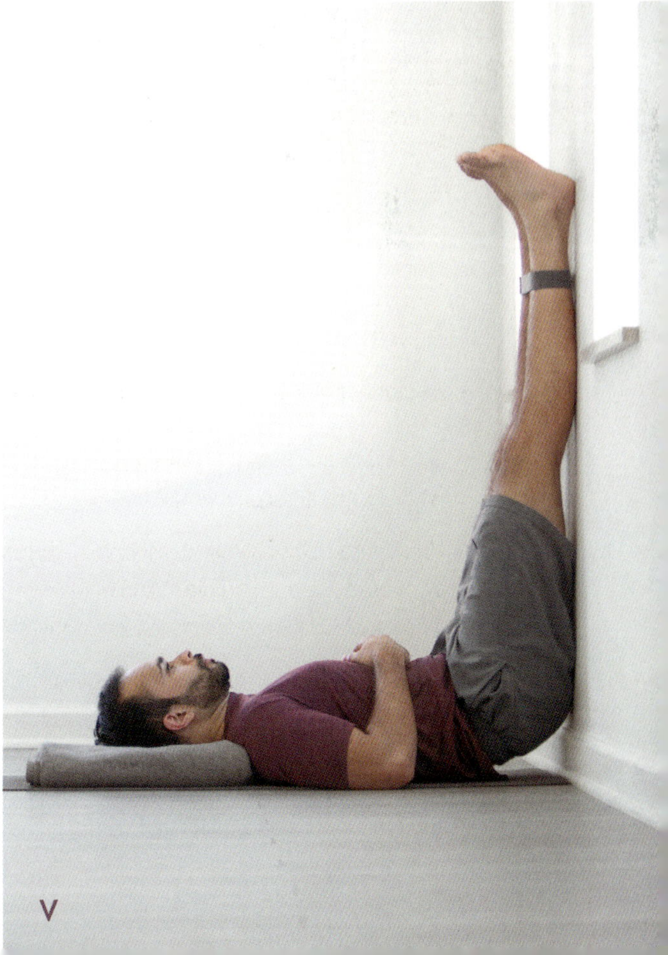
V

Kapitel 12

Armbalancen

Seitstütz – *Vasisthasana*

Vasisthasana ist nach dem Weisen Vasistha benannt und eignet sich wunderbar als Vorbereitung für Armbalancen. Der Seitstütz erfordert Kraft, Konzentration und Anstrengung, denn das gesamte Körpergewicht wird auf einer Hand und einem Fuß balanciert.

Wirkung

Der Seitstütz beansprucht die Konzentration und die Rumpfmuskulatur. Er ist auch eine ausgezeichnete Haltung, um Handgelenke, Unterarme und Schultern zu kräftigen.

Ausführung

Auch wenn es viele Möglichkeiten gibt, sich dem Seitstütz anzunähern, gefällt uns der folgende Einstieg besonders gut, da sich der Seitstütz auf diese Weise leicht in eine Übungsfolge einarbeiten lässt. Zudem üben wir dabei, »den Boden wegzuschieben« und uns aus den Schultergelenken heraus emporzuheben. Beides braucht man in besonderem Maße, um Armbalancen zu meistern.

› Beginne im herabschauenden Hund.

› Stütze die rechte Hand entweder in der Mitte der Matte auf oder lasse sie dort, wo sie ist (probiere beides aus und prüfe, was sich für dich am besten anfühlt).

› Verlagere dein Gewicht auf die rechte Hand. Rolle dabei den rechten Fuß auf die Außenkante und staple den linken Fuß auf den rechten (oder lege ihn wie abgebildet vor dem rechten Fuß auf den Boden). Halte beide Füße angewinkelt.

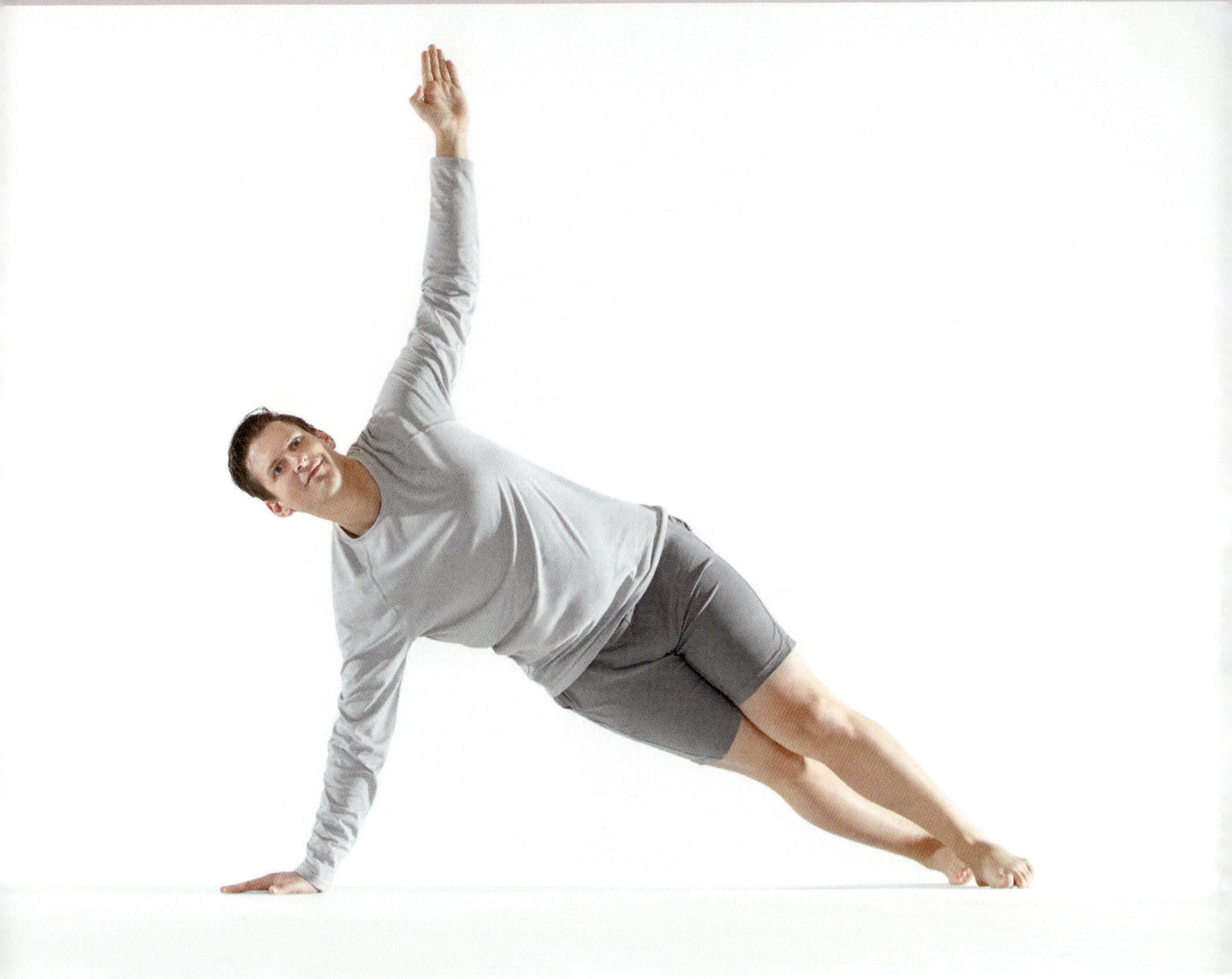

- Du kannst die linke Hand auf die Hüfte legen oder den linken Arm nach oben strecken. Blicke geradeaus oder drehe den Kopf, um zum linken Daumen zu schauen.
- Schiebe den Boden mit der rechten Hand von dir weg und hebe das Becken in die Höhe.
- Probiere, ob du drei bis fünf Atemzüge lang in der Haltung bleiben kannst, kehre dann in den herabschauenden Hund zurück und wechsle die Seite.

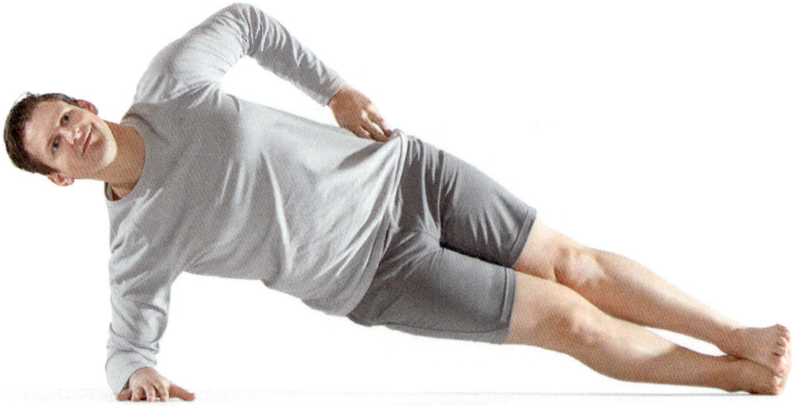

V1

Variante 1: Seitstütz auf dem Unterarm

Diese Variante ist ein Segen, wenn du empfindliche oder schmerzende Handgelenke hast.

- Eine Einstiegsmöglichkeit besteht darin, in der Plank auf den Unterarmen zu beginnen (Seite 89), bei der die Schultern genau über den Ellbogen und die Fersen über den Fußballen liegen.
- Schwenke nun den rechten Unterarm parallel zur Schmalseite der Matte. Der Ellbogen bleibt genau unter der Schulter.
- Rolle den rechten Fuß auf die Außenkante und lege das linke Bein auf das rechte. Halte das Becken angehoben.
- Lege die linke Hand auf die Hüfte oder strecke den linken Arm in die Höhe.
- Bleibe drei bis fünf Atemzüge lang in der Haltung, kehre dann in die Unterarm-Plank zurück und wechsle die Seite.

Variante 2: Seitstütz im Knien

- Beginne im Vierfüßlerstand auf Händen und Knien.
- Strecke das linke Bein weit nach hinten. Die Zehen zeigen nach vorn, der Fußballen ruht auf dem Boden.
- Von hier aus verlagerst du dein Gewicht auf die rechte Hand und drehst die linke Hüfte über die rechte. Richte den linken Fuß so aus, dass die Außenkante des Fußes parallel zum Fußende der Matte ausgerichtet ist.
- Schwenke den rechten Unterschenkel nach rechts und stelle die Zehen hinter dir so auf, dass sie eine Art Ständer für dich sind (das ist hilfreich für das Gleichgewicht).

- Führe die linke Hand zur linken Hüfte.
- Bringe die Schultern in die Senkrechte und öffne die Brust zur linken Seite der Matte hin.
- Schiebe mit der rechten Hand nach unten, als wolltest du den Boden wegdrücken.
- Lasse die linke Hand auf der Hüfte oder strecke den linken Arm in die Höhe.
- Blicke nach vorn oder nach oben zum linken Daumen.
- Bleibe drei bis fünf Atemzüge in der Haltung, kehre dann auf Hände und Knie zurück und wechsle die Seite.

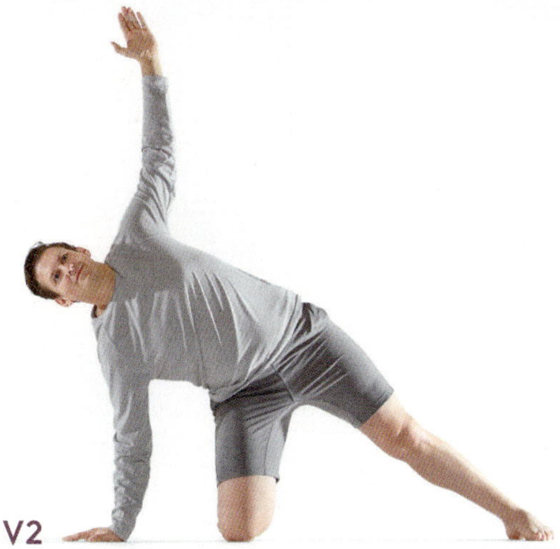
V2

Variante 3: Seitstütz mit einem Bein vorn

Diese Variante erleichtert es dir, das Gleichgewicht zu halten. Außerdem kann man die Haltung gut als Übergang in einen Vinyasa-Flow einbauen. Lasse deiner Kreativität freien Lauf!

- Beginne im herabschauenden Hund. Stelle den linken Fuß in halber Höhe der Matte auf und beuge das Knie dabei.
- Drehe den linken Fuß und das linke Bein zur linken Längsseite der Matte hin. Rolle dich auf die Außenkante des rechten Fußes und verlagere dein Gewicht auf die rechte Hand.
- Drücke mit der Außenkante des rechten Fußes fest gegen den Boden.
- Schiebe dich auch mit der rechten Hand vom Boden weg und hebe das Becken an.
- Lege die linke Hand auf die linke Hüfte, ziehe die Schulterblätter zusammen und öffne den Brustkorb. Bleibe in dieser Position oder strecke den linken Arm nach oben. Blicke nach vorn oder nach oben.
- Kehre nach drei bis fünf Atemzügen in den herabschauenden Hund zurück und wechsle die Seite.

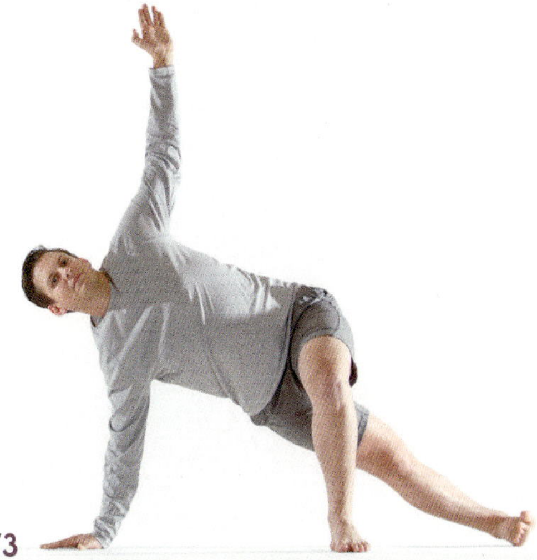
V3

Haltung des Weisen – *Visvamitrasana*

Visvamitrasana, benannt nach dem Weisen Visvamitra, mag einschüchternd wirken, wird aber gleich zugänglicher, sobald wir die Haltung in ihre Bestandteile zerlegen. Wie wäre es beispielsweise, wenn wir sie nicht als komplizierte Armbalance betrachten, sondern als Seitstütz-Variante? Sie wird auch als »fliegender Kompass« bezeichnet, da sie der gedrehten Kompasshaltung ähnelt (Seite 145). Gewissermaßen ist sie also eine Art Seitstütz-Kompass-Mixtur! Hier erkunden wir zunächst eine Seitstütz-Variante, die der Haltung des Weisen Visvamitra nahekommt. Danach probieren wir weitere Varianten, die auch modifizierbar sind, damit du auf jeden Fall eine für dich geeignete Version findest.

Wirkung

Aufgrund ihrer Komplexität kann man diese Asana als »Ganzkörper-Haltung« sehen, die viele verschiedene Aspekte des Yogaübens vereint: Balance halten auf einem Arm, Flankendehnung, Schulteröffnung und Dehnung der Oberschenkelrückseite – um nur einige zu nennen!

Ausführung

Da diese Haltung so viele Facetten hat, schlagen wir vor, sie langsam und schrittweise anzugehen. Aus diesem Grund haben wir der »traditionellen« Form der Haltung mehrere Varianten vorangestellt, die die wichtigsten Aspekte der Haltung des Weisen aufschlüsseln.

Variante 1: Rockstar

Der Rockstar ist eine wunderbare Vorbereitung oder Alternative für die Haltung des Weisen.

› Beginne im herabschauenden Hund und hebe beim Einatmen das rechte Bein in die Luft (eine Haltung, die gern als »dreibeiniger Hund« bezeichnet wird).

› Beuge beim Ausatmen das rechte Knie und führe es unter dem Körper hindurch hin zum linken Oberarm.

› Halte das rechte Knie dort und rolle den linken Fuß so auf dem Boden, dass die Ferse nach rechts und die Zehen nach links zeigen.

› Greife mit der linken Hand das rechte Schienbein unterhalb des Knies und ziehe es näher zur Brust.

› Du kannst so bleiben oder versuchen, das rechte Knie loszulassen und es dort zu halten, wo es ist.

› Lasse das rechte Knie weiterhin gebeugt oder strecke das rechte Bein mit angewinkeltem Fuß nach links aus und halte das Bein hoch angehoben.

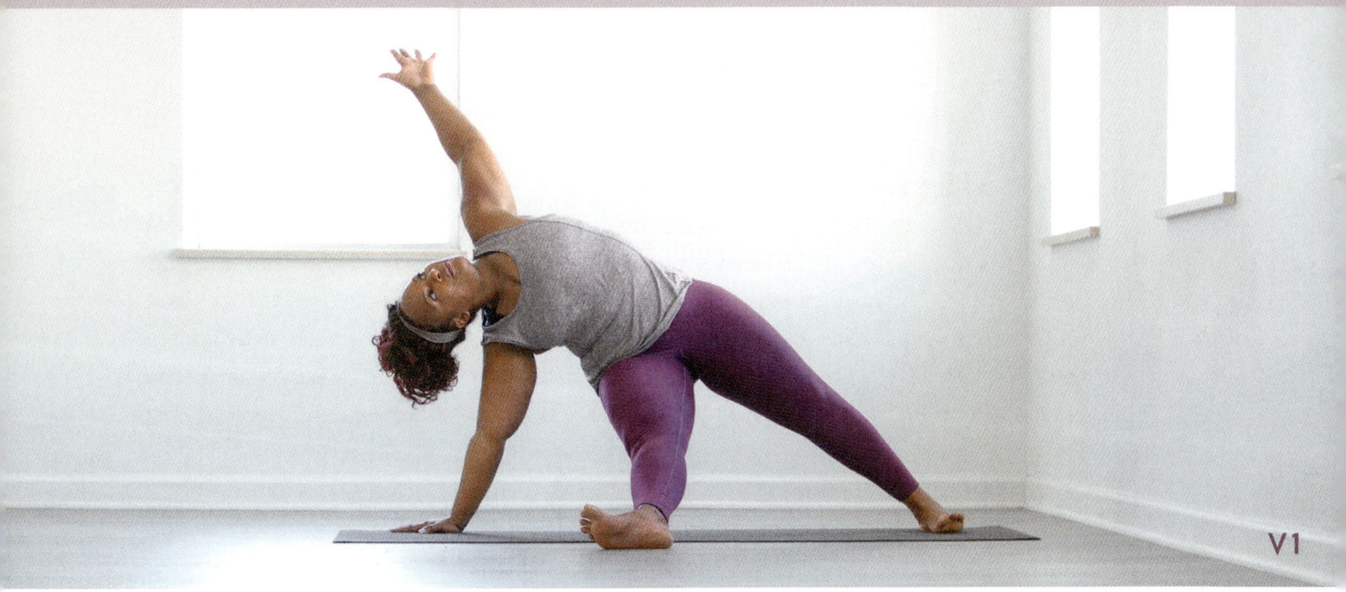

V1

- Vielleicht streckst du auch noch den linken Arm in die Höhe.
- Senke die Außenkante des rechten Fußes auf den Boden, so nah wie möglich zum Kopfende der Matte.
- Blicke nach unten, nach vorn oder nach oben, je nachdem, was sich für den Hals am besten anfühlt.
- Genieße nun ein paar Atemzüge.
- Um herauszukommen, kannst du die linke Hand aufstützen und in den herabschauenden Hund zurückkehren. Oder du kannst die Beine spreizen, den Po auf den Boden senken und in eine breitbeinige Sitzhaltung gelangen. Übe in jedem Fall mit beiden Seiten.

Variante 2: Rockstar mit Kick

- Falls du mehr Kraft aufbauen oder dein Gleichgewicht herausfordern möchtest, hältst du das rechte Bein angehoben, statt den rechten Fuß auf den Boden abzusenken.
- Bleibe einige Atemzüge in der Haltung, stütze dann die Hand ab, kehre in den herabschauenden Hund zurück und wechsle die Seite.

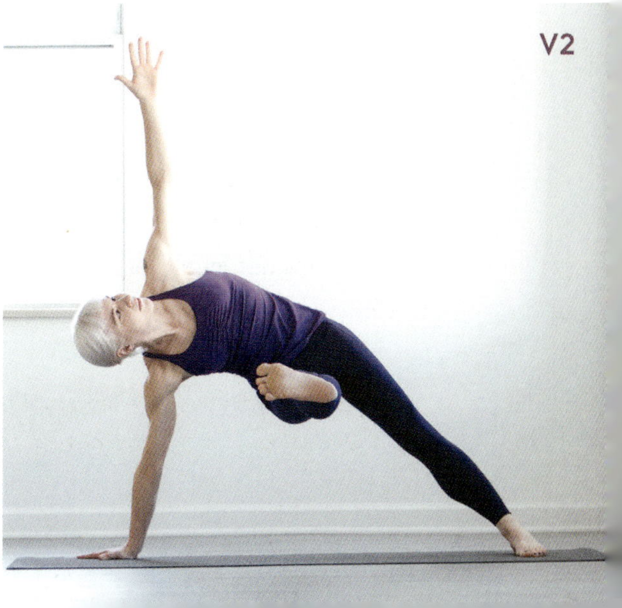

V2

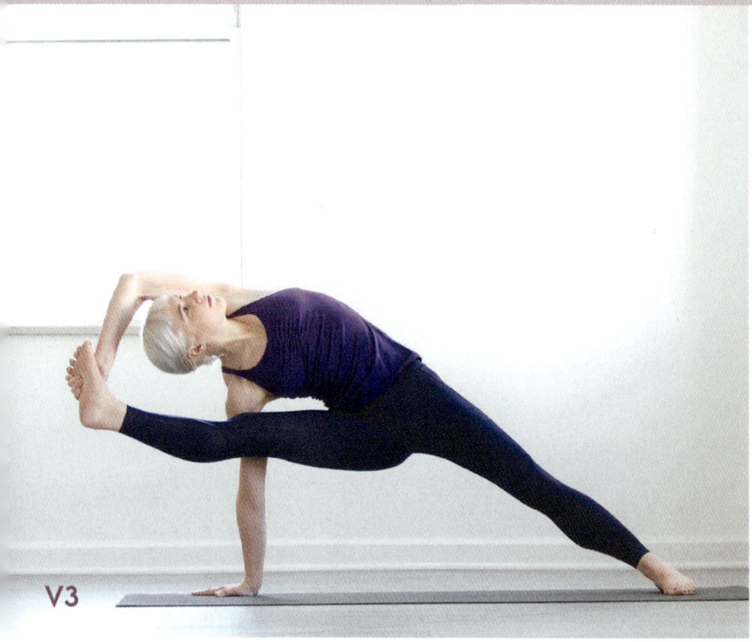
V3

Variante 3: Ungebundene Haltung des Weisen

Bei der »traditionellen« Form der Haltung des Weisen (auf die wir gleich zu sprechen kommen) schiebst du den Oberarm des tragenden Arms unter das vordere Bein – ein Kunststück, das selbst dann schwierig sein kann, wenn man es nicht in einer Armbalance vollführt! Durch das Weglassen dieses Elements wird die Haltung möglicherweise zugänglicher.

› Bei dieser Variante stellst du dich wie beim Rockstar mit Kick auf und hältst an dem Punkt inne, an dem du das gebeugte rechte Knie zur Brust ziehst.

› Nun lässt du das rechte Knie, wo es ist, und ergreifst mit der linken Hand die Außenseite des rechten Fußes.

› Du kannst so bleiben oder das rechte Bein gerade nach links ausstrecken (wie beim Rockstar mit Kick, aber mit gehaltenem Fuß).

› Auch in dieser Position kannst du verweilen oder das Bein zudem noch weiter schwenken. Der rechte Fuß zeigt zum Kopfende der Matte und das rechte Bein drückt gegen den rechten Oberarm.

› Wende die Brust nach oben und blicke empor, falls sich das für den Hals angenehm anfühlt.

› Bleibe ein paar Atemzüge in der Haltung, lasse dann den Fuß los, kehre in den herabschauenden Hund zurück und wechsle die Seite.

Variante 4: Haltung des Weisen im Knien

Bei dieser Variante kommt die gebundene Schulter ins Spiel, aber aus kniender Position. Du bist hier näher am Boden als bei den anderen Varianten, was sich möglicherweise etwas stabiler anfühlt.

› Beginne im tiefen Ausfallschritt mit dem rechten Fuß vorn und dem linken Knie auf dem Boden, die linken Zehen sind aufgestellt.

› Lege beide Hände an die Innenseite des rechten Fußes.

- Schwenke von hier aus den linken Unterschenkel nach rechts in einen Winkel von etwa 45 Grad, sodass ein »Ständer« entsteht, der beim Balancehalten hilft.
- Schiebe nun nach und nach den rechten Oberarm mitsamt Schulter unter die rechte Kniekehle. Dazu bewegst du deinen rechten Arm an deiner rechten Wade vorbei hoch zum Knie – das »Fleisch« der Wade schiebst du hoch zum rechten Knie. Um Platz zu schaffen, gehst du mit deinem rechten Oberschenkel nach hinten – Po nach rechts rausstrecken, sodass das Bein über den Arm rutschen kann.
- Wiederhole diese drei Schritte:
  1. Wade hoch
  2. Oberschenkel zurück
  3. Schulter darunter, bis sie so weit unten wie möglich ist

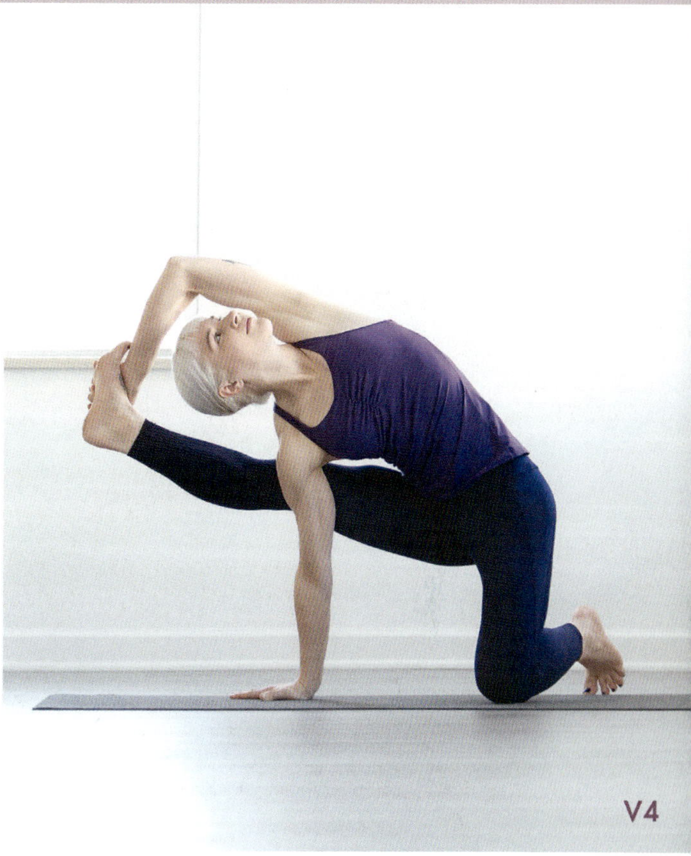

V4

Tipps

- Wenn du das Gefühl hast, bei dem eben beschriebenen Vorgehen festzustecken, dann hebe die rechte Ferse während der aufgeführten Schritte vom Boden ab, um mehr Platz zu schaffen. Senke die Ferse wieder, wenn die Schulter so tief wie möglich ist.
- Als Nächstes stützt du die rechte Hand außerhalb des Fußes flach auf den Boden. Drücke das rechte Bein gegen den Arm und den Arm wiederum gegen das Bein.
- Lege die linke Hand an die linke Hüfte und probiere aus, ob du den rechten Fuß ohne Hilfe der Hand vom Boden heben kannst. Wenn du den Fuß anheben kannst, dann ergreife mit der linken Hand seine Außenseite.
- Bleibe so oder beginne, mit weiterhin gehaltenem Fuß das rechte Bein zu strecken.
- Kippe die rechte Hüfte nach unten und wende die Brust nach oben.
- Blicke empor, wenn es bequem möglich ist.
- Wenn du die Haltung genügend erkundet hast, beugst du das rechte Knie und kehrst in den tiefen Ausfallschritt zurück.
- Wechsle dann die Seite.

Variante 5: Haltung des Weisen mit gestrecktem Bein und gebundener Schulter

Dies ist die »traditionelle« Form der Haltung des Weisen, aber das macht sie weder besser noch anspruchsvoller als die anderen Varianten, sondern es macht sie einfach zu der Variante, die am häufigsten abgebildet wird. Wir bleiben in unserem Buch allerdings ohne Foto. Schau dir das Foto zu Variante 3 auf Seite 212 an, denn bis auf einen Unterschied ist das die Ausführung, die im Folgenden erklärt wird. Bei Variante 5 schiebst du den rechten Arm noch unter das vordere Bein, so wie es bei Variante 4 praktiziert wurde.

› Beginne im Ausfallschritt mit dem rechten Fuß vorn und gestrecktem hinteren (linken) Bein. Drehe den hinteren Fuß auswärts wie in der Kriegerhaltung II (Seite 96).

› Schiebe nun nach und nach den rechten Oberarm mitsamt Schulter unter das rechte Bein, indem du die in der vorherigen Variante beschriebenen drei Schritte durchgehst: das »Fleisch« der Wade anheben, den Oberschenkel nach hinten bewegen und die Schulter darunter schieben, bis sie so »darunter« ist, wie es nur geht.

› Stütze dann die rechte Hand außerhalb des rechten Fußes auf den Boden. Drücke das rechte Bein gegen den Arm und den Arm gegen das Bein.

› Führe die linke Hand zur linken Hüfte und hebe den rechten Fuß ohne Hilfe der Hand vom Boden hoch.

› Wenn der Fuß angehoben ist, ergreifst du mit der linken Hand die Außenseite des Fußes.

› Bleibe so oder strecke mit weiterhin gehaltenem Fuß das rechte Bein aus.

› Kippe die rechte Hüfte nach unten und wende die Brust nach oben.

› Blicke nach vorn oder empor.

› Um herauszukommen, beugst du das vordere Knie und kehrst in den Ausfallschritt zurück. Wechsle dann die Seite!

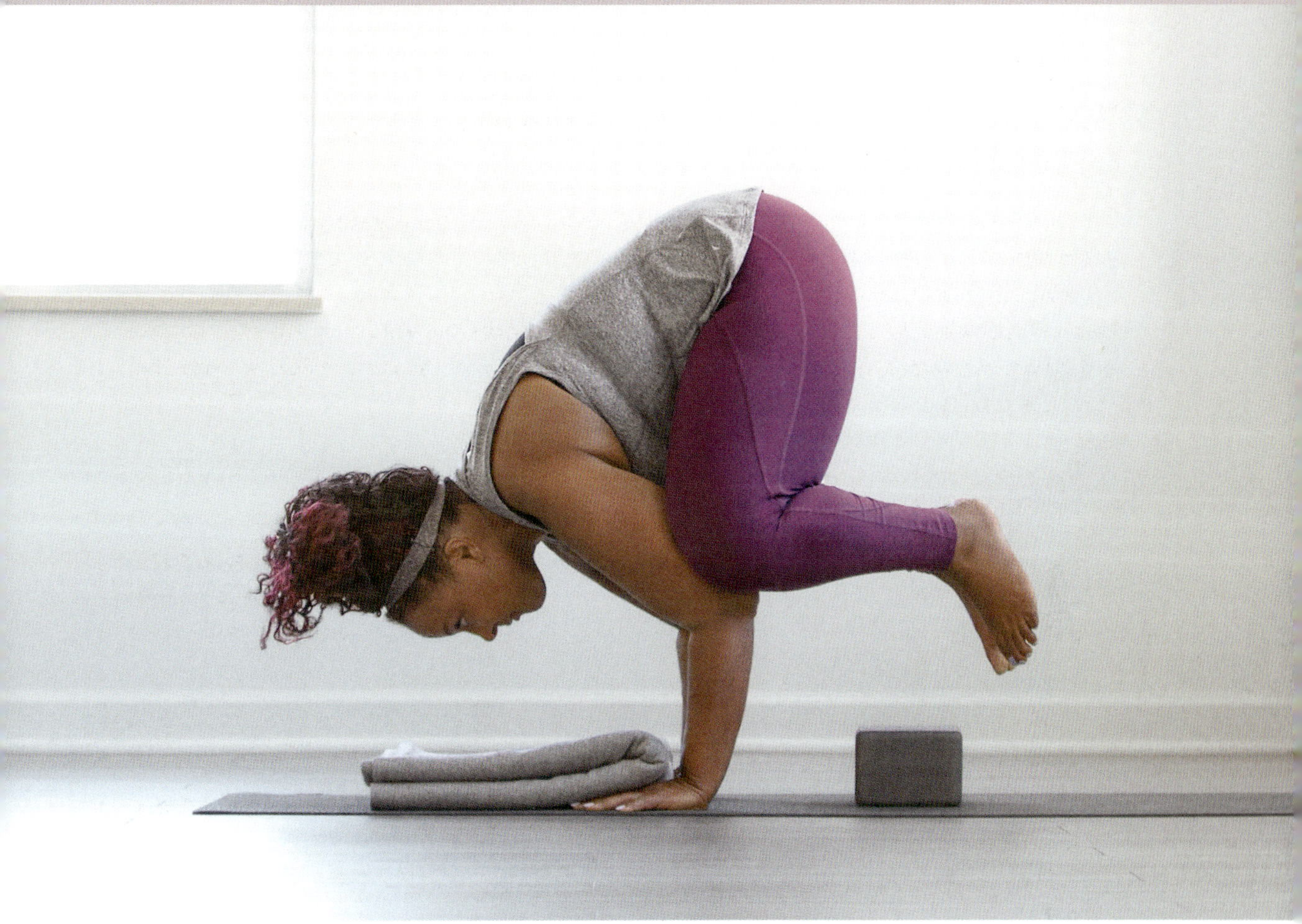

Krähe – *Kakasana*

Die Krähe gehört zu den ersten Armbalancen, die Yogalernende beigebracht bekommen. Mit gestreckten Armen heißt sie *Bakasana* (Kranich), wobei die Begriffe *Kakasana* und *Bakasana*, Krähe und Kranich, häufig synonym verwendet werden.

Die Krähenhaltung erfordert viel Mut, Gleichgewichtssinn und Rumpfkraft. Um sie zugänglicher zu machen, kann man Varianten mit allerlei Hilfsmitteln durchführen. Eine Warnung: Da die Arme zwischen den Knien eingeklemmt sind, besteht die Möglichkeit, dass man aufs Gesicht fällt. Die Angst vor diesem unglücklichen Ende hält viele davon ab, die Haltung überhaupt auszuprobieren. Wir empfehlen unseren Lernenden, dass sie diese Haltung anfangs am besten draußen auf dem Rasen ausprobieren oder ein Kissen oder ein paar Decken als »Crashpad« vor sich legen. Außerdem sollte man sein furchtloses, achtjähriges inneres Kind heraufbeschwören, um alle Befürchtungen vor der Krähe abzuschütteln!

Wirkung

Die Krähe kräftigt die Handgelenke und Arme, erhöht aber auch die Flexibilität der Wirbelsäule durch Dehnung der oberen Rückenmuskulatur. Um in dieser Haltung das Gleichgewicht zu halten, braucht man eine kräftige Rumpfmuskulatur. Regelmäßiges Üben der Krähe kann auch die Konzentration stärken.

Ausführung

- Beginne in einer tiefen Hocke, die Füße stehen in Mattenbreite auseinander. Der Po ist so nah wie möglich am Boden.
- Lege die Ellbogen zwischen die Knie und drücke die Oberarme gegen die Oberschenkel. Bringe die Knie so nah an die Achseln wie möglich. Lege dann die Hände vor den Füßen flach auf den Boden, etwa schulterbreit auseinander, die Finger bequem gespreizt. Führe die Ellbogen nach außen und drücke gleichzeitig die Knie nach innen.
- Stelle dich auf die Zehenspitzen, lehne dich nach vorn und blicke geradeaus. Verlagere dein Körpergewicht langsam auf die Arme.
- Hebe erst einen Fuß und dann den anderen vom Boden ab. Presse die Innenseiten der Füße zusammen.
- Drücke die Hände gegen den Boden, als ob du ihn von dir wegschieben wolltest.
- Wenn du in dein Gleichgewicht gefunden hast, richtest du den Blick nach vorn, statt auf die Füße zu schauen. Das macht es dir leichter, die Balance zu halten.
- Bleibe ein paar Atemzüge in der Haltung und senke die Füße dann wieder auf den Boden.
- Manche ziehen es vor, die Krähenhaltung so auszuführen, dass die Knie weg von den Ellbogen sind. Derart sorgt der Widerstand der Beine gegen die Arme und der Arme gegen die Beine für Stabilität. Andere schieben die Knie lieber von den Ellbogen auf die Oberarme. Finde heraus, welche Variante bei dir am besten funktioniert.

Tipp

Du kannst die Haltung auch von einem Block aus einnehmen (wie es Dianne auf dem Foto vormacht), dann hast du einen höheren Ausgangspunkt, der dir den Zugang erleichtert.

Hocke dich zunächst mit gespreizten Knien auf einen stabilen Block. Schmiege die Knie an die Arme und stütze die Hände schulterbreit vor dir auf den Boden. Folge den Anweisungen von eben.

Variante 1: Krähe im Liegen

Diese Variante ist großartig, wenn man Hände und Handgelenke lieber nicht mit dem Körpergewicht belasten möchte. Sie senkt auch das Risiko, aufs Gesicht zu fallen, auf Null und bietet die Möglichkeit, sich mit der Form der Krähenhaltung vertraut zu machen, wenn man auf die Armbalance hinarbeitet.

- Beginne in Rückenlage, die Knie gebeugt, die Füße flach auf dem Boden. Ziehe die Knie an die Brust.
- Spreize die Knie und lege die Ellbogen an die Innenseite der Knie. Drücke die Knie gegen die Ellbogen und die Ellbogen gegen die Knie.
- Schiebe die Handflächen nach oben, als ob du sie gegen die Decke drücken würdest.
- Spanne die Rumpfmuskulatur an, indem du die unteren Rippen zum Becken ziehst und den unteren Rücken gegen den Boden presst.
- Du kannst den Kopf gesenkt halten oder anheben.
- Bleibe ein paar Atemzüge in der Haltung und lasse dann los.

V1

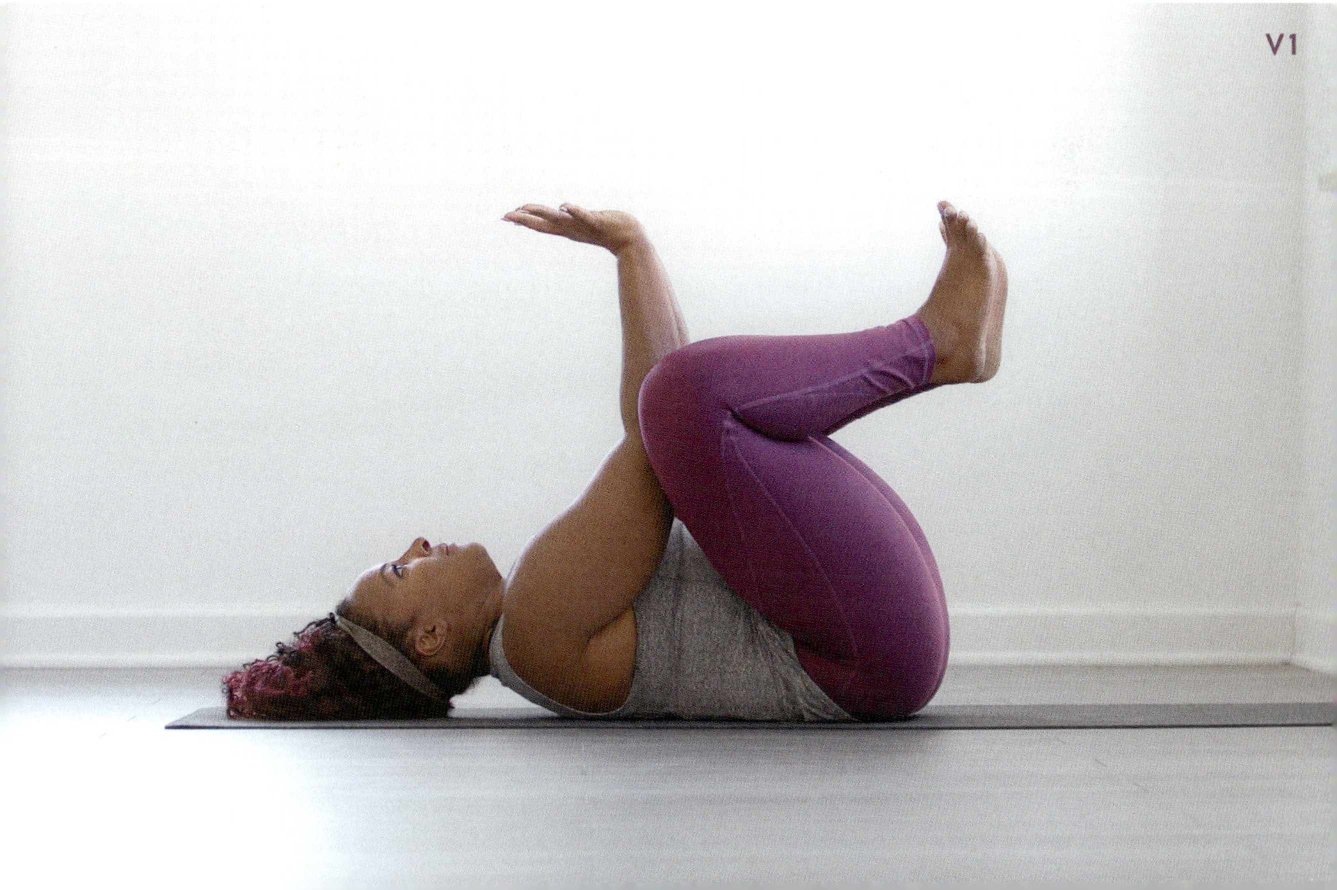

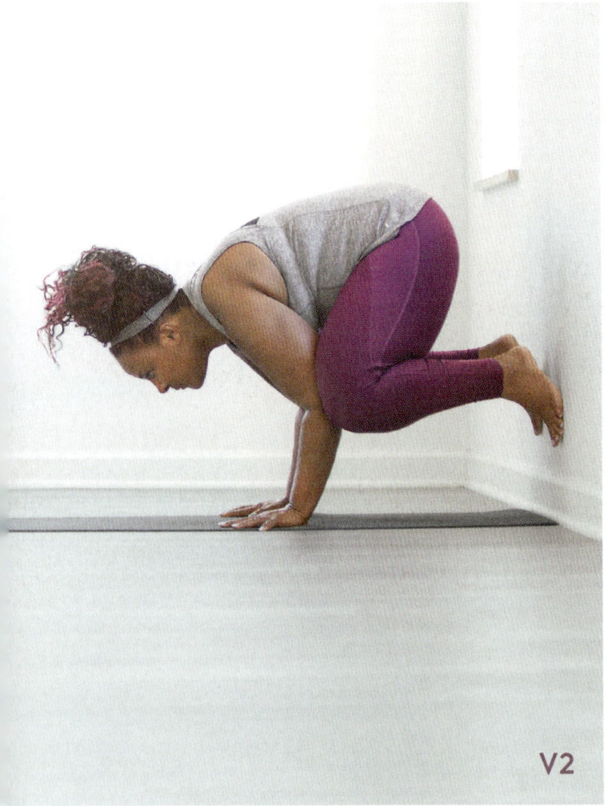

V2

Variante 2: Krähe an der Wand

Probiere diese Variante aus, wenn du es schwierig findest, in der Krähenhaltung die Füße vom Boden zu lösen.

- Stelle dich in ein paar Zentimetern Entfernung mit dem Rücken zur Wand (wie bei allen Armbalancen an der Wand musst du den Abstand möglicherweise zwischendurch an deine Proportionen anpassen). Stelle dich so auf, wie du es für die traditionelle Krähe tun würdest.
- Wenn du allmählich das Gewicht auf die Hände verlagerst, hebst du erst einen Fuß an und stellst ihn an die Wand. Dann setzt du den anderen Fuß daneben.
- Schiebe die Hände gegen den Boden und die Füße gegen die Wand.
- Blicke weiter nach vorn.
- Bleibe drei bis fünf Atemzüge lang in der Haltung – wenn möglich – und senke dann einen Fuß nach dem anderen ab, um herauszukommen.

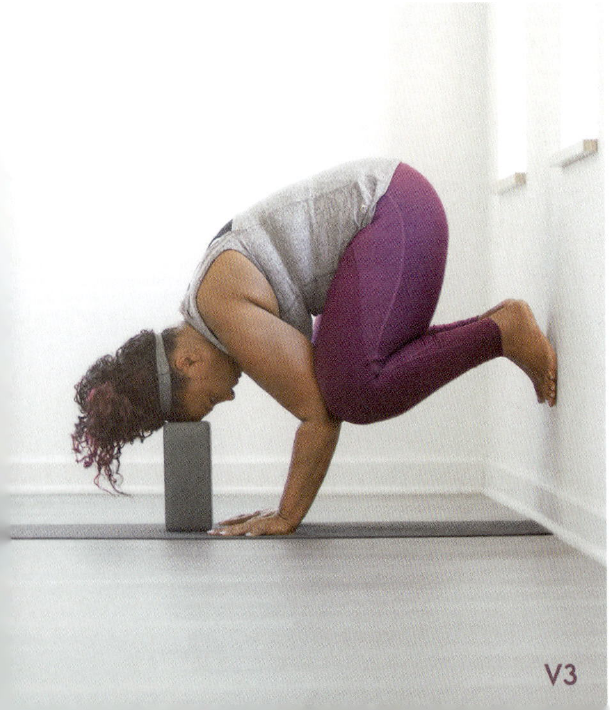

V3

Variante 3: Krähe an der Wand und mit Block

- Du kannst diese Variante auch mit einem Block unter der Stirn ausprobieren, um leichter die Balance zu halten (wie es Dianne auf dem Foto vormacht).
- Stelle dazu in der Vorbereitung einen Block in hoher Stellung quer vor dich. Drücke die Stirn gegen den Block, während du die Füße an die Wand stellst. Wenn du dich stabil fühlst, kannst du die Stirn vom Block heben.
- Bleibe drei bis fünf Atemzüge lang so. Falls die Stirn auf dem Block liegt, hebst du sie zum Verlassen der Haltung an und stellst einen Fuß nach dem anderen auf den Boden.

Seitliche Krähe – *Parsva Bakasana*

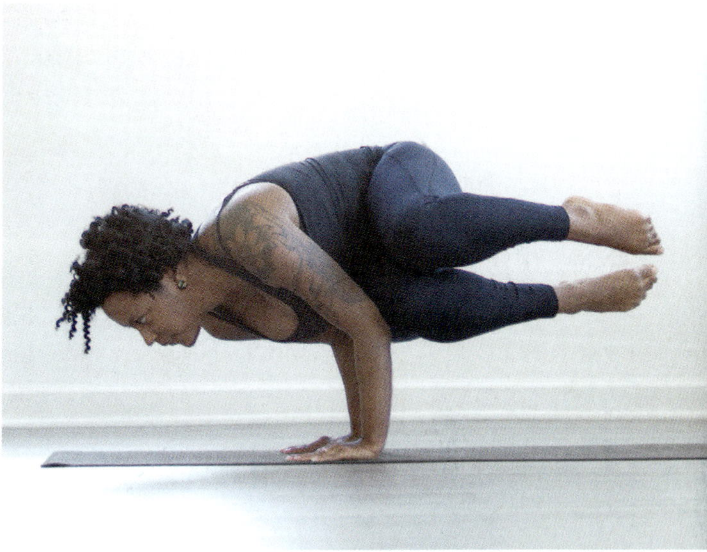

Viele unserer Lernenden berichten, dass sie die seitliche Krähe leichter gelernt haben als die Krähenhaltung selbst. Dennoch erfordert diese Haltung sehr viel Kraft im Rumpf und viel Mut. Zwar muss der Körper gut vorbereitet sein, aber die wichtigsten Voraussetzungen zum Üben der Krähe sind Konzentration und Entschlossenheit.

Wirkung

Die seitliche Krähe ist ein regelrechter Kraftakt für Schultern, Arme und Handgelenke. Sie erfordert auch eine starke Drehung, die die schräge Bauchmuskulatur aktiviert.

Ausführung

› Stelle dich zunächst am Ende der Matte in Stuhlhaltung (Seite 66) auf, die Beine aneinander.

› Falte die Hände vor dem Herzen in Gebetshaltung.

› Presse die Beine zusammen, hebe die Fußballen vom Boden und gehe tief in die Hocke.

› Drehe den Oberkörper so weit wie möglich nach rechts und hake den linken Ellbogen an der Außenseite des rechten Oberschenkels ein.

› Stütze die Hände etwa schulterbreit auseinander auf den Boden.

› Um dich in die Armbalance zu heben, beugst du dich achtsam nach vorn und drückst den rechten Oberschenkel gegen den linken Oberarm.

› Beuge die Ellbogen, während du langsam das obere (linke) Bein anhebst, und überprüfe deine Balance. Sobald du stabil stehst, kannst du versuchen, den rechten Fuß zum linken hin zu heben.

› Auch wenn du nur ein paar Sekunden in der Luft bleiben kannst, übe weiter.

› Blicke schräg nach vorn auf den Boden.

› Bleibe ein paar Atemzüge in der Haltung, wenn du kannst, und senke dann die Beine, löse die Drehung und wechsle die Seite.

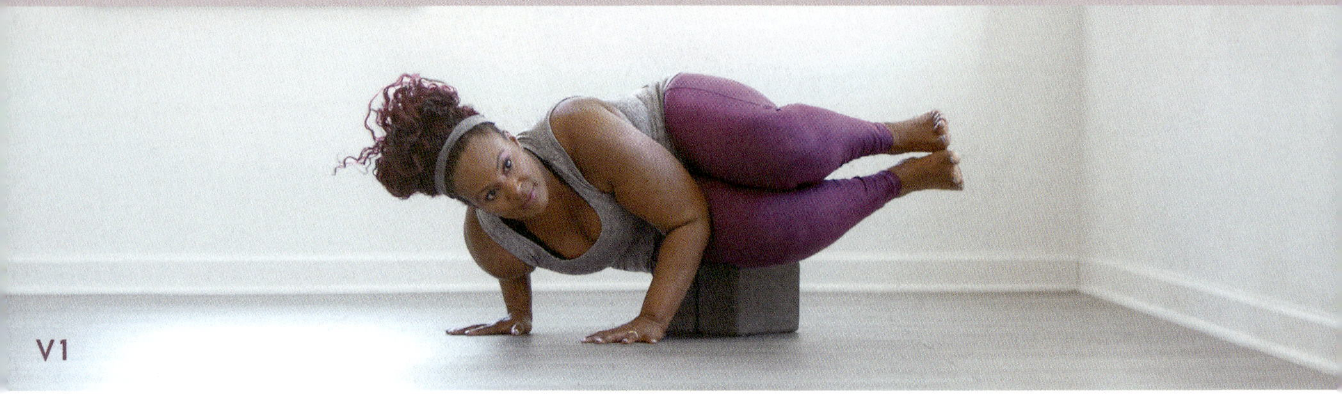

V1

Variante 1: Seitliche Krähe mit Blöcken

- Beginne in der Stuhlhaltung mit den Füßen zusammen und zwei in mittlerer Stellung nebeneinanderstehenden Blöcken neben dem rechten Fuß. Schmiege die Beine aneinander und falte die Hände in Gebetshaltung vor dem Herzen. Stelle dich mit zusammengekniffenen Beinen auf die Fußballen, gehe in die tiefe Hocke und lege die rechte Hüfte auf den Blöcken ab. Drehe den Oberkörper so weit wie möglich nach links und stütze die Hände schulterbreit auseinander auf den Boden.
- Drücke den linken Ellbogen gegen die Oberseite des rechten Oberschenkels, platziere die rechte Hand genau unter der rechten Schulter und hebe die Füße vom Boden.
- Blicke in eine Richtung, die sich gut anfühlt.
- Bleibe drei bis fünf Atemzüge so, löse dich dann aus der Haltung und wechsle die Seite.

Variante 2: An der Wand

- Stelle dich mit ein paar Zentimetern Abstand zwischen deiner linken Seite und der Wand in die Stuhlhaltung mit den Beinen zusammen. (Möglicherweise musst du den Abstand von der Wand deinen einzigartigen Proportionen anpassen.)
- Stelle dich mit zusammengekniffenen Beinen auf die Fußballen und gehe tief in die Hocke.
- Drehe den Oberkörper so weit wie möglich nach rechts. Hake den linken Ellbogen an der Außenseite des rechten Oberschenkels ein.
- Stütze die Hände schulterbreit auseinander auf den Boden.
- Beuge dich langsam nach vorn und verlagere mehr Gewicht auf die Hände.
- Drücke den rechten Oberschenkel gegen den linken Oberarm, damit du das linke Bein anheben und die Fußsohle des linken Fußes an der Wand abstützen kannst. Drücke den linken Fuß gegen die Wand und hole den rechten Fuß dazu, sobald du im Gleichgewicht bist.

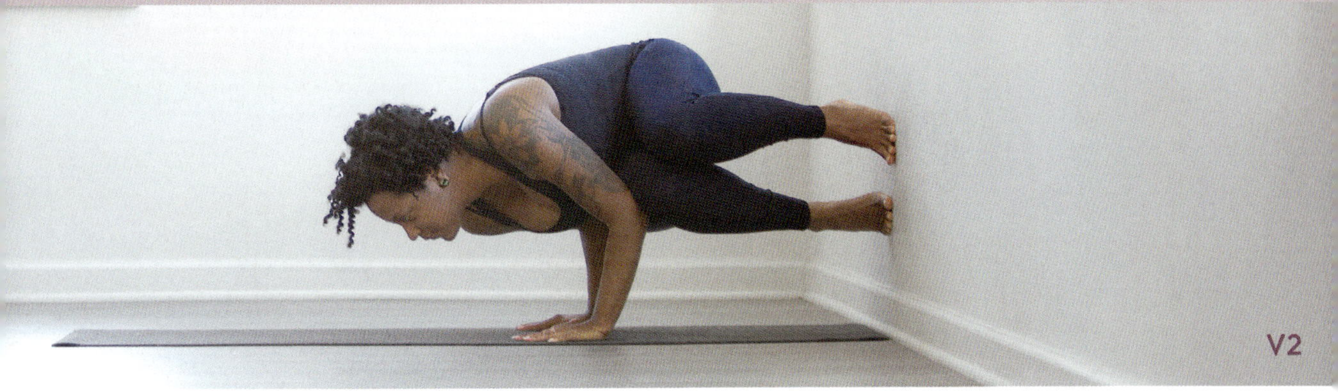

V2

› Schiebe die Hände gegen den Boden und die Füße gegen die Wand.

› Richte den Blick nach vorn, über die Hände hinweg.

› Bleibe drei bis fünf Atemzüge in der Haltung, stelle dann die Füße wieder auf den Boden, löse die Drehung und wechsle die Seite.

Variante 3: Seitliche Krähe auf dem Stuhl

Diese Variante der seitlichen Krähe bietet noch mehr Stütze als die Wandvariante und belastet auch die Hände und Handgelenke weniger.

› Setze dich seitlich auf einen Stuhl mit der linken Seite zur Lehne. Lege die Hände aufs Herz.

› Mache die Wirbelsäule lang und drehe den Oberkörper so, dass er zur Stuhlvorderkante zeigt. Presse die Beine zusammen und verwurzele dich mit dem Stuhl, um das Gleichgewicht zu halten, während du dich nach unten lehnst. Die Hände stützt du schulterbreit auf dem Boden (oder auf Blöcken in der flachsten Stellung) auf und die Füße hebst du vom Boden ab.

› Schmiege die Knie zusammen und ziehe sie in Richtung des linken Ellbogens, während du mit der Hüfte auf dem Stuhl balancierst.

› Blicke zwischen den Händen nach vorn oder unten.

› Bleibe drei bis fünf Atemzüge lang in der Haltung, kehre dann in die Ausgangsposition zurück und wechsle die Seite, indem du dich so umdrehst, dass die rechte Seite zur Stuhllehne zeigt.

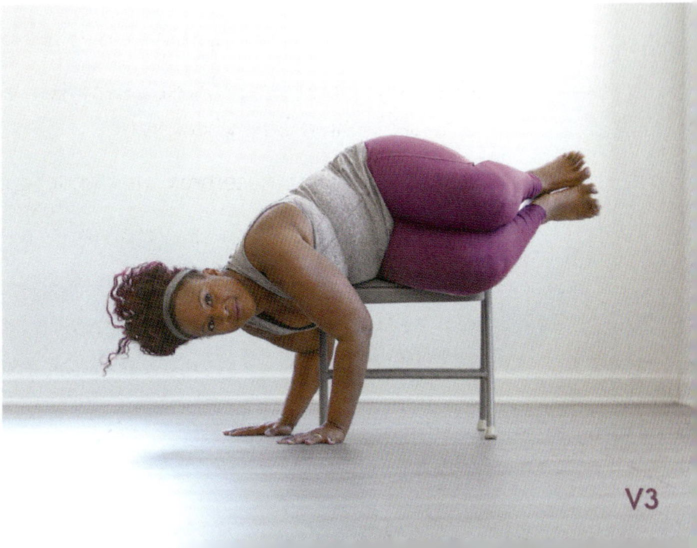

V3

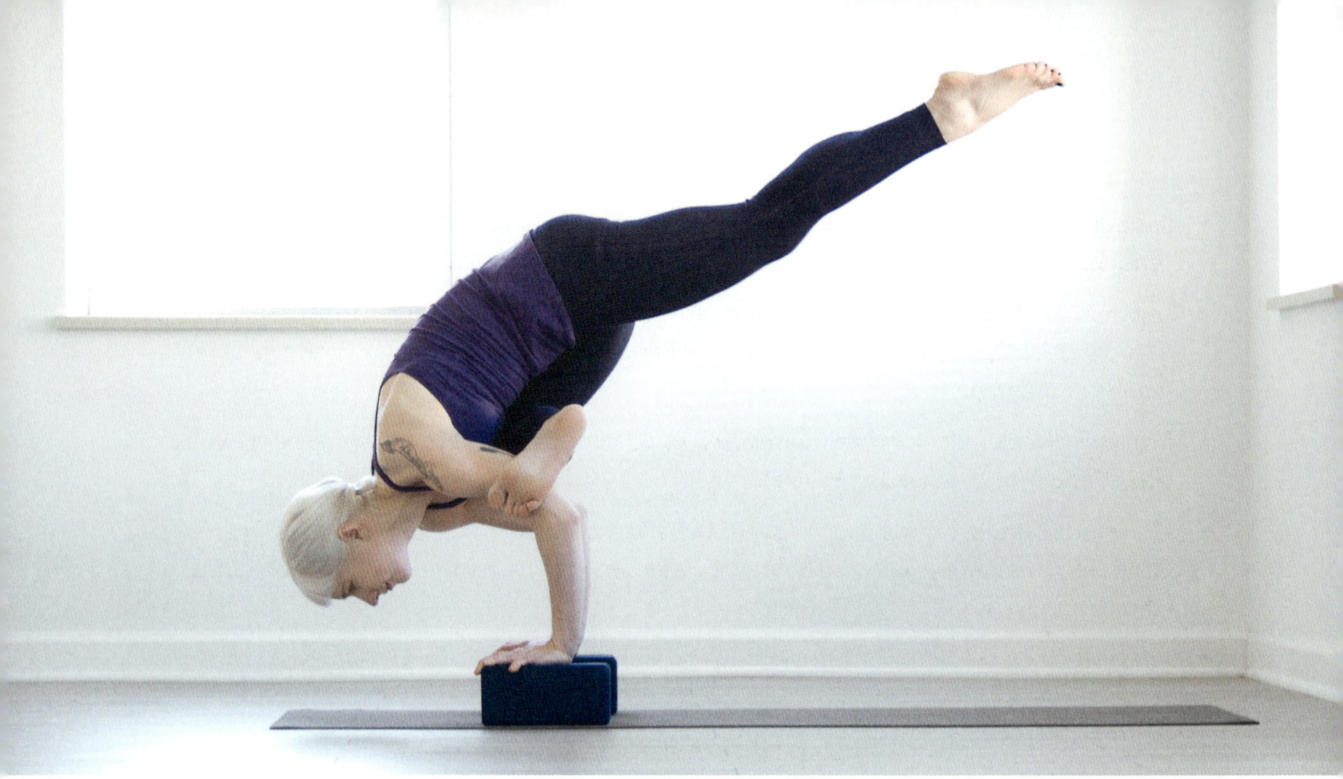

Fliegende Taube – *Eka Pada Galavasana*

Eka Pada Galavasana ist nach dem Weisen Galava benannt und wird wegen ihrer Ähnlichkeit mit der Taubenhaltung (Seite 138) auch als »fliegende Taube« bezeichnet. Uns macht es besonderen Spaß, diese Haltung mit Hilfsmitteln zu erkunden. Bei ihr zeigt sich, dass schon bei Zuhilfenahme von Blöcken oder der Wand – oder beidem – eine ganz andere Übung gestaltet wird!

Wirkung

Diese Haltung erfordert eine gute Schulter- und Rumpfstabilität und kann diese im Laufe der Zeit auf- beziehungsweise ausbauen. Während die erdnahe Taubenhaltung (für manche) eine wohltuende Hüftdehnung beinhaltet, bietet diese Haltung eine aufregende Armbalance, die wir wärmstens empfehlen!

Ausführung

Wir erkunden die fliegende Taube mit Blöcken unter den Händen. Du kannst die Asana aber auch gern mit den Händen auf dem Boden üben. Wir mögen die Blöcke, weil sie nicht nur die Haltung zugänglicher machen, wenn man eher steifere Hüften hat, sondern weil sie ebenfalls die Ausrichtung bei der viergliedrigen Stabhaltung erleichtern: Sie verhindern nämlich, dass die Schultern unter die Ellbogen absacken und sorgen so für einen stabileren Stand.

- Stelle dich zunächst ans Ende der Matte, die Füße hüftbreit auseinander, die Blöcke sind längs ausgerichtet und befinden sich in flacher Stellung ein paar Zentimeter vor den Zehen.
- Lege nun die Hände auf die Hüften und den rechten Unterschenkel mit angewinkeltem Fuß quer über den linken Oberschenkel und schiebe das Becken nach hinten, um in die einbeinige Stuhlhaltung zu gelangen.
- Nimm die Hände aufs Herz oder dorthin, wo es sich am besten anfühlt. Bleibe so und genieße die Balanceübung und/oder die Hüftdehnung.
- Wenn du bereit bist, die Armbalance zu erkunden, kannst du dich mit langer Wirbelsäule aus der Hüfte heraus nach vorn beugen, das Becken weiter senken und die Hände auf die Blöcke legen, schulterbreit auseinander.
- Lege die Hände auf die Oberseite der Blöcke und umgreife mit den Fingern und Daumen die Seiten, wenn du möchtest.
- Hake die rechten Zehen so hoch wie möglich am linken Oberarm ein und lehne dich nach vorn, um das rechte Schienbein gegen den rechten Oberarm zu drücken.
- Blicke geradeaus und verlagere dein Gewicht nach vorn auf die Fingerspitzen.
- Stelle den linken Fuß auf den Fußballen. Versuche, die linke Ferse in Richtung Po zu ziehen und den Fuß vom Boden zu heben.
- Presse gegen die Blöcke, als würdest du sie von dir wegschieben. Halte die Schultern höher als die Ellbogen.
- Bleibe so oder probiere aus, ob du das linke Bein nach hinten ausstrecken kannst.
- Versuche, drei Atemzüge (oder länger) so zu bleiben, und verlasse die Haltung dann so kontrolliert, wie du sie eingenommen hast. Beuge das linke Knie wieder und stelle den linken Fuß auf den Boden. Kehre in die einbeinige Stuhlhaltung zurück, dann in den zweibeinigen Stand. Wechsle die Seite.

Tipp

Wenn du Sorge vor einem Sturz aufs Gesicht hast, kannst du für den Fall der Fälle ein Bolster oder einen Stapel gefalteter Decken vor dich legen.

Variante 1: Fliegende Taube an der Wand

Diese Variante solltest du unbedingt ausprobieren, wenn es dir schwerfällt, den unteren Fuß vom Boden zu heben oder wenn du mal aus Spaß die Wände hochgehen möchtest!

- Schiebe die Schmalseite der Matte an die Wand. Stelle dich mit dem Rücken zur Wand, so nah, dass der Po sie fast berührt, wenn du ihn in der einbeinigen Stuhlhaltung nach hinten streckst. Falls du Blöcke verwendest, legst du sie längs und in flacher Stellung ein paar Zentimeter vor die Zehen.
- Gehe in die einbeinige Stuhlhaltung mit dem rechten Unterschenkel auf dem linken Oberschenkel und beuge dich nach vorn. Lege die Hände auf die Blöcke. (Dabei berührt der Po wahrscheinlich die Wand.)
- Hake den rechten Fuß so hoch wie möglich am linken Oberarm ein und drücke das rechte Schienbein gegen den rechten Oberarm. (Dabei bewegst du dich nach vorn und der Po löst sich wahrscheinlich von der Wand.)
- Blicke nach vorn, halte den rechten Fuß weiterhin am linken Oberarm eingehakt und schiebe dich weiter nach vorn, sodass der linke Fuß auf den Ballen kommt.
- Hüpfe nun mit dem linken Fuß an die Wand, möglichst auf Hüfthöhe. (Das ist einfacher, wenn du nicht zu viel darüber nachdenkst!)
- Presse die Hände gegen die Blöcke und halte die Schultern höher als die Ellbogen.
- Lasse den linken Fuß an der Wand oder spiele damit, dein Gewicht noch mehr nach vorn zu verlagern, um die Zehen von der Wand zu lösen.
- Wenn du die Haltung erkundet hast, kehrst du in die einbeinige Stuhlhaltung zurück und wechselst die Seite.

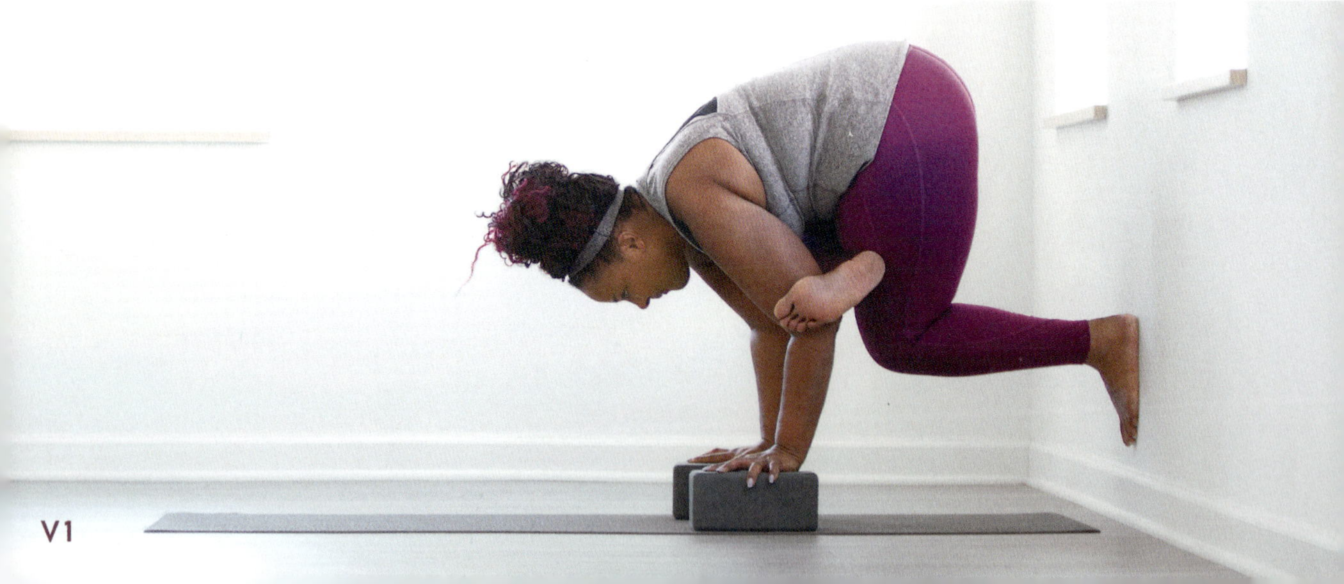

V1

Tipps

- » Wenn der rechte Fuß anfängt, am linken Arm herunterzurutschen, solltest du die Haltung verlassen und näher an die Wand herangehen. Wenn du weiterhin an der Wand üben willst und trotzdem an der Streckung des Hinterbeins arbeiten möchtest, stellst du dich einfach weiter von der Wand weg.
- » Der ideale Abstand zur Wand hängt von deinen Proportionen ab – du brauchst womöglich mehrere Versuche, um ihn zu finden. Als ersten Anhaltspunkt misst du eine Beinlänge von der Wand weg und stellst die Blöcke in flacher Stellung so, dass sie ein kleines Stück hinter den Fersen stehen. Stelle dich mit den Zehen etwa drei Zentimeter hinter den Blöcken in die einbeinige Stuhlhaltung.
- » Statt mit dem unteren Fuß gegen die Wand zu hüpfen, hebst du den Fuß vom Boden und ziehst die Ferse zum Po. Dann kannst du das Bein nach hinten strecken und die Fußsohle flach an die Wand legen.
- » Falls du das hintere Bein mit der Fußsohle an der Wand nicht ausstrecken kannst oder fürchten musst, dabei aufs Gesicht zu fallen, geh aus der Haltung und stelle dich mit mehr Abstand zur Wand auf. Falls du nicht den ganzen Fuß an die Wand bekommst, dann verlasse die Haltung und rücke etwas näher zur Wand.
- » Sind die Hände zu nah an den Füßen, bekommt man den unteren Fuß nur schwer vom Boden gehoben. Wenn du keine Blöcke verwendest, solltest du daher die Hände einige Zentimeter vor den Füßen aufstützen.

Variante 2: Fliegende Taube mit Block unter dem Fuß

Diese Variante verschafft dem unteren Fuß einen buchstäblichen Vorsprung, der ihm das Abheben erleichtert. Das Schwierigste an dieser Variante besteht oft darin, herauszufinden, wie man den unteren Fuß auf den Block bekommt! Wir erkunden zwei Möglichkeiten und beginnen diesmal auf der gegenüberliegenden Seite. (Wir sind sehr dafür, Dinge zu ändern und nicht immer auf die gleiche Art anzufangen!)

- › Eine Möglichkeit besteht darin, auf den Block zu hüpfen. Beginne in der Berghaltung mit dem Block in flacher Stellung vor dem rechten Fuß (der Block kann längs oder quer stehen). Gehe in die einbeinige Stuhlhaltung mit dem linken Unterschenkel auf dem rechten Oberschenkel.
- › Lehne dich nach vorn und stütze die Hände schulterbreit oder etwas breiter auf den Boden, mindestens einige Zentimeter vor dem Block.
- › Dann hüpfe mit dem rechten Fuß auf den Block.

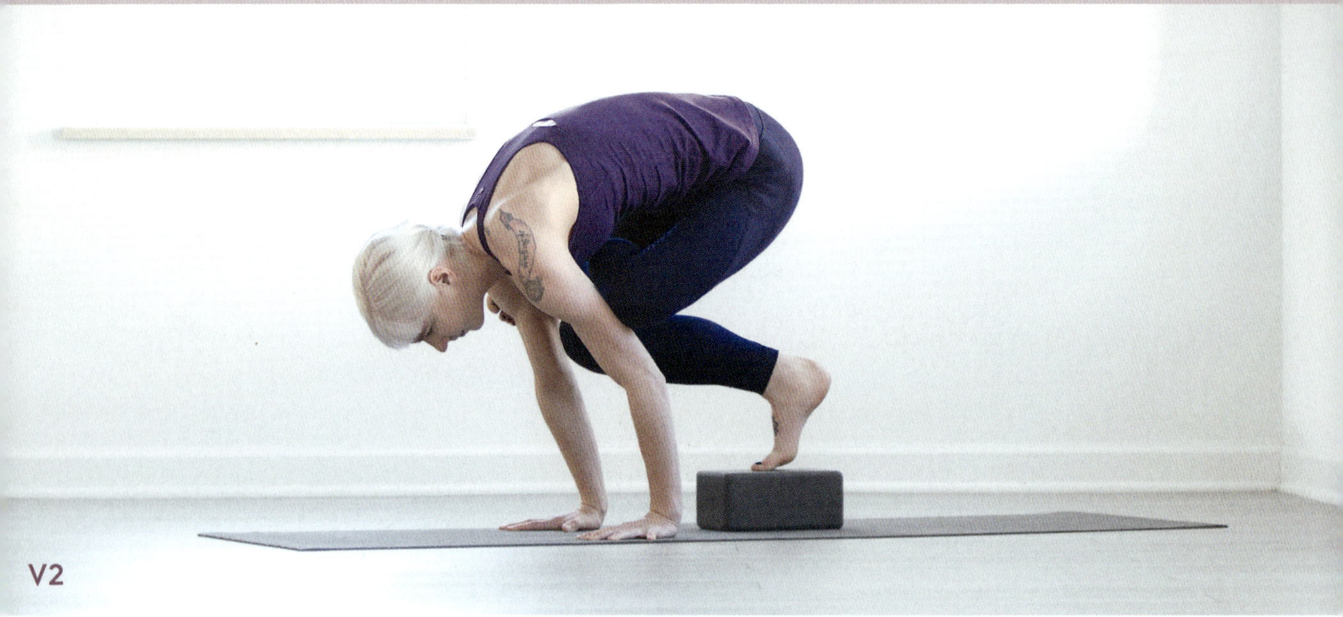

V2

- Eine andere Möglichkeit besteht darin, von Anfang an auf dem Block zu stehen. Lege dazu einen Block längs und in flacher Stellung vor dich auf den Boden und stelle den rechten Fuß darauf. Kreuze den linken Unterschenkel über den rechten Oberschenkel, um in die einbeinige Stuhlstellung zu gelangen.
- Lehne dich nach vorn und stütze die Hände schulterbreit oder breiter auf den Boden.
- Vielleicht rückst du den rechten Fuß ein wenig nach hinten, damit der Fußballen mittig auf dem Block steht.
- Egal, wie du auf den Block gelangt bist, lehnst du dich nun nach vorn, stellst den rechten Fuß auf den Ballen, falls das noch nicht geschehen ist, hakst die linken Zehen am rechten Oberarm ein und drückst das linke Schienbein gegen den linken Oberarm, um dich weiter nach vorn zu neigen.
- Du kannst die rechten Zehen auf dem Block lassen oder vielleicht etwas mehr Gewicht auf die Fingerspitzen verlagern, die Zehen vom Block heben und die rechte Ferse an den Po ziehen.
- Bleibe so oder versuche, das rechte Bein nach hinten zu strecken.
- Verweile einige Atemzüge lang in der Haltung, kehre dann mit dem Fuß auf dem Block in die Ausgangsposition zurück, stehe auf und wechsle die Seite.

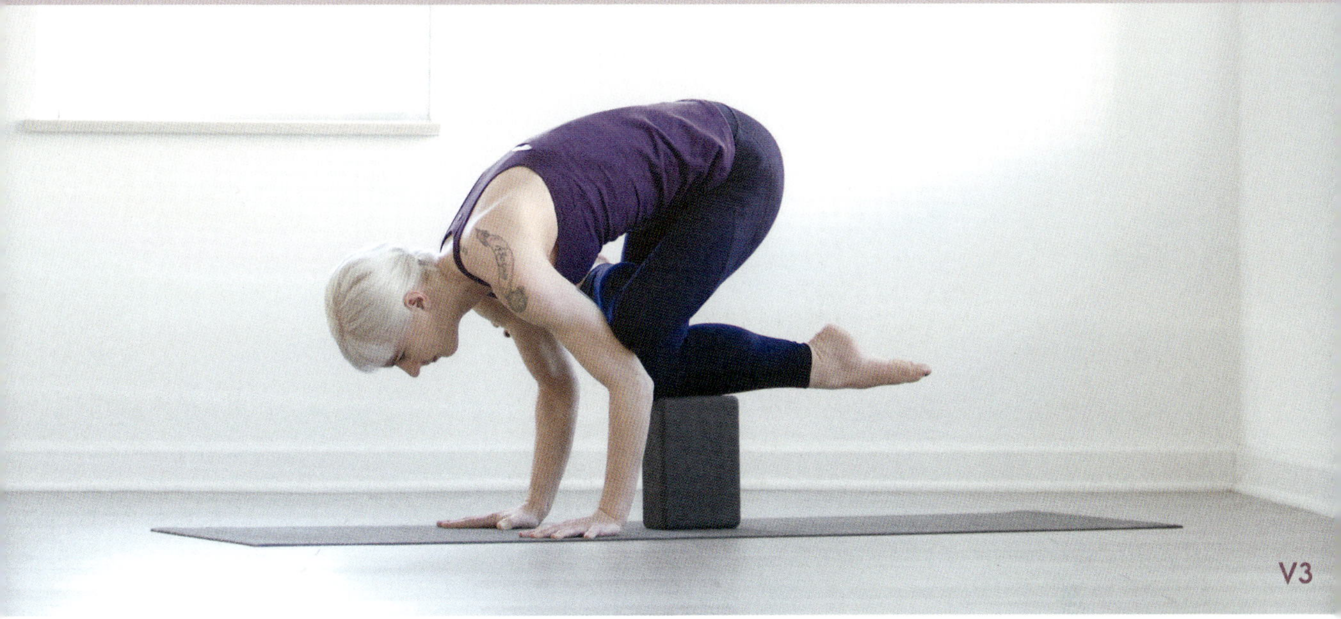

V3

Variante 3: Fliegende Taube mit Block unter dem Schienbein

Auch diese großartige Variante bietet sich an, wenn das Hochheben des unteren Fußes Schwierigkeiten macht. Und dazu baut sie auch noch Kraft auf!

› Beginne in der Berghaltung mit einem Block in hoher Stellung direkt vor dem rechten Fuß. Gehe in die einbeinige Stuhlhaltung mit dem linken Unterschenkel auf dem rechten Oberschenkel.

› Schiebe das Becken nach hinten, lehne den Oberkörper nach vorn und lege die Hände vor den Blöcken auf den Boden, etwa schulterbreit.

› Hake die linken Zehen am rechten Oberarm ein und drücke das linke Schienbein gegen den linken Oberarm.

› Blicke nach vorn.

› Lege nun das rechte Schienbein auf den Block und hebe den rechten Fuß vom Boden.

› Presse die Hände gegen den Boden und halte die Schultern höher als die Ellbogen.

› Lasse das Schienbein entweder auf dem Block oder probiere, ob du es anheben und die Ferse zum Po ziehen kannst. Schiebe dabei den Boden von dir weg.

› Falls du das Schienbein vom Block heben kannst, kannst du auch versuchen, das rechte Bein nach hinten zu strecken.

› Wenn du die Haltung erkundet hast, senkst du das rechte Schienbein auf den Block, falls es noch nicht darauf liegt. Du gehst wieder in die einbeinige Stuhlhaltung und dann in die Berghaltung. Wechsle die Seite.

Fliegender Spagat – *Eka Pada Koundinyasana II*

Die nach dem Weisen Koundinya benannte Armbalance üben wir Autorinnen gern, weil sie so zahlreiche Möglichkeiten bietet! Man kann sich auf vielerlei Weise darauf einlassen und alle möglichen Hilfsmittel einbauen. Die Haltung macht in Vinyasa-Flows große Freude, lässt sich aber auch gut einzeln üben.

Wirkung

Als Armbalance erfordert der fliegende Spagat viel Kraft und Stabilität in Schultern und Rumpf und eignet sich deshalb gut, um diese zu trainieren. Vor allem aber lieben wir diese Haltung, weil sie Spaß macht und das Selbstbewusstsein stärkt.

Ausführung

Vom Boden aus

› Beginne im Ausfallschritt mit dem rechten Fuß vorn und beiden Händen neben der Innenseite des rechten Fußes. Du kannst eine engere oder breitere Fußstellung ausprobieren und es so machen, wie es sich besser anfühlt.

› Schiebe nun nach und nach den rechten Oberarm mitsamt Schulter unter das linke Bein. Dazu hebst du die rechte Ferse vom Boden und schiebst mit der rechten Hand das »Fleisch« der rechten Wade hoch zum Knie. Bewege dann den rechten Oberschenkel nach hinten (Po nach rechts rausstrecken), um Platz zu schaffen, sodass das Bein über den Arm rutschen kann. Wiederhole diese drei Schritte:
  1. Wade hoch.
  2. Oberschenkel zurück.
  3. Schulter darunter, bis die Schulter so »darunter« wie möglich ist.

› Stelle dann die rechte Ferse auf den Boden.

› Stütze die Hände auf beiden Seiten des rechten Fußes mit gebeugten Ellbogen auf den Boden (»Arme der viergliedrigen Stabhaltung«).

› Weite die Brust, hebe die Vorderseite der Schultern entsprechend an und blicke nach vorn.

› Setze dann den rechten Fuß schrittweise weiter vor zur vorderen rechten Ecke der Matte und hebe ihn möglicherweise ganz vom Boden ab.

› Lasse den linken Fuß auf dem Boden oder verlagere dein Gewicht etwas mehr nach vorn und versuche, die linken Zehen vom Boden zu nehmen.

› Um herauszukommen, senkst du erst den hinteren, dann den vorderen Fuß auf den Boden und »entknotest« die Schulter und das Bein. Wechsle die Seite, wenn du bereit bist.

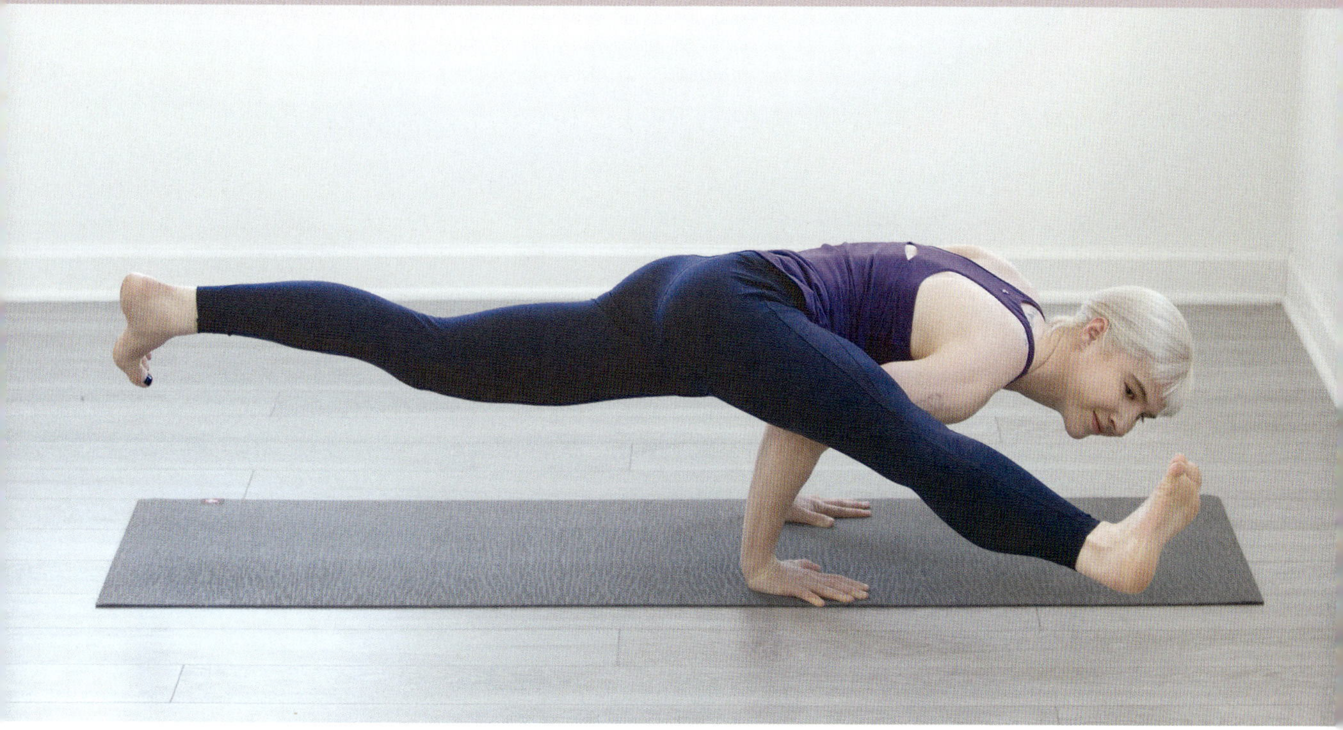

Aus dem dreibeinigen Hund

Diese Variante ist eine gängige Möglichkeit, um den viergliedrigen Spagat in einen Flow einzubauen. Manche finden sie auch zugänglicher als den vorherig vorgestellten Einstieg. Probiere beide aus und entscheide selbst, welche dir am besten gefällt!

› Atme im herabschauenden Hund ein und hebe das rechte Bein in die Höhe, um in die dreibeinige Hundehaltung zu kommen.

› Schiebe dich beim Ausatmen nach vorn, als ob du in die Plank wechseln würdest, beuge das rechte Knie und hole es an die Außenseite des rechten Oberarms.

› Beuge die Ellbogen (wie in der viergliedrigen Stabhaltung) und verlagere dein Gewicht weiter nach vorn Richtung Fingerspitzen. Strecke dabei das rechte Bein.

› Blicke nach vorn.

› Lasse die linken Zehen auf dem Boden oder verlagere dein Gewicht weiter nach vorn und probiere, ob du den linken Fuß vom Boden lösen kannst.

› Um herauszukommen, senkst du den linken Fuß auf den Boden und streckst das rechte Bein wieder nach hinten in den dreibeinigen Hund.

› Alternativ kannst du die Haltung verlassen, indem du das rechte Bein nach hinten schwingst, um in die einbeinige Stabhaltung zu gelangen!

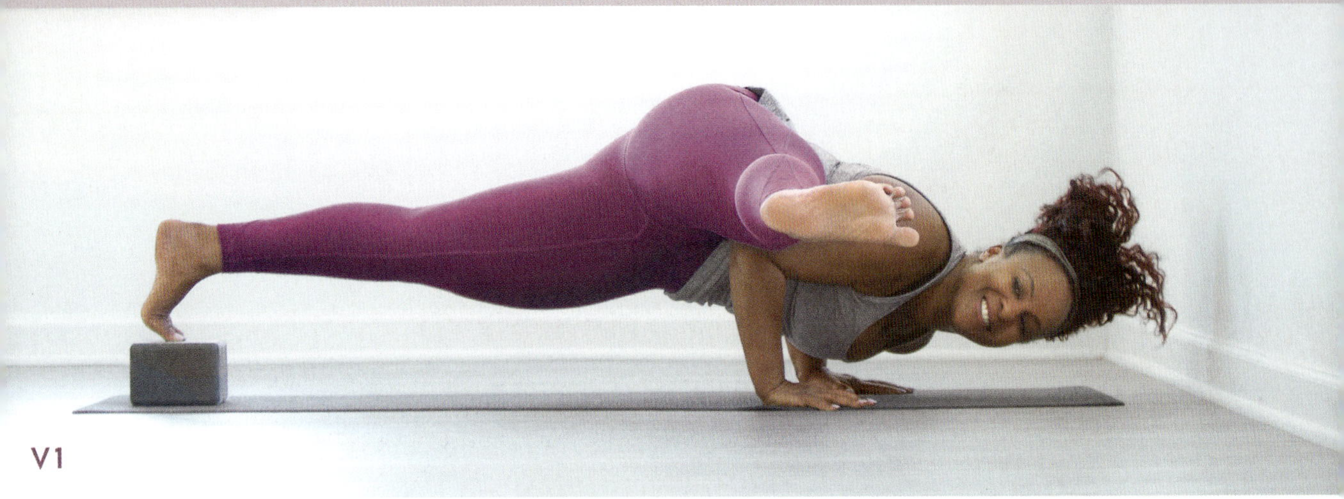

V1

Variante 1: Fliegender Spagat mit Block unter dem Fuß

- Stelle einen Block in flacher Stellung auf das Ende der Matte.
- Gehe in einen tiefen Ausfallschritt mit dem rechten Fuß vorn, dem linken Knie auf dem Boden und den linken Zehen nach vorn auf dem Block aufgestellt.
- Stütze beide Hände neben der Innenseite des rechten Fußes auf und schiebe die rechte Schulter unter das rechte Knie (wie unter Punkt 1 der Übung auf Seite 228 beschrieben). Die rechte Oberschenkelinnenseite ruht auf dem rechten Oberarm wie auf einem Regal.
- Schmiege den linken Oberarm an die linke Seite des Brustkorbs. Senke den Brustkorb zum Boden hin und strecke das rechte Bein mit angewinkeltem Fuß nach rechts aus. Hebe dann den rechten Fuß vom Boden ab.
- Weite die Brust und presse die Hände gegen den Boden.
- Schiebe die linke Ferse nach hinten und hebe das linke Knie vom Boden.
- Blicke auf den Boden oder zum ausgestreckten rechten Bein.
- Bleibe ein paar Atemzüge in der Haltung, wenn du kannst. Senke dann das linke Knie auf den Boden und den rechten Fuß zurück in den Ausfallschritt und lockere die Schultern. Wechsle dann die Seite.

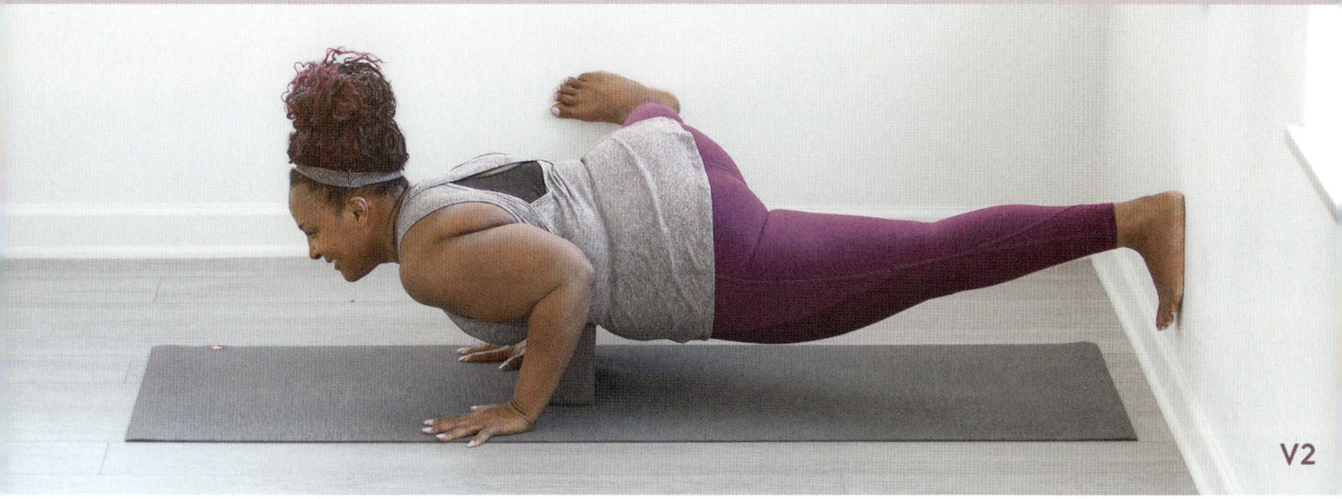

V2

Variante 2: Fliegender Spagat mit Block und beiden Füßen an der Wand

Die Zuhilfenahme eines Blocks und zweier Wände kann das Üben der Haltung erleichtern, wenn man noch Kraft aufbaut.

- Suche dir eine Zimmerecke und beginne im tiefen Ausfallschritt mit dem rechten Fuß vorn und dem linken Knie auf dem Boden, die linken Zehen nach vorn gerichtet. Rechts von dir sollte sich eine Wand befinden, die andere Wand hinter dir. Stelle dich im Ausfallschritt so nah an die Wand hinter dir, dass der linke Fußballen an die Fußleiste stößt. Halte einen Block in Reichweite.
- Bringe die Hände zur Innenseite des rechten Fußes. Stelle den Block in hoher Stellung so, dass er das Brustbein stützen kann, sobald du – ebenso wie in den vorherigen Varianten – den rechten Arm unter den Oberschenkel geschoben hast.
- Wenn du die Schulter unter das Bein bekommen hast, verwendest du die Rückseite des rechten Armes als Ablage für den rechten Oberschenkel.
- Schmiege den linken Ellbogen an den Körper, halte die Brust geweitet und hebe das linke Knie vom Boden.
- Presse die Hände gegen den Boden und ziehe den linken Fuß an die Wand direkt über der Fußleiste.
- Drücke den Block auf den Boden, rücke den rechten Fuß zur Seite und setze ihn dann flach an die andere Wand.
- Presse beide Füße gegen die Wände, schiebe die Hände nach unten und halte die Brust geweitet, sodass weniger Gewicht auf dem Block lastet
- Bleibe ein paar Atemzüge lang in der Haltung, kehre dann in den Ausfallschritt zurück, löse die Schulter aus der Bindung und drehe dich um, um mit der anderen Seite zu üben.

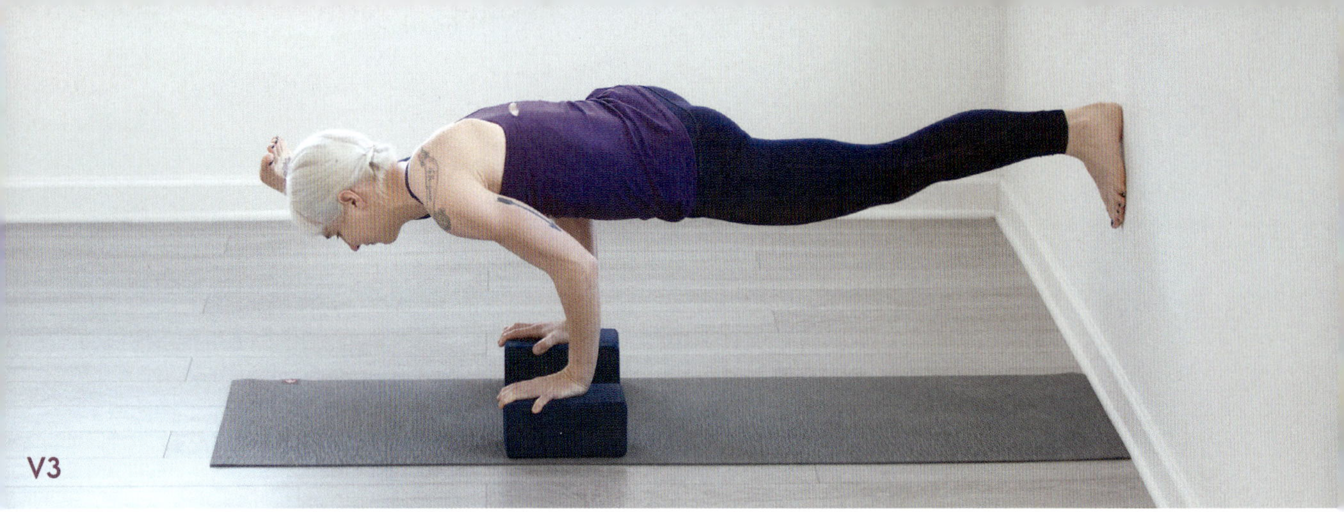

V3

Variante 3:
Fliegender Spagat mit Blöcken und einem Fuß an an der Wand

Diese Variante ähnelt der vorherigen, nur dass man nicht beide Füße gegen die Wand stemmt, sondern einen. Die Blöcke geben der Haltung zusätzliche Höhe und sind besonders praktisch, wenn man eher kürzere Arme hat.

› Lege zunächst die Schmalseite der Matte an die Wand. Gehe in den Ausfallschritt mit dem rechten Fuß vorn. Der Fußballen des hinteren Fußes ist an der Wand.

› Nimm dir einen Block in flacher Stellung unter jede Hand. Fasse die Kanten der Blöcke mit den Fingerspitzen und stelle dir die Blöcke als Verlängerungen der Hände vor: Sie bewegen sich mit dir, während du dich in die Haltung vorarbeitest.

› Du kannst mit beiden Händen/Blöcken an der Innenseite des rechten Fußes beginnen, aber wenn du die rechte Schulter unter den rechten Oberschenkel fädelst, versetzt du die rechte Hand mitsamt Block zur Außenseite des rechten Fußes.

› Sobald der Arm so weit unter dem rechten Oberschenkel ist, wie es nur geht, und die Hände auf Blöcken beidseitig des rechten Fußes stehen, beugst du die Ellbogen (»Arme der viergliedrigen Stabhaltung«), rückst den rechten Fuß Stück für Stück nach vorn und hebst ihn eventuell sogar hoch.

› Verlagere dann dein Gewicht etwas mehr nach vorn auf die Fingerspitzen und hüpfe mit dem linken Fußballen an die Wand. Das linke Knie bleibt zunächst leicht gebeugt. Strecke nun das linke Bein und stemme den gesamten linken Fuß in die Wand. Dadurch verlagert sich dein Gewicht noch mehr auf die Fingerspitzen.

› Halte Brust und Schlüsselbeine geweitet und den Blick nach vorn gerichtet.

› Um herauszukommen, senkst du den hinteren Fuß sachte auf den Boden (wobei du das linke Knie ein wenig beugst). Dann kannst du das rechte Knie beugen, den rechten Fuß wieder in den Ausfallschritt stellen und dich aus der gebundenen Haltung lösen. Vielleicht fühlt es sich aber auch gut an, das rechte Bein nach hinten zu strecken und in einen schönen weiten herabschauenden Hund zu kommen, mit den Fersen an der Wand und den Händen auf Blöcken. Wechsle die Seite, sobald du bereit bist.

Feuerfliege – *Tittibhasana*

»Feuerfliege« leitet sich von *firefly*, dem englischen Wort für Glühwürmchen, ab und spielt darauf an, dass die Beine in dieser Haltung wie Insektenfühler abgespreizt werden. Und ein Glühwürmchen zu verkörpern, hat doch etwas Skurriles, oder? Wir jedenfalls verstehen den Tiernamen dieser Haltung als Aufruf dazu, Spaß beim Üben zu haben!

Wirkung

Die Feuerfliegenhaltung erfordert viel Kraft im Oberkörper und trainiert ebendiese.

Ausführung

Wir erkunden die Feuerfliege mit Blöcken. Blöcke unter den Händen ermöglichen etwas mehr Flughöhe und machen die Haltung zugänglicher, wenn man eher kürzere Arme hat. Wer möchte, kann diese Asana aber auch gern mit den Händen auf dem Boden üben.

› Beginne in der Vorbeuge im Stehen, die Füße weiter als hüftbreit, die Blöcke in flacher Stellung hinter den Fersen.

› Beuge die Knie und bewege mit angehobener Hüfte die Schultern unter die Beine: Hebe zunächst die rechte Ferse an, sodass der Fuß auf dem Ballen steht, und schiebe mit der rechten Hand den rechten Wadenmuskel nach oben in Richtung Knie. Bewege den rechten Oberschenkel nach hinten (indem du den Po nach rechts ausstreckst), um genug Platz zu schaffen, damit die Schulter unter das Bein gelangt. Wiederhole diese drei Schritte: Wade hoch, Oberschenkel nach hinten, Schulter darunter, bis Oberarm und Schulter so »darunter« wie möglich sind.

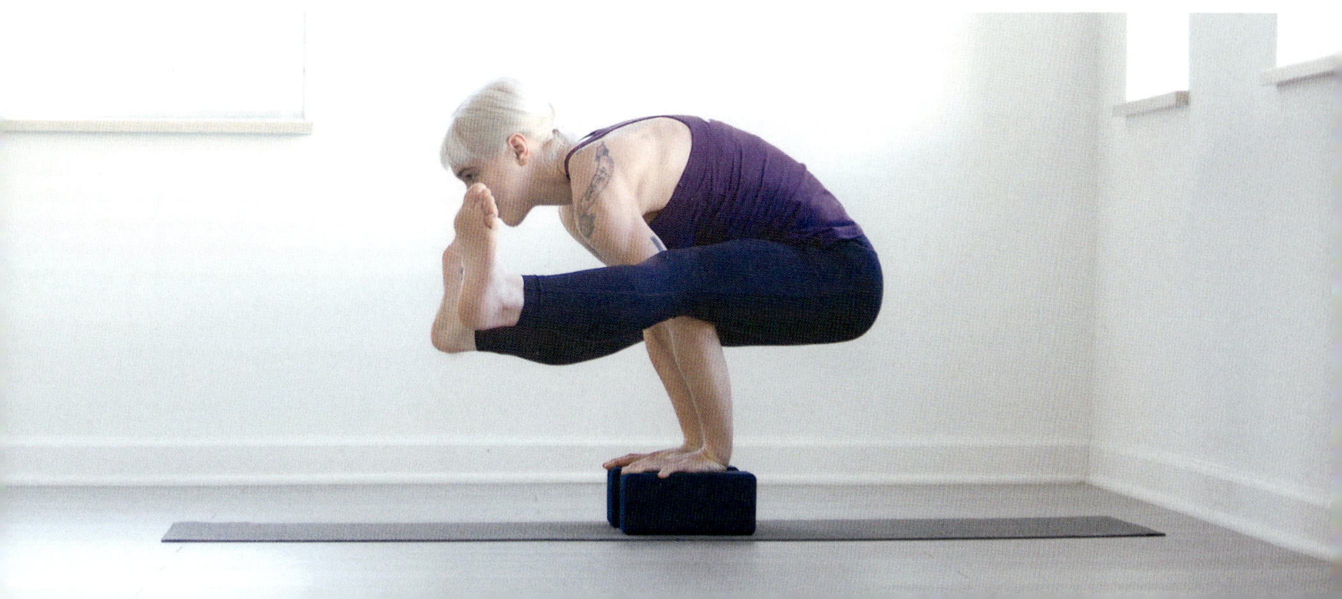

Tipps

- » Beim Unterschieben der rechten Schulter sorgst du für mehr Stabilität, indem du die linke Hand von außen an den rechten Unterschenkel legst und ihn nach innen drückst.
- » Senke dann die rechte Ferse auf den Boden und wiederhole den Vorgang auf der linken Seite.
- » Sobald du auf beiden Seiten die Arme unter die Oberschenkel geklemmt hast, schiebst du die Schultern nach hinten gegen die Oberschenkel und stützt die Hände hinter den Fersen auf die Blöcke (oder den Boden). Umgreife die Front und die Seiten der Blöcke mit den Fingern, wenn du möchtest.
- » Schiebe das Becken nach hinten und beuge die Ellbogen, sodass die Oberschenkel auf den Oberarmen liegen. Rücke die Füße enger zusammen. Strecke den Po nach hinten und die Brust nach vorn und probiere, die Fersen so anzuheben, dass nur noch die Zehenspitzen am Boden sind.
- » Presse die Hände gegen die Blöcke (oder den Boden), als wolltest du sie von dir wegschieben. Strecke langsam die Arme und runde den Rücken.
- » Lasse vielleicht die Zehen vom Boden wegschweben und strecke die Beine. Winkle die Füße an oder auch nur die Zehen.
- » Strecke weiterhin das Becken nach hinten und schiebe den Boden von dir weg.
- » Bleibe einige Atemzüge in der Haltung, beuge dann die Knie, kehre in die Vorbeuge im Stehen zurück und lockere dich nach der Bein-Schulter-Bindung. Du kannst auch – so anmutig wie möglich – den Po auf den Boden senken und dich hinsetzen.

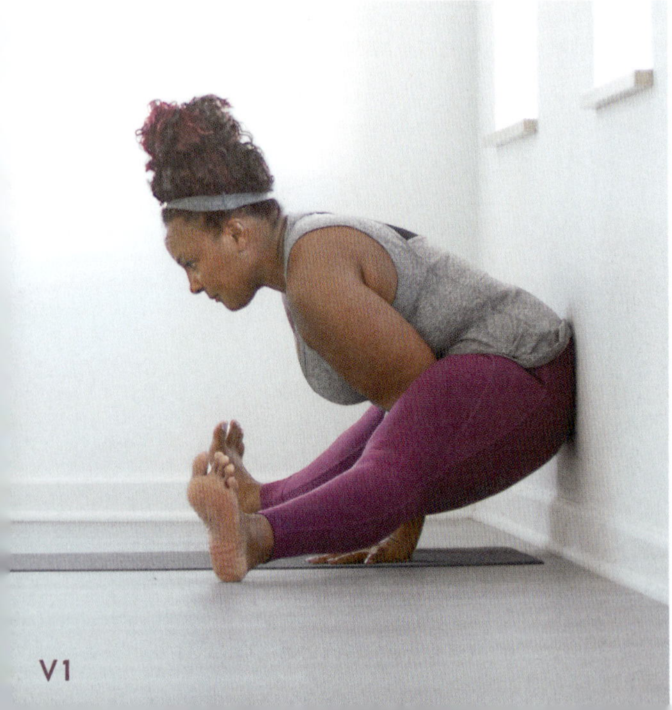

V1

Variante 1: Feuerfliege an der Wand

- › Stelle dich mit dem Rücken zur Wand, ungefähr eine Fußlänge entfernt, die Füße weiter als hüftbreit auseinander. Senke das Becken in eine tiefe Hocke und lehne den Po gegen die Wand.
- › Stecke deine Ellbogen zwischen die Knie. Drücke die Oberarme von innen gegen die Oberschenkel und schiebe sie nach und nach unter die Beine. (Der Po kann sich dabei von der Wand lösen.)
- › Stütze dann die Hände hinter den Fersen auf den Boden.

- Drücke den Po gegen die Wand, die Arme gegen die Oberschenkel und die Oberschenkel gegen die Arme. Gehe mit den Füßen schrittweise nach vorn, bis die Beine gestreckt sind und die Fersen auf dem Boden ruhen.
- Du kannst dich gegen den Boden und die Wand drücken und probieren, ob du die Fersen vom Boden heben kannst.
- Blick leicht nach vorn.
- Bleibe ein paar Atemzüge in der Haltung. Um sie zu verlassen, senkst du die Fersen ab – falls sie angehoben sind – und kehrst entweder in die Hocke zurück oder setzt den Po auf den Boden.

Variante 2: Feuerfliege auf dem Stuhl

- Setze dich zunächst auf den Stuhl. Stelle vor den vorderen Stuhlbeinen zwei Blöcken in flacher oder mittlerer Stellung etwa schulterbreit auseinander auf den Boden. Rutsche auf die Stuhlkante und spreize die Beine weit auseinander.
- Länge nun die Wirbelsäule, beuge dich aus den Hüften heraus nach vorn und lege die Hände auf die Blöcke. Beuge die Ellbogen und schiebe die Rückseite der Oberarme von innen gegen die Oberschenkel. (Die Beine müssen so weit gespreizt sein, dass du die Arme dagegen drücken kannst.)
- Rücke die Füße nach außen, um die Beine zu strecken, winkle die Füße an und drücke die Fersen auf die Matte.
- Beuge dich nach vorn, schiebe weiterhin die Trizepse gegen die Oberschenkel und die Oberschenkel gegen die Trizepse.
- Bleibe drei bis fünf Atemzüge lang in der Haltung. Beuge die Knie und kehre in die aufrechte Sitzhaltung zurück, wenn du fertig bist.

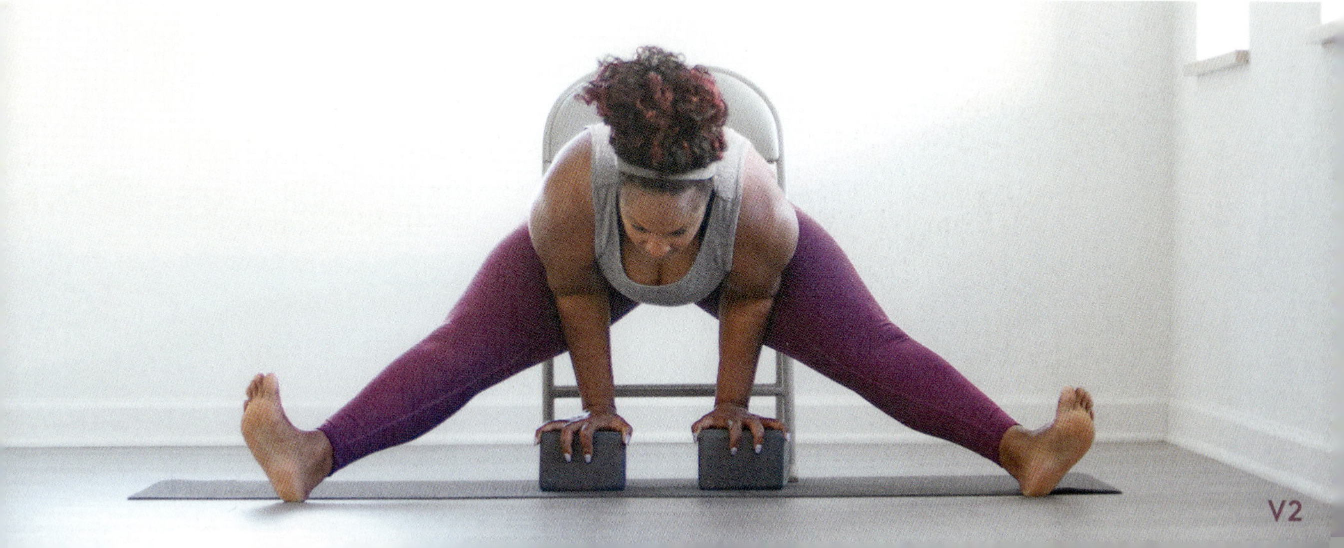

V2

Kapitel 13

Haltungen in Rückenlage

Hand zum Fuß im Liegen – *Supta Padangusthasana*

Diese klassische Yogahaltung kann dazu beitragen, dass wir uns gelenkiger fühlen (vor allem in der Oberschenkelrückseite!). Und sie kann etwas dafür tun, dass wir uns freier und leichter bewegen können.

Wirkung

Diese Asana ist eine ausgezeichnete Dehnübung, die die Beinmuskulatur lockert und die Oberschenkelrückseite geschmeidiger macht.

Ausführung

› Lege dich auf den Rücken und ziehe die Knie an die Brust. Strecke das linke Bein auf dem Boden aus und halte das rechte Knie angewinkelt. Achte darauf, dass die linken Zehen und das linke Knie zur Decke zeigen und dass sich das Becken waagerecht anfühlt.

› Jetzt gibt es verschiedene Möglichkeiten für dich: Umfasse den rechten großen Zeh mit Zeige- und Mittelfinger der rechten Hand oder halte dich mit der rechten Hand an der Außenseite des rechten Fußes fest. Alternativ schlingst du einen Gurt um die Sohle des rechten Fußes (wie auf dem Foto vorgemacht).

› Strecke das rechte Bein zur Decke und recke es durch die Ferse nach oben, während du die Zehen zurück zum Körper ziehst.

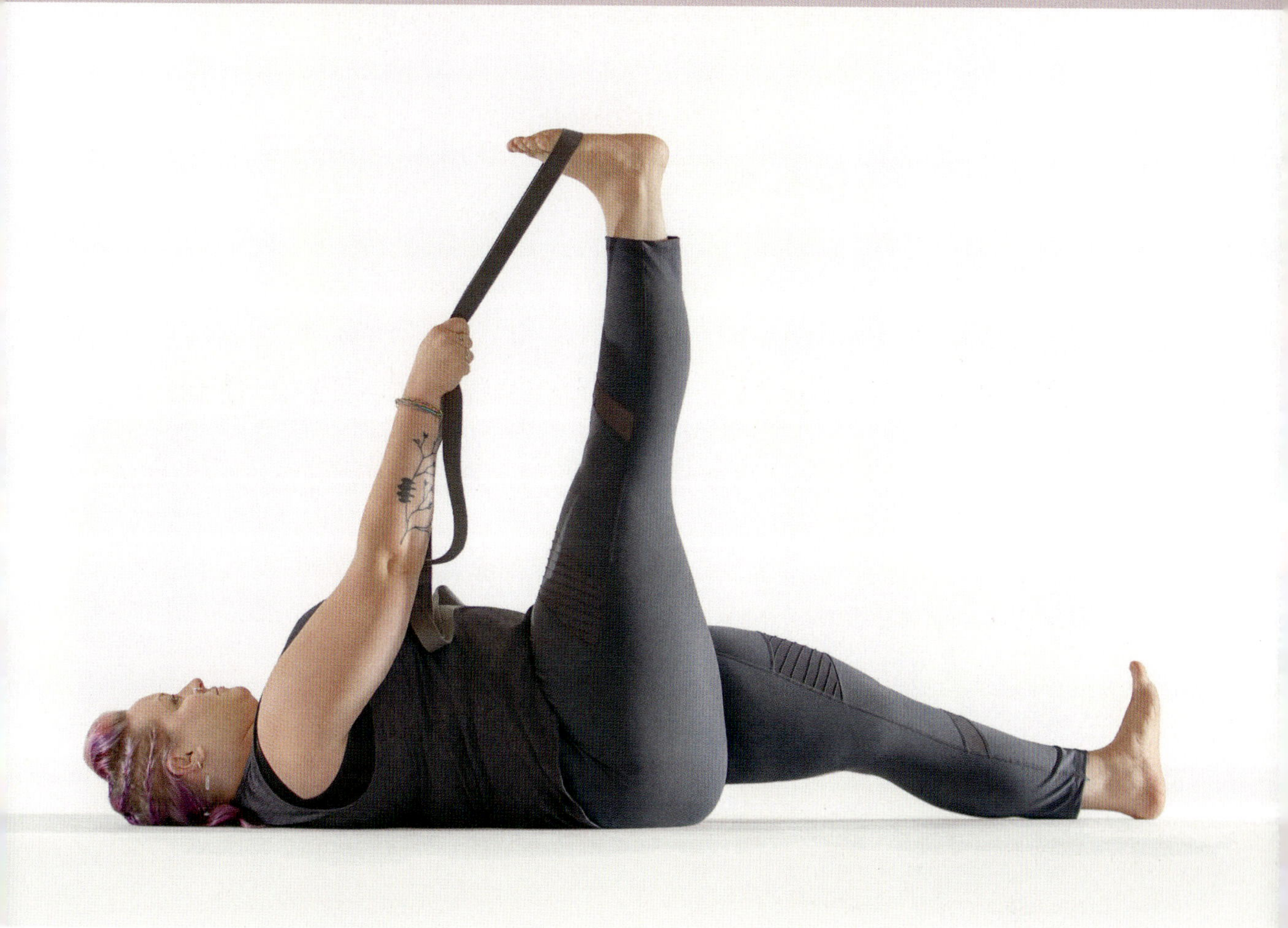

- Falls du den rechten Fuß mit der Hand festhältst, dann lege den linken Arm als Stütze neben dem Körper ab oder halte mit ihm den linken Oberschenkel am Boden. Falls du einen Gurt verwendest, wanderst du mit den Händen an beiden Enden des Gurtes so nah wie möglich an den Fuß heran.
- Lasse die Schulterblätter entspannt zum Boden hin sinken.
- Die Arme können gebeugt oder gestreckt sein.
- Bleibe einige entspannte Atemzüge lang in der Haltung, löse dann den Fuß von der Hand oder vom Gurt und lasse das rechte Bein langsam neben dem linken auf den Boden sinken. Strecke das Bein auch beim Absenken durch die rechte Ferse hindurch.
- Du wirst vielleicht feststellen, dass sich das rechte Bein nun länger anfühlt als das linke! Wechsle die Seite, um dich wieder auszugleichen.

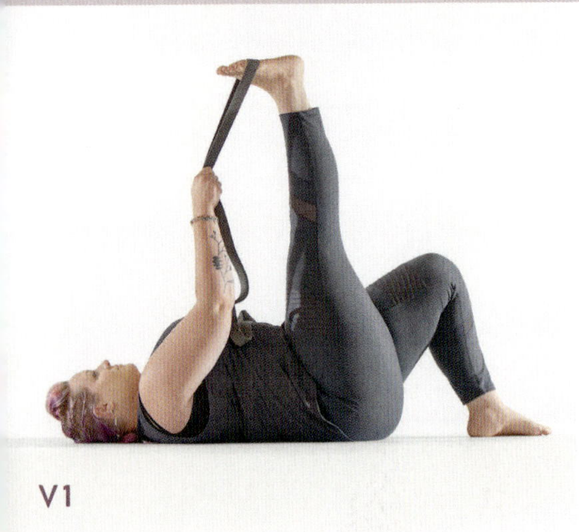

V1

Variante 1: Hand zum Fuß mit gebeugtem Knie

Dies ist die Variante der Wahl, wenn die Oberschenkelrückseite besonders verspannt zu sein scheint. Du kannst sie auch nutzen, wenn es sich unangenehm oder schwierig anfühlt, das Knie und die Zehen des liegenden Beins zur Decke zeigen zu lassen.

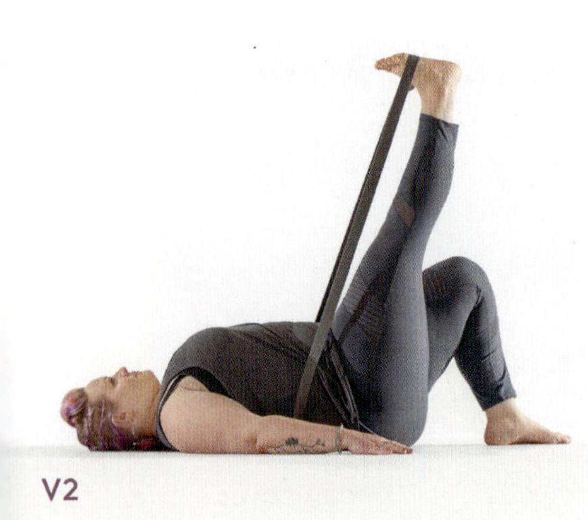

V2

Variante 2: Hand zum Fuß mit großer Schlaufe

› Bilde aus dem Gurt (oder zweien) eine extragroße Schlaufe und ziehe sie dir im Sitzen über den Kopf. Halte die Gurtschließe in Griffweite, damit du die Weite noch anpassen kannst.

› Lasse die Schlaufe hinten quer über den oberen Rücken (unter den Achseln) verlaufen und lege dich auf die Matte.

› Ziehe das rechte Knie zu dir hin und nimm die Vorderseite der Schlaufe quer über die Sohle des rechten Fußes.

› Stelle die Gurtlänge so ein, dass der Gurt das gestreckte rechte Bein festhält. Du musst das Bein nicht ganz durchstrecken. Du kannst auch die Rückseite der Schlaufe hinter dem Rücken noch nach unten verschieben.

› Lasse dir Zeit, um die Position zu finden, die sich am besten anfühlt, in der du dich zurücklehnen und den Gurt einfach machen lassen kannst.

› Du kannst das linke Bein gebeugt halten oder es ausstrecken.

› Bleibe mehrere Atemzüge in der Haltung, beuge dann das rechte Knie, um den Fuß aus der Schlaufe zu nehmen. Wechsle die Seite.

Hand zum Fuß im Liegen mit Drehung

Parivrtta Supta Padangusthasana

Wie die eben vorgestellte Hand-zum-Fuß-im-Liegen-Asana ist auch *Parivrtta Supta Padangusthasana* (wörtlich: »verdrehte Hand-zur-großen-Zehe-Haltung im Liegen«) eine hervorragende Dehnübung für die Oberschenkelrückseite. Die zusätzliche Drehung verleiht der Haltung etwas mehr Intensität und verändert womöglich das Dehnungserlebnis.

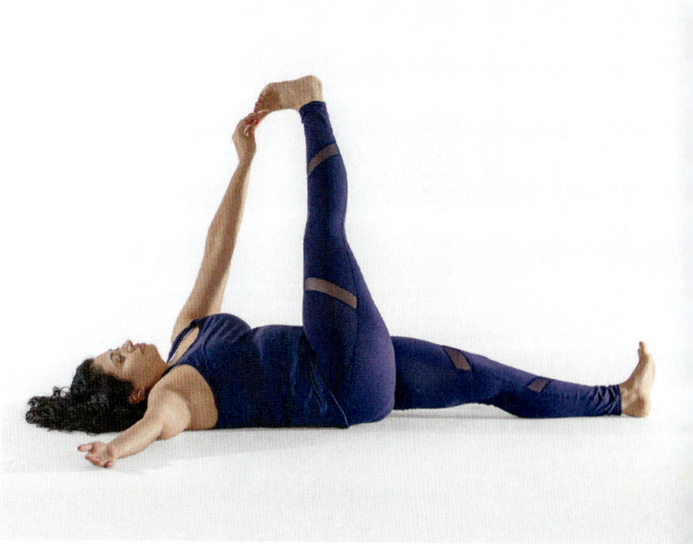

Wirkung

Die Hand-zum-Fuß-Haltung, die im Liegen mit Drehung ausgeführt wird, ermöglicht eine großartige Dehnung für die Hüften, die Oberschenkelrückseite und das Iliotibialband.

Ausführung

- Beginne in Rückenlage, mit an die Brust gezogenen Knien. Stelle den linken Fuß mit gebeugtem Knie auf die Matte.
- Halte das rechte Knie weiterhin an die Brust und ergreife mit der linken Hand den großen Zeh oder die Außenkante des rechten Fußes (oder umschlinge den Fuß mit einem Gurt).
- Das linke Bein kannst du gebeugt halten oder auf dem Boden ausstrecken, wobei die linken Zehen und die Kniescheibe nach oben zeigen.
- Strecke beim Einatmen langsam das rechte Knie und schiebe die rechte Ferse in die Höhe.
- Dann neige das rechte Bein allmählich nach links, während du es immer noch länger machst. Höre auf, wenn du eine gute Dehnung spürst, beispielsweise in der Außenseite des rechten Oberschenkels. Das linke Bein darf dabei ein wenig nach links rollen, wenn sich das gut anfühlt.
- Strecke den rechten Arm ungefähr auf Schulterhöhe auf dem Boden zur Seite, mit der Handfläche nach oben oder unten zeigend.
- Halte den Blick nach oben gerichtet.
- Bleibe mehrere Atemzüge lang in der Haltung, dann atme ein und bringe das rechte Bein wieder in die Senkrechte, bevor du es auf den Boden absenkst. Wechsle die Seite.

Variante:
Gedrehte Hand-zum-Fuß-Haltung mit Gurt und Bolster

Mithilfe eines Bolsters und eines Gurts kann man das gestreckte Bein abstützen und dadurch die Drehung noch verstärken.

› Beginne in Rückenlage mit ausgestreckten Beinen und einem großen Bolster neben dem linken Oberschenkel.

› Ziehe das rechte Knie an die Brust und schlinge einen Gurt um den rechten Fuß. Winkle den linken Fuß an und lasse Knie und die Zehen zunächst nach oben zeigen.

› Halte mit der linken Hand den Gurt so nah wie möglich am Fuß. Strecke das rechte Bein aus (keine Sorge, wenn es sich nicht ganz strecken lässt).

› Strecke den rechten Arm auf Schulterhöhe zur Seite.

› Neige nun das rechte Bein zur linken Körperseite und lege den rechten Fuß auf dem Bolster ab.

› Halte die rechte Schulter möglichst fest am Boden.

› Bleibe einige Atemzüge lang in der Haltung. Atme dann ein und bringe das rechte Bein wieder in die Senkrechte, bevor du es aus der Schlaufe löst und auf den Boden absenkst. Wechsle die Seite.

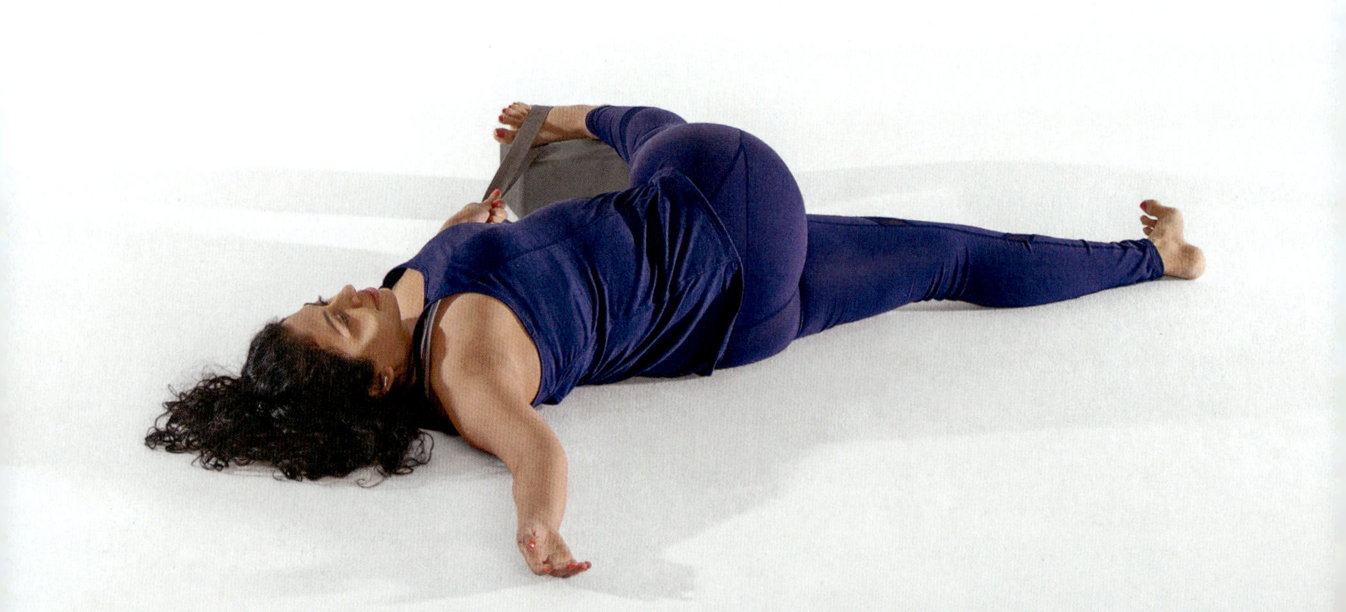

V1

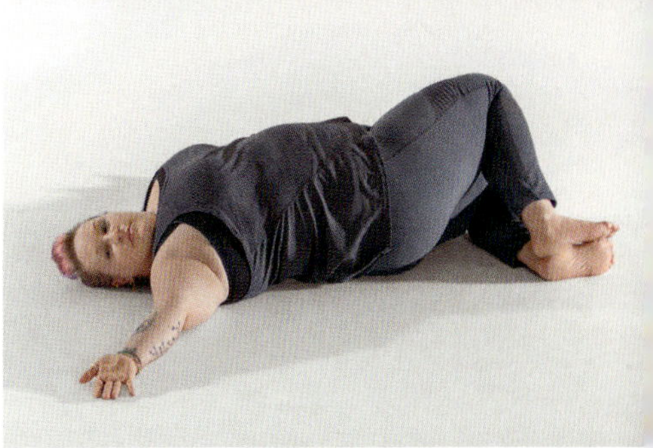

Drehung im Liegen – *Jathara Parivritti*

Jathara Parivritti (auf Deutsch: »verdrehte Bauchhaltung«) ist in Yogakursen als Abschlusshaltung beliebt. Dank der Bodenlage ist sie vielen auch zugänglicher als die Drehungen im Sitzen oder Stehen.

Wirkung

Rückendrehungen werden von vielen Leuten als entspannende »Wohlfühlhaltungen« erlebt. Nach unserem Empfinden fühlt sich diese Haltung besonders nach Rückbeugen und Hüftöffnungshaltungen wirklich wunderbar an.

Ausführung

- Beginne in Rückenlage, mit den Knien an der Brust. Strecke die Arme auf Schulterhöhe zur Seite, mit den Handflächen nach oben oder unten.
- Atme ein, schwenke dann beim Ausatmen die Knie über dem Oberkörper nach links und senke sie auf den Boden ab.
- Du kannst nach oben zur Decke blicken oder den Kopf nach rechts oder links drehen. Finde heraus, was sich am besten anfühlt.
- Drehe bei jeder Ausatmung den Bauch nach rechts, weg von den Knien.
- Bleibe drei bis fünf Atemzüge lang in der Haltung, kehre dann mit einer Einatmung in die Mitte zurück und wechsle die Seite.

Tipp

Falls sich der oben beschriebene Einstieg in die Haltung unangenehm oder unbequem anfühlt, kannst du Folgendes versuchen: Beginne in Rückenlage, mit den Füßen flach auf dem Boden. Presse die Füße gegen den Boden und hebe die Hüften kurz an, um sie nach rechts rücken zu können. Kippe dann die Knie nach links und fahre von dort mit der Drehung fort.

Variante: Drehung mit Bolster oder Decke

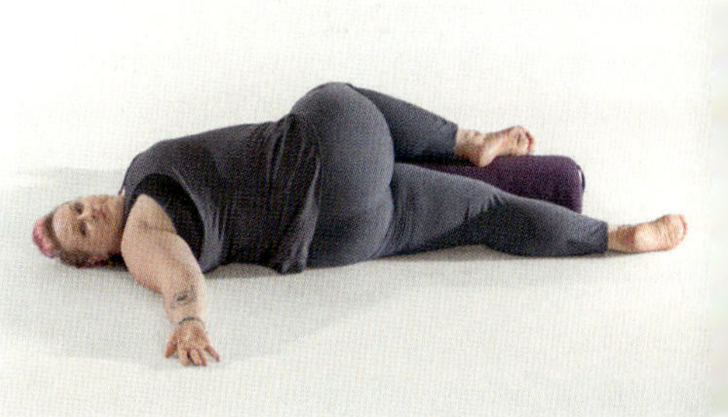

Mit einem zusätzlichen Bolster lässt sich eine sanftere, erholsamere Drehung bewerkstelligen. Eine Einsatzmöglichkeit für das Bolster besteht darin, das obere Bein darauf abzulegen, während man das untere Bein lang ausstreckt (wie es Page auf dem Foto vormacht). Falls zwischen den Knien viel Platz ist, kann man das Bolster (oder eine Decke) auch als zusätzliche Stütze zwischen die Knie legen.

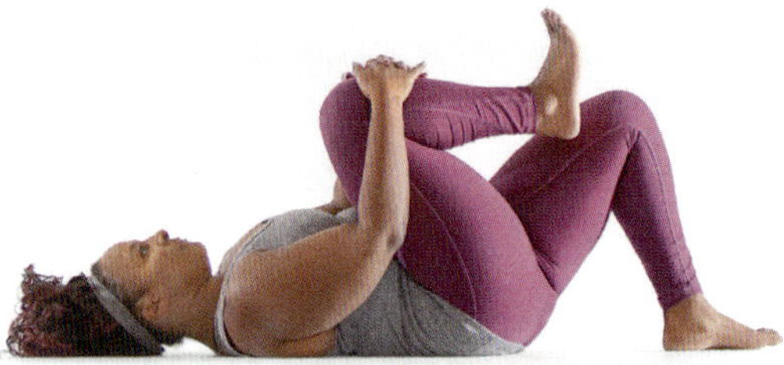

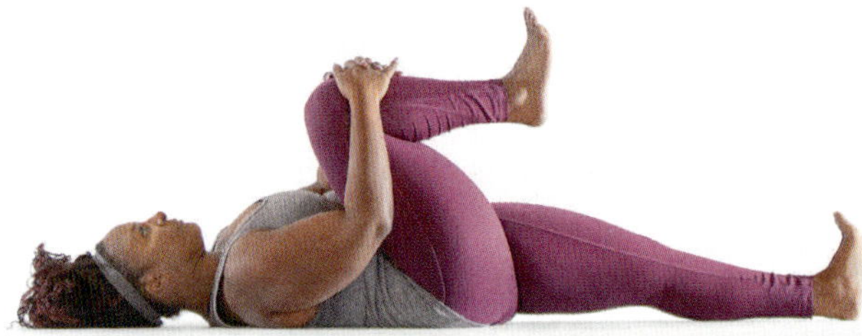

V1

Wiege im Liegen – *Supta Hindolasana*

Die Wiegehaltung fühlt sich nach einem Bein-Workout, einer Übungsfolge mit vielen Asanas im Stehen oder direkt vor dem Schlafengehen besonders gut an. Die Haltung lässt sich in vielerlei Weise leichter oder schwerer gestalten, um sie genau auf deine momentanen Bedürfnisse einzustellen.

Wirkung

Die Haltung kann eine wohltuende Dehnung für die Hüftaußenseiten, die Rück- und Innenseiten der Oberschenkel und den unteren Rücken herbeiführen.

Ausführung

› Beginne in Rückenlage, die Knie gebeugt, die Füße flach auf dem Boden.

› Hole das rechte Knie an die Brust und halte das Bein dabei am Schienbein oder an der Rückseite des rechten Oberschenkels fest (eventuell mit einem Gurt). Ziehe das Knie eng an die Brust und genieße so ein paar Atemzüge.

› Finde heraus, wie es für dich ist, das rechte Knie zur rechten Achselhöhle zu bewegen, mehr zur Außenseite des Brustkorbs. Wenn es sich gut anfühlt, dann bleibe ein paar Atemzüge so.

› Wechsle die Seite, wenn du fertig bist.

Variante 1: Wiege mit ausgestrecktem Bein

› Strecke das linke Bein aus und drücke dabei das Knie durch. Die Streckung solltest du in der Vorderseite deiner linken Hüfte spüren.

› Ziehe nun die Zehen aktiv zu dir heran, um noch etwas mehr Spannung auf das Bein zu bringen.

› Ziehe je nach Bedarf das rechte Knie noch näher zu dir heran oder lockere es, um das ausgestreckte Bein gerade halten zu können.

Variante 2: Gehaltene Wiege

- Wenn du dir mehr Dehnung der Hüftaußenseite wünschst, kannst du den rechten Unterschenkel quer über den linken Oberschenkel legen (linkes Knie gebeugt, linker Fuß auf dem Boden).
- Du kannst so bleiben oder die Dehnung intensivieren, indem du den linken Unter- oder Oberschenkel umgreifst und das linke Knie an die Brust ziehst.
- Noch intensiver wird die Dehnung, wenn du mit der linken Hand den rechten Fuß und mit der rechten Hand den rechten Oberschenkel (unter dem Knie) festhältst (wie es Dianne auf dem Foto vormacht).
- Bei jeder Ausführungsart solltest du den rechten Fuß angewinkelt und das rechte Fußgelenk gerade halten. Drücke die Sitzbeinhöcker gegen den Boden. Bewege den rechten Fuß zu dir und das rechte Knie von dir weg, sodass das Schienbein so »quer« wie möglich zum Oberkörper steht.
- Bleibe einige Atemzüge lang in der Haltung, wechsle dann die Seite.

Variante 3: Umarmte Wiege

Vielleicht ist es dir ja möglich, die Wiege noch weiter zu vertiefen.

- Dazu legst du den rechten Fuß in die linke Armbeuge und das rechte Knie in die rechte Armbeuge. Halte auch hierbei den Fuß angewinkelt und das Fußgelenk gerade.
- Ziehe den rechten Fuß an dich heran und schiebe das rechte Knie von dir weg.
- Das linke Bein kannst du gebeugt lassen oder lang ausstrecken. Es ist in Ordnung, wenn sich die linke Ferse vom Boden hebt, und es ist auch in Ordnung, wenn sie stehen bleibt. Halte das Bein in jedem Fall relativ neutral, Knie und Zehen sind nach oben gerichtet.
- Wenn du möchtest, können sich Kopf und Schultern vom Boden emporrollen.
- Verweile ein paar Atemzüge lang in der Haltung, lasse dann los und wechsle die Seite.

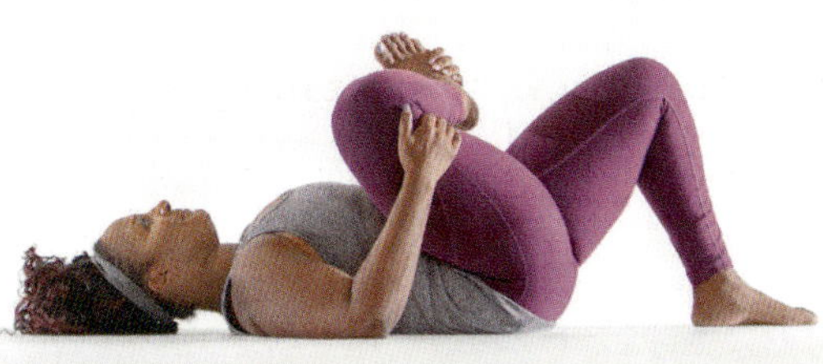

V2

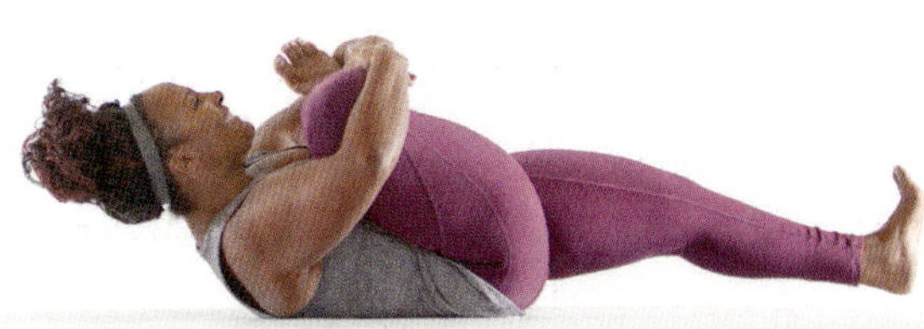

V3

Kapitel 14

Tiefenentspannung – *Savasana* und Alternativen

Tiefenentspannung – *Savasana*

Hmmm, *Savasana*! Das Leckerli, das es zum Ende einer schönen Yogastunde gibt und das gemeinhin als ultimative Entspannungshaltung gilt. Der Name bezieht sich eigentlich auf die Haltung selbst, wird aber manchmal auch verwendet, um sämtliche Entspannungsübungen am Unterrichtsende zu bezeichnen, also einschließlich Stille, Musik und geführter Meditation. Auch wenn *Savasana* normalerweise in Rückenlage praktiziert wird, kommt es auch hier nicht auf solche Festlegungen an. Es ist nicht wichtig, wie die Haltung aussieht, sondern dass sie sich angenehm und entspannt anfühlt und dazu einlädt, lange in ihr zu verweilen.

Wirkung

Wenn man in Savasana das entspannte Atmen übt, wird das für Erholung und Verdauung zuständige parasympathische Nervensystem aktiviert und die »Entspannungsreaktion« ausgelöst. Der Körper kann sich ausruhen und regenerieren, die Herzfrequenz verlangsamen, den Blutdruck senken und die Verdauung in Gang bringen.

Ausführung

- Lege dich mit ausgestreckten Beinen auf den Rücken. Die Füße sind so weit auseinander, dass sie bequem zur Seite kippen können (Fersen einwärts, Zehen auswärts gedreht).
- Wenn du möchtest, kannst du auch die Knie gebeugt halten und die Füße flach auf den Boden stellen. Stelle bei dieser Option die Füße in Mattenbreite auf und lasse die Knie nach innen kippen.

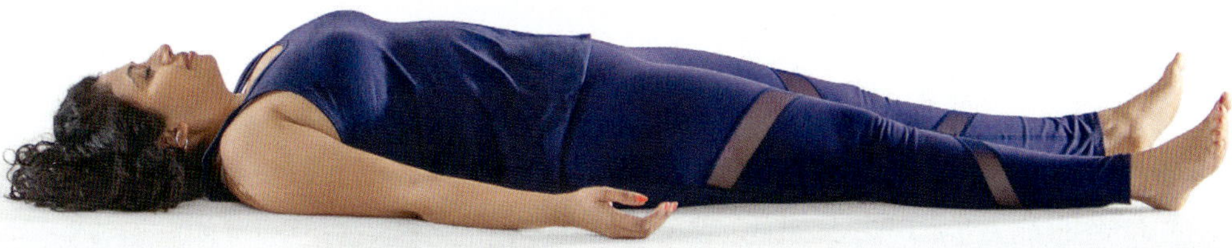

- Lege die Arme neben dich, in einem für dich angenehmen Abstand zum Körper. Drehe die Handflächen nach oben.
- Ziehe die Schulterblätter zusammen, sodass die Brust offen und weit wird.
- Halte das Kinn auf gleicher Höhe mit der Stirn (wenn das Kinn höher liegt, kannst du ein Kissen oder eine gefaltete Decke unter den Kopf legen).
- Du kannst die Augen schließen, wenn du möchtest, oder sie entspannt offen halten.
- Atme nach Möglichkeit durch die Nase ein und aus.
- Lasse den Bauch weich werden, damit er sich beim Atmen frei heben und senken kann.
- Yogalehrende geben oft folgende Faustformel als Orientierungswert: *Savasana*, die Tiefenentspannung, sollte fünf bis zehn Prozent der Yogastunde ausmachen. Insofern wären zum Beispiel nach einer Stunde Asana-Üben über den Daumen gepeilt fünf bis zehn Minuten *Savasana* angemessen. Das ist keine feste Regel, kann aber eine hilfreiche Richtlinie sein, die man beim Gestalten einer Yogastunde im Hinterkopf behalten sollte.
- Genieße die Entspannung, so lange du willst oder kannst, und denke daran, dass auch ein kleines bisschen Ruhe viel bewirken kann.
- Probiere die folgenden Asanas auch einmal als Entspannungsvarianten aus. Vielleicht findest du so eine Tiefenentspannungslage, die dir noch mehr entspricht.

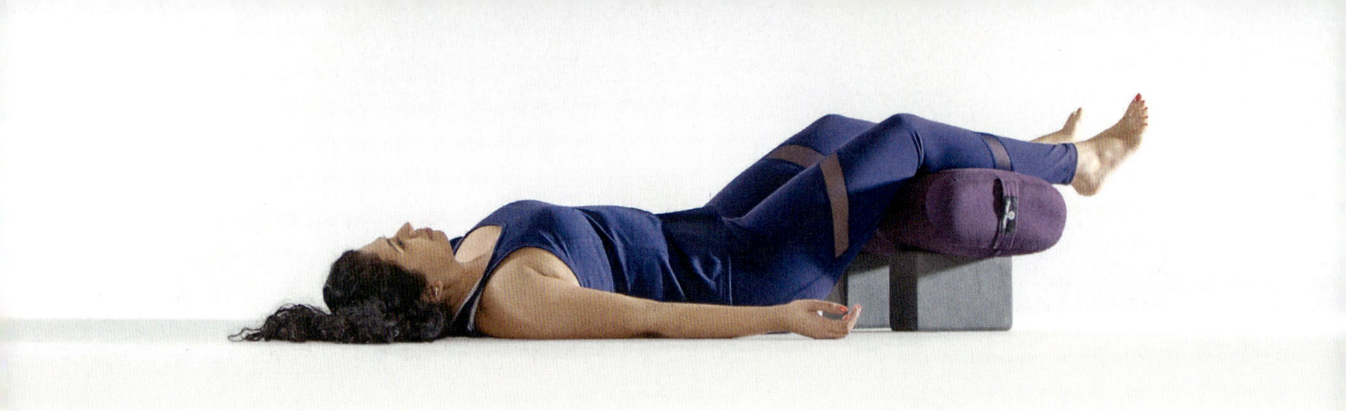

Stonehenge-Lage

Es gibt viele Möglichkeiten, sich in der Tiefenentspannung besonders gemütlich einzurichten, zum Beispiel mit einem Bolster oder einer zusammengerollten Decke unter den Knien. Auch eine Stonehenge-Gestaltung mit einem Bolster auf zwei Blöcken lohnt sich auszuprobieren.

- Lege das Bolster quer über zwei Blöcke. Höhe und Abstand der Blöcke hängen davon ab, wie groß und wie fest das Bolster ist. Probiere dies aus, bis du den Aufbau gefunden hast, der dir die beste Stütze bietet.
- Lege dich auf den Rücken und lasse die Unterschenkel auf dem Bolster ruhen. Rücke dich so zurecht, dass es möglichst bequem ist.

Entspannung in Bauchlage – *Advasana*

Die Entspannung in Bauchlage wird manchmal auch als *Savasana* in Bauchlage bezeichnet und ist eine großartige Alternative, wenn es einem aus irgendeinem Grund unangenehm ist, mit dem Gesicht nach oben zu liegen.

- Lege dich auf den Bauch. Lege die Unterarme vor dir aufeinander und die Stirn obenauf. Platziere die Arme so nah an dir, dass die oberen Rippen und die Brust vom Boden abgehoben sind (die unteren Rippen bleiben auf dem Boden). Wenn sich die Unterarme so unangenehm anfühlen, kannst du alternativ die Handflächen übereinanderlegen und die Stirn auf dem Handrücken ruhen lassen. Auch dabei sollten die Ellbogen weit genug hinten liegen, um den oberen Brustkorb vom Boden zu heben.

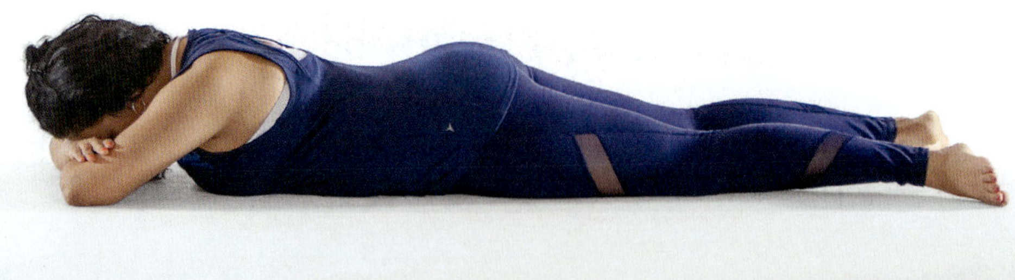

- Lege die Beine in angenehmem Abstand zueinander und drehe die Zehen nach außen. Wenn sich das nicht gut für dich anfühlt, kannst du die Beine näher zusammenbringen und die Füße entweder neutral halten oder die Zehen einwärtsdrehen.
- Lasse die Gesichtsmuskulatur weich werden und achte auf die Stellen im Körper, die sich beim Atmen bewegen.
- Bleibe so lange in der Haltung, wie du möchtest oder kannst.

Tiefenentspannung in Seitenlage

Falls das Liegen in Rücken- oder Bauchlage unangenehm ist, kann man auch in der Seitlage entspannen.

- Lege dich auf eine beliebige Seite. Bei Schwangeren wird üblicherweise empfohlen, auf der linken Seite zu liegen.
- Du kannst den unteren Arm auf dem Boden ausstrecken und die Schläfe auf dem Bizeps ablegen. Den oberen Arm lässt du dort, wo es angenehm ist.
- Du kannst den Kopf auch auf einer gefalteten Decke oder einem Kissen ruhen lassen und beide Arme so ablegen, dass es bequem ist.
- In der Seitenlage kann es sich wunderbar anfühlen, ein Bolster oder eine gefaltete Decke zwischen die Knie zu klemmen.
- Du kannst auch ein Bolster hinter dir auf den Boden positionieren, um den Rücken abzustützen.
- Halte die Augen geschlossen oder offen (das ist grundsätzlich deine Entscheidung).
- Atme durch die Nase ein und aus, wenn du kannst.
- Bleibe so lange in der Haltung, wie du möchtest oder kannst.

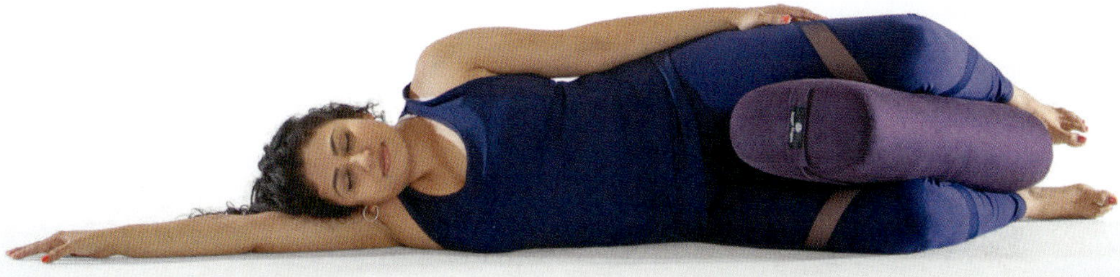

Kapitel 15

Meditation und einfühlsame Selbsterkenntnis

Yoga bedeutet uns mehr und berührt unser Leben tiefgreifender, als es die reine Körperarbeit auf der Matte tut. Meditation und einfühlsame Selbsterkenntnis stehen im Mittelpunkt unseres Übens.

Meditation ist eine Methode zur Bewusstseinsschulung, bei der man lernt, ohne Werturteile präsent zu sein. Das Ziel ist weder, dass man besser oder anders wird, noch, dass man das Gehirn abschaltet oder aufhört zu denken. Stattdessen geht es darum, zu entschleunigen und sich nach innen zu wenden. Meditation – oder *Dhyana* – ist nicht nur ein Teil der Yoga-Tradition, sondern ein Kernstück.

Meditation kann spirituelle Aspekte haben und ist ein wichtiges Element vieler religiöser Traditionen. Aber sie kann auch ganz diesseitig sein. So wie es viele Yoga-Asana-Richtungen gibt, gibt es auch viele Meditationsstile. Es sind zahlreiche Bücher, Apps und Podcasts veröffentlicht, die Interessierte in alle möglichen Methoden der Meditation einführen.

Zahlreiche wissenschaftliche Studien belegen die guten Wirkungen, die Meditation auf Geist und Körper ausübt. Bei uns selbst haben wir mehr Konzentrationsfähigkeit, Selbstvertrauen und Stressresilienz als Ergebnis von Meditation feststellen können. Versuche, dir regelmäßiges Meditieren anzugewöhnen, und sei es nur für ein paar Wochen. So kannst du zumindest einmal zu spüren, wie sich das auf dein Leben und dein Yogaüben auswirkt.

Die Methode der einfühlsamen Selbsterkenntnis ermöglicht es, sich selbst ohne Wertung zu begegnen. Dort, wo man steht, und so, wie man ist. In diesem Kapitel findest du auch einige unserer Lieblingsfragen zum Sich-selbst-Erkennen.

So gelingt regelmäßiges Meditieren

Setze dir ein Ziel

Wie beim Asana-Üben sollte man sich auch beim Meditieren ein SMARTes Ziel setzen: spezifisch, messbar, absolut erreichbar, relevant und terminbasiert. So gewinnt man besser Schwung und das Meditieren wird eher zur Gewohnheit. Dein Ziel könnte zum Beispiel sein, einen Monat lang jeden Abend vor dem Schlafengehen drei Minuten zu meditieren.

Finde einen zu dir passenden Meditationsstil

Meditationsstile sind beispielsweise Atemmeditation, Mantra-Meditation, Metta-Meditation (Meditation von Liebe und Mitgefühl), meditatives Gehen, Yoga Nidra (wörtlich »yogischer Schlaf«, eine geführte Entspannungsübung mit Visualisierungen, die oft im Liegen geübt wird). Falls dir die Meditationsart, die du gerade ausprobierst, nicht zusagt, ist eine andere möglicherweise passender.

Wähle die richtige Tageszeit

Die beste Zeit zum Meditieren ist die Zeit, zu der du auch wirklich meditierst! Wenn du kein Frühaufsteher bist, wird die Versuchung groß sein, die frühmorgendliche Meditation zu verschlafen. Dann ist eine Meditationseinheit in der Mittagspause oder vor dem Schlafengehen vermutlich besser geeignet. Womöglich stellst du auch fest, dass dir das Meditieren am leichtesten und am konstantesten gelingt, wenn du damit den Tag beginnst. Wenn du regelmäßig Asana übst oder an einem Yogakurs teilnimmst, kannst du vor oder nach dem Üben einige Minuten auf der Matte meditieren.

Egal für welche Tageszeit du dich entscheidest, für einen bestimmten Zeitraum (zum Beispiel einige Wochen) solltest du dabei bleiben. Du solltest es allerdings nicht zu streng nehmen. Wenn du am Montag deine Morgenmeditation verschläfst, gibt es keine »Regel«, die besagt, dass du sie nicht später am Tag nachholen darfst.

Finde eine bequeme Sitzposition

Es ist schwer, das Meditieren durchzuhalten, wenn es sich schmerzhaft oder unangenehm anfühlt! Auch wenn man oft Bilder von Yoginis sieht, die gelassen im Lotussitz meditieren, ist der Lotus für die meisten

Menschen keine besonders leichte oder zugängliche Meditationshaltung. Wenn du im Sitzen meditierst, ist die ideale Position so bequem, dass du nicht wirklich darüber nachdenken musst. Du kannst mit gekreuzten Beinen oder auf den Fersen sitzen. Du kannst dich auf ein Meditationskissen, einen Yogablock oder eine oder mehrere gefaltete Decken setzen, um die Wirbelsäule lang und aufrecht zu halten. Du kannst dich auch mit dem Rücken gegen eine Wand lehnen und/oder im Schneidersitz Decken oder Blöcke unter die Knie legen. Und du kannst natürlich ebenfalls aufrecht auf einem Stuhl sitzend meditieren. Probiere aus, bis du eine Position gefunden hast, die zu dir passt. Und wenn das Meditieren im Sitzen nicht dein Ding ist, findest du vielleicht an Yoga Nidra oder meditativem Gehen Gefallen.

Fange klein an

Du musst nicht lange meditieren, um die guten Wirkungen der Meditation zu erleben. Beginne mit drei Minuten. Stelle dir einen Zeitgeber auf eine kurze Zeitspanne. Irgendwann spürst du möglicherweise, dass du länger meditieren möchtest; wenn ja, super! Jetzt kannst du dem Zeitgeber beispielsweise eine Minute hinzufügen. Und immer, wenn sich das Meditieren schwer oder lästig anfühlt, fängst du wieder klein an.

Nutze eine Erinnerungshilfe

Trage eine Erinnerung in deinen Smartphone-Kalender ein, schreibe Meditation in deinen Tagesplaner oder benutze eine physische Erinnerungshilfe, beispielsweise ein Armband an einem Handgelenk, das du nach dem Meditieren ans andere Handgelenk bindest. Du kannst sogar eine *Mala* (eine Perlenkette, die zur Mantra-Meditation verwendet wird) unter der Kleidung tragen.

Meditationsarten

Mantra-Meditation

Für die Konzentration ist es oft förderlich, wenn man ein Mantra mit dem Atem verbindet. Ein Mantra ist eine heilige oder anderweitig bedeutungsvolle Stimmäußerung. Das Sanskritwort *man* bedeutet »Geist« und *tra* steht für »leiten« oder »beschützen«. Ein Mantra ist also buchstäblich ein Wort oder ein Laut, der den Geist beim Meditieren leiten soll. Es gibt viele Möglichkeiten, beim Meditieren mit Mantras zu arbeiten. Wir erkunden nun einige davon.

1. Kombiniere die Einatmung mit einem Wort oder einer Eigenschaft, die du »einatmen« oder kultivieren möchtest. Kombiniere die Ausatmung mit einem Wort oder einer Eigenschaft, die du der Welt mitteilen möchtest. Beispielsweise:

   Einatmung: Friede
   Ausatmung: Liebe

   Einatmung: Freude
   Ausatmung: Mitgefühl

2. Kombiniere Ein- und Ausatmung mit einer bestärkenden Affirmation. Genau genommen unterscheidet sich eine Affirmation ein wenig von einem Mantra, aber man kann mit einer Affirmation in ähnlicher Weise arbeiten:

   Einatmung: Ich bin stark.
   Ausatmung: Ich bin fähig.

   Einatmung: Ich habe Kraft.
   Ausatmung: Ich genüge.

3. *Soham* ist ein Mantra, das traditionell mit dem Atem verbunden ist und das viele Meditierende als erstes Sanskrit-Mantra lernen. Es kann mit »Das bin ich« übersetzt werden und verbindet uns gemäß der vedischen Philosophie mit der Energie des Universums. Es kann wie folgt mit dem Atem koordiniert werden:

   Einatmung: so
   Ausatmung: ham

So übst du

Wähle eine Mantra-Übung, die dir zusagt. Finde dann in eine bequeme Sitzhaltung. Auf jeden Fall solltest du so aufrecht wie möglich sitzen. Richte den Hinterkopf an der Rückseite des Beckens aus und recke dich bis zum Scheitel.

Wie wir auch im Abschnitt »So gelingt regelmäßiges Meditieren« auf Seite 249 empfehlen, solltest du zum Üben einen Zeitgeber nutzen, damit du dir keine Gedanken über die Dauer machen musst. Wenn du gerade erst mit Meditation anfängst oder etwas aus der Übung bist, kannst du den Zeitgeber zu Beginn auf drei Minuten stellen und die Meditationsdauer allmählich verlängern, je nach den zeitlichen Möglichkeiten und dem Interesse.

Lege die Hände so ab, dass sie sich angenehm anfühlen, vielleicht auf den Oberschenkeln, mit den Handflächen nach oben oder nach unten. Manche Meditierende empfinden nach oben gekehrte Handflächen als Ausdruck von Empfänglichkeit und nach unten gewendete Handflächen als erdend.

Schließe die Augen, wenn sich das angenehm anfühlt, oder halte die Augen entspannt offen.

Beginne, den Atem wahrzunehmen und atme durch die Nase ein und aus, wenn möglich.

Erlaube dem oberen Bauch und dem Brustkorb, sich bei jedem Einatmen auszudehnen und sich beim Ausatmen auf natürliche Weise ein wenig einzuziehen. Der untere Bauch bleibt leicht angespannt, um das aufrechte Sitzen zu gewähren. Lasse Ein- und Ausatmung in Länge und Qualität gleich werden, die eine ist ebenso wichtig wie die andere.

Beginne dann, dein ausgewähltes Mantra mit dem Atem zu verbinden. Sobald du merkst, dass deine Gedanken abschweifen, lenkst du die Aufmerksamkeit wieder auf die Atmung und das Mantra.

Das Abschweifen ist Teil der Übung. Du solltest daher nicht glauben, dass du etwas »falsch« machst, wenn die Gedanken wandern.

Wenn der Zeitgeber klingelt, darfst du das Mantra fallenlassen und dein Bewusstsein wieder auf das Ein- und Ausatmen lenken. Mache die Augen auf, falls sie geschlossen waren.

Wenn du möchtest, kannst du die Hände aufs Herz legen oder in eine Gebetshaltung bringen. Damit dankst du dir selbst dafür, dass du dir die Zeit genommen hast und dir etwas Gutes getan hast – und damit dankst du auch für alles Gute im Leben.

Meditation zur Wertschätzung deines Körpers

Diese Meditation funktioniert wie ein Neustart für dein Körperbild. Sie trägt dazu bei, dass du eine von Akzeptanz geprägte Beziehung zu deinem Körper wiederherstellst. Wir müssen nämlich weg von unserer negativen Programmierung. Wir sind sozialisiert und geschult, unseren Körper mit Negativität und Misstrauen zu betrachten. Aber das kommt nicht aus uns selbst. Wir sind nicht dazu geboren, uns selbst zu hassen. Ein Kleinkind empfindet nur Freude und Staunen über den eigenen Körper. Du darfst jetzt in jene Zeit zurückkehren, in der du dich glückselig an deinem Körper, so wie er ist, erfreut hast.

Wir haben festgestellt, dass wir mithilfe dieser Meditationsübung ein Bewusstsein für die Teile von uns selbst gewinnen, die wir mögen – und zwar im körperlichen wie im emotionalen oder spirituellen

Sinne. Die Übung hilft uns auch, eine ganzheitliche Sicht auf uns selbst als komplexe und schöne Menschen zu entwickeln. Wir hoffen, dass sie auch dir hilft, Frieden mit dir selbst zu finden und dich so anzunehmen, wie du bist.

Suche dir zunächst eine bequeme Position im Sitzen oder im Liegen. Du kannst die Augen schließen oder entspannt offen halten.

Wende nun deine Aufmerksamkeit gelassen dem Atem zu. Beobachte, wie jede Einatmung den Körper mit Licht erfüllt und wie jede Ausatmung den Körper weicher macht. Vielleicht merkst du, dass die Gedanken abschweifen. Und wenn dies der Fall ist, lenkst du die Aufmerksamkeit sanft zum Atem zurück.

Atme tief in den Bauch und in die Rippen ein, halte die Luft einige Sekunden lang an, wenn sich das angenehm anfühlt, und lasse sie dann langsam ausströmen. Wiederhole dies so lange, bis du spürst, wie der Körper weich wird.

Spüre, wie sich der Körper hebt, wenn sich die Lungen mit Luft füllen. Stelle dir den Atem als eine Welle im Ozean vor. Beim Ausatmen strömen die Fluten aufs Meer hinaus und beim Einatmen rollt die Welle wieder aufs Ufer zu.

Stelle dir vor, dass sich mit jeder Welle die Spannung im Körper löst und sanft davonfließt. Entspanne die Schultern, entspanne den Kiefer, entspanne die Lücke zwischen den Augenbrauen. Lasse den Körper ins Kissen, in den Stuhl oder in den Boden schmelzen.

> **Sage dir:** Ich bin hier, ich genüge, ich bin sicher, ich werde geliebt.

Fahre mit der tiefen Atmung fort, aber richte nun die Aufmerksamkeit auf deinen Körper. Achte darauf, wie sich der Körper anfühlt.

Nimm dir beim Einatmen einen Moment Zeit, um über all das nachzudenken, was dein Körper kann. Mache dir seine Fähigkeit zu lieben, zu spüren, zu atmen und sich zu bewegen bewusst. Nimm wahr, wie du dich in deinem Körper fühlst. Wie fühlt es sich da an, wo der Körper die Kleidung berührt? Wie fühlt sich die Luft auf deiner Haut an?

Denke beim Atmen an dasjenige im Körper, für das du dankbar bist. Du kannst deine Hände auf diejenigen Stellen am Körper legen, die du gern kritisierst. Sende ihnen Verständnis und Liebe. Atme in die Körperteile, mit denen du unzufrieden bist, hinein und sende ihnen Frieden. Sag dir, dass es gut ist, hier zu sein und so zu sein, wie du bist.

Nimm dir Zeit, um deine eigenen Gedanken und Vorstellungen über deinen Körper zu reflektieren. Was denkst du? Was siehst du? Atme ein … und aus. Verbinde dich mit deinem Körper und nimm wahr, wie du dich dabei fühlst.

Stelle dir nun vor, dass du mit deinem Körper Frieden schließt. Du musst ihn nicht lieben, aber begrabe Wut und Hass und finde zur Neutralität. Stelle dir vor, dass du mit deinem momentanen Ist-Zustand im Reinen bist.

Wie mag es sein, sich im eigenen Körper wohlzufühlen? Beginne, dich selbst als ein vollkommenes, göttliches Wesen zu sehen, das den Körper als Instrument nutzt, um das Leben zu leben.

Was sind all die Wunder, die dein Körper für dich vollbringt? Denke daran, wie er Kraft schöpft, wenn du Energie brauchst, und wie er Entspannung herbeiführt, wenn du Ruhe brauchst.

Es ist gut, zu sein, wer du bist. Wiederhole: Es ist gut, zu sein, wer ich bin. Ich genüge.

Vielleicht möchtest du das folgende Mantra für Frieden und Akzeptanz ausprobieren. Du kannst beim Atmen alle Zeilen mitdenken oder nur die, die dich am meisten ansprechen.

Einatmung: Ich genüge.
Ausatmung: Ich tue genügend.

Einatmung: Ich habe genügend.
Ausatmung: Mein Körper genügt.

Einatmung: Mein Körper ist Ausdruck meines göttlichen Wesens.
Ausatmung: Ich empfinde Frieden.

Jetzt darfst du dich auf dem Weg der Selbstakzeptanz sehen.

Wenn du bereit bist, kannst du auftauchen, indem du tiefe, volle Atemzüge nimmst und mit einem tiefen Seufzer loslässt. Bewege deinen Körper auf eine Weise, die sich gut anfühlt, und richte die Aufmerksamkeit wieder auf deine Umgebung. Öffne langsam die Augen, falls sie geschlossen waren: Jetzt siehst du die Welt ein wenig anders.

Einfühlsame Selbsterkenntnis

So wie es viele Arten der Meditation gibt, gibt es auch viele Arten, einfühlsame Selbsterkenntnis zu üben. Wir haben festgestellt, dass regelmäßiges Tagebuchschreiben eine wirksame Methode ist. Man kann frei drauflosschreiben, aber wir setzen gern bestimmte Fragen und Anregungen ein.

Man muss nicht seitenlang schreiben, damit es wirkt. Versuche zu schreiben, was dir in den Sinn kommt – und wenn es nur zwei Minuten sind. Schreibe länger, wenn dir danach ist. Du musst nichts umschreiben oder besonders schön formulieren oder kritisch beurteilen. Finde in den Schreibfluss. Wie beim Meditieren empfehlen wir dir, bewusst eine Tageszeit für dein Schreiben festzulegen. Halte dich daran und versuche eine bestimmte Zeit lang, Tagebuch zu führen, um zu sehen, was daraus entsteht.

Anregungen fürs Tagebuchschreiben

- Wofür bin ich dankbar? (Kann man sehr gut jeden Tag verwenden!)
- Was habe ich mir heute vorgenommen? Was ist meine Affirmation? (Auch sehr gut als tägliche Frage!)
- Was fühle ich gerade? Meine Atmung, meine Kleidung, meine Emotionen?
- Was sind meine Grundwerte? Stimmen meine Grundwerte mit meinem Handeln überein? Mit dem, was ich gern tue?
- Stimmen meine Gedanken mit meinem Handeln und mit meinen Äußerungen überein?
- Was erzähle ich mir selbst? Sind es wahre Geschichten?
- Wie werde ich heute für mich sorgen?
- Was werde ich heute tun, das mich glücklich macht?
- Welche Gefühle möchte ich in meinem Leben haben? Und wem möchte ich sie zeigen?
- Was an mir feiere ich gerade?
- Wie läuft mein Yogaüben? Wie läuft das Meditieren? Habe ich irgendwelche Überlegungen dazu oder bestimmte Erkenntnisse?
- Was inspiriert mich?
- Was kann ich loslassen?

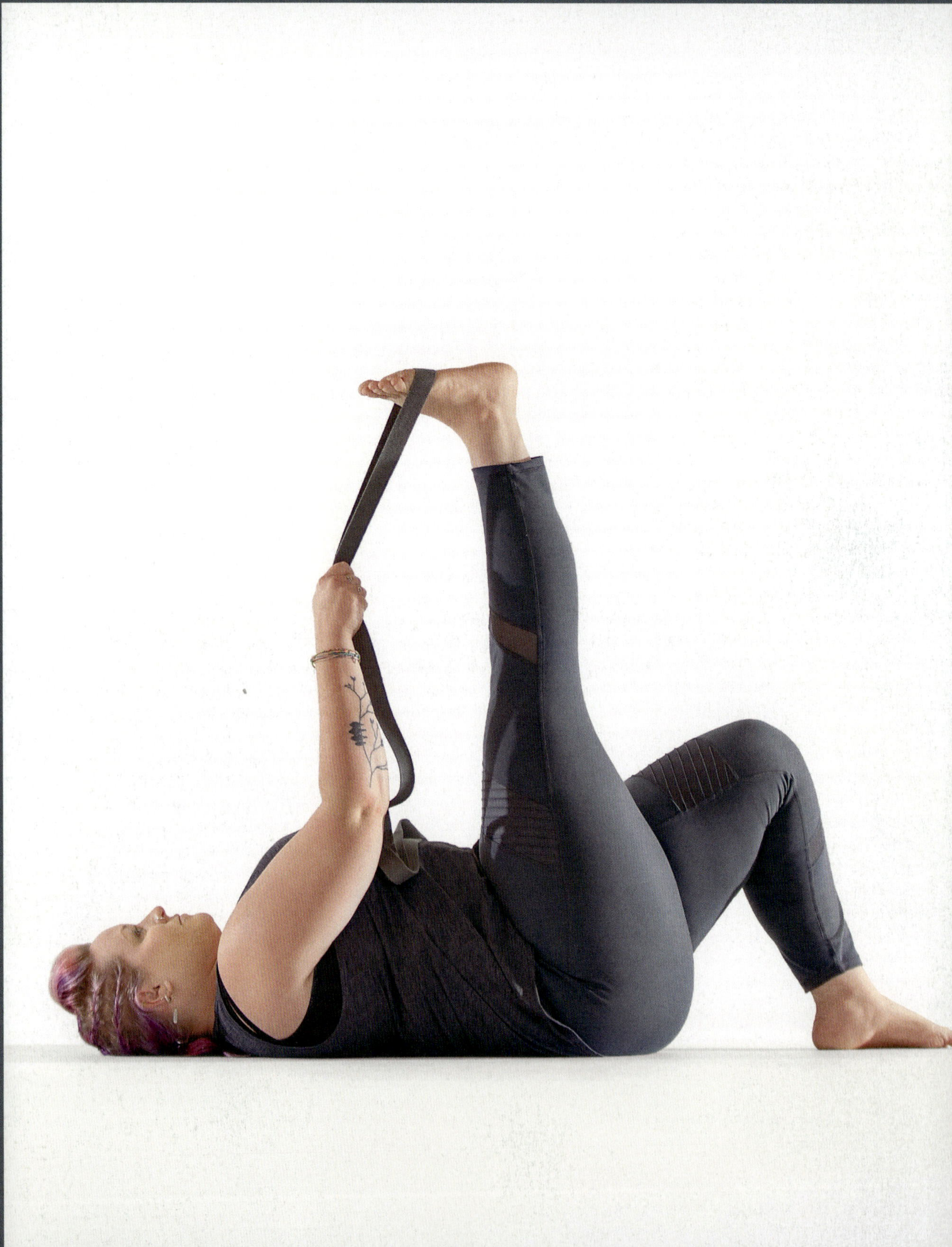

Teil 3

YOGA-STUNDEN GESTALTEN

Kapitel 16

Inklusive Yogastunden

Egal, ob du dir eine Übungsfolge fürs Yoga zu Hause ausdenkst oder ob du für Kursteilnehmende planst, am Anfang steht der Grundgedanke: Wie wir uns selbst und unsere Schülerinnen und Schüler auf der Matte willkommen heißen, ist entscheidend. Entscheidend ist auch, welche Worte wir wählen, um mit uns selbst und mit unseren Schülerinnen und Schülern zu sprechen. Und Yoga besteht aus so viel mehr als nur aus Asanas. Entscheidend ist, welche Möglichkeiten wir schaffen, um uns mit uns selbst, unseren Schülerinnen und Schülern und der Welt zu verbinden.

Wir hoffen, dass dieses Kapitel nicht nur für Lehrende (und diejenigen, die Lehrende ausbilden) hilfreich ist, sondern auch für all diejenigen, die ihre eigene, häusliche Yoga-Praxis vertiefen und verbessern möchten. Zuerst sprechen wir darüber, wie wir uns unserer Matte, unserem Unterricht und unseren Lernenden nähern. Dann behandeln wir, wie wir mit uns selbst und miteinander reden. Und schließlich gehen wir zur Kunst der Übungsgestaltung über.

Komm, wie du bist

Beim Yoga geht es nicht darum, sich selbst zu verbessern. Es geht darum, bei sich selbst zu sein und etwas über sich selbst zu lernen. Es geht darum, dass man in seinem momentanen Ist-Zustand vollkommen in Ordnung ist. Yoga wächst und verändert sich mit dem Üben. Nur weil man gestern etwas geschafft hat, heißt das nicht, dass man es heute schaffen kann oder muss. Und dass man heute etwas nicht schafft, bedeutet nicht, dass man es nie schaffen wird. Jede Übung und jede Haltung ist einzigartig. Du kommst nach langer Zeit zum ersten Mal wieder auf die Matte? Großartig! Willkommen zurück. Egal, wie lange deine Auszeit war, Yoga ist immer für dich da.

Alle Lernenden willkommen heißen

Es ist gar nicht so leicht, einen dauerhaft geschützten Raum zu schaffen, in dem Lernende das Yogaüben genießen und sich dadurch auch verwandeln können. Lehrende müssen dafür sorgen, dass die Yogastunde nicht nur körperlich, sondern ebenfalls emotional keine Gefahr darstellt. Menschen mit größerem Körper, mit fortgeschrittenem Alter, mit Migrationshintergrund, mit unterschiedlichen körperlichen Fähigkeiten – eigentlich alle Lernenden – können in Yogakursen stark verunsichert sein. Das Gefühl, nicht dazuzugehören, kann beängstigend sein. Deshalb besteht der erste Schritt darin, alle willkommen zu heißen! Begrüße jede Schülerin und jeden Schüler, unterstütze sie und ermutige sie, den Unterricht zu besuchen. Willkommenskultur schafft die Voraussetzung dafür, dass im Kurs eine Atmosphäre des Verständnisses und der Wertschätzung für unterschiedliche Körpertypen und Fähigkeiten entsteht.

Zehn Maßnahmen, um einen geschützten Raum zu schaffen

1. Falls du vorhast, eine bestimmte Bevölkerungsgruppe anzusprechen, solltest du spezielle Kurse für diese Bevölkerungsgruppe anbieten (Yoga für größere Körper, Queer Yoga, Senioren-Yoga und dergleichen). Kursangebote für bestimmte Zielgruppen gewährleisten, dass sich alle Lernenden gesehen, einbezogen, willkommen geheißen, gefeiert, repräsentiert und zum Üben ermutigt fühlen.
2. Praktiziere *Swadhyaya*, das heißt, widme dich dem Studium des eigenen Selbst. Übe dich in Selbstreflexion, um deine eigenen Vorurteile gegenüber Körpern aufzuspüren, die sich von deinem eigenen unterscheiden. Wie wirken sich deine persönlichen Vorurteile in Bezug auf Geschlecht, Körpergröße oder ethnische Zugehörigkeit auf deinen Unterricht und das aus, was du über Yoga vermittelst? Was kannst du ändern, wenn du bei dir Vorurteile feststellst?
3. Plane den Unterricht. Erscheine vorbereitet zur Yogastunde. Du weißt nicht, wer möglicherweise kommt, und du musst vielleicht vom Plan abweichen. Aber es ist immer gut, einen Plan haben – und oft auch ein Thema. Für die Lernenden ist es schön, eine Botschaft mitnehmen zu können, die sich auf ihr Leben bezieht und die ihnen den Geist der »Selbsterkenntnis« durch Körperarbeit nahebringt. Das erinnert sie daran, dass Yoga mehr ist als nur die Haltungen.
4. Sorge dafür, dass sich die Lernenden willkommen fühlen – besonders die Neuen. Lächle sie an und beginne das Gespräch, indem du dich vorstellst. Lade sie in den Übungsraum ein. Versichere ihnen, dass sie bereits alles richtig gemacht haben, indem sie einfach zum Unterricht erschienen sind.
5. Merke dir die Namen aller Lernenden und zeige, dass du angemessenen Wert darauf legst, ihre Namen richtig auszusprechen. Das ist wichtig für die Schülerinnen und Schüler. Es ist auch wichtig, sich über ihre Pronomen kundig zu machen und sie zu verwenden (zum Beispiel sie/er, er/er, sie/sie).

6. Lies die Anmeldeformulare der Lernenden, sei freundlich und offen und gib ihnen den Raum, um über Schwierigkeiten oder Bedenken zu sprechen. Lege dabei den Fokus immer darauf, was der Betreffende kann.
7. Pflege Beziehungen. Eine neue Schülerin oder einen neuen Schüler kannst du einer etwas erfahreneren Person oder gleich dem ganzen Kurs vorstellen. Lasse die erfahrenere Person Hilfsmittel für die neue Schülerin oder den neuen Schüler holen, ihr oder ihm das Studio oder den Weg zur Toilette zeigen. Ziel ist es, eine warme, einladende Atmosphäre zu schaffen und die Lernenden zum Erfahrungsaustausch zu ermutigen.
8. Vorverurteile niemals Teilnehmende oder ihre Situation. Das ist zugegebenermaßen schwer. Urteile zu fällen gehört zu unserer Natur. Deshalb musst du auf dich selbst achten. Finde heraus, was dich an anderen stört, und mache diese Selbsterforschung zu einem wesentlichen Teil deiner Yoga-Praxis. Du kannst anhand der körperlichen Erscheinung überhaupt nicht erkennen, wozu jemand fähig ist. Nur weil ein Mensch umfangreicher, älter oder körperlich anders ist, heißt das nicht, dass er oder sie eine Übung nicht machen kann.
9. Sage, was du meinst. Sprich deutlich, laut und langsam.
10. Fasse deine Anweisungen in einfache Worte. Wir raten davon ab, Anweisungen zu verkomplizieren. Und lasse Lernenden lieber etwas Raum, um eigene Erfahrungen zu machen.

Die Wirksamkeit bewusster Sprache

Bei der Frage, wie du dich selbst und andere auf der Matte begrüßen kannst, empfehlen wir dir, besonders auf die verwendete Sprache zu achten. Achte deinen Körper und dein Yoga und achte deine Schülerinnen und Schüler.

Manche Yogalehrende sprechen vom »vollkommenen Ausdruck der Haltung«, wenn sie die »klassische« oder »typische« Variante einer Haltung meinen – also die am häufigsten fotografierte. Diese Ansicht und die Wortwahl dafür ist sehr irreführend und gilt zunehmend als veraltet. Wir finden, dass dieser Ausdruck den Blick darauf verengt, wie eine Haltung am eigenen Körper aussehen müsste. Der innere Monolog im Kopf des Übenden kann dadurch von Selbstzweifeln, Selbstkritik und Selbstverurteilung befallen werden, wenn sich Gedanken wie »Das schaffe ich nie« einschleichen. Wie wäre es, wenn wir die Perspektive wechseln und anerkennen, dass »der vollkommene Ausdruck der Haltung« nur der eigene, einzigartige, perfekte Ausdruck an diesem einen Tag sein kann?

Statt auf einengende Formulierungen wie den » vollkommenen Ausdruck der Haltung« zurückzugreifen, solltest du lieber vom »individuellen Ausdruck der Haltung« sprechen. Verschaffe dir selbst oder anderen Lernenden die Freiheit, diese Vorstellung zu erkunden. Ermutige sie, sich selbst kennenzulernen, indem du positive Wörter verwendest: die Haltung erfühlen, erkunden oder sich aneignen. Lasse alle das tun, was sich in ihrem Körper gut anfühlt.

Tipps

» Vorsicht vor geschlechtsspezifischen Ausdrücken wie »liebe Freunde«. Verwende lieber inklusive Sprache wie »liebe Leute« oder »ihr Lieben«. Wenn du spezielle Varianten für Schwangere anbietest, solltest du bedenken, dass sich nicht alle Schwangeren als Frauen identifizieren. Meide Stereotype wie »Frauen sind tendenziell intuitiver ...« oder »Männer sind tendenziell ehrgeiziger ...«.

» Bezeichne abgewandelte Haltungen als Haltungsvarianten, die für alle vorteilhaft sein können, nicht als zweitrangige Versionen.

» Nicht vergessen: Die Worte, die wir als Lehrende verwenden, können Lernende ermächtigen oder auch demütigen. Verwende keine Befehle, sondern einladende Formulierungen, um Haltungen durchzugehen. Im Zweifelsfall ist mehr Freundlichkeit das Richtige.

Übungsfolgen gestalten

Es gibt viele verschiedene Möglichkeiten, eine Übungsfolge für Yogastunden zu Hause oder im Kurs zusammenzustellen. Im Folgenden beschränken wir uns auf das Üben im Kurs, aber die meisten Tipps lassen sich genauso gut auf das heimische Üben anwenden.

Manche Leute unterrichten gern spontan, während andere am liebsten jedes Detail planen würden. Wenn du Yogalehrerin oder Yogalehrer bist, empfehlen wir dir aber, einen Plan aufzustellen. Die Planung des Unterrichts gibt dir Sicherheit und ermöglicht dir gleichzeitig Spontaneität. Du wirkst professioneller, sicherer und fürsorglicher.

Als Lehrende müssen wir sensibel auf die Bedürfnisse neuer Lernender eingehen und offen für die Wünsche der Erfahreneren sein. In unseren Kursen können Menschen ihre eigene Kraft erkennen und einen Raum für Selbstfürsorge, persönliches Wachstum und spirituelles Erleben finden. Wir können Inspiration bieten und Freude schaffen, indem wir schöne Übungsfolgen mit durchdachter Botschaft zusammenstellen. Wir können die Art ändern, wie wir unseren Körper bewegen und uns mit unserem Atem verbinden. Wir können sogar unser Bewusstsein verändern und uns für neue Möglichkeiten öffnen.

Warum Menschen Yoga üben

Eine große Quelle der Inspiration ist für uns die Yogalehrerin Christina Sell, deren Gestaltung von Übungsfolgen unglaublich ist. Sie kategorisiert Lernende in drei verschiedene Typen. Das bedeutet nicht, dass lediglich drei verschiedene Arten von Menschen auf die Matte kommen, sondern dass viele Yogalernende bestimmte Eigenschaften gemeinsam haben, die zu beachten sind. Nur wer so viel wie möglich über die Bedürfnisse, Ziele und Interessen der Lernenden herausfindet, kann fortschrittliche, zugängliche und inklusive Kurse aufbauen.

Die Mystiker und Mystikerinnen wollen inspiriert werden. Sie erwarten eine eher spirituelle Yogaerfahrung, wozu auch gedimmtes Licht, traditionelle Sitar-Musik und Weihrauch gehören können. Sie wollen ein wahrhaftiges, von Yogaphilosophie durchdrungenes Erlebnis. Sie kommen auf die Matte, um ein Gefühl von Frieden und von Verbindung mit einer höheren Macht zu finden.

Die Tüftlerinnen und Tüftler konzentrieren sich mehr auf die Technik der Haltungen. Tüftlerinnen interessieren sich dafür, wie und warum Yoga funktioniert. Sie lernen nicht nur liebend gern Anatomie, Physiologie und Biomechanik, sondern wollen auch den Aufbau der Yogastunde verstehen. Man kann sie sich als die Wissenschaftlerinnen und Wissenschaftler des Asana-Yoga vorstellen. Sie wollen den genauen Beugewinkel des rechten Knies wissen und auch den Grund, warum wir bestimmte Asanas machen. Sie kommen gern wieder, wenn sie etwas gelernt haben.

Die Sportlerinnen und Sportler messen die Effizienz des Unterrichts anhand von körperlichen Leistungen. Sie kommen, um sich zu bewegen und um zu atmen, um sich zu dehnen und zu kräftigen. Und um zu schwitzen! Sie bleiben am liebsten in Bewegung und halten nicht gern still, um sich etwas zeigen zu lassen. Yoga ist Teil ihres Fitnesstrainings. Sie genießen es, eine Übungsfolge zu erlernen und dann in Ruhe gelassen zu werden, um mit voller Kraft durch die Übungsfolge zu rauschen.

Wir fügen zusätzlich noch einen Typ hinzu: die vorsichtigen Anfängerinnen und Anfänger. Solche Lernende sind neu im Yoga. Sie kommen eventuell wegen einer Verletzung oder zur Stressbewältigung in den Kurs. Sie haben möglicherweise eine Behinderung oder benötigen aufgrund von Traumata, Angstzuständen oder eingeschränkten körperlichen Fähigkeiten mehr Aufmerksamkeit auf ihrem Yogaweg.

In Wirklichkeit sind alle Lernenden eine Kombination aus all diesen Typen und noch vielem mehr, auch wenn einzelne sich möglicherweise stärker mit dem einen identifizieren als mit dem anderen. Die Zusammenstellung einer Yogastunde gelingt dann am besten, wenn man viel über die Lernenden weiß. Frage sie daher über ihr Yogaüben aus und finde heraus, was sie interessiert. Beobachte deine Schülerinnen und Schüler und lerne sie kennen – genau das macht dich zu einer großartigen Lehrerin oder einem großartigen Lehrer.

Verschiedene Arten von Übungsfolgen

Es gibt unterschiedliche Arten, eine Yogastunde zu strukturieren. Sie richten sich danach, womit man sich gerade wohlfühlt und welche Bedürfnisse die Lernenden zur Zeit haben. Sei bei der Planung sorgfältig, aufmerksam und offen für Neues. Hier sind ein paar Beispiele dafür, wie man eine Stunde strukturieren kann:

1. Man verwendet eine der festgelegten Übungsfolgen, wie sie im Jivamukti, Ashtanga und Sivananda Yoga gelehrt werden.
2. Man baut die Übungsfolgen auf ein bestimmtes Ausrichtungsprinzip auf, wie es im Iyengar-Yoga üblich ist.
3. Man richtet die Übungsfolge auf eine »Höhepunkt-Haltung« aus, beispielsweise auf die Radhaltung. Dann sucht man andere Haltungen aus, die »bergauf« zur Zielhaltung führen, übt diese und steigt den Berg hinunter in die Entspannungsphase.
4. Ein Potpourri-Kurs, der von allem etwas bietet!

Themenkurse

Indem du ein Thema oder einen Schwerpunkt für die Yogastunde festlegst, kannst du eine Geschichte erzählen und eine ganzheitliche Erfahrung ermöglichen. Falls du ein Thema verwenden möchtest, haben wir hier einige Vorschläge:

- Das Kursthema kann eine bestimmte Musik sein. Möglicherweise zieht sich durch die Stücke ein roter Faden, oder man stellt gleich eine ganze Playlist mit einer Künstlerin oder einem Künstler zusammen, deren Musik besonders inspiriert.
- Man sucht sich einen Körperteil aus, der Fürsorge braucht, beispielsweise die Schultern oder die Hüften. Oder man nimmt eine bestimmte Körperfunktion wie den Gleichgewichtssinn.
- Ein Thema kann auch der Wechsel der Jahreszeiten sein, was zu den Prinzipien des Ayurveda passen würde, der »Schwesterwissenschaft« des Yoga.
- Man gestaltet eine Yogastunde, die sich um ein Gedicht, ein Zitat oder eine Kurzgeschichte dreht.
- Man nimmt als Thema eine Eigenschaft oder Tugend wie Mut oder Dankbarkeit.
- Das Thema kann auch ein bestimmtes Handlungsziel sein: sich auf den Atem konzentrieren, Erwartungen loslassen oder im Asana-Üben Frieden mit dem Körper schließen.

Grundsätze für die Strukturierung von Übungsfolgen

- Beginne mit einer Übung, um die Mitte zu finden (im Sitzen, Stehen oder Liegen): Hole die Lernenden aus dem Kopf heraus und in den Körper hinein.
- Aufwärmen: In einem gemischten Kurs sollten Haltungen gewählt werden, die alle relativ leicht ausführen können. Bringe die größeren Muskelgruppen in Bewegung, um den Körper zu erwärmen.
- 80 Prozent der Teilnehmenden sollten alle oder die allermeisten Haltungen der Übungsfolge ausführen können: Ein oder zwei schwierigere Haltungen dürfen dabei sein, an denen die Lerndenden arbeiten können. Sie können auch Varianten ausprobieren, die jedoch immer als gleichwertig dargestellt werden sollten. Biete die schwierigeren Haltungen in Zwischenschritten oder Einzelteilen an, die interessant, zugänglich und ermutigend sind.
- Cool-down: Lasse den Lernenden genug Zeit, um zur Ruhe zu kommen und sich auf *Savasana*, die Tiefenentspannung, vorzubereiten. Baue Wohlfühlhaltungen ein, die diejenigen Körperregionen in den Mittelpunkt stellen, die während des Unterrichts beansprucht wurden.
- Lasse dir Zeit für *Savasana*: Plane mindestens ein paar Minuten Entspannung ein. Je nach Unterrichtsstil und den Interessen und Bedürfnissen der Lernenden kann *Savasana* auch Stille, eine geführte Entspannungsübung, abgespielte oder gespielte Musik beinhalten. (Was mit *Savasana* möglich ist, steht in Kapitel 14.)

Mit Körper-Positivität gegen Körperscham

Viele Menschen, darunter Seniorinnen und Senioren, Anfangende, People of Color, Menschen mit Behinderungen und beleibtere Menschen, empfinden möglicherweise Scham, wenn sie mit Yoga beginnen. Dem begegnen Lehrende idealtypisch dadurch, dass sie das betonen, was die Personen können – und nicht das, was sie nicht können. Indem wir das Bewusstsein wieder auf das lenken, was in der Yogastunde geschafft werden kann, und uns auf die Idee des »Erkenne dich selbst« konzentrieren, unterstützen wir die Lernenden, daran zu denken, dass jeder Mensch sein eigener bester Yogalehrer ist. Dazu gehört auch, die Lernenden daran zu erinnern, dass sowohl die Bilder, die sie in den Medien sehen, als auch die anderen Übenden um sie herum keinesfalls das widerspiegeln, was sie selbst beim Yoga erreichen oder nicht erreichen können.

Um eine diverse Lerngruppe zu unterrichten, müssen wir möglichst mit allen Personen im Raum Kontakt aufnehmen, und zwar so, wie sie sind. Nicht alle werden darauf eingehen, aber unserer Erfahrung nach machen mehr und mehr Leute mit, wenn man offen, ehrlich und authentisch bleibt.

Inklusiver, barrierefreier, progressiver Unterricht

Als Lehrende wollen wir die Lernenden dort abholen, wo sie sind – aber wir wollen sie nicht dort lassen! Als Yogalehrende dürfen wir nicht vor körperlich herausgeforderten Lernenden zurückschrecken. Stattdessen sollten wir jede solche Erfahrung als Gelegenheit nutzen, mehr über Yoga, über die Übenden und mehr über uns selbst zu erfahren. Wir sollten auch bedenken, dass Kurse, die für alle offen sind, nicht für alle gut sind. Mit kleineren privaten oder halbprivaten Kursen ist manchen Interessierten besser gedient.

Um wirklich mit allen Lernenden arbeiten zu können, müssen wir die häufig auftretenden Hindernisse verstehen, mit denen es Lernende in einem gemischten, inklusiven Yogakurs zu tun haben. Zu diesen Barrieren gehören:

» Der Zugang zu bestimmten Haltungen ist durch Brust, Po, Oberschenkel und andere größere Körperteile eingeschränkt

» Gehemmtheit und Angst vor Bloßstellung

» Furcht davor, die Haltungen nicht einnehmen zu können

» Bewertung des eigenen Könnens (durch sich selbst, andere Lernende oder Lehrende)

» unangemessene Kommentare über Geschlecht und Kultur, einschließlich geschlechtsspezifischer Anleitungen

» Musiktexte (mit Schimpfwörtern, zwielichtigen kulturellen Anspielungen oder sexistischen Ausdrücken)

Um diese Hürden umschiffen zu können, kannst du das Yogaüben nutzen, um eine bewusstere Lehrerin oder ein bewussterer Lehrer zu werden. Schaue dir die Lernenden an und achte darauf, was du von ihnen verlangst und wie du sie dazu aufforderst. Versetze dich in ihre Lage. Auch solche Erfahrungen, die sich von deinen eigenen unterscheiden, sind real und gültig. Es ist einfach, in den »Lehrendenmodus« zu wechseln oder den Autopiloten einzuschalten. Aber eine richtig gute Lehrerin oder ein richtig guter Lehrer wirst du, indem du dich erdest und selbst präsent bist.

Hier unsere drei wichtigsten Tipps für großartigen Unterricht auf jedem Niveau:

1. Stelle deine Schülerinnen und Schüler in den Mittelpunkt.
2. Sei mitfühlend.
3. Achte auf deine Sprache.

Die Macht der Hilfsmittel

Hilfsmittel können das Yogaüben für alle Beteiligten gleichzeitig leichter und intensiver gestalten. Sie können aus exklusiven Kursen inklusive machen. Ausführlich werden Hilfsmittel in Kapitel 5 besprochen. Bringe deinem Kurs bei, dass man sich mit Hilfsmitteln eine Haltung erschließen kann, dass sie den Körper stützen und letztendlich das Wohlbefinden während der gesamten Yogastunde verbessern können. Du wirst staunen, wie vielfältiger und inklusiver ein Asana-Kurs mithilfe von Hilfsmitteln werden kann – besonders im Hinblick auf die Bedürfnisse verschiedener Körpertypen. Hier sind unsere vier Lieblingstipps zum wirkungsvollen Einsatz von Hilfsmitteln:

1. Etabliere und normalisiere die Verwendung von Hilfsmitteln. Bitte alle Teilnehmenden, sich vor Unterrichtsbeginn mit Hilfsmitteln auszustatten – auch die, die glauben, dass sie keine brauchen. Schlage ihnen vor, die Haltungen auch mit Hilfsmittel auszuprobieren und zu sehen, wie sich das anfühlt. Bringe dem ganzen Kurs bei, dass Hilfsmittel Erweiterungen sind und keine »Krücken«.
2. Bringe allen den Umgang mit unterschiedlichen Hilfsmitteln bei, damit sie sie auch in anderen Kursen oder zu Hause sicher verwenden können.
3. Experimentiere am eigenen Leib mit neuen und innovativen Einsatzmöglichkeiten für Hilfsmittel, während du den Unterricht planst.
4. Unterrichte als Erstes die mit Hilfsmitteln »modifizierte« Variante der Haltung. So normalisierst du den Hilfsmitteleinsatz und schließt niemanden aus.

Übergänge

Unerfahrene, ältere oder mehrgewichtige Menschen können Probleme mit dem ständigen »Rauf und Runter« des Yogaübens haben. Indem man diese Übergänge im Unterricht minimiert, macht man ihn für alle zugänglicher und angenehmer.

Einer der schwierigsten Übergänge für beleibtere und neue Übende ist der, bei dem man, meist aus dem herabschauenden Hund heraus, einen Fuß zwischen den aufgestützten Händen nach vorn setzt, um in den Ausfallschritt oder in den Stand zu kommen. Menschen mit steifen Hüften und/oder größerem Bauch, Oberschenkeln oder Brüsten haben oft Mühe, diesen Übergang reibungslos durchzuführen. Die beste Lösung ist hier die »Schritt-nach-hinten-Methode«, bei der den Lernenden die Möglichkeit gegeben wird, in die Vorbeuge zu gehen und dann einen Fuß nach hinten zu setzen, anstatt im herabschauenden Hund einen Fuß nach vorn zu holen. Ähnlich wie beim »Schritt-nach-hinten-Übergang« kann man auch in eine breitbeinige Vorbeuge übergehen, mit zur Längsseite der Matte zeigenden

Zehen. Von dieser standfesten, leicht zugänglichen Basis aus können Lehrende und Lernende gut in seitlich ausgerichtete Haltungen (wie Krieger II, seitlicher Winkel, Dreieck oder Halbmond) gelangen.

Mehr zum »Schritt-nach-vorn-Übergang« aus dem herabschauenden Hund findest du in der Haltungsbeschreibung auf Seite 75.

Progressive Kursstrukturierung

Die »Haltestellenmethode« – schrittweise zum Ziel

Christina Sells *Bus Stop Method*, also die Haltestellenmethode, ist ein großartiges Mittel, um den Unterricht zugänglicher zu machen.

Wähle zunächst die Haltung aus, die du unterrichten möchtest, und übe sie am eigenen Leib. Nimm dir einen Moment Zeit, um dir die Form der Haltung anzusehen. Überlege, welche anderen Haltungen eine ähnliche Form aufweisen und gruppiere dann diese Haltungen zusammen.

Die Haltestellenmethode in der Praxis

1. Beginne mit der Grundform der Haltung und arbeite dich bis zum Ziel vor.
2. Lade die Lernenden dazu ein, an der ersten Haltestelle »in den Bus einzusteigen«.
3. Immer wenn die Haltung schwieriger und komplexer wird, bietest du den Lernenden an, bei der nächsten Haltestelle auszusteigen, noch bevor sie ihr Ziel erreichen.
4. Lege allen ans Herz, schön langsam zu fahren und die Fahrt zu genießen!

Die Haltestellenmethode im Beispiel

- **1. Haltestelle:** Steht auf einem Bein und zieht das andere Knie an die Brust.
- **2. Haltestelle:** Geht in den Krieger III. Oder beginnt in der Vorbeuge mit Blöcken unter den Händen, stabilisiert das eine Bein, während ihr das andere nach hinten ausstreckt und die Energie durch die Ferse schickt.
- **3. Haltestelle:** Krieger III mit einer Hand auf dem Block und dem anderen Arm zur Seite gestreckt. Oder Halbmondhaltung mit einem Block.

Tipps

- » Biete für jede Haltung immer zwei oder drei Varianten an. Arbeite diese Varianten auf deiner Matte aus, bevor du sie unterrichtest. Nimm dir die Zeit, jede Haltung, die vorkommt, auseinanderzunehmen.
- » Gestatte den Lernenden, an jeder Haltestelle auszusteigen.
- » Achte auf alle Lernenden im Raum. Denke daran: In deiner Yogastunde sollten 80 bis 90 Prozent der Haltungen von allen Teilnehmenden einfach und bequem ausgeführt werden können.
- » In den anderen 10 bis 20 Prozent des Unterrichts kannst du anhand der schwierigeren Haltungen Methoden und Tipps für sicheres Ausführen und Experimentieren vermitteln. Menschen sind grundsätzlich offen dafür, im Unterricht Neues zu erlernen, solange sie sich geschützt und unterstützt fühlen.
- » Sei kreativ!

Strukturierung von Kursen für alle Niveaus

Obwohl der Begriff »für alle Niveaus« oder »Leistungsstufen« gebräuchlich ist, ist er oft irreführend. Heute sind viele der »gemischten« Kurse oft für Yogis und Yoginis der Mittelstufe konzipiert. Wie unterrichtet man also einen echten Mischkurs? Wir empfehlen, den Unterricht in Häppchen aufzuteilen.

1. Wenn die Kursstruktur auf eine Zielhaltung hinführt, solltest du zuerst diese Haltung aussuchen und dann ähnliche Haltungen (zum Beispiel mit ähnlicher Form) sammeln. Stelle aus einfachen Haltungen dieser Gruppe eine Aufwärmfolge zusammen. Alternativ kannst du auch zuerst ein Thema für die Stunde festlegen, Asanas heraussuchen, die damit in Verbindung stehen, und mit einfachen Haltungen an das Thema heranführen.
2. Stelle schon beim Warm-up Haltungsvarianten vor. Dadurch lernen die Übenden Optionen kennen, die sie später bei der Zielhaltung nutzen können.
3. Beobachte die Lernenden und merke dir, welche Haltungen ihnen beim Warm-up Schwierigkeiten bereiten. Nutze diese Beobachtungen, um deinen Unterricht entsprechend anzupassen.

Tipps

- » Akzeptiere, dass nicht alle genau das Gleiche üben, und unterstütze die Einzelnen dabei, das zu tun, was ihrem Körper im Augenblick guttut.
- » Richte Phasen für den Einzelunterricht ein, für die du eine Haltung zum Erarbeiten vorgibst. Stelle dann einen Zeitgeber, gehe herum und biete individuelle Hilfestellung an.

Musterplan für eine Yogastunde

Es gibt viele verschiedene Ansätze zum Strukturieren von Yogastunden oder Yogakursen (ein paar ungewöhnliche Ansätze sind auf Seite 270 zu finden!) Der »richtige« Weg ist immer der, der dir und deinem Kurs am meisten nützt. Das folgende Muster ist eines, das wir sehr gern zum Erstellen von Yogastunden verwenden, die den ganzen Körper beanspruchen sollen. Benutze es oder verändere es, um deine eigenen Übungsfolgen zu erstellen.

Tipp

Du musst nicht zu jedem Punkt eine Haltung aussuchen. Überspringe einfach die, die nicht zu deinen gegenwärtigen Bedürfnissen oder Übungszielen passen.

- **Zentrieren:** Sitzende oder kniende Haltung (Stellung des Kindes, *Savasana*, Entspannung in Bauchlage oder Berghaltung) mit einfacher Achtsamkeits- und Atemarbeit.
- **Warm-up:** Einfache, dynamische Bewegungen, vorbereitende Haltungen (zum Beispiel ein tiefer Ausfallschritt, wenn später ein hoher Ausfallschritt vorkommt).
- **Herabschauender Hund:** Anfangs mit dynamischen Bewegungen, zum Beispiel mit tretenden Füßen, Gewichtsverlagerung von einer Seite zur anderen. Varianten anbieten: gebeugte Knie, Hände auf Blöcken oder Vierfüßlerstand statt herabschauendem Hund.
- **Sonnengruß:** Sonnengruß in jeder beliebigen Variante.
- **Stehhaltungen:** Krieger-, Dreiecks-, Winkel- oder Halbmondhaltung, Balancehaltungen im Stehen, Ausfallschritte.
- **Rumpfmuskulatur:** Planks und Bootshaltungen mit Varianten, auch Übungen, die anderen Methoden (wie etwa dem Pilates) entlehnt sind.
- **Hüftöffnungen:** Viele Armbalancen (fliegende Taube, fliegender Spagat, Haltung des Weisen, Feuerfliege) erfordern ein gewisses Maß an Flexibilität in der Hüftaußenseite und Oberschenkelrückseite. Daher ist es hilfreich, diese Körperregionen vorher am Boden zu dehnen, beispielsweise durch Taube, Feuerholz, Kuhgesicht und Spagatvarianten.
- **Armbalancen und umgekehrte Armbalancen:** Armbalancen und Umkehrhaltungen wie Delfin, Unterarmstand, Handstand, Skorpion und Kopfstand ohne Kopf. An dieser Stelle kann man auch Kopfstand üben.
- **Dehnungen von Quadrizeps und Hüftbeugern:** Held im Stehen oder Liegen, König-Arthur-Haltung (als Vorbereitung für die folgenden Rückbeugen, die eine gewisse Flexibilität von Quadrizeps und Hüftbeugern erfordern).
- **Rückbeugen:** Bogen, Kamel, Brücke, Rad und so weiter.

- **Drehungen und Vorbeugen, im Sitzen und zurückgelehnt:** Vorbeuge, Kopf-zum-Knie-Haltung, Drehung im Liegen, alle Optionen und Varianten, die zur inneren Einkehr beitragen und auf *Savasana*, die Entspannung, vorbereiten.
- **Beine an der Wand:** Man kann die Beine-an-der-Wand-Übung durchführen oder andere erholsame Haltungen.
- **Savasana:** Man kann die *Savasana*-Phase in einer erholsamen Haltung verbringen, in Rückenlage, Seitenlage, in der Entspannung in Bauchlage oder einer anderen Variante.
- **Pranayama und Meditation:** Dies kann eine kurze geführte Übung sein oder einfach eine Stillephase für bewusstes Atmen und Reflexion.

Übungsfolgen und Übungsübergänge kreativ gestalten

Egal, ob du als Yogalehrer nach neuen Möglichkeiten suchst, wie du deinen Unterricht strukturieren kannst, oder ob du zu Hause etwas Neues ausprobieren möchtest – hier sind einige bewährte Methoden zur Gestaltung von Yogastunden, die über Standardmuster hinausgehen.

Die Add-on-Methode

Die Add-on-Methode ist ideal für Lehrende, die gern vergnügliche, kreative Flows kreieren, aber ihre Lernenden nicht überfordern wollen.

Wie sie funktioniert: Nach der Eröffnungs- und Aufwärmphase wird eine kurze Übungsfolge erst mit der einen Seite geübt, dann mit der anderen. Dann wiederholt man die Übungsfolge, fügt aber noch ein oder zwei Haltungen hinzu. Das wiederholt man, bis die ganze Übungsfolge abgeschlossen ist, geht sie dann ein- oder zweimal fließend durch, bevor man die Stunde mit dem Cool-down und *Savasana* ausklingen lässt.

Vorteile: Da man viele der Haltungen mehrmals durchmacht, baut diese Kursstruktur ein Gefühl von Sicherheit in der Ausführung auf. Die Vertrautheit der wiederholten Haltungen ermöglicht es auch, eine neue Haltung oder einen neuen Übergang einzuführen und Optionen und Varianten anzubieten, ohne den Lernenden zu viele Informationen auf einmal zuzumuten.

Besonders geeignet für: Vinyasa-Kurse

Tipp

Fange klein an und füge nicht zu viel auf einmal hinzu (eine oder zwei Haltungen pro Runde reichen). Teile dem Kurs vorher mit, dass alle mehr als eine Gelegenheit haben werden, um die Übungsfolge auszuführen, und dass jedes Mal etwas dazukommt. Dem Druck, von Anfang an alles »richtig« machen oder immer gleich die schwierigste oder fortgeschrittenste Variante ausprobieren zu wollen, wird derart entgegengewirkt.

Hier ist eine Beispielübungsfolge:

Eröffnung

» Mehrere achtsame Atemzüge in der Stellung des Kindes (Seite 142) oder Entspannung in Bauchlage (Seite 246).

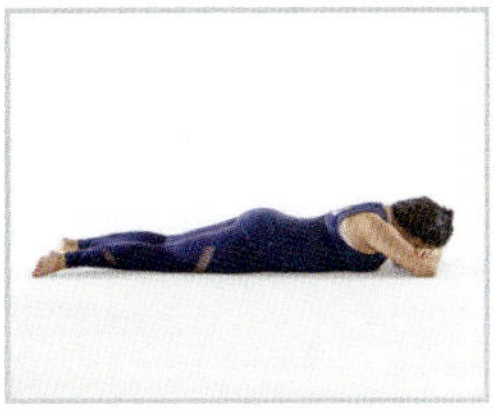

Warm-up

» Herabschauender Hund (Seite 85), mit Bewegung nach Belieben
» Vorwärts gehen in die Vorbeuge im Stehen (Seite 69)
» Aufrichten und ein bis zwei Runden des Lieblings-Sonnengrußes oder eines anderen Aufwärmprogramms ausführen

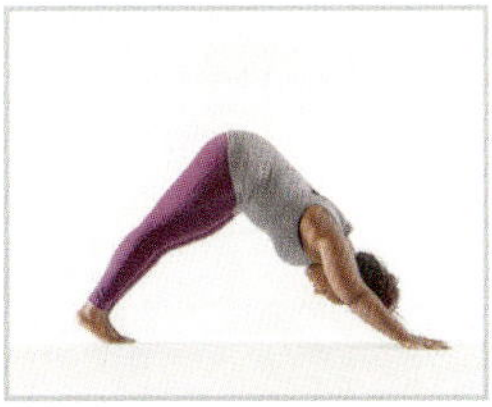
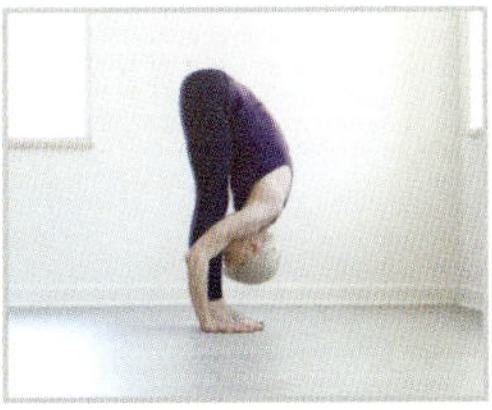

Flow 1

- Stuhlhaltung (Seite 66)
- Vorbeuge im Stehen (Seite 69)
- Schritt oder Sprung nach hinten zu einem herabschauenden Hund (Seite 85) mit gebeugten Knien
- Rechtes Bein anheben und nach vorn in einen Ausfallschritt (Seite 72) setzen
- Den linken Fuß nach vorn zum rechten stellen und in die Stuhlhaltung (Seite 66) aufrichten
- Seitenwechsel

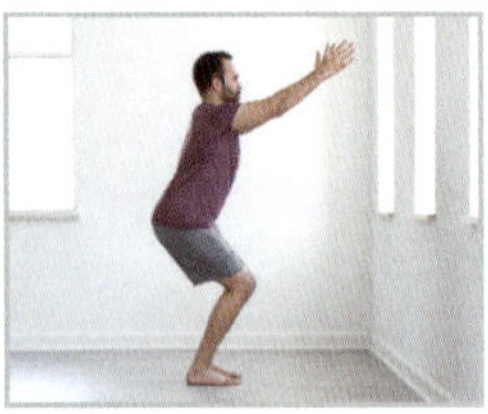
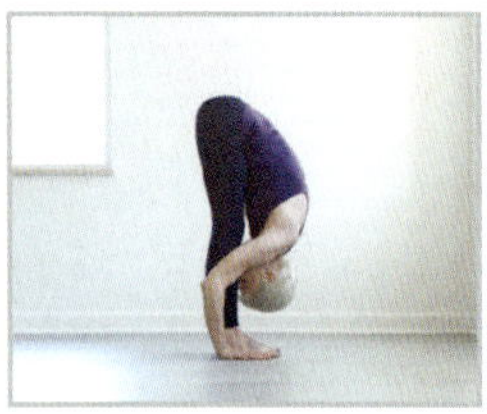
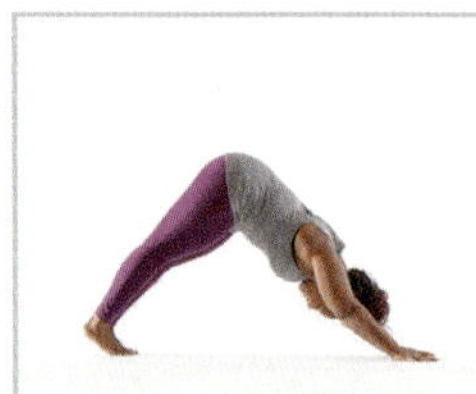
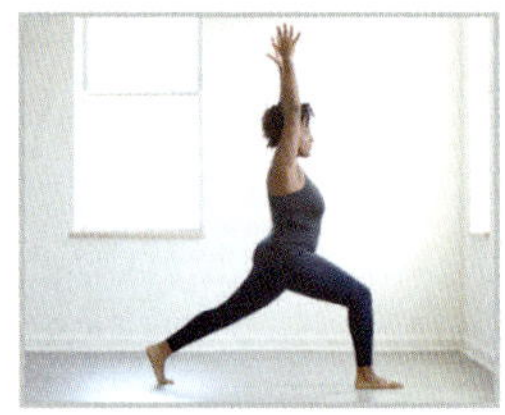
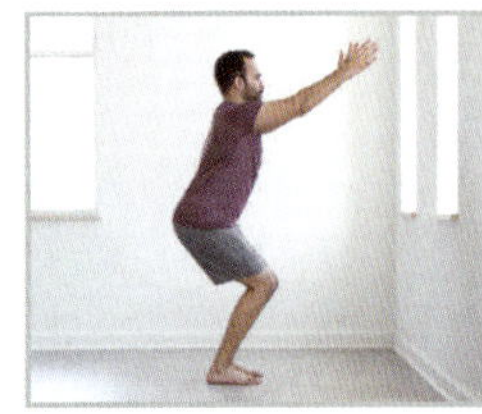

Flow 2

- Stuhlhaltung (Seite 66)
- Vorbeuge im Stehen (Seite 69)
- Herabschauender Hund (Seite 85) mit gebeugten Knien
- Rechtes Bein anheben und nach vorn in einen Ausfallschritt (Seite 72) setzen
- In einen hohen Ausfallschritt oder Krieger I (Seite 76) aufrichten
- Krieger III (Seite 100)
- Den linken Fuß nach vorn zum rechten stellen und in die Stuhlhaltung (Seite 66) zurückkehren
- Seitenwechsel

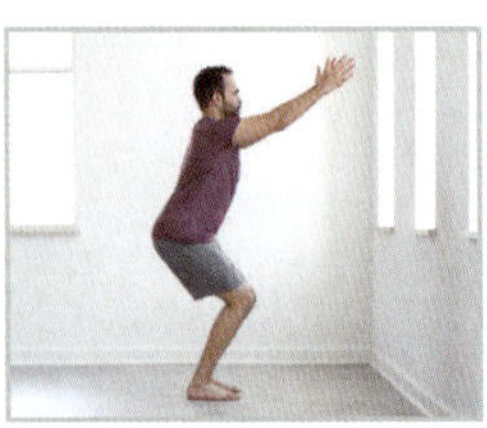
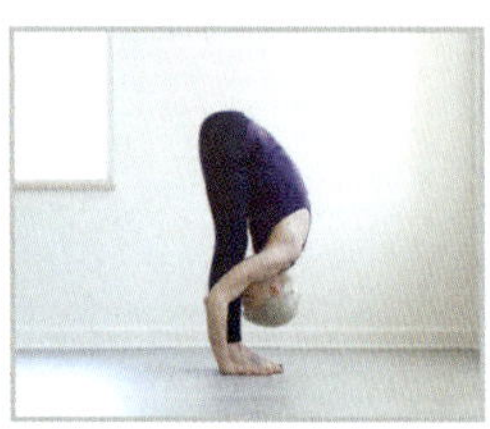
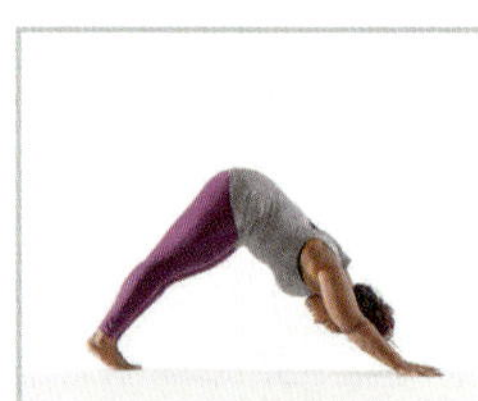
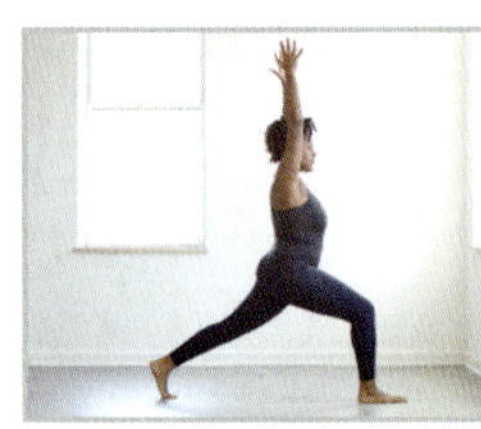
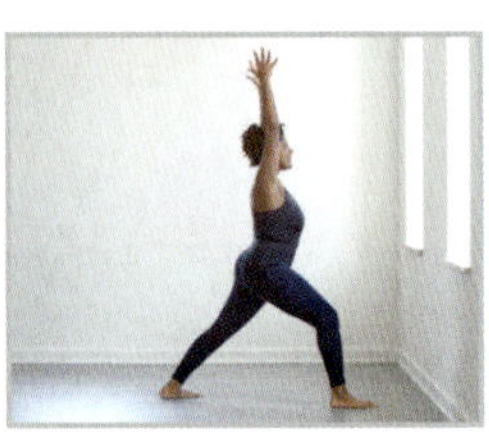
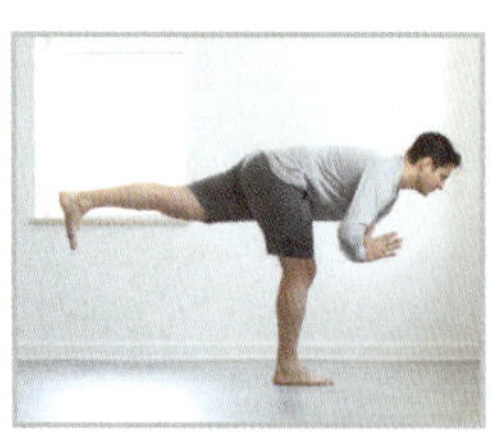
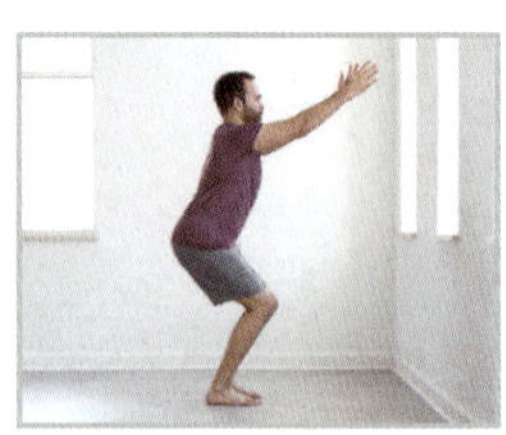

Flow 3

- Stuhlhaltung (Seite 66)
- Vorbeuge im Stehen (Seite 69)
- Herabschauender Hund (Seite 85) mit gebeugten Knien
- Rechtes Bein anheben und nach vorn in einen Ausfallschritt (Seite 72) setzen
- In einen hohen Ausfallschritt oder Krieger I (Seite 76) aufrichten
- Krieger III (Seite 100)
- Zurück in den Krieger I
- Nach rechts zum Krieger II (Seite 96) öffnen
- Die Hände auf den Boden stützen und in einen tiefen Ausfallschritt (Seite 74) mit dem rechten Fuß vorn gehen
- Den linken Fuß nach vorn zum rechten setzen, in die Stuhlhaltung (Seite 66) aufrichten
- Seitenwechsel

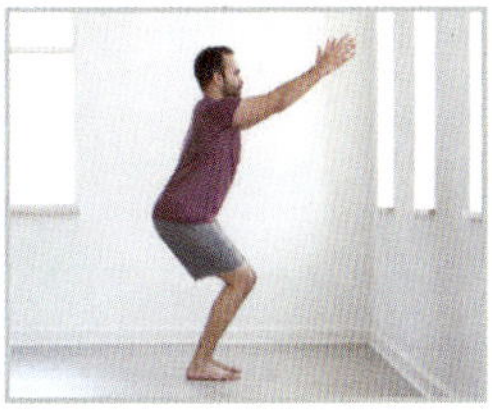
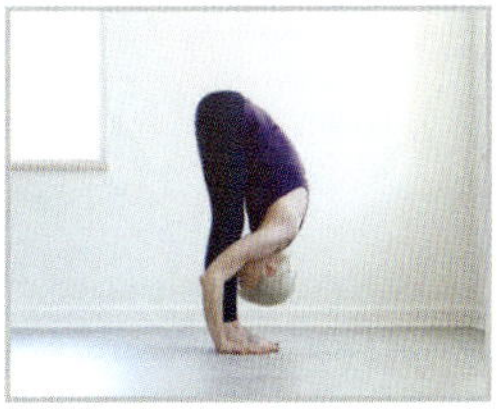
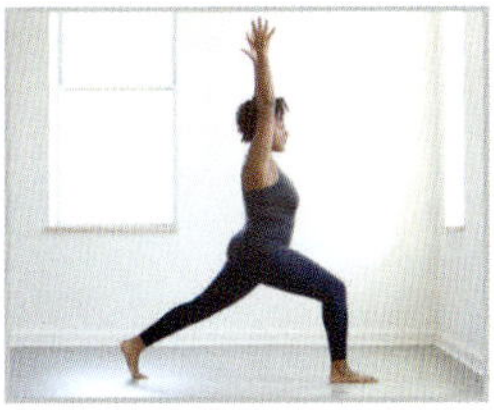
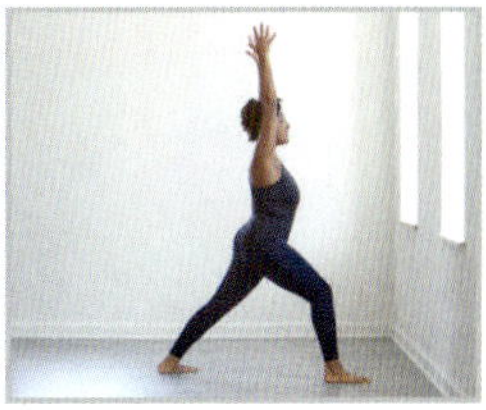
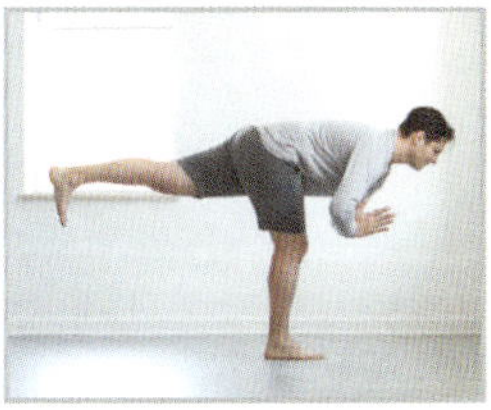
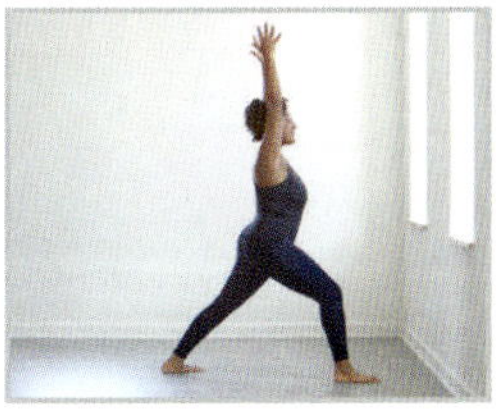
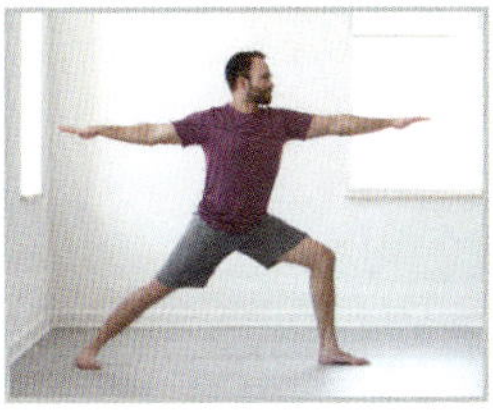
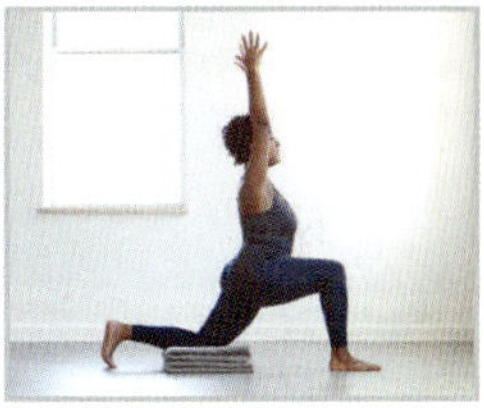
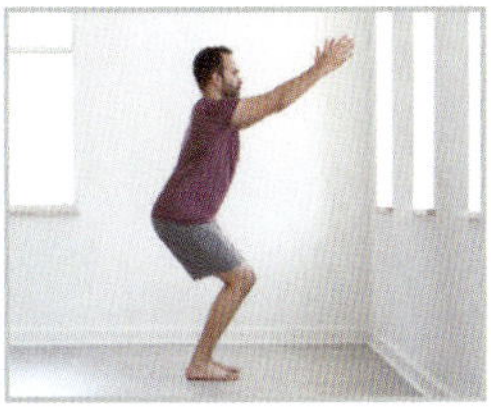

Cool-down

» Aus der letzten Stuhlhaltung auf den Boden setzen (Seite 132)
» Kuhgesicht-Haltung zu beiden Seiten (Seite 128)
» Gebundene Winkelhaltung (Seite 125)
» Savasana (Seite 244)

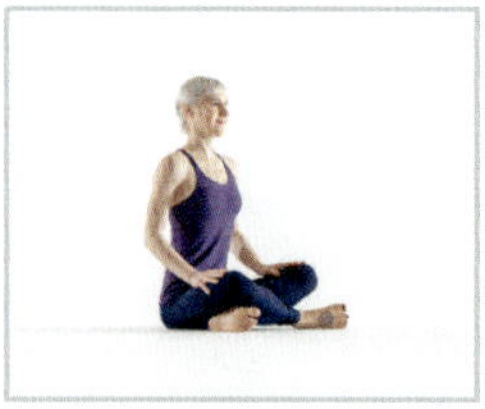
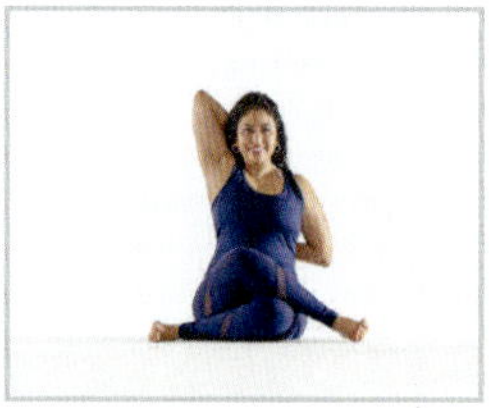
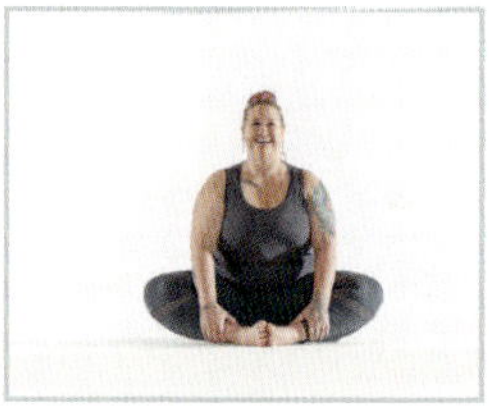
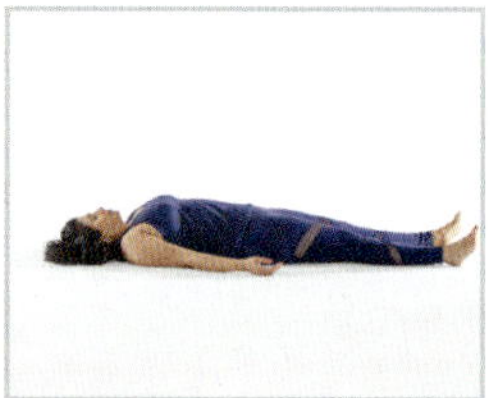

Die Hold-then-flow-Methode

Wie bei der *Add-on*-Methode werden bei der Kursstrukturierung mit der *Hold-then-flow*-Methode Wiederholungen genutzt, um ein Erfolgserlebnis herbeizuführen.

Wie sie funktioniert: Nach der Eröffnung und dem Warm-up führt man die Übungsfolge mit beiden Seiten durch und verweilt dabei in jeder Haltung (drei bis fünf Atemzüge sind ein guter Richtwert). Dann geht man die gleiche Übungsfolge erneut durch, diesmal mit einem Atemzug pro Bewegung. Das wiederholt man ein paar Mal. Je nach Unterrichtsdauer kann man danach direkt zum Cool-down übergehen oder *Hold-then-flow* auf eine andere Übungsfolge anwenden.

Vorteile: In Vinyasa-Kursen werden Haltungen oft abgespult. Mit der *Hold-then-flow*-Methode kommt man zwar am Ende in einen zügigen Flow, hat aber auch die Gelegenheit, etwas mehr Zeit in jeder Haltung zu verbringen. Und hier nimmt die Möglichkeit, Haltungen zu wiederholen, ebenfalls viel von dem Druck, sie auf Anhieb »richtig« machen zu wollen.

Besonders geeignet für: Vinyasa-Kurse

Tipp

Du kannst die *Hold-then-flow*-Methode auch mit der *Add-on*-Methode kombinieren: Unterrichte den ersten Teil der Übungsfolge und verweile dabei drei bis fünf Atemzüge lang in jeder Haltung. Bewege dich in der zweiten Runde mit einem Atemzug pro Bewegung fließend durch alle Haltungen, die du bereits ausgeführt hast, aber verweile drei bis fünf Atemzüge in den neu hinzufügten Haltungen. Fahre so fort, bis die Übungsfolge vollständig ist. Gehe dann das Ganze im Flow durch, ein Atemzug pro Bewegung!

Die Schicksalsmethode

Diese Kursstrukturierung enthält das Element der Überraschung. Bei langsamerem Unterricht – vor allem dort, wo Haltungen eine bestimmte Zeit gehalten werden oder an Technik gearbeitet wird – bietet sie die Chance, alles einmal (buchstäblich) durchzuschütteln.

Wie sie funktioniert: Man nehme ein paar Butterbrot- oder Geschenktüten und beschriftet sie mit den einzelnen Haltungs- oder Bewegungskategorien, die man im Kurs anbieten möchte: zum Beispiel »Stehhaltungen«, »Balancehaltungen« und »Rumpfkraft«. Dann schreibt man eine Auswahl an Übungen auf Karteikärtchen und legt sie in die entsprechende Tüte. Nach dem Aufwärmen werden die Tüten geschüttelt und dann entscheidet das Schicksal, was als Nächstes passiert! Man zieht mehrere Male aus jeder Tüte ein Kärtchen. Wie oft in jede Tüte gegriffen wird, hängt von der verfügbaren Unterrichtszeit ab. Am Ende sollte unbedingt genügend Zeit für ein kurzes Cool-down und *Savasana* bleiben.

Vorteile: Diese Art der Kursstrukturierung kann den Lernenden großen Spaß machen und das Gemeinschaftsgefühl fördern, denn nichts schweißt einen Kurs so sehr zusammen wie das kollektive Stöhnen, wenn der Lehrende »eine Minute Plank« aus der Tüte fischt! Die Methode nimmt Lehrenden oder zu Hause Übenden auch die Verantwortung ab, sich immer etwas Neues einfallen zu lassen. Man kann die gleichen Tüten in mehreren Stunden hintereinander verwenden und trotzdem jedes Mal unterschiedliche Übungsfolgen bekommen. Man kann auch jedes Mal einige der Übungskärtchen austauschen, damit es spannend bleibt!

Besonders geeignet für: Kurse, in denen Haltungen länger gehalten werden, also etwa Hatha-Yoga-Kurse mit Schwerpunkt Ausdauer, Yin-Yoga-Kurse und auf Erholung ausgerichtete Kurse. Die Methode eignet sich auch hervorragend für Cross-Training-Kurse wie HIIT-Yoga.

Tipp

Die Haltungen und Übungen in den Tüten sollten nicht allzu viel spezielle Vorbereitung erfordern. Es ist auch sinnvoll, mehrere Tüten mit unterschiedlichen Kategorien zu haben (nicht nur eine Tüte). Auf diese Weise kommt nicht versehentlich eine Yogastunde zustande, die nur Kriegerhaltungen enthält oder sämtliche Bauchmuskulaturübungen. Und mache es konkret! Lege auf jedem Kärtchen Haltezeiten, Atemzyklen oder die Anzahl der Wiederholungen fest und halte die Zeitdauer für jede Übung relativ konstant. Falls eine bestimmte Zeit lang in jeder Haltung verweilt werden soll, kann ein Zeitgeber dabei helfen, den Überblick zu behalten.

Hier einige Vorschläge für Haltungen, aus denen man eine Wohlfühl-Yogastunde mit Schwerpunkt Dehnen zusammenwürfeln könnte:

Tüte 1: Beine dehnen

» Taube (Seite 138), 2 Minuten auf jeder Seite
» Zehendehnung im Knien (Seite 148), 1 Minute
» Kuhgesicht (Seite 128), nur die Beine, 2 Minuten je Seite
» Kopf zum Knie (Seite 162), 2 Minuten je Seite
» Feuerholz (Seite 131), 2 Minuten je Seite

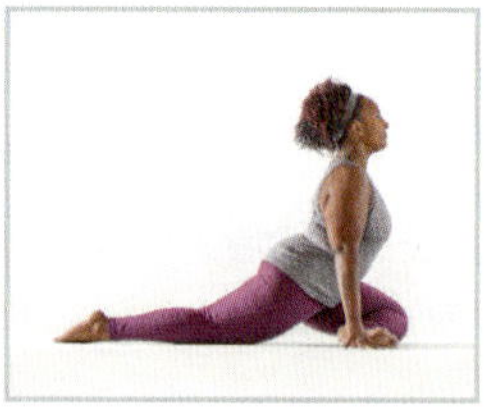
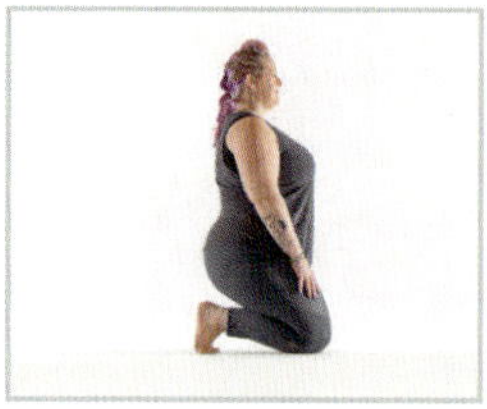
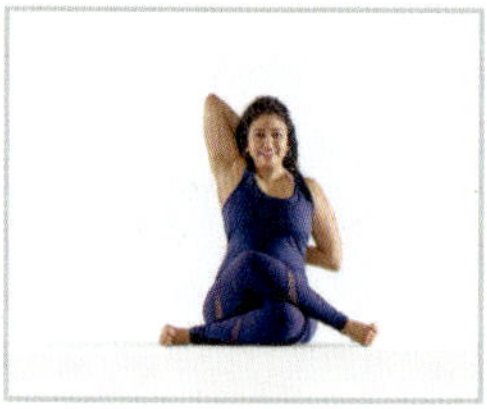
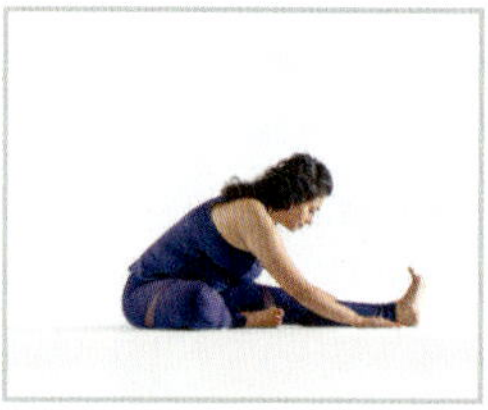
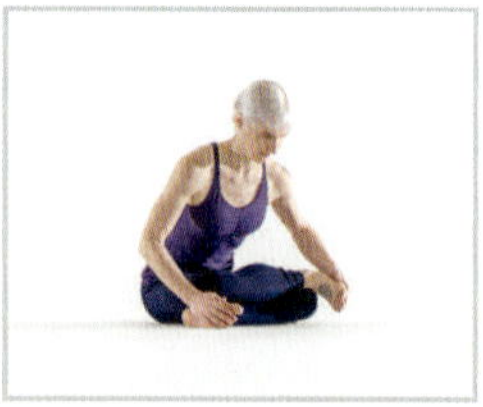

Tüte 2: Oberkörperdehnungen und Rückbeugen

» Kuhgesicht (Seite 128), nur die Arme, im Schneidersitz oder auf Knien, 2 Minuten je Seite
» Heldhaltung im Liegen (Seite 164), 2 Minuten
» Brücke mit Blöcken (Seite 175), 2 Minuten
» Drehung im Liegen (Seite 241), 2 Minuten je Seite

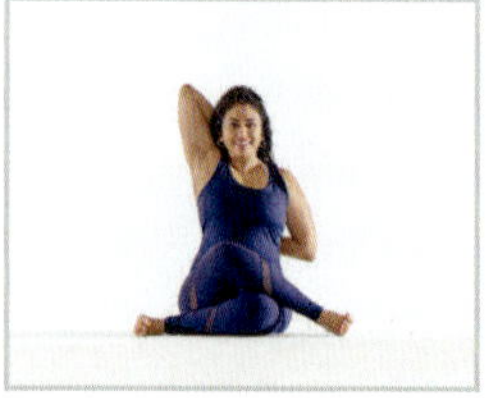
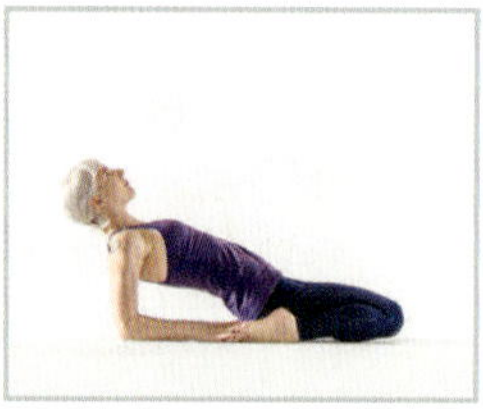
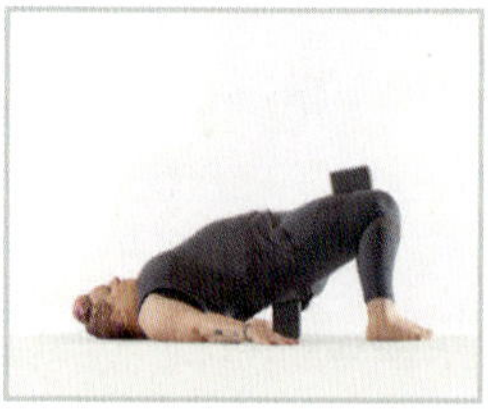
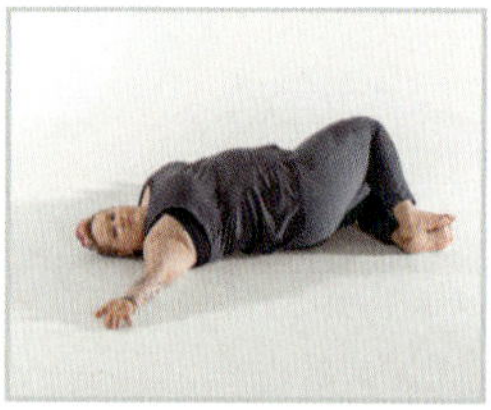

Tüte 3: Totale Entspannung im Liegen

» Beine-an-der-Wand (Seite 204), 2 Minuten
» Hand zum Fuß im Liegen mit Gurt (Seite 236), 2 Minuten je Seite
» Wiege im Liegen (Seite 242), 2 Minuten je Seite
» Hand zum Fuß im Liegen mit Drehung (Seite 239)

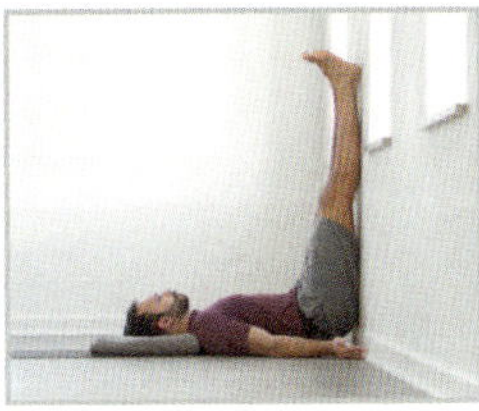
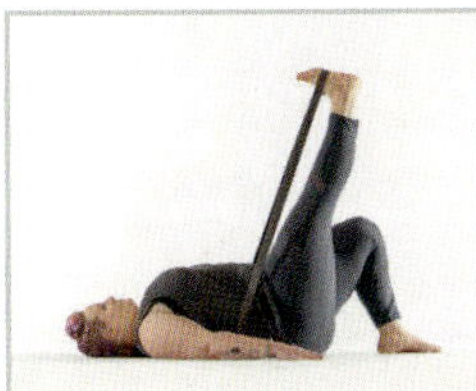
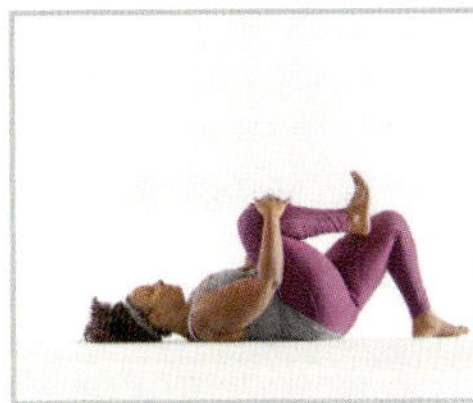
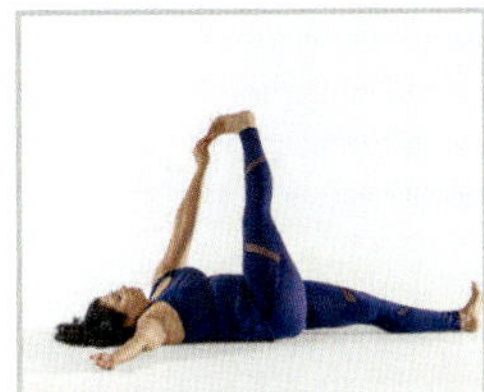

Hier eine Auswahl von Haltungen und Übungen, die man für einen auf Kraft und Ausdauer abzielenden Kurs eintüten könnte:

Tüte 1: Standhaltungen

» Krieger II (Seite 96), 1 Minute je Seite
» Stuhlhaltung an der Wand (Seite 67), 1 Minute
» Aus dem halben seitlichen Winkel (Seite 107; 30 Sekunden) in den seitlichen Winkel ohne Stütze (Seite 107; 30 Sekunden)
Hinweis: Man kann auch die Option anbieten, den halben seitlichen Winkel ganze 60 Sekunden zu halten.
» Krieger III (Seite 100), 1 Minute je Seite
» Göttin (Seite 105), 1 Minute mit der Option, die Fersen einzeln zu heben und zu senken

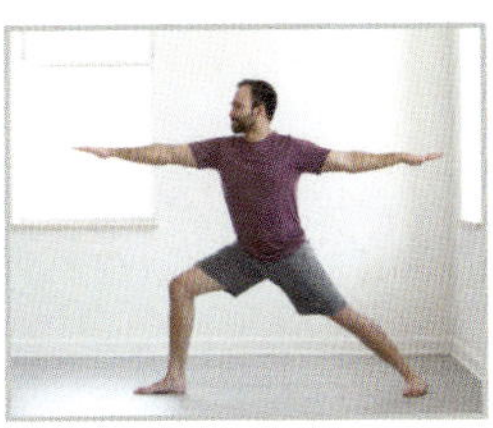
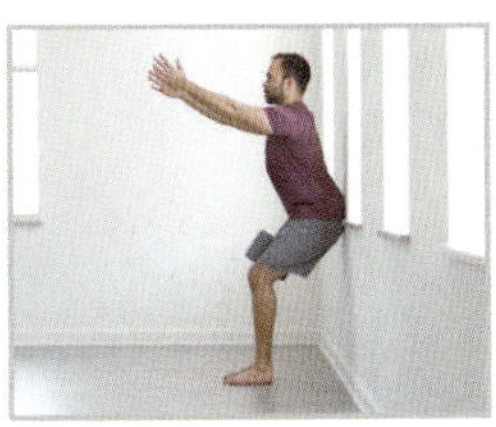
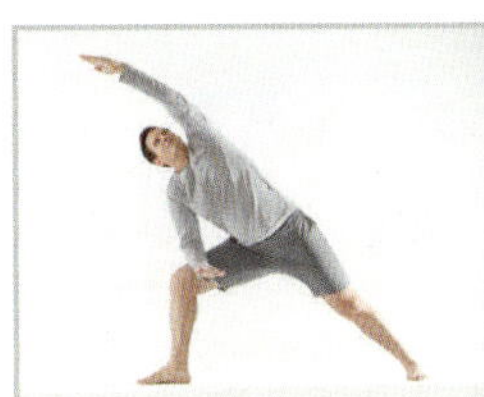
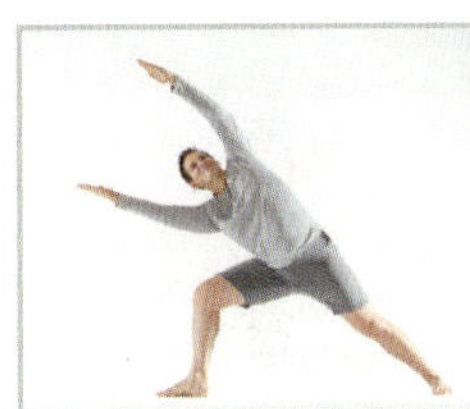
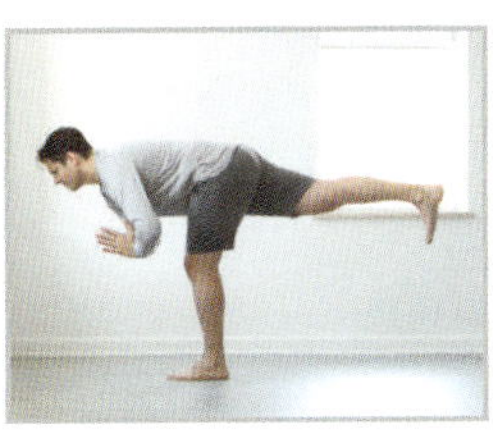
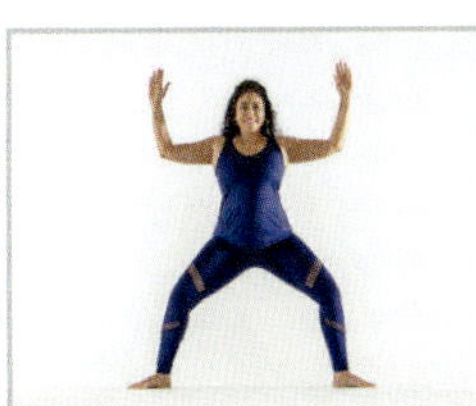

Tüte 2: Kraft und Ausdauer für den Oberkörper

- Plank-Walks: in die Unterarm-Plank (Seite 90) gehen, dann wieder in die hohe Plank kommen (Seite 89), 30 Sekunden
- »Yoga-Liegestütze«: aus der hohen Plank (Seite 89) tief kommen und dabei Ellbogen nach hinten wie bei der viergliedrigen Stabhaltung (Seite 92), Knie angehoben oder aufgestützt, 30 Sekunden
- Klassische Liegestütze (Ellbogen abgespreizt, 30 Sekunden)
- Trizepsdrücken in umgekehrter Tischhaltung: auf den Boden setzen, Knie gebeugt, Hände hinter dem Rücken aufstützen. Becken in die umgekehrte Tischhaltung heben. Ellbogen gerade nach hinten beugen, sodass sich das Becken etwas senkt, dann die Arme wieder strecken; 30 Sekunden
- Trizepsdrücken auf Unterarmen und Knien: auf Unterarme und Knie stützen, die Ellbogen genau unter den Schultern. Ellbogen ein Stückchen vom Boden heben und auf- und abbewegen, ohne den Boden zu berühren; 30 Sekunden

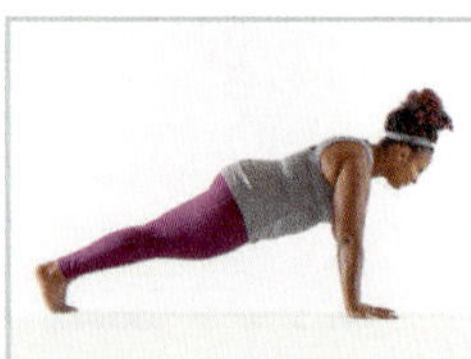
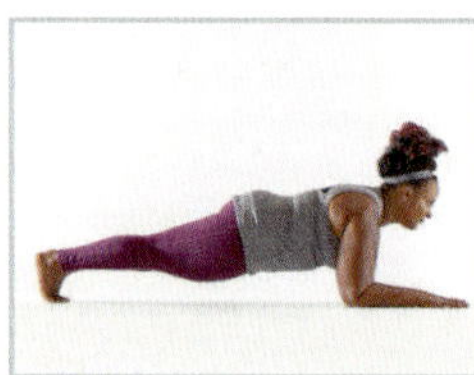
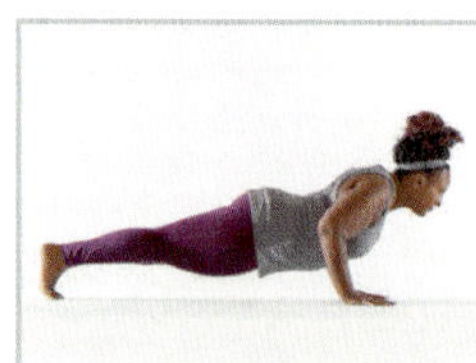
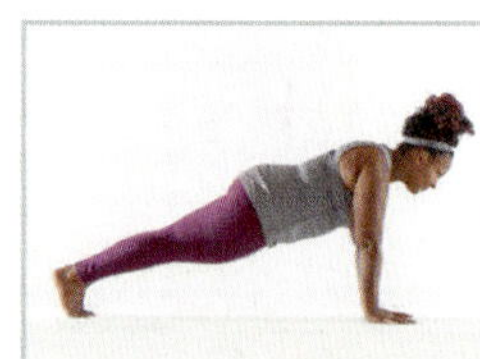

Tüte 3: Rumpfmuskulatur

- Plank oder Unterarm-Plank (Seite 89 oder 90), 1 Minute
- Bootshaltung (Seite 154), 1 Minute
- Crunches, die Beine im gebundenem Winkel *(Baddha Konasana)*(Ausgangslage Seite 125)
- Crunches mit radelnden Beinen für die schrägen Bauchmuskeln
- »Superman«: in Bauchlage Beine, Arme und Kopf vom Boden heben; 1 Minute

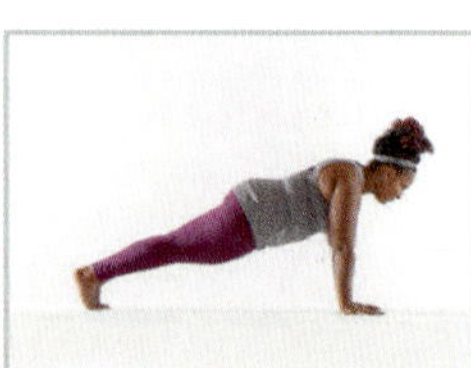
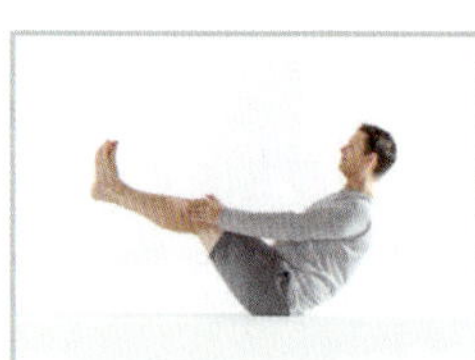

Tüte 4: Kraft und Ausdauer für die Beine

- Kniebeugen in Stuhlhaltung: In die Stuhlhaltung (Seite 66) gehen und wieder hinaus oder Jump Squats; 30 Sekunden
- Ausfallschritte rechts und links (Seite 72), Wechsel durch Schreiten oder Springen; 30 Sekunden
- Auf Händen und Knien die Knie nur 30 Sekunden einen Fingerbreit vom Boden heben.
- Kniebeugen in Göttinnenhaltung (Seite 105) oder zwischen Stuhl- (Seite 66) und Göttinnenhaltung hin- und her springen (»Yoga-Hampelmann«)
- Im Krieger III mit Blöcken (Seite 102) unter den Händen beide Beine beugen und strecken, Wirbelsäule dabei lang lassen; 30 Sekunden je Seite

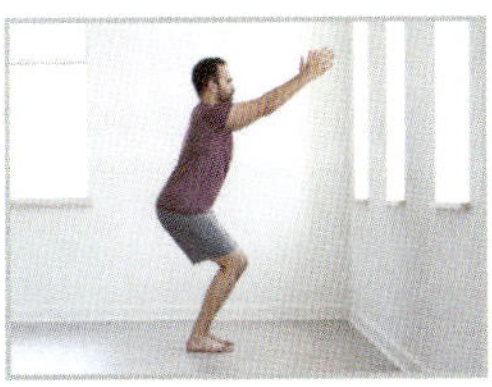
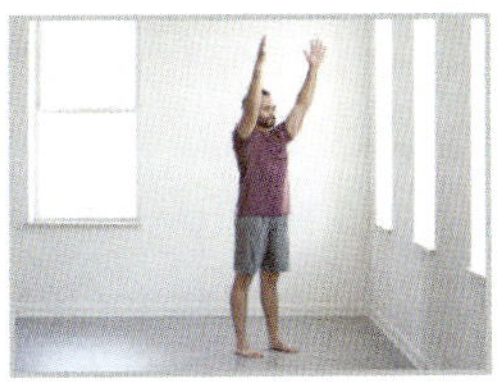
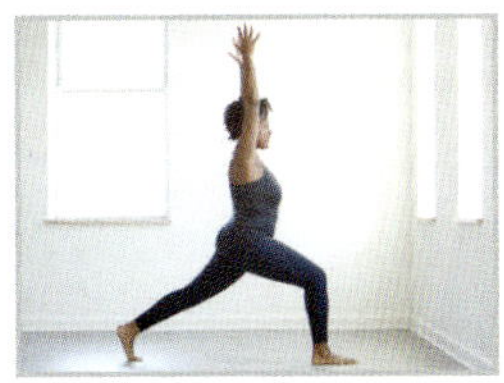
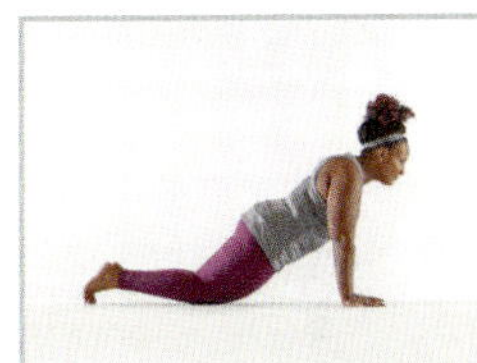
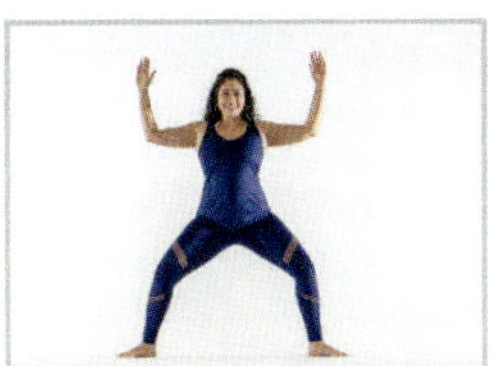
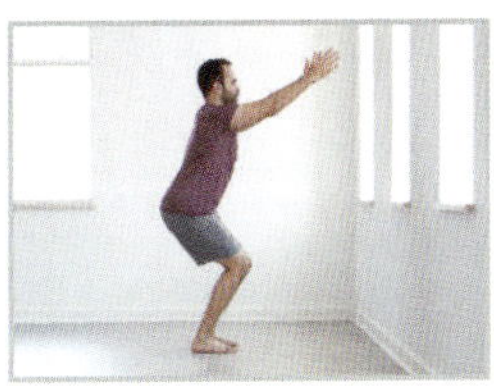
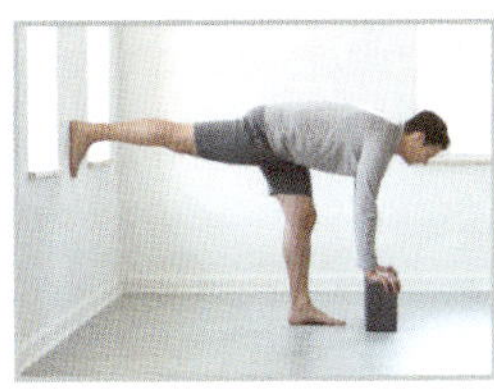

Kapitel 17

Beispielübungsfolgen

Auf den nächsten Seiten haben wir einige unserer Lieblingsübungsfolgen für dich – egal ob du ein paar Minuten oder eine Stunde Zeit hast. Probiere sie aus, passe sie an, gib sie weiter. Wir hoffen, dass sie dich dazu inspirieren, etwas Neues auszuprobieren – vielleicht einen neuen Übergang, eine neue Variante mit Hilfsmittel oder eine ganze Yogastunde an der Wand. Bei Bedarf kannst du detaillierte Anweisungen zu jeder Haltung in den Haltungskapiteln nachschlagen. Varianten dieser Haltungen kannst du an jedem Ort ausprobieren! *Pranayama*-Übungen oder Meditationen sind in diesen Übungsfolgen nicht aufgeführt, aber du solltest sie durchaus in deine Yogastunden integrieren, um deine Yoga-Erfahrung zu erweitern.

Wie lange du in den Haltungen bleibst, ist dir überlassen. Auch da, wo wir Richtwerte angeben, kannst du dir mehr Zeit lassen, wenn du dich noch in die Haltung einfühlen möchtest, oder auch weniger Zeit, wenn dir das besser erscheint.

Grundhaltungen

Diese Übungsfolge beschränkt sich auf einfache und leicht zugängliche Asanas und lässt sich überall und mit jedem Zeitbudget durchführen. Sie beginnt mit einer längeren Berghaltung, in der du dich mit dem Atem, mit der Erde und deiner inneren Kraft verbindest. Bleibe fünf bis zehn volle Atemzüge lang in jeder Haltung.

1. Berghaltung (Seite 62)
2. Vorbeuge im Stehen (Seite 69)
3. Herabschauender Hund (Seite 85)
4. Plank (Seite 89)
5. Herabschauender Hund (Seite 85)
6. Vorbeuge im Stehen (Seite 69)
7. Hoher Ausfallschritt (rechts) (Seite 72)
8. Krieger II (rechts) (Seite 96)
9. Gestreckter seitlicher Winkel (rechts) (Seite 107)
10. Herabschauender Hund (Seite 85)
    – Hohen Ausfallschritt, Krieger II und gestreckten seitlichen Winkel links wiederholen
11. Herabschauender Hund (Seite 85)
    – In Stellung des Kindes ausruhen, dann auf den Rücken drehen
12. Drehung im Liegen (Seite 241)
13. Wiege im Liegen (Seite 242)
14. Beine an der Wand (Seite 204), 5 Minuten

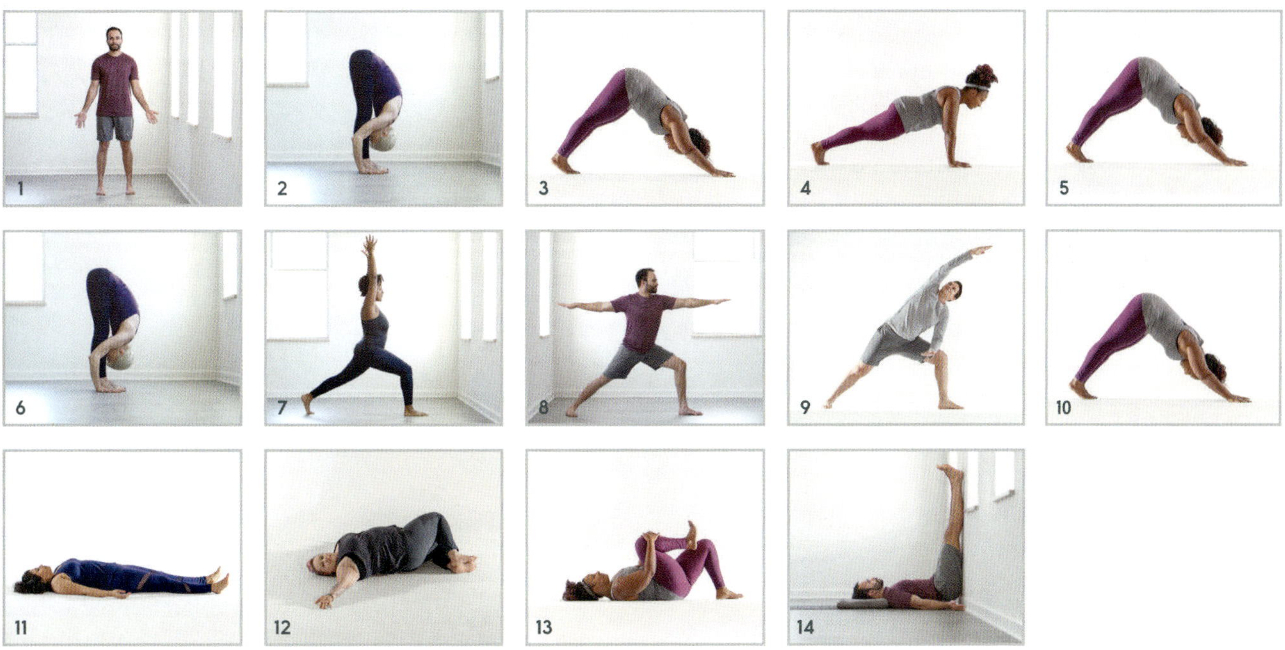

Sonnengruß mit Blöcken

Wir bringen unseren Kursen den Sonnengruß am liebsten mit Blöcken bei, denn Blöcke können eine ganz neue Erfahrung einer vertrauten Übungsfolge vermitteln! Außerdem schaffen sie mehr Platz für die Übergänge. Nutze die Blöcke in der Höhe, die für dich am angenehmsten ist. Arbeite in deinem eigenen Tempo. Versuche jede Bewegung mit einem vollen Atemzug zu erkunden oder bleibe mehrere Atemzüge lang in jeder Haltung, falls dir das lieber ist.

1. Berg (Seite 62)
2. Vorbeuge oder halbe Vorbeuge mit Blöcken unter den Händen (Seite 70)
3. Herabschauender Hund mit Blöcken unter den Händen (Seite 86)
4. Plank Pose mit Blöcken unter den Händen
5. Viergliedrige Stabhaltung mit Blöcken unter den Händen (Seite 93)
6. Aufschauender Hund mit Blöcken unter den Händen (Seite 84)
7. Herabschauender Hund mit Blöcken unter den Händen (Seite 86)
8. Vorbeuge mit Blöcken unter den Händen
9. Berg (Seite 62)

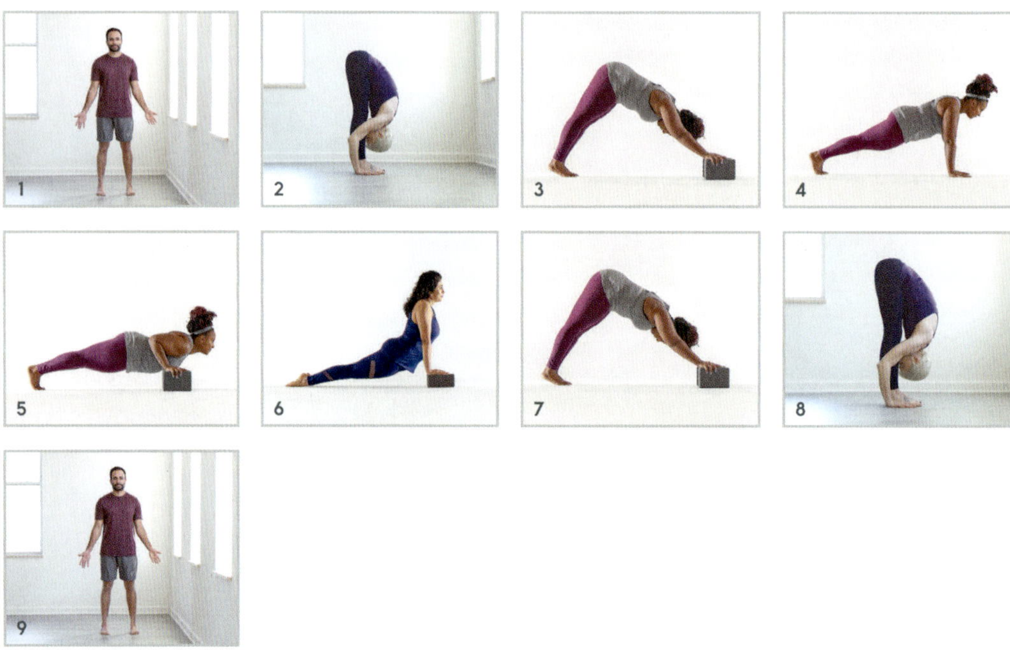

Sonnengruß mit Stuhl

Mit einem Stuhl kannst du dem Sonnengruß mehr Stabilität verleihen und außerdem mit Widerstand üben. Ein Stuhl lässt sich in vielfältiger Weise in unterschiedliche Sonnengrüße integrieren. Diese Variante ist nur ein Vorschlag. Finde einen Atemrhythmus, der für dich funktioniert, entweder ein Atemzug je Bewegung oder mehrere Atemzüge in jeder Haltung.

1. Berghaltung auf dem Stuhl (Seite 64)
2. Vorbeuge auf dem Stuhl (Seite 70)
3. Stuhlhaltung auf oder über dem Stuhl (Seite 68)
   – dazu kurz aufstehen und die Sitzfläche zu sich drehen
4. Plank auf dem Stuhl (Seite 91)
5. Viergliedrige Stabhaltung auf dem Stuhl (Seite 94)
6. Aufschauender Hund auf dem Stuhl (Seite 83)
7. Herabschauender Hund auf dem Stuhl (Seite 86)
   – auf den Stuhl zugehen, um in den Stand zu kommen, dann hinsetzen
8. Vorbeuge auf dem Stuhl (Seite 70)
9. Stuhlhaltung auf oder über dem Stuhl (Seite 68)
10. Berghaltung auf dem Stuhl (Seite 64)

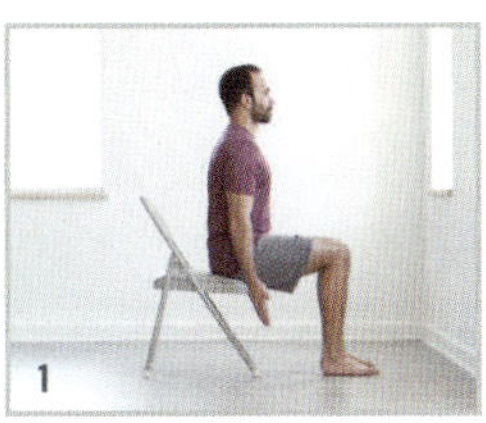
1

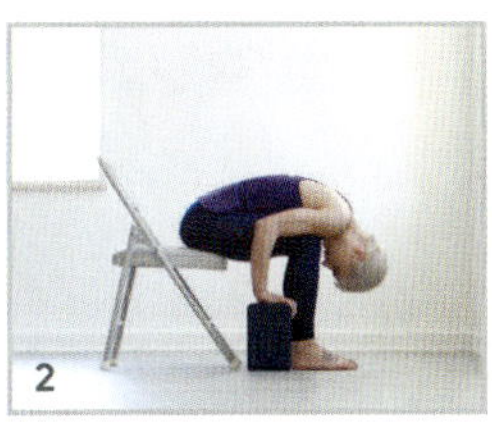
2

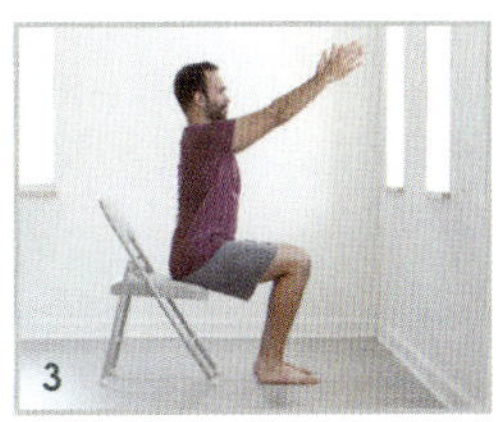
3

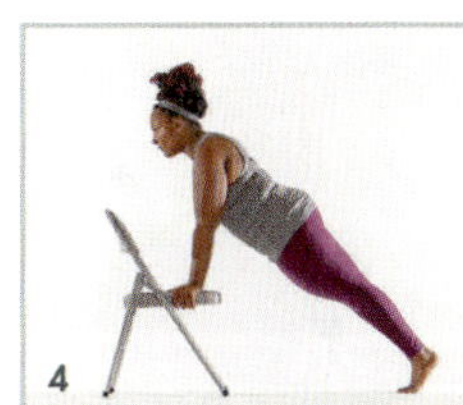
4

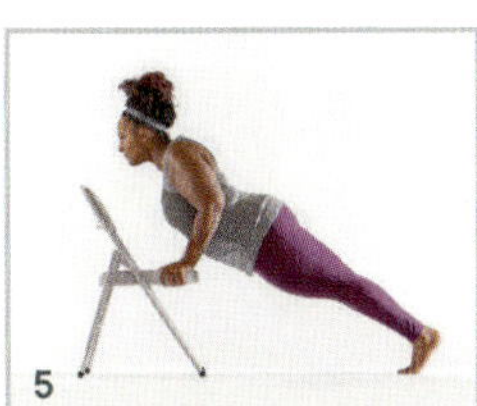
5

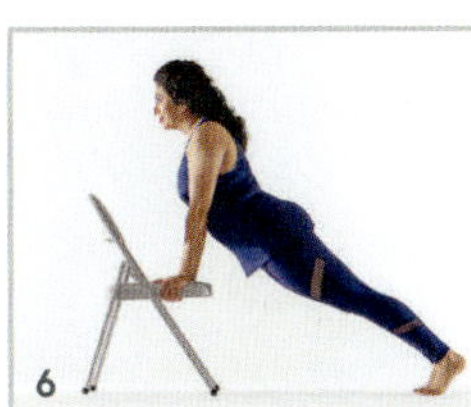
6

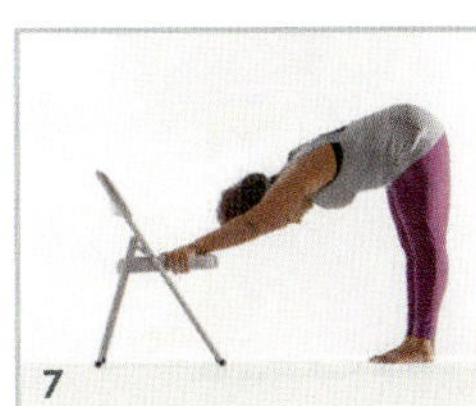
7

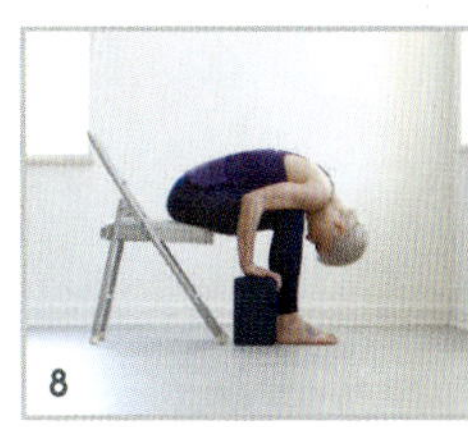
8

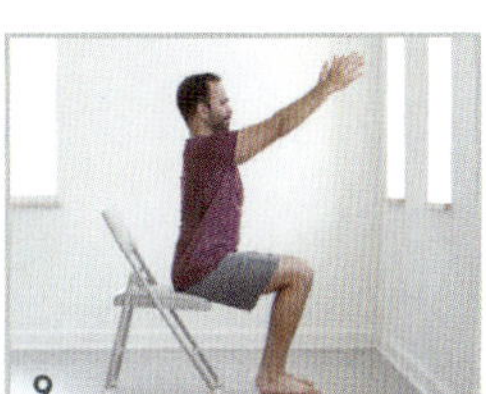
9

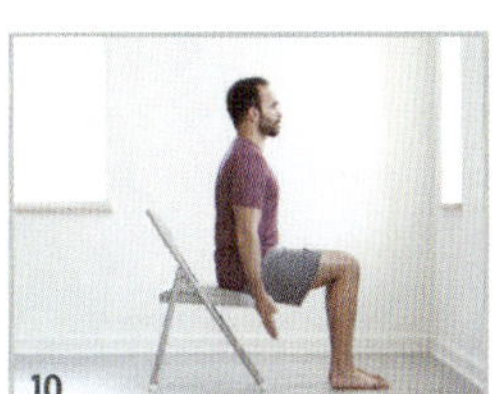
10

Sonnengruß an der Wand

Das Üben des Sonnengrußes an der Wand kann auch Fortgeschrittenen noch ein neues Gefühl von Sicherheit und Unterstützung vermitteln. Auch hierbei kannst du mit einem Atemzug je Bewegung üben oder länger in jeder Haltung verweilen.

1. Berghaltung mit Blick zur Wand (Seite 62)
2. Herabschauender Hund an der Wand (Seite 88)
3. Hoher Ausfallschritt an der Wand (rechts) (Seite 73)
4. Herabschauender Hund an der Wand (Seite 88)
5. Hoher Ausfallschritt an der Wand (links) (Seite 73)
6. Herabschauender Hund an der Wand (Seite 88)
7. Über die Plank zur viergliedrigen Stabhaltung an der Wand (Seite 94)
8. Aufschauender Hund an der Wand (Seite 82)
9. Herabschauender Hund an der Wand (Seite 88)
10. Berg mit Blick zur Wand (Seite 62)

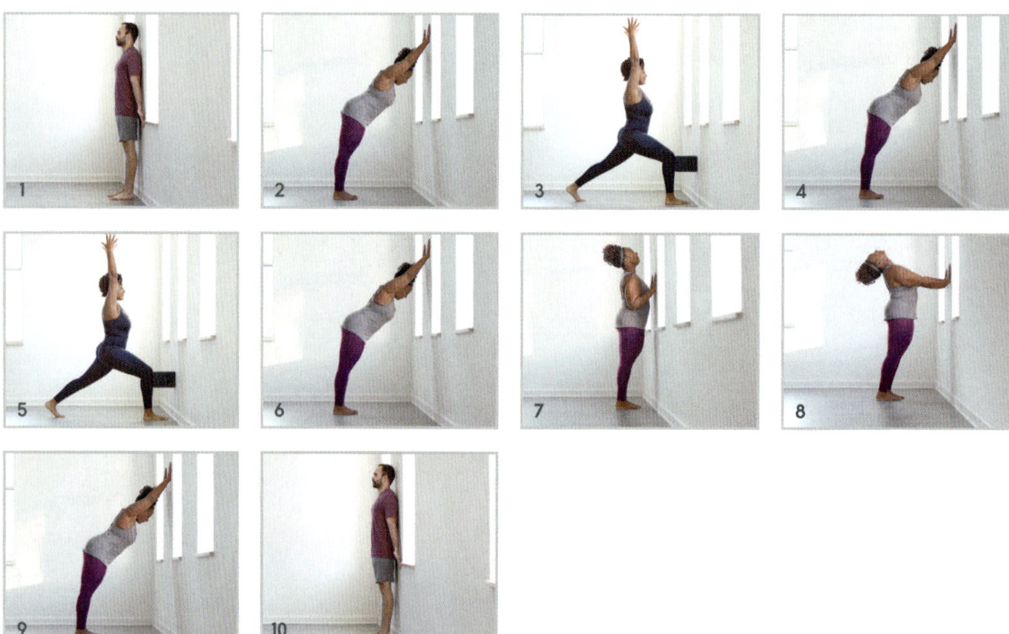

Sequenz an der Wand

Die Wand als Hilfsmittel eignet sich hervorragend, um Haltungen zu erden und in Ruhe zum Gleichgewicht zu finden. Du kannst die Wand aber nicht nur als Stütze, sondern auch als Widerstand verwenden. Versuche, fünf bis zehn Atemzüge lang in jeder Haltung zu bleiben. Es ist in Ordnung, einige Haltungen länger zu halten als andere. Bevor du mit der Sequenz loslegst, kannst du einen Sonnengruß an der Wand machen.

1. Stuhlhaltung an der Wand (Seite 67)
2. Krieger II an der Wand mit Block (beide Seiten) (Seite 98)
3. Dreieck an der Wand (Seite 113)
4. Krieger III an der Wand (beide Seiten) (Seite 103)
5. Halbmond an der Wand (beide Seiten) (Seite 116)
6. Delfin an der Wand (Seite 188)
7. Kamel an der Wand (Seite 170)
8. Stockhaltung an der Wand (Seite 159)
9. Um ruhiger zu werden: die favorisierte Drehung durchführen, beispielsweise die Drehung im Liegen (Seite 241)
10. *Savasana* oder Beine an der Wand (Seite 244), so lange halten, wie es gefällt

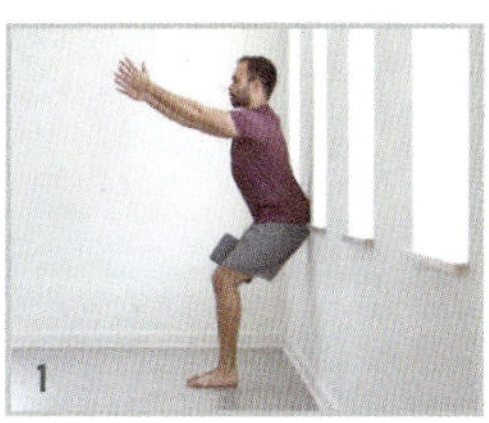
1

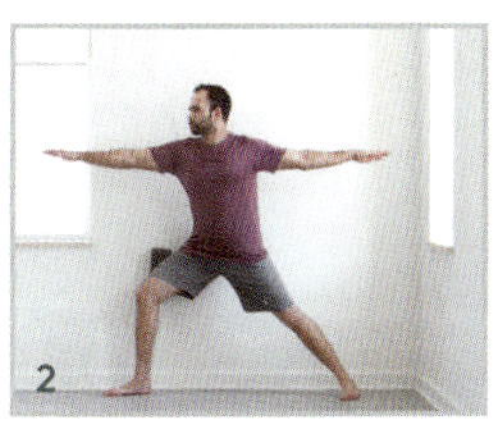
2

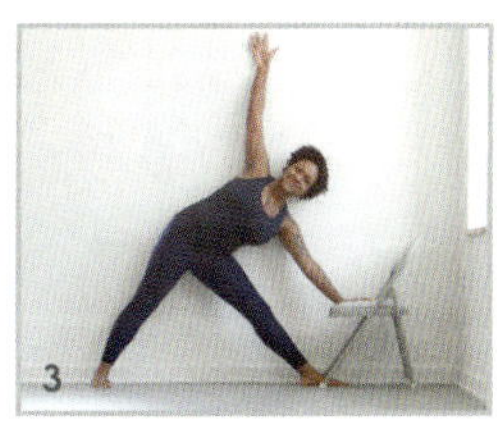
3

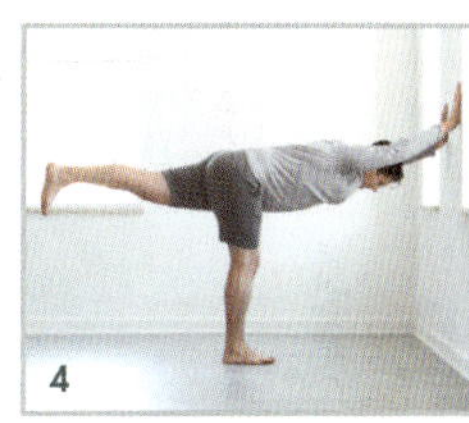
4

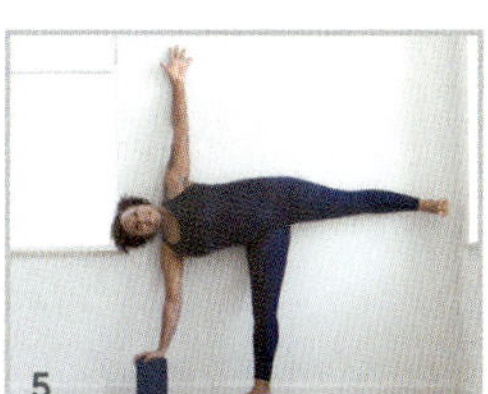
5

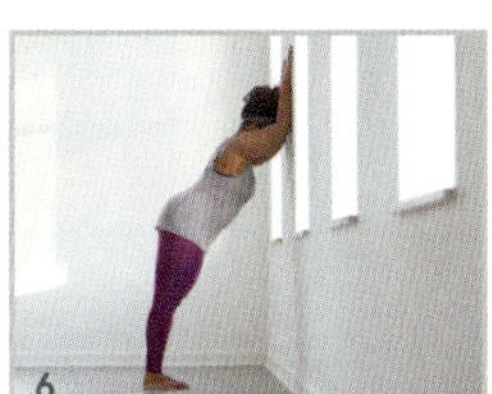
6

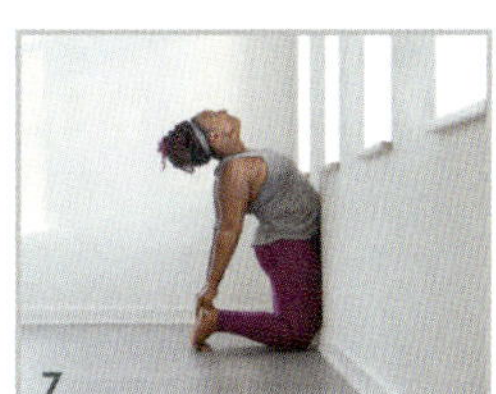
7

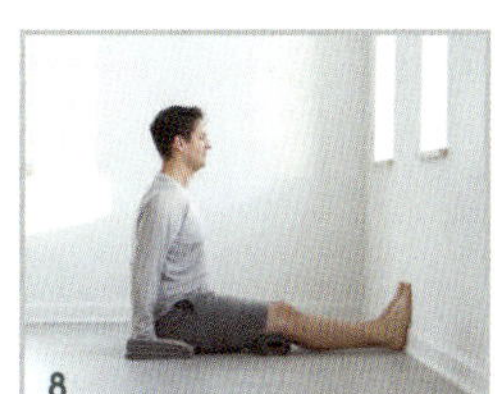
8

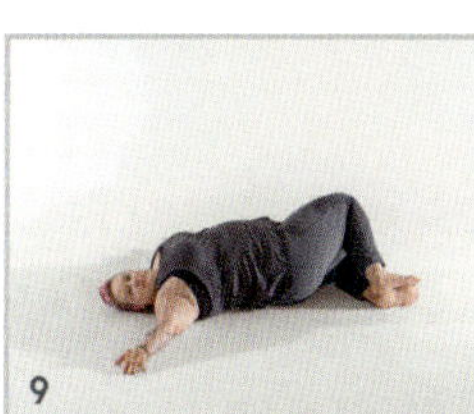
9

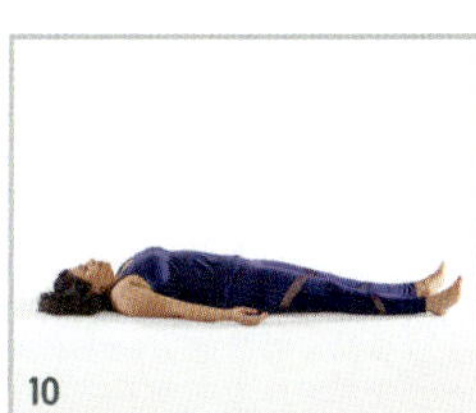
10

Komplette Sequenz auf dem Stuhl

Ein Stuhl ist das ideale Hilfsmittel, wenn du in deiner Mobilität eingeschränkt bist oder nach einer längeren Auszeit auf die Matte zurückkehrst. Der Stuhl bietet Stabilität, Bequemlichkeit und Balance. Der Stuhl kann auch eine Herausforderung sein, wenn du noch nie damit geübt hast. Wir empfehlen dir, damit zu experimentieren! Versuche, fünf bis zehn Atemzüge lang in jeder Haltung zu bleiben. Auch hier kannst du, wenn dir danach ist, zunächst einen Sonnengruß auf dem Stuhl machen

1. Ausfallschritt mit Stuhl (beide Seiten) (Seite 75)
2. Göttin auf dem Stuhl oder schwebende Göttin (Seite 106)
3. Krieger II auf dem Stuhl (beide Seiten) (Seite 99)
4. Delfin auf dem Stuhl (Seite 189)
5. Gebundener Halbmond auf dem Stuhl (beide Seiten) (Seite 121)
6. Taube auf dem Stuhl (beide Seiten) (Seite 140)
7. Herabschauender Hund auf dem Stuhl (Seite 86)
8. *Savasana* oder Beine an der Wand oder auf die Sitzfläche (Seite 244); so lange halten, wie es gefällt

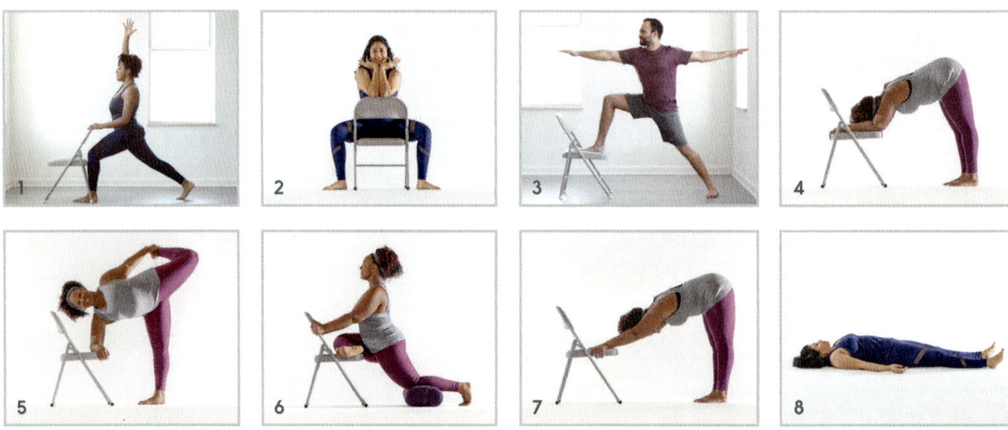

Armbalancen an der Wand

Die Wand bietet Stütze und Sicherheit, um in den Armbalancen Selbstvertrauen aufzubauen. Diese Übungsfolge ist eine Herausforderung und Mutprobe. Hierbei empfehlen wir, mit dem Lieblingssonnengruß oder einem anderen Aufwärmprogramm zu beginnen. Mit der Plank und der viergliedrigen Stabhaltung kann man sich besonders gut auf Armbalancen vorbereiten. Nur mache nicht so viele, dass die Unterarme zu müde für die Armbalancen werden! Bleibe fünf bis zehn Atemzüge lang in jeder Haltung. Zunächst ein paar Runden Lieblingssonnengruß oder ein anderes Warm-up.

1. Krieger II mit einem Block an der Wand (Seite 98)
2. Halbmond an der Wand (Seite 116)
3. L-Handstand an der Wand (Seite 195)
4. König-Arthur-Haltung (beide Seiten) (Seite 134) zur Hüftöffnung, Quadrizepsdehnung und Erholung der Arme
5. Krähe an der Wand (Seite 218) oder seitliche Krähe (Seite 219)
6. Fliegende Taube an der Wand (Seite 224)
7. Fliegender Spagat an der Wand (Seite 232)
8. Herabschauender Hund an der Wand (Seite 88)
9. Brückenhaltung oder eine andere einfache Rückbeuge (Seite 174)
10. Drehung im Liegen (Seite 241)
11. Beine an der Wand (Seite 204), so lange halten, wie es gefällt

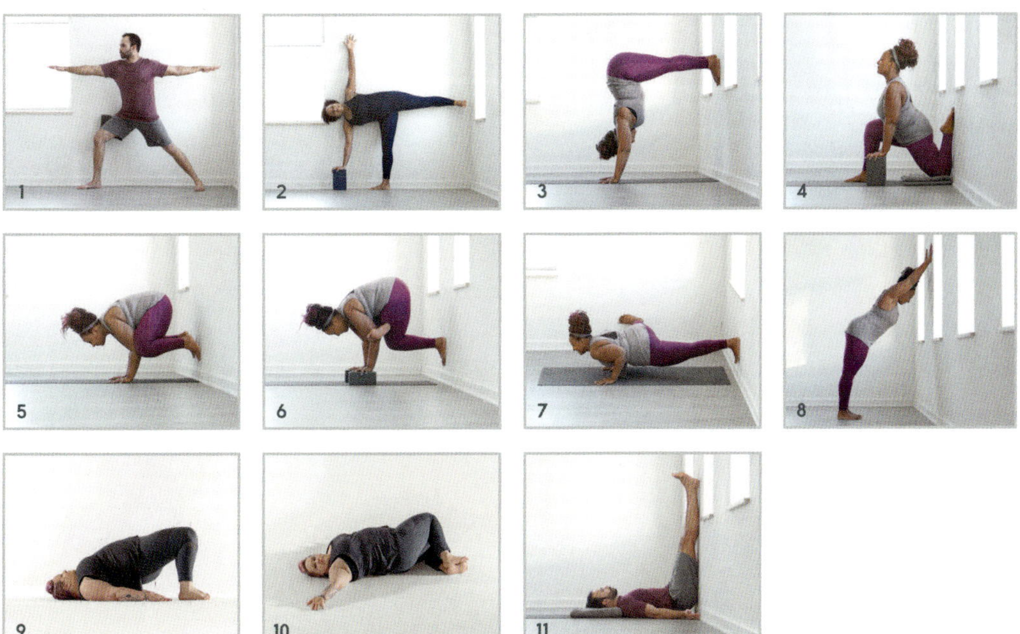

Sequenz für mehr Rumpfkraft

Stelle dich zunächst aufrecht ans Ende der Matte und mache drei bis fünf Atemzüge. Spüre, wie sich dein Unterbauch bei jedem Ausatmen anspannt, als würdest du eine Schnur zwischen den beiden vorderen Hüftknochen spannen. Versuche, beim Einatmen etwas von dieser Anspannung beizubehalten, damit sich der Brustkorb hinten und an den Seiten weiten kann. Versuche nun bei der nächsten Ausatmung etwas von dieser Ausdehnung beizubehalten, während du den unteren Bauch erneut anspannst. Bleibe bei dieser bewussten Atemweise, während du dich durch die Übungsfolge bewegst.

1. Stuhlhaltung (Seite 66), fünf Atemzüge oder 30 Sekunden
2. Vorbeuge im Stehen (Seite 69)
3. Plank oder Arm für Arm hinab in die Unterarm-Plank (Seite 90), fünf Atemzüge oder 30 Sekunden
4. Herabschauender Hund (Seite 85)
5. Hoher Ausfallschritt (Seite 72)
6. Krieger II (Seite 96)
7. Halber seitlicher Winkel oder mit ausgestrecktem unterem Fuß in den seitlichen Winkel ohne Stütze (Seite 107), fünf Atemzüge oder 30 Sekunden
8. Krieger II (Seite 96)
9. Plank oder Arm für Arm hinab in die Unterarm-Plank (Seite 90), diesmal der andere Arm zuerst, fünf Atemzüge oder 30 Sekunden
10. Herabschauender Hund (Seite 85)
    – die bisherigen Stehhaltungen wiederholen
11. Plank (Seite 89) und von dort in Bauchlage
12. Kobra (Seite 78), dreimal mit dem Einatmen zur Kobra aufrichten, beim letzten Mal drei bis fünf Atemzüge halten
13. Herabschauender Hund (Seite 85)
14. Stuhlhaltung (Seite 66) und über eine Kniebeuge nach unten kommen
15. Boot (Seite 154) oder deine Lieblingsvariante davon (fünf Atemzüge oder 30 Sekunden)
16. Brückenhaltung (Seite 174), fünf Atemzüge oder 30 Sekunden
17. *Savasana* (Seite 244), 3 Minuten oder so lange halten, wie es gefällt

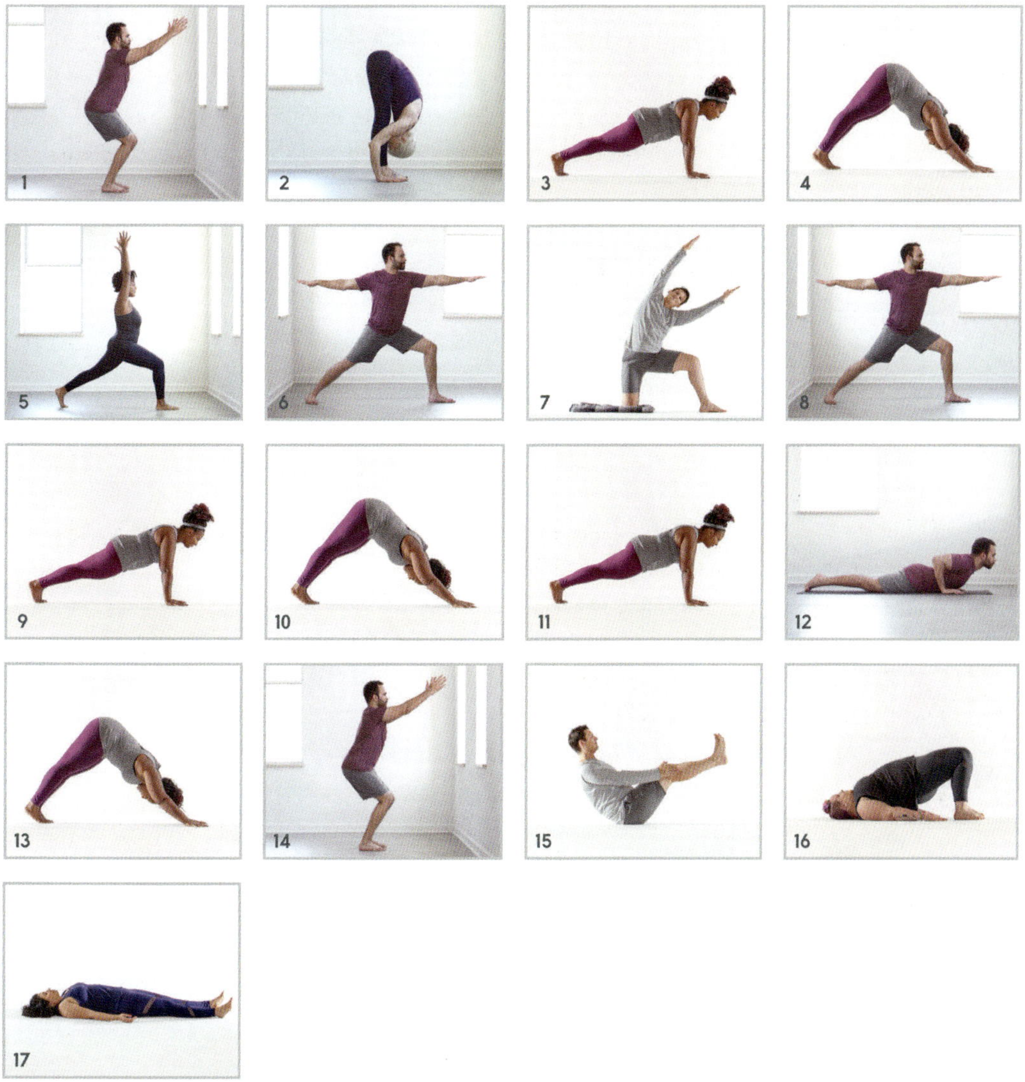
1
2
3
4
5
6
7
8
9
10
11
12
13
14
15
16
17

Alles Liebe für Hüften und Beine

Diese Übungsfolge fühlt sich nach einem Dauerlauf oder Spaziergang, nach einer Radtour oder einem Bein-Workout wunderbar an. Kurz gesagt: Führe sie immer dann durch, wenn du deinen unteren Extremitäten etwas Gutes tun möchtest. Wenn du vor den statischen Dehnungen gern etwas Bewegung und/oder Stehhaltungen hättest, machst du einfach ein paar deiner Lieblingsaufwärmübungen und/oder Sonnengrüße und dazu noch eine seitliche Winkelhaltung (Seite 107), nur ein paar Atemzüge je Seite. Verweile fünf bis zehn Atemzüge lang in jeder Haltung und in *Savasana* so lange du möchtest.

1. Zehendehnung im Knien (Seite 148)
2. Kuhgesicht (Seite 128)
3. Feuerholz (Seite 131)
4. Hand zum Fuß im Liegen (Seite 236)
5. Wiege im Liegen (Seite 242)
6. *Savasana* (Seite 244)

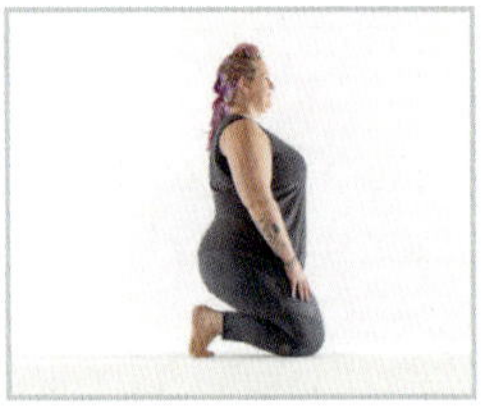
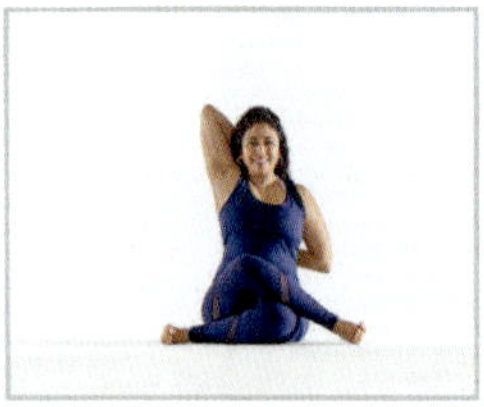
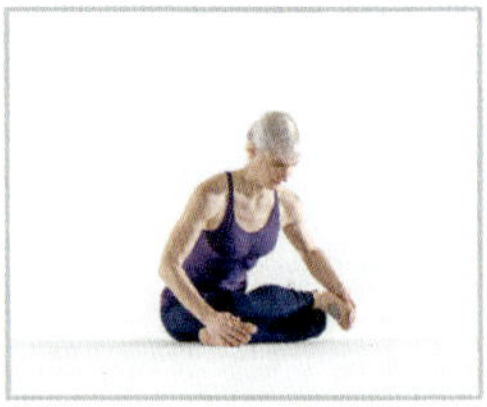
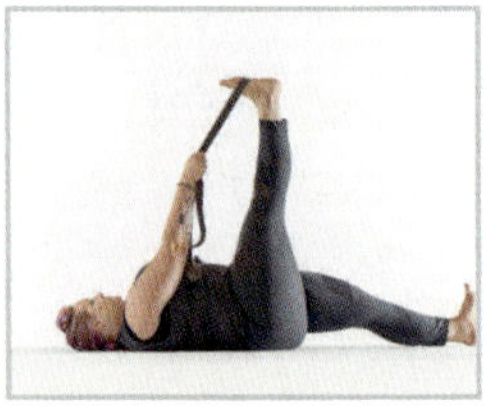
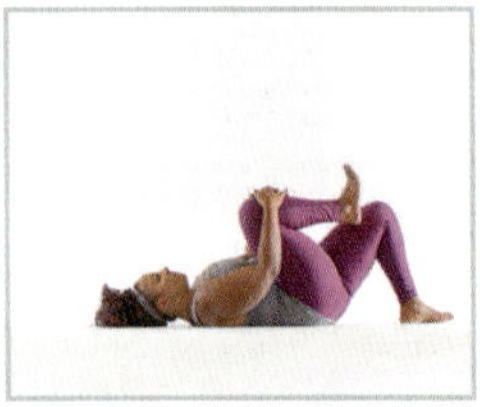
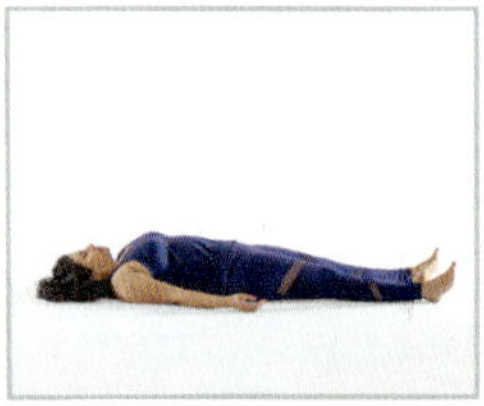

Quellenverzeichnis

1 »History of Kemetic Yoga«, www.kemeticyogaskills.com/history-of-kemetic-yoga [Aufgerufen am 22.01.2022]

2 »About Yirser Ra Hotep«, www.kemeticyoga.com/what-is-kemetic-yoga/about-yirser-ra-hotep [Aufgerufen am 22.01.2022]

3 ebd.

4 White, David Gordon (2012): *Yoga, Brief History of an Idea.*. Yoga in Practice. Princeton University Press. http://assets.press.princeton.edu/chapters/i9565.pdf [Aufgerufen am 22.01.2022]

5 ebd.

6 Roeder, Amy (2019): *America Is Failing Its Black Mothers*. Harvard Public Health Magazine. www.hsph.harvard.edu/magazine/magazine_article/america-is-failing-its-black-mothers [Aufgerufen am 22.01.2022]

7 LaRosa, John (2019): *Top 9 Things to Know about the Weight Loss Industry*. Market Research (Blog). https://blog.marketresearch.com/u.s.-weight-loss-industry-grows-to-72-billion [Aufgerufen am 22.01.2022]

8 Christel, Deborah A. (2017): *Average American Women's Clothing Size: Comparing National Health and Nutritional Examination Surveys (1988–2010) to ASTM International Misses & Women's Plus Size Clothing.* International Journal of Fashion Design, Technology and Education 10, Nr. 2 (2017), Seite 129–136

9 Manning, Charles; Rice, Tara (Februar 2015): *What If Runway Models Were the Size of an Average American Woman?*. Cosmopolitan. www.cosmopolitan.com/style-beauty/fashion/a36687/runway-models-average-size-american-woman/ [Aufgerufen am 22.01.2022]

10 Rodin, Judith; Silberstein, Lisa; Striegel Weissman, Ruth (1984): *Women and Weight: A Normative Discontent*. Nebraska Symposium on Motivation 32 (Februar 1984), Seite 267–307

11 Palmer, Mario (2014): *5 Facts about Body Image*. Amplify auf DoSomething.org, 24. Februar 2014. www.dosomething.org/us/facts/11-facts-about-body-image [Aufgerufen am 22.01.2022]

12 The American Society for Aesthetic Plastic Surgery (2014): *Survey Finds That Women Are More Likely to Consider Plastic Surgery Than They Were Ten Years Ago.*. www.dosomething.org/us/facts/11-facts-about-body-image [Aufgerufen am 22.01.2022]

13 Palmer, Mario (2014): *5 Facts about Body Image*. Amplify auf DoSomething.org, 24. Februar 2014, www.dosomething.org/us/facts/11-facts-about-body-image [Aufgerufen am 22.01.2022]

Weiterführende Literatur und Kurse

Empfehlenswerte Bücher

Bacon, Linda (2010): *Health at Every Size: The Surprising Truth about Your Weight*. BenBella, Dallas

Baker, Jes (2018): *Landwhale: On Turning Insults into Nicknames, Why Body Image Is Hard, and How Diets Can Kiss My Ass*. Seal, New York

Baker, Jes (2015): *Things No One Will Tell Fat Girls: A Handbook for Unapologetic Living*. Seal, New York

Bondy, Dianne (2019): *Yoga for Everyone: 50 Poses for Every Type of Body*. Alpha, New York

Clark, Bernie (2018): *Dein Körper – dein Yoga: Wie man Yogaübungen an die eigene Anatomie anpasst und sich in jeder Haltung optimal ausrichtet*. Riva Verlag, München

Clark, Bernie (2018): *Your Spine, Your Yoga: Developing Stability and Mobility for Your Spine*. Wild Strawberry

Guest-Jelley, Anna (2017): *Curvy Yoga: Love Yourself & Your Body a Little More Each Day*. Sterling, New York

Guest-Jelley, Anna, and Melanie C. Klein (2014): *Yoga and Body Image: 25 Personal Stories about Beauty, Bravery & Loving Your Body*. Llewellyn, Woodbury

Heagberg, Kat, Kathryn Ashworth, Melanie C. Klein, and Toni Willis (2020): *Embodied Resilience through Yoga: 30 Mindful Essays about Finding Empowerment after Addiction, Trauma, Grief, and Loss*. Llewellyn, Woodbury

Heyman, Jivana (2019): *Accessible Yoga: Poses and Practices for Every Body*. Shambhala, Boulder

Johnson, Michelle C. (2020): *Skill in Action: Radicalizing Your Yoga Practice to Create a Just World*. Shambhala, Boulder

Klein, Melanie C. (2018): *Yoga Rising: 30 Empowering Stories from Yoga Renegades for Every Body*. Llewellyn, Woodbury

Mitchell, Jules (2019): *Yoga Biomechanics: Stretching Redefined*. Handspring, Schottland

Sanford, Matthew (2008): *Waking: A Memoir of Trauma and Transcendence*. Rodale, Emmaus

Sell, Christina (2003): *Yoga from the Inside Out: Making Peace with Your Body through Yoga*. Hohm, Chino Valley

Spindler, Beth (2018): *Yoga Therapy for Fear: Treating Anxiety, Depression and Rage with the Vagus Nerve and Other Techniques*. Singing Dragon, Philadelphia

Stanley, Jessamyn (2017): *Every Body Yoga: Let Go of Fear, Get On the Mat, Love Your Body*. Workman, New York

Online-Yogakurse der Buchautorinnen (englischsprachig)

Yoga International (www.yogainternational.com – aufgerufen am 22.01.2022): Hier bieten wir beide Online-Kurse mit unterschiedlichen Stilen und Schwerpunkten an, und es gibt noch viele andere wunderbare Lehrer, mit denen du üben kannst.

Omstars (www.omstars.com – aufgerufen am 22.01.2022): Auf dieser Website bieten Dianne und andere Lehrende großartige Kurse an.

Yoga Girl Official (www.yogagirl.com – aufgerufen am 22.01.2022): Auch hier gibt Dianne neben anderen Lehrenden lauter großartige Kurse.

Dianne Bondy Yoga Online (yogaforeveryone.tv – aufgerufen am 22.01.2022): Jeden Freitag kurze Übungsfolgen und Reflexionen, alle kostenlos, viele mit dem Schwerpunkt Barrierefreiheit! Oder: auf YouTube einfach nach Dianne Bondy suchen.

Über die Autorinnen

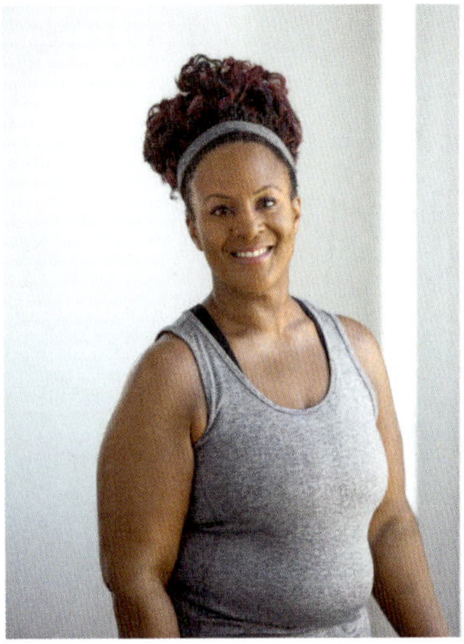

Dianne Bondy ist eine prominente Yogalehrerin, soziale Aktivistin und Anführerin der Yoga-For-All-Bewegung. Mit ihrer ganzheitlichen Sicht auf die Praxis und die Philosophie des Yoga inspiriert und bestärkt sie Tausende von Anhängerinnen und Anhängern auf der ganzen Welt – unabhängig von deren Körperformen und -größe, von ethnischer Zugehörigkeit und von ihrem Leistungsniveau. Dianne unterrichtet bei Yoga International, Yoga Girl, Do You Yoga und Omstars und ist Autorin des Buches *Yoga for Everyone: 50 Poses for Every Type of Body*. Berichte über sie erschienen in Publikationen wie *Guardian*, *Huffington Post*, *Cosmopolitan* und *People*.

Seit wann machst du Yoga?
Schon sehr, sehr lange! Die meiste Zeit meines Lebens, mit Unterbrechungen.

Was bedeutet dir Yoga?
Yoga ist für mich Selbsterhalt, Aktivität und Selbstreflexion. Yoga ist die Fähigkeit, gekonnt zu leben und Veränderungen anzustoßen.

Welche Haltung magst du am liebsten?
Das Dreieck.

Welche am wenigsten?
Fliegender Spagat.

Was bringt dich zum Üben?
Ich mag, dass ich mich beim Yoga stark fühle, dass es meinen Kopf frei macht, meine Angst lindert und mir beibringt, meinen Körper wertzuschätzen.

Wie machst du aus Yoga dein eigenes Ding?
Ich habe dafür zu Hause einen eigenen Bereich. Ich erinnere mich jeden Tag daran, dass ich es wert bin, mir Zeit für mich selbst zu nehmen. Ich habe das Privileg, in diesem Körper zu existieren, und ich tue alles, um ihn zu würdigen.

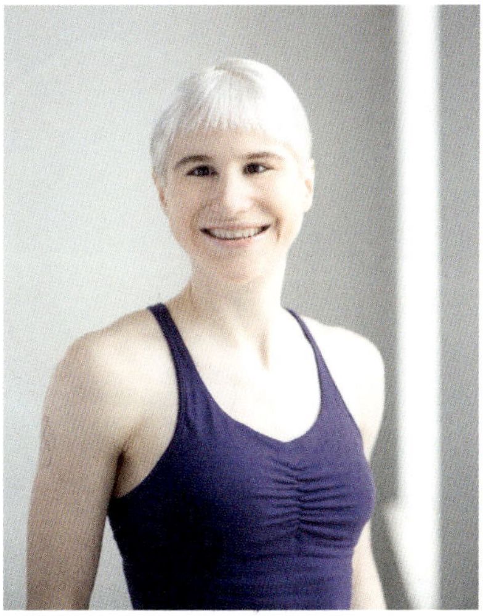

Kat Heagberg ist Chefredakteurin von Yoga International und unterrichtet seit 2005 regelmäßig Yoga. Ihre Videokurse und Workshops gehören bei Yoga International immer wieder zu den beliebtesten des Monats. Sie moderiert außerdem den Podcast *Yoga Talk* und ist Mitherausgeberin des Buches *Embodied Resilience through Yoga*.

Seit wann machst du Yoga?
Meine erste Yogastunde hatte ich gleich am ersten Collegetag mit 17 – das ist jetzt, während ich dies schreibe, fast 15 Jahre her. Mit 19 habe ich angefangen zu unterrichten und bin seitdem dabei geblieben!

Was bedeutet dir Yoga?
Yoga gibt mir die Möglichkeit, bei mir selbst zu sein, auch dann, wenn genau das schwierig ist. Yoga ist ein Teil meines Alltags, der immer da ist. Für mich ist Yoga immer verlässlich, egal wo ich auf der Welt bin, auch wenn ich nur zehn Minuten habe. Es ist ein Übungsweg, der mit mir mitwächst. Und es macht auch viel Spaß!

Welche Haltung magst du am liebsten?
Handstand!

Welche am wenigsten?
Das Rad.

Was bringt dich zum Üben?
Wenn ich daran denke, wie gut ich mich nach dem Üben fühlen werde, inspiriert mich das zum Praktizieren. Ich habe es noch nie bereut, meine Yogamatte ausgerollt zu haben.

Wie machst du aus Yoga dein eigenes Ding?
Yoga wird zu meinem eigenen Ding, indem ich Haltungen an meine Bedürfnisse und Ziele anpasse, neue Varianten erkunde und auch andere Bewegungstechniken in mein Üben einbeziehe. Bevor ich Yoga praktizierte, war ich Tänzerin und habe eine Zeit lang auch Pilates und Fitness unterrichtet. Deshalb hole ich mir immer wieder auch Bewegungen aus anderen Arten der Körperarbeit auf meine Matte.

Unsere Fotomodels

Yoga ist für alle da. Deshalb sind unter den Fotomodellen, die in diesem Buch die Haltungen vormachen, nicht nur fortgeschrittene, sondern auch unerfahrene Yogis und Yoginis.

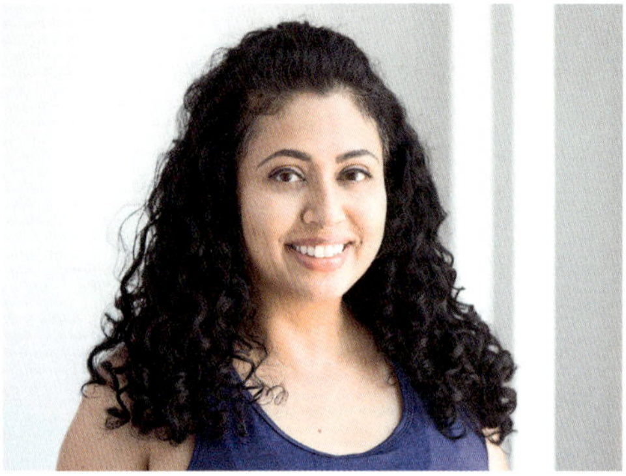

Deepali

Seit wann machst du Yoga?
Ich praktiziere seit sieben Jahren.

Was bedeutet dir Yoga?
Yoga bedeutet für mich Selbstheilung, Selbsthilfe, Erweiterung, Erhebung ... Yoga ist ein Werkzeugkasten, um sich auf dieser Reise namens Leben zu orientieren.

Welche Haltung magst du am liebsten?
Ich darf nur eine nennen?! Dann wäre es Katze/Kuh mit allen Varianten.

Welche am wenigsten?
Frosch.

Was bringt dich zum Üben?
Die Verbindung zwischen Geist, Körper und Seele, die ich spüre, wenn ich Yoga praktiziere. Diese inspiriert mich dazu, es täglich auszuüben.

Wie machst du aus Yoga dein eigenes Ding?
Ich eigne mir Yoga an, indem ich dabei mich selbst und meinen gegenwärtigen Zustand würdige. Ich konzentriere mich auf das Gefühl in meinem Inneren und nicht darauf, wie es von außen aussieht.

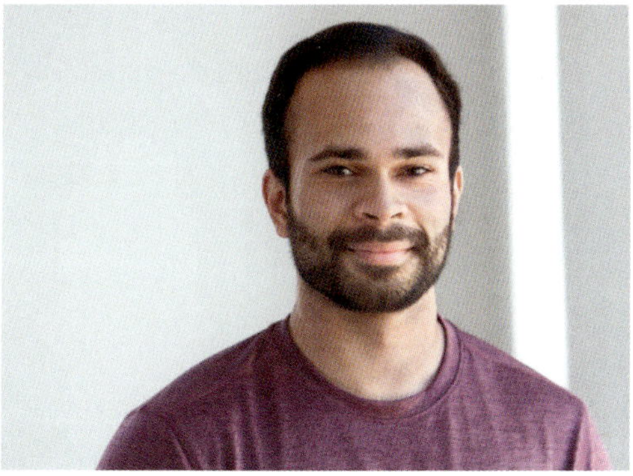

Jai

Seit wann machst du Yoga?
Ich übe seit ungefähr einem Jahr auf Anfängerniveau – seitdem ich als Videograf und Videoeditor für Yoga International arbeite.

Was bedeutet dir Yoga?
Yoga ist für mich eine Methode, um sowohl mental als auch körperlich zu entspannen.

Welche Haltung magst du am liebsten?
Stellung des Kindes oder *Savasana*.

Welche am wenigsten?
Die Taube.

Was bringt dich zum Üben?
Mich inspiriert, wie viel Freude andere Menschen an Yoga und an der Yoga-Community haben.

Wie machst du aus Yoga dein eigenes Ding?
Mein Ding ist, dass ich meine Grenzen kenne und Haltungen übe, die mir Spaß machen. Ich zwänge mich nicht in Haltungen, die für mich nicht zugänglich sind.

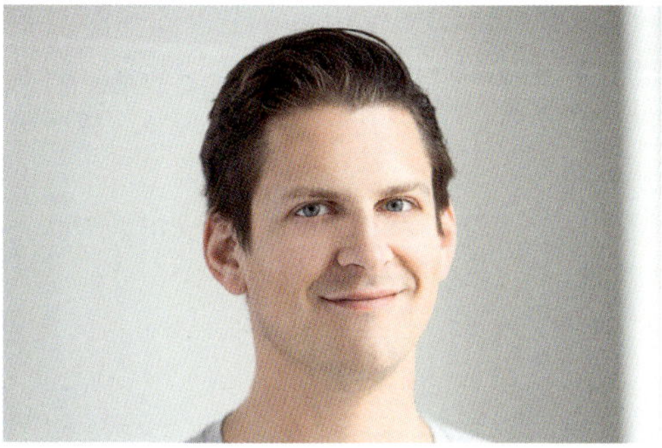

Kyle

Seit wann machst du Yoga?
Ich mache seit etwa sieben Jahren Yoga.

Was bedeutet dir Yoga?
Das ist knifflig …

Welche Haltung magst du am liebsten?
Schulterstand!

Welche am wenigsten?
Alle, bei denen die Hände und Handgelenke belastet werden.

Was bringt dich zum Üben?
Bei Yogakursen mit Live-Musik an außergewöhnlichen Orten bin ich immer dabei!

Wie machst du aus Yoga dein eigenes Ding?
Manchmal baue ich Vinyasa-Flows in verrückte Kunst-Performances ein. Außerdem benutze ich Berge von Blöcken!

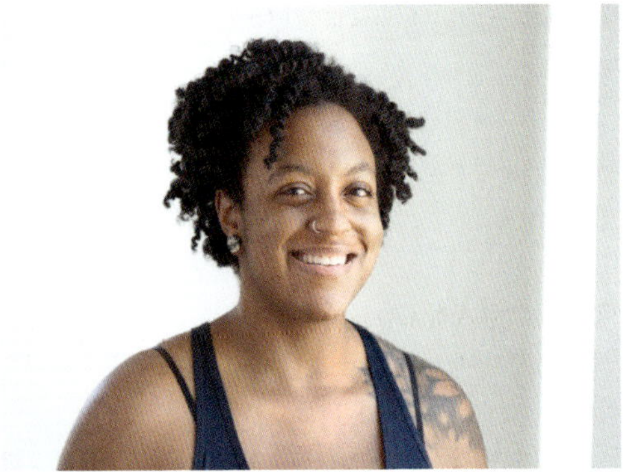

Kiana

Seit wann machst du Yoga?
Ich habe zum ersten Mal mit 14 Jahren Yogaunterricht kennengelernt. Aber wirklich konsequent geübt, das habe ich erst zu der Zeit, als ich in Texas meine 200-stündige Ausbildung zur Yogalehrerin begann. Die Ausbildung habe ich im Mai 2017 abgeschlossen.

Was bedeutet dir Yoga?
Ich sehe Yoga als einen lebenslangen Übungsweg des Selbststudiums und der Selbstliebe, bei dem keine Erwartungen zu erfüllen sind. Für Selbstverurteilung gibt es hier keinen Anlass. Yoga bedeutet Zeit mit sich selbst zu verbringen, sich selbst Raum zum Atmen zu lassen, sich zu bewegen, weil es sich gut anfühlt.

Welche Haltung magst du am liebsten?
Delfinhaltung und Unterarmstand. Beide machen mir meine innere Stärke bewusst, und die vielen Varianten machen Spaß!

Welche am wenigsten?
Auf die Taube könnte ich wohl verzichten. Sie beansprucht zwar genau die richtigen Muskeln. Und nach der Arbeit weiß ich die Dehnung zu schätzen, aber nur etwa fünf Sekunden lang (wenn ich überhaupt so lange durchhalte).

Was bringt dich zum Üben?
Wenn ich regelmäßig übe, bin ich die beste Version meiner selbst: die Version, die für meine Mitmenschen lebt und für die Natur, die uns alles schenkt, was wir brauchen. Wenn ich regelmäßig übe, bekomme ich die nötige Energie, um therapeutische Yogatechniken zu studieren und weiterzugeben. Das Üben erinnert mich auch daran, täglich Zeit in der Natur zu verbringen und meinen CO_2-Fußabdruck weiter zu reduzieren.

Wie machst du aus Yoga dein eigenes Ding?
Für mich hat es sich bewährt, aus Yoga eine Lebensweise zu machen – von Asanas bei der Arbeit bis hin zu ayurvedischen Ernährungs- und Wellnesstipps. Yoga fängt erst da richtig an, wo ich es von der Matte in den Alltag mitnehme, um meinen Umgang mit anderen zu verbessern und tiefsitzende Gewohnheiten und Denkmuster zu verändern.

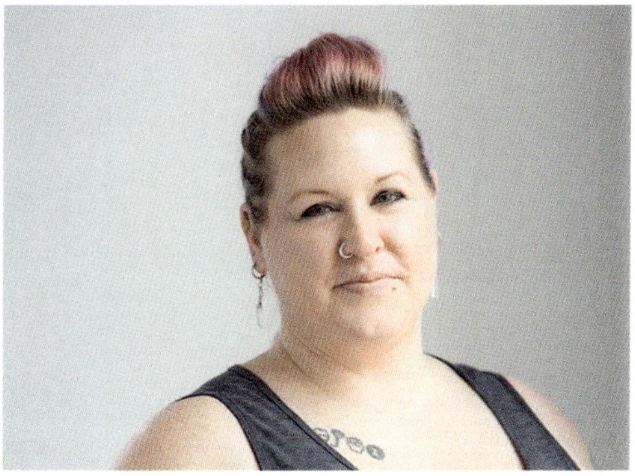

Page

Seit wann machst du Yoga?
Ich habe in den rund letzten zehn Jahren sporadisch Yoga betrieben, aber im letzten Jahr viel regelmäßiger geübt.

Was bedeutet dir Yoga?
Yoga ist ein Ort, an dem ich alle Ablenkungen ausblenden und Seele, Geist und Körper vereinen kann.

Welche Haltung magst du am liebsten?
Krieger II.

Welche am wenigsten?
Den Frosch.

Was bringt dich zum Üben?
Die anhaltende Kraft, die Ausrichtung und der Halt im Leben, die mir Yoga bringt.

Wie machst du aus Yoga dein eigenes Ding?
Immer, wenn ich auf die Matte komme, nehme ich mir einen Moment Zeit, um Körper und Geist in Einklang zu bringen und mir für die kommende Yogastunde etwas vorzunehmen.

Stichwortverzeichnis

K

M

N

O

P

R

S

T

U

V

W

Y

Z

Übungsverzeichnis